全国高等医学院校规划教材/全媒体融合创新教材

供临床、预防、口腔、检验、影像、麻醉、法医等专业使用

医用化学

YIYONG HUAXUE

（第2版）

主编◎董　丽　刘振岭

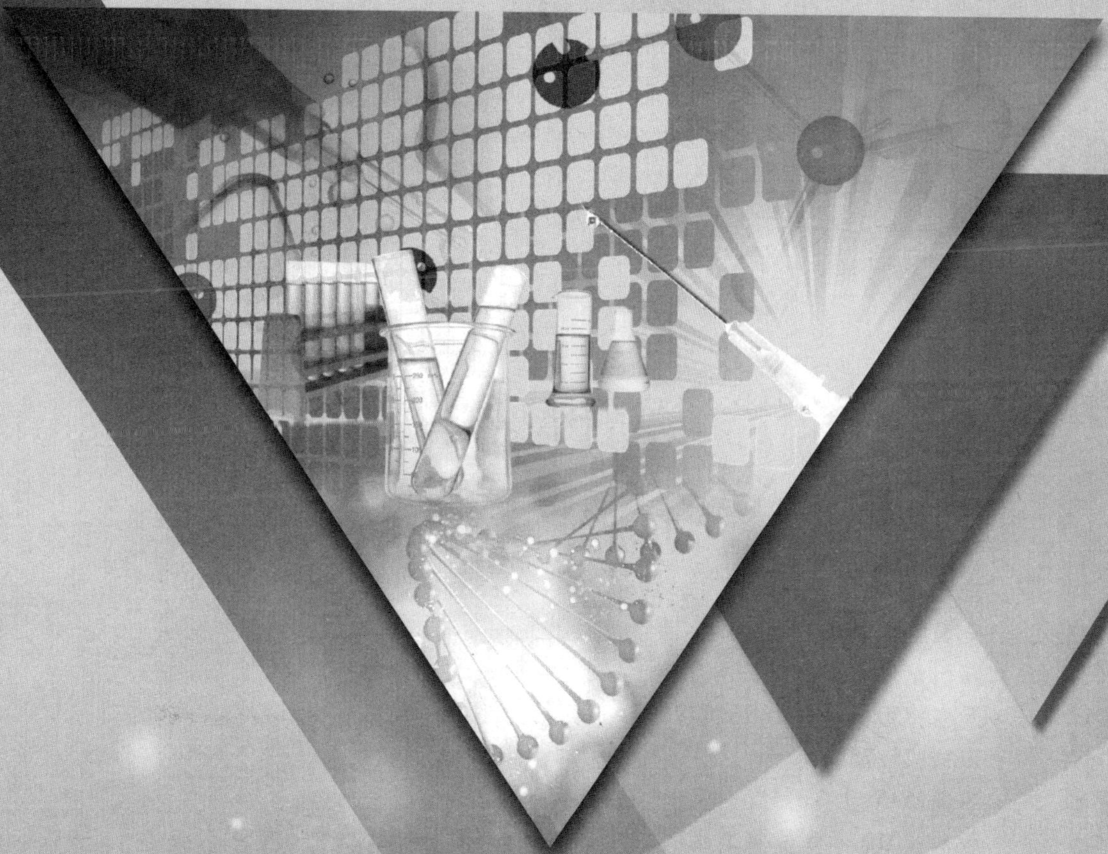

郑州大学出版社
郑　州

图书在版编目(CIP)数据

医用化学/董丽,刘振岭主编. —2 版. —郑州:郑州大学出版社,2019.8(2020.9 重印)

ISBN 978-7-5645-6551-0

Ⅰ.①医… Ⅱ.①董…②刘… Ⅲ.①医用化学-高等学校-教材 Ⅳ.①R313

中国版本图书馆 CIP 数据核字(2019)第 152645 号

郑州大学出版社出版发行

郑州市大学路 40 号 邮政编码:450052

出版人:孙保营 发行电话:0371-66966070

全国新华书店经销

郑州龙洋印务有限公司印制

开本:850 mm×1 168 mm 1/16

印张:21.75

字数:545 千字

版次:2019 年 8 月第 2 版 印次:2020 年 9 月第 3 次印刷

书号:ISBN 978-7-5645-6551-0 定价:53.00 元

作者名单

主　编　董　丽　刘振岭

副主编　杨　洁　王翠红　刘丽霞　范秉琳
田拴宝　杨志军

编　委　(按姓氏首字笔画排序)
于　洁　王翠红　田拴宝　刘丽霞
刘振岭　李春英　杨　洁　杨志军
吴宏伟　张　金　范秉琳　胡亚平
党　珊　倪天军　董　丽　翟沙沙

前言

医用化学是高等医学院校临床医学专业及其他相关专业的基础课程，主要任务是为医学类后续课程的学习奠定必要的化学基础，并在学习过程中形成科学思维，学生在掌握医学相关学科知识和方法后，能够用于指导未来的学习与医学实践。

本教材结合教育部公布的本科专业教学质量国家标准，体现适应新时代教育改革发展和医药卫生事业发展需要的专业培养目标，并在汲取近年来医用化学教学改革经验的基础上编写而成。教材内容包括基础化学和有机化学两大部分。根据近年的教学实际，本次修订对教材的章节编排做了适当调整，基础化学部分中将“难溶电解质的沉淀溶解平衡”单独列出一章，将氧化还原滴定法、螯合滴定法部分与原“酸碱滴定法”合并为新的一章——“滴定分析法”，并在该章增写了沉淀滴定法。有机化学部分原“羧酸取代羧酸和羧酸衍生物一章”分为“羧酸、取代羧酸”和“羧酸衍生物”两章，将油脂和磷脂并入“羧酸衍生物”一章，氨基酸并入“羧酸和取代羧酸”一章，将糖类、甾族化合物、蛋白质和核酸部分合为一章——“生物分子”。

本教材紧跟现代教育技术的发展，作为医用化学立体化教材建设的组成部分，在教学应用中与先期已建成的“医用化学微课程”相互配合和支撑。为此，将知识点制作成的微课视频在教材的适当位置标注了二维码，师生利用移动客户端，可以方便地收看、学习。全书语言简练、深入浅出、通俗易懂，可作为高等医学院校临床医学、预防医学、口腔医学、法医学、护理学等各专业本科教学使用。

本教材凝聚了各位编者多年的教学经验，引用和借鉴了不少国内外同类教材的资料。同时，本教材的编写得到了新乡医学院教务处和基础医学院的大力支持，在此一并表示衷心地感谢。

编委会成员竭尽全力，多次集体讨论和校阅，但限于编者水平和经验，疏漏甚至错误之处在所难免，衷心期待使用本教材的师生给予批评指正，以便再版时修订和完善。

编　者

目录

第一章　溶液

溶液(solution)是物质(溶质)以分子、原子或离子的形式分散在另一种物质(溶剂)中所形成的均一而稳定的分散体系,其中水溶液与人类的关系极为密切。人体的体液如血液、淋巴液、细胞内液、组织间液等都是溶有多种物质的水溶液。机体的新陈代谢、食物的消化与吸收、营养物质的运输及转化、代谢废物的排泄等都是在水溶液中进行的。因此,进一步学习溶液的有关知识对认识生命过程和从事科学研究都是十分必要的。

第一节　溶解度原理

一、溶解度与溶质和溶剂的关系

物质的溶解度(solubility)是指在一定条件(温度、压力)下,溶质在一定量的溶剂中形成饱和溶液时所溶解溶质的物质的量。

溶解度的大小主要决定于溶质和溶剂的本性,并受外界条件(温度、压力等)的影响。

物质的溶解度与物质本性之间的关系,至今尚无完整的理论给予解释,但人们从实践中总结出“相似相溶”的经验规则。所谓“相似相溶”,是指溶质与溶剂的结构或极性相似时,由于分子间作用力的大小和类型也相似,彼此容易较大程度的相互溶解。例如,甲醇(CH_3—OH)和乙醇(CH_3CH_2—OH)的分子结构中都含有羟基(—OH),与水(H—OH)具有相似的结构,所以它们能以任意比例混溶。但是随着分子中烃基碳链的增长,高级醇与水分子在结构上的相似程度逐渐降低,在水中的溶解度逐渐减小,因此,正丁醇仅部分溶于水,正戊醇则难溶于水。

一般来说,无机化合物易溶于水而难溶于有机溶剂,有机化合物易溶于有机溶剂而难溶于水。这是由于水是极性较强的溶剂,大多数无机化合物如酸、碱、盐等的极性也很强,所以它们与水“极性相似”。而有机溶剂多是非极性或弱极性物质,如苯、乙醚、四氯化碳等,与非极性或弱极性的有机化合物则“极性相似”,而与无机化合物的极性“不相似”就很难溶解。

此外,若溶质与溶剂间能形成氢键,溶解度将会增加。例如乙醇与水能以任意比例混溶,除溶质、溶剂间存在“相似相溶”的因素外,二者之间形成氢键也是一个重要的因素。

二、气体在水中的溶解度

一定温度和分压下,在密闭容器中,气体与液体接触后,将发生两个过程,即液面上的气体进入液体的溶解过程和气体从液体表面逸出的蒸发过程。当两个过程达到平衡时，气体在液体中的含量，就是该气体在该温度和压力下的溶解度。为了便于比较不同条件下气体溶解度大小，通常将实际条件下单位体积液体中所溶解的气体折算成标准状况下的体积来表示（标准状况：273.15 K，101.325 kPa 时气体所占体积）。

气体的溶解度随气体、溶剂的性质以及温度和分压的不同而不同。一般来说，当气体溶质能与溶剂发生化学反应时，如 NH_3，HCl 等，气体的溶解度较大，它们的溶解称之为化学溶解。而像 H_2，O_2，N_2 等气体的溶解度较小，是因为在溶解过程中与溶剂不发生化学反应，它们的溶解称之为物理溶解。

（一）Henry（亨利）定律

气体溶于水通常为放热过程，所以气体的溶解度一般随温度的升高而减小。压力对气体溶解度的影响可用 Henry 定律定量表示。

1803 年，Henry 根据大量实验事实指出：在一定温度下气体在液体中的溶解度与液面上该气体的平衡分压成正比，此即 Henry 定律。Henry 定律仅适用于气体的分压不大（≤300 kPa）、溶解度较小的物理溶解。

例如，汽水是用约 101.325 kPa 的 CO_2 压入水溶液制成的，开盖后，由于空气中的 CO_2 的分压只有约 0.027 kPa，此时，CO_2 溶解度大为下降，所以就必然会从溶液中剧烈逸出而产生大量气泡。

人体的呼吸过程就是肺泡气和静脉血间的 CO_2 和 O_2 的交换过程，可以利用 Henry 定律来解释。在 310 K 时，肺泡气中 O_2 和 CO_2 的分压分别为 13.6 kPa 和 5.3 kPa，而肺泡壁毛细血管静脉血中 O_2 和 CO_2 的分压分别为 5.3 kPa 和 6.13 kPa。由于肺泡气中 O_2 的分压大于静脉血中 O_2 的分压，根据 Henry 定律，当静脉血流经肺泡壁毛细血管时，O_2 的溶解度增加而 CO_2 的溶解度减小，从而实现了气体交换。

（二）气体吸收系数

医学上常用气体吸收系数（absorption coefficient，α）来表示气体的溶解度。气体吸收系数是指在一定温度下当气体分压为 101.325 kPa 时气体的溶解度。例如，310 K 时，血浆中 O_2 的吸收系数为0.0214，即表示在 310 K，O_2 的分压为 101.325 kPa 时，每升血浆能溶解的 O_2 折算成标准体积为0.0214 L。表 1-1 为 310 K 时几种气体在水和血浆中的吸收系数。

气体吸收系数

表 1-1　几种气体在水和血浆中的吸收系数（310 K）

气体	α（在水中）	α（在血浆中）
O_2	0.0239	0.0214
CO_2	0.567	0.515
N_2	0.0123	0.0118

表 1-1 中的数据显示，在相同条件下，同一种气体在血浆中的吸收系数小于在水中的吸收系数，这是因为血浆相对于纯溶剂水而言已经溶解有大量的溶质，其溶解能力低于同条件下的水。

例 1-1　310 K 时，O_2 在血浆中的吸收系数为 0.0214。人体动脉血和静脉血中 O_2 的分压分别为13.6 kPa和5.3 kPa，试计算100 mL静脉血流经肺泡经气体交换后，能给机体组织带去多少标准体积的O_2？

解：根据Henry定律和吸收系数的定义，100 mL动脉血和静脉血中所含的O_2的标准体积为

$$动脉血：\quad 0.0214\times\frac{13.6\ \text{kPa}}{101.325\ \text{kPa}}\times 100\ \text{mL}=0.287\ \text{mL}$$

$$静脉血：\quad 0.0214\times\frac{5.3\ \text{kPa}}{101.325\ \text{kPa}}\times 100\ \text{mL}=0.112\ \text{mL}$$

给机体组织细胞带去O_2的标准体积为

$$0.287\ \text{mL}-0.112\ \text{mL}=0.175\ \text{mL}$$

第二节　溶液的组成标度

溶液的组成标度通常是指一定量的溶液或溶剂中所含溶质的量。根据不同的需要，溶液的组成标度有多种表示方法，现将几种常用的表示方法分述如下。

一、物质的量浓度

物质的量浓度（amount of substance concentration）定义为溶质的物质的量除以溶液的体积，即：

$$c(\text{B})\overset{\text{def}}{=\!=\!=}\frac{n(\text{B})}{V}\tag{1-1}$$

式中c(B)为物质B的物质的量浓度，V为溶液的体积。物质的量浓度的SI单位是$\text{mol}\cdot\text{m}^{-3}$，医学上常用$\text{mol}\cdot\text{L}^{-1}$，$\text{mmol}\cdot\text{L}^{-1}$，$\mu\text{mol}\cdot\text{L}^{-1}$等单位表示。

物质的量浓度简称为浓度（concentration），使用时必须指明溶质的基本单元。如$c(\text{MgCl}_2)=1\ \text{mol}\cdot\text{L}^{-1}$，$c(\frac{1}{3}\text{Fe}^{3+})=2\ \text{mmol}\cdot\text{L}^{-1}$等。括号中的化学式符号表示物质的基本单元。

医学上已推广使用物质的量浓度。世界卫生组织提议，凡是已知分子量的物质在体液内的含量均应用物质的量浓度表示。例如，人体血液中葡萄糖含量的正常值，过去习惯表示为(70～100 mg)%，意为每100 mL血液中含葡萄糖70～100 mg，按照法定计量单位应表示为$c(\text{C}_6\text{H}_{12}\text{O}_6)=3.9\sim5.6\ \text{mmol}\cdot\text{L}^{-1}$。对于分子量未知的物质，则可用质量浓度来表示。

例1-2　现有Na_2CO_3 5.3 g，配制成2 L溶液，问该溶液$c(\text{Na}_2\text{CO}_3)$，$c(\frac{1}{2}\text{Na}_2\text{CO}_3)$各是多少？

解：已知$M(\text{Na}_2\text{CO}_3)=106.0\ \text{g}\cdot\text{mol}^{-1}$，$M(\frac{1}{2}\text{Na}_2\text{CO}_3)=53.0\ \text{g}\cdot\text{mol}^{-1}$。

根据式(1-1)得：

$$c(Na_2CO_3) = \frac{n(Na_2CO_3)}{V} = \frac{m(Na_2CO_3)/M(Na_2CO_3)}{V}$$

$$= \frac{5.3\ g/106.0\ g \cdot mol^{-1}}{2\ L} = 0.025\ mol \cdot L^{-1}$$

$$c(\frac{1}{2}Na_2CO_3) = \frac{n(\frac{1}{2}Na_2CO_3)}{V} = \frac{m(\frac{1}{2}Na_2CO_3)/M(\frac{1}{2}Na_2CO_3)}{V}$$

$$= \frac{5.3\ g/53.0\ g \cdot mol^{-1}}{2\ L} = 0.050\ mol \cdot L^{-1}$$

二、质量浓度

质量浓度(mass concentration)的符号为ρ,定义是物质B的质量除以溶液的体积,即:

$$\rho(B) \xlongequal{\text{def}} \frac{m(B)}{V} \tag{1-2}$$

式中ρ(B)为溶质B的质量浓度,m(B)为溶质B的质量,V是溶液的体积。质量浓度的SI单位是$kg \cdot m^{-3}$,医学上常用的单位有$g \cdot L^{-1}$,$mg \cdot L^{-1}$,$\mu g \cdot L^{-1}$等。

应该注意的是,质量浓度和物质的密度的符号均用ρ表示,但是二者的含义完全不同,使用时不能混淆。

三、质量摩尔浓度

质量摩尔浓度(molality)的符号为b,定义是物质B的物质的量除以溶剂的质量,即:

$$b(B) \xlongequal{\text{def}} \frac{n(B)}{m(A)} \tag{1-3}$$

式中b(B)为溶质B的质量摩尔浓度,n(B)为溶质B的物质的量,m(A)是溶剂的质量。质量摩尔浓度的SI单位是$mol \cdot kg^{-1}$。

质量摩尔浓度的数值不随温度变化,因此在进行理论问题研究中要求溶液精确的组成标度时,必须用质量摩尔浓度表示。

四、质量分数

质量分数(mass fraction)的符号为w,定义是物质B的质量除以溶液(或混合物)的总质量,即:

$$w(B) \xlongequal{\text{def}} \frac{m(B)}{m} \tag{1-4}$$

式中w(B)为溶质B的质量分数,m(B)为溶质B的质量,m是溶液的质量。质量分数是一个无量纲的量,它的单位为1(one)。市售的硫酸、盐酸、硝酸、氨水等试剂常用质量分数来表示其相对含量。

五、体积分数

体积分数(volume fraction)的符号为φ,定义是物质B的体积除以溶液(或混合物)的总体积，即：

$$\varphi(\mathrm{B}) \xlongequal{\text{def}} \frac{V(\mathrm{B})}{V} \tag{1-5}$$

式中 $\varphi(\mathrm{B})$ 为溶质 B 的体积分数，$V(\mathrm{B})$ 为溶质 B 的体积，V 是溶液的体积。体积分数和质量分数一样，也是一个无量纲的量，单位为 1（one）。例如消毒酒精的体积分数 $\varphi(\mathrm{B})$ = 0.75（或 75%）。

六、物质的量分数

物质的量分数（amount-of-substance fraction）又称为摩尔分数（mole fraction），用符号 x 表示，定义是物质 B 的物质的量除以溶液（或混合物）中各组分物质的量之和，即

$$x(\mathrm{B}) = \frac{n(\mathrm{B})}{\sum_i n_i} \tag{1-6}$$

式中 $x(\mathrm{B})$ 为溶质 B 的物质的量分数，$n(\mathrm{B})$ 为溶质 B 的物质的量，$\sum_i n_i$ 是混合物总的物质的量。

物质的量分数也是一个无量纲的量，单位为 1（one）。

例 1-3　将 7.00 g 结晶草酸（$H_2C_2O_4 \cdot 2H_2O$）溶于 93.0 g 水中，求草酸的质量摩尔浓度 $b(H_2C_2O_4)$、质量分数 $w(H_2C_2O_4)$ 和物质的量分数 $x(H_2C_2O_4)$。

解：结晶草酸的摩尔质量 $M(H_2C_2O_4 \cdot 2H_2O) = 126.0\ \mathrm{g \cdot mol^{-1}}$，而 $M(H_2C_2O_4) = 90.0\ \mathrm{g \cdot mol^{-1}}$，故 7.00 g 结晶草酸中草酸的质量为：

$$m(H_2C_2O_4) = \frac{7.00\ \mathrm{g} \times 90.0\ \mathrm{g \cdot mol^{-1}}}{126.0\ \mathrm{g \cdot mol^{-1}}} = 5.00\ \mathrm{g}$$

溶液中水的质量为：

$$m(H_2O) = 93.0\ \mathrm{g} + (7.00 - 5.00)\ \mathrm{g} = 95.0\ \mathrm{g}$$

则：

$$b(H_2C_2O_4) = \frac{5.00\ \mathrm{g} \times 1000\ \mathrm{g \cdot kg^{-1}}}{90.0\ \mathrm{g \cdot mol^{-1}} \times 95.0\ \mathrm{g}} = 0.585\ \mathrm{mol \cdot kg^{-1}}$$

$$w(H_2C_2O_4) = \frac{5.00\ \mathrm{g}}{93.0\ \mathrm{g} + 7.00\ \mathrm{g}} = 0.05$$

$$x(H_2C_2O_4) = \frac{5.00\ \mathrm{g}/90.0\ \mathrm{g \cdot mol^{-1}}}{(5.00\ \mathrm{g}/90.0\ \mathrm{g \cdot mol^{-1}}) + (95.0\ \mathrm{g}/18.0\ \mathrm{g \cdot mol^{-1}})} = 0.0104$$

第三节　稀溶液的依数性

溶质溶于溶剂形成溶液之后，其性质既不同于纯溶质，也不同于纯溶剂。溶液的性质变化可分为两类，一类与溶质的本性有关，如颜色、导电性、黏度等；另一类只与溶质的微粒数

和溶剂的微粒数的比值有关，而与溶质的本性无关，如溶液的蒸气压下降、溶液的沸点升高、溶液的凝固点降低以及溶液的渗透现象等，这类性质通称为稀溶液的依数性（colligative properties of dilute solution）。其中溶液的渗透压对生命现象尤为重要。

一、溶液的蒸气压下降

（一）蒸气压

将水置于一空的密闭容器中，液面上一部分动能较高的水分子克服液体中水分子的吸引力，扩散到水面上方的空间，形成气相，此过程称为蒸发（evaporation）；同时，气相中的水分子也会撞击水面而被吸引进入液相中，这一过程称为凝结（condensation）。在一定温度下，当蒸发和凝结的速率相等时，气相和液相达到平衡，此时与液相处于动态平衡的水蒸气所具有的压力称为该温度下水的饱和蒸气压，简称蒸气压（vapor pressure），用符号 p 表示，单位为 Pa 或 kPa。

在一定温度下，液态纯物质的蒸气压是个定值，与液相的量以及液面上方空间体积无关。不同的物质具有不同的蒸气压，这是由液体的本性决定的。如在 293.15 K 时，水的蒸气压是 2.3385 kPa，而乙醚的蒸气压是 57.6 kPa。

由于液体的蒸发是一个吸热过程，所以液体的蒸气压随温度的升高而增大。表 1–2 列出了水的蒸气压与温度的关系。

表 1–2　不同温度下水的蒸气压

T/K	p/kPa	T/K	p/kPa
273	0.6106	333	19.9183
278	0.8719	343	35.1574
283	1.2279	353	47.3246
293	2.3385	363	70.1001
298	3.1669	373	101.3247
303	4.2423	432	476.0262
313	7.3754	452	1002.6110
323	12.3336		

不仅液体能蒸发，固体也能或多或少地直接蒸发为气体，这一过程称为升华（sublimation）。因此，固体在一定温度下也具有相应的蒸气压，大多数固体物质的蒸气压都较小，但冰、碘、樟脑、萘等物质却有较大的蒸气压。表 1–3 给出了不同温度下冰的蒸气压。

表 1–3　不同温度下冰的蒸气压

T/K	p/kPa	T/K	p/kPa
273	0.6106	253	0.1035
272	0.5626	243	0.03812

续表 1-3

T/K	p /kPa	T/K	p /kPa
268	0.4013	233	0.01287
263	0.2600	223	0.003945
258	0.1653	213	0.001070

通常用蒸气压曲线来表示蒸气压与温度之间的关系。图 1-1 就是冰和水的蒸气压曲线。其中曲线 OA 为水的蒸气压曲线,线上各点表示在对应温度和压力下,水的气液两相平衡共存。曲线 OB 为冰的蒸气压曲线,线上各点表示在对应的温度和压力下,冰和水蒸气气固两相平衡共存。

无论固体还是液体,在相同温度下蒸气压较大的均可称之为易挥发性物质,而蒸气压小的则称为难挥发性物质。在本章讨论稀溶液的依数性时,我们忽略掉难挥发性溶质自身的蒸气压,而只考虑溶剂的蒸气压。

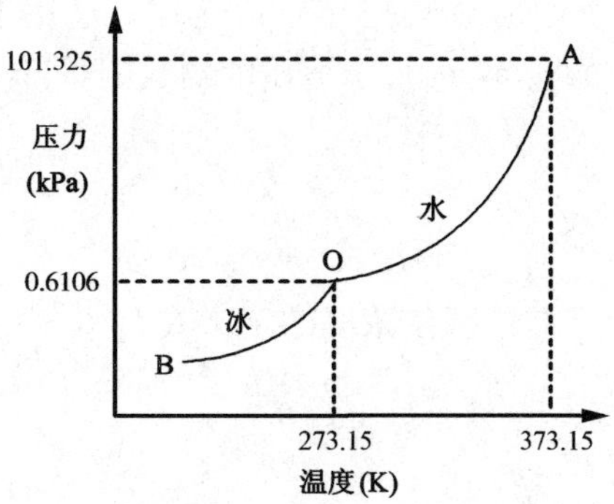

图 1-1　冰和水的蒸气压曲线

(二)溶液的蒸气压下降

实验证明,纯溶剂中加入少量难挥发性溶质时,溶液的蒸气压总是低于同温度下纯溶剂的蒸气压。这是因为纯溶剂中溶入难挥发性溶质后,溶质分子要占据溶液的部分表面,使单位面积的溶液液面上溶剂分子的数目比单位面积的纯溶剂液面上溶剂分子的数目要少。因此,在一定温度下,单位时间内逸出溶液液面的溶剂分子的数目相应地比纯溶剂时要少。当达到平衡状态时,溶液的蒸气压必然低于纯溶剂的蒸气压,这种现象称为溶液的蒸气压下降(vapor pressure lowering)。

蒸气压下降

图 1-2 表示纯溶剂与溶液的蒸气压曲线。从图中可以看出,在一定量的纯溶剂中加入难挥发的非电解质越多,溶液蒸气压下降的程度就越大。

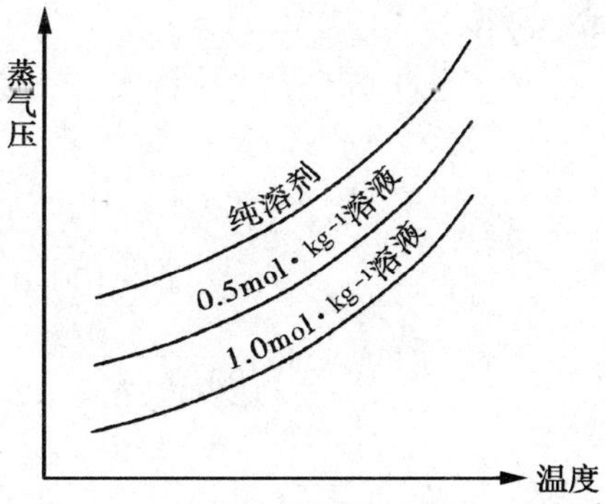

图 1-2　纯溶剂与溶液的蒸气压曲线

1887 年,法国化学家 Raoult(拉乌尔)根据大量实验结果指出:温度一定时,难挥发性非电解质稀溶液的蒸气压等于纯溶剂的蒸气压与溶剂的物质的量分数的乘积,即:

$$p = p^0 x_A \tag{1-7}$$

式中 p 为溶液的蒸气压,p^0 为纯溶剂的蒸气压,x_A 为稀溶液中溶剂的物质的量分数。这一结论称为 Raoult 定律。

对于只含有一种溶质的稀溶液,设 x_B 为稀溶液中溶质的物质的量分数,那么 $x_A = 1 - x_B$,式(1-7)则可以写成:

$$p = p^0(1 - x_B)$$

$$p = p^0 - p^0 x_B$$

$$p^0 - p = p^0 x_B$$

$$\Delta p = p^0 x_B \tag{1-8}$$

Δp 即是溶液蒸气压的下降值。式(1-8)表明，温度一定时，难挥发性非电解质稀溶液的蒸气压下降幅度与溶液中溶质的物质的量分数成正比。

需要强调的是，Raoult 定律只适用于难挥发性非电解质稀溶液。在稀溶液中，溶剂 A 的物质的量 n_A 远大于溶质的物质的量 n_B，则：

$$x_B = \frac{n_B}{n_A + n_B} \approx \frac{n_B}{n_A} = \frac{n_B}{m_A/M_A}$$

将质量摩尔浓度的定义式 $b_B = \frac{n_B}{m_A}$ 代入上式得：

$$x_B \approx b_B \cdot M_A$$

所以：

$$\Delta p = p^0 x_B \approx p^0 M_A b_B = K b_B \tag{1-9}$$

K 为比例常数，取决于 p^0 和溶剂的 M_A。在一定温度下，对于一定的溶剂来说，K 是一个常数。式(1-9)表明，温度一定时，难挥发性非电解质稀溶液的蒸气压下降幅度与溶质的浓度成正比，而与溶质的本性无关。

式(1-7)、(1-8)和式(1-9)都是 Raoult 定律的表达形式，可以用来计算溶液的蒸气压或下降值。

例 1-4 已知 293 K 时水的饱和蒸气压为 2.3385 kPa。将 17.10 g 蔗糖和3.003 g尿素分别溶解于 100.0 g 水中，试计算这两种溶液的蒸气压。

解：$M(C_{12}H_{22}O_{11}) = 342.0\ g \cdot mol^{-1}$，则蔗糖溶液中溶剂水的物质的量分数为：

$$x(H_2O) = \frac{\frac{100.0\ g}{18.0\ g \cdot mol^{-1}}}{\frac{100.0\ g}{18.0\ g \cdot mol^{-1}} + \frac{17.10\ g}{342.0\ g \cdot mol^{-1}}} = \frac{5.556\ mol}{5.556\ mol + 0.0500\ mol} \approx 0.9911$$

故蔗糖溶液的蒸气压 $p = p^0_{H_2O} \cdot x(H_2O) = 2.3385\ kPa \times 0.9911 \approx 2.318\ kPa$

因为 $M[CO(NH_2)_2] = 60.05\ g \cdot mol^{-1}$，则尿素溶液中溶剂水的物质的量分数为：

$$x(H_2O) = \frac{\frac{100.0\ g}{18.0\ g \cdot mol^{-1}}}{\frac{100.0\ g}{18.0\ g \cdot mol^{-1}} + \frac{3.003\ g}{60.05\ g \cdot mol^{-1}}} = \frac{5.556\ mol}{5.556\ mol + 0.0500\ mol} \approx 0.9911$$

故尿素溶液的蒸气压 $p \approx 2.318\ kPa$。

例 1-4 计算结果表明，两种溶液虽然质量分数不同，溶质的本性也不同，但溶剂的物质的量分数相同，所以它们具有几乎相同的蒸气压。

二、溶液的沸点升高

(一)液体的沸点

液体的沸点(boiling point)是指液体的蒸气压等于外压时的温度。液体的沸点不仅取决于液体的本性,还与外界压力的大小有关。外压越大,沸点就越高,反之亦然。因此在描述液体的沸点时,必须指明外界压力。通常将外压为101.325 kPa时液体的沸点称为正常沸点(normal boiling point)。例如,水的正常沸点为373.15 K。不特别指明压力时的沸点通常都是指正常沸点。

液体沸点与外压有关的性质常应用到科学实验和临床实践中。在提取和精制对热不稳定的物质时,常采用减压蒸馏的方法,减压下蒸馏液体沸点降低,防止了高温加热对这些物质的破坏。临床上对注射液和某些医疗器械的热压灭菌法,则是利用高压下水的沸点升高,通过提高水蒸气的温度来缩短灭菌时间,提高灭菌效果。

(二)溶液的沸点升高

实验表明,当纯溶剂中加入难挥发性溶质形成稀溶液后,稀溶液的沸点总是高于纯溶剂的沸点,这种现象称为溶液的沸点升高(boiling point elevation)。

沸点升高

溶液的沸点升高现象可以通过图1-3的纯水、冰及水溶液的蒸气压曲线来理解。从图中可以看到,水溶液的蒸气压曲线O′A′位于纯水的蒸气压曲线OA的下方,说明稀溶液中水的蒸气压在任何温度下都低于同温度下纯溶剂水的蒸气压。当纯水的蒸气压等于外压101.325 kPa时,水的正常沸点T_b^0为373.15 K,而在此温度下水溶液对应的蒸气压低于101.325 kPa,要使水溶液的蒸气压等于外压,必须提高温度,当温度达到T_b时溶液才沸腾,此时沸点升高了ΔT_b。

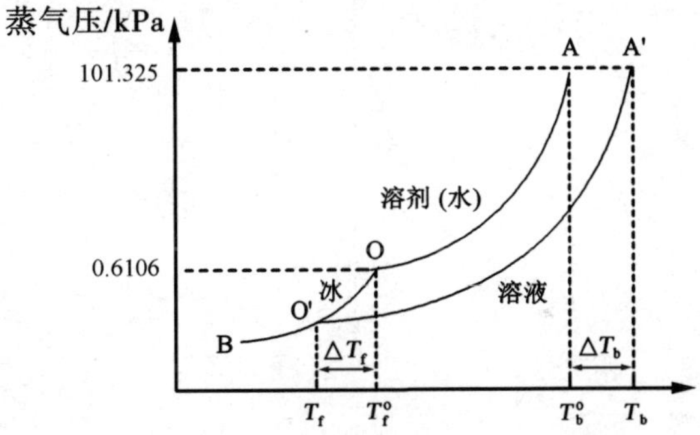

图1-3 纯水、冰及水溶液的蒸气压曲线

因此,溶液的沸点升高是其蒸气压下降的必然结果。溶液越浓(一定量溶剂中溶质微粒数目越多),蒸气压下降得就越多,沸点升高值就越大。根据Raoult定律,可导出溶液的沸点升高与溶质的质量摩尔浓度之间有以下关系:

$$\Delta T_b = T_b - T_b^0 = K_b \cdot b_B \tag{1-10}$$

式中ΔT_b为溶液的沸点升高值,K_b为溶剂的沸点升高常数,它只决定于溶剂的本性,单位一般为$K \cdot kg \cdot mol^{-1}$。上式表明,难挥发性非电解质稀溶液的沸点升高只与溶质的质量摩尔浓度有关,而与溶质本性无关。

需要指出的是,纯溶剂的沸点是恒定的,但溶液的沸点却在不断变化。因为随着溶液的沸腾,溶剂不断蒸发,溶液浓度不断增大,沸点也不断升高,直到溶液达到饱和。此时,溶剂在蒸发的同时,溶质也在析出,溶液浓度不再变化,蒸气压也不再改变,沸点恒定。通常,溶液的沸点是指溶液刚开始沸腾时的温度。

三、溶液的凝固点降低

(一)液体的凝固点

液体的凝固点(freezing point)是指物质的固液两相蒸气压相等时的温度,在此状态下,物质的固液两相平衡共存。从图 1-3 中可以看出,冰的蒸气压曲线 OB 与水的蒸气压曲线 OA 相交于 O 点,此时冰与水两相共存,且蒸气压均为 0.6106 kPa。O 点对应的温度就是水的凝固点(T_f^0=273.15 K),又称为冰点。

图 1-4 中的曲线(1)为纯水的理想冷却曲线,从 a 点处无限缓慢地冷却,达到 b 点(273.15 K)时,水开始凝固,在凝固过程中,温度不再变化,曲线上出现一段平台 bc,此时水与冰平衡共存。待水全部结为冰后,继续冷却,温度再下降(cd 段)。在冷却曲线上,这段不随时间而改变的平台相对应的温度 T_f^0 称为该液体的凝固点。曲线(2)是在实验条件下的水的冷却曲线。因为在实验中不可能做到无限缓慢地冷却,而是较快地强制冷却,所以在温度降到 T_f^0 时水并不凝固,达到一种过冷状态,一旦固体出现,温度又回升而出现平台。

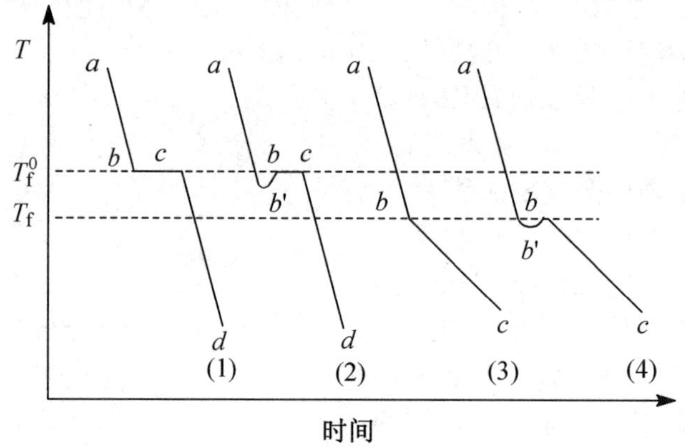

图 1-4　水和稀溶液的冷却曲线

(二)溶液的凝固点降低

溶液的凝固点是指固相纯溶剂的蒸气压与液相溶液蒸气压相等时的温度。曲线(3)是稀溶液的理想冷却曲线。与曲线(1)不同的是,当温度从 a 点逐渐缓慢冷却至 T_f 时,溶液中才会出现固相,即 $T_f < T_f^0$。随着冰的不断析出,稀溶液的浓度不断地增大,稀溶液的凝固点也将会不断地降低。所以 bc 并不是一段平台,而是一段缓慢下降的斜线。通常,稀溶液的凝固点是指刚有溶剂固体析出(即 b 点)时的温度 T_f。

凝固点下降

曲线(4)是实验条件下的溶液的冷却曲线。可以看出,到达 T_f 时不凝固,出现过冷,适当的过冷会使稀溶液的凝固点观察变得容易。温度降到 T_f 以下的 b' 点,一旦固体出现又马上回升到最高点 b 点,即 T_f。

事实证明,难挥发性非电解质溶液的凝固点总是低于纯溶剂的凝固点,这一现象称为溶液的凝固点降低(freezing point depression)。溶液的凝固点降低也是溶液蒸气压下降的必然结果。从图 1-3 可看出,在纯溶剂水的凝固点 T_f^0(273.15 K)时,冰和水的蒸气压皆为 0.6106 kPa,冰和水两相共存。而此时稀溶液的蒸气压低于 0.6106 kPa,稀溶液和冰就不能平衡共存，冰将融化。只有进一步降低温度到O′点时，稀溶液的蒸气压才与冰的蒸气压相等从而达到了两相共存。O′点所对应的温度就是该溶液的凝固点。

与沸点升高一样，稀溶液的凝固点降低也是溶液的蒸气压下降导致的。所以，难挥发性非电解质稀溶液的凝固点降低与溶质的质量摩尔浓度之间也有类似于式(1-10)的关系：

$$\Delta T_f = T_f^0 - T_f = K_f \cdot b_B \tag{1-11}$$

式中 ΔT_f 为溶液的凝固点降低值，K_f 为纯溶剂的凝固点降低常数，也只决定于溶剂的本性，而与溶质的性质无关，单位一般为 $K \cdot kg \cdot mol^{-1}$。上式表明，难挥发性非电解质稀溶液的凝固点降低幅度与溶质的质量摩尔浓度成正比，与溶质的本性无关。显然，溶液越浓，蒸气压下降的程度越大，凝固点降低也越大。表1-4列出了常见溶剂的 T_b^0,K_b 和 T_f^0,K_f。

表1-4 常见溶剂的 T_b^0,K_b 和 T_f^0,K_f

溶剂	T_b^0/℃	K_b/(K·kg·mol^{-1})	T_f^0/℃	K_f/(K·kg·mol^{-1})
水	100	0.512	0.0	1.86
乙酸	118	2.93	17.0	3.90
苯	80	2.53	5.5	5.10
乙醇	78.4	1.22	-117.3	1.99
四氯化碳	76.7	5.03	-22.9	32.0
乙醚	34.7	2.02	-116.2	1.8
萘	218	5.80	80.0	6.9

稀溶液的凝固点降低和沸点升高的性质可用于测定溶质的分子量。由于大多数常见溶剂的 K_f 值都大于其 K_b 值，则同一溶液的凝固点降低值比沸点升高值要大，所以凝固点降低法灵敏度更高，实验误差相对较小。此外，凝固点降低法是在低温下进行的，不会引起生物样品的挥发、变性和分解。因此，在医学等生命科学实验中凝固点降低法应用更为广泛。

例1-5 将0.638 g尿素溶于250 g水中，测得此溶液的凝固点降低值为0.079 K，试求尿素的分子量。

解：水的 $K_f = 1.86\ K \cdot kg \cdot mol^{-1}$，$\Delta T_f = 0.079\ K$

$$\Delta T_f = K_f b_B = K_f \frac{m_B}{m_A M_B}$$

$$M[\text{尿素}] = \frac{K_f m_B}{m_A \Delta T_f} = \frac{1.86\ K \cdot kg \cdot mol^{-1} \times 0.638\ g}{250\ g \times 0.079\ K} = 0.060\ kg \cdot mol^{-1} = 60\ g \cdot mol^{-1}$$

所以，尿素的分子量为60。

此外，稀溶液的凝固点降低性质还有许多实际应用。例如，利用冰和盐的混合物可做冷却剂；寒冷天气在汽车水箱中加入乙二醇或甘油等可以降低水的凝固点，从而防止水箱中的水结冰等等。

四、溶液的渗透压

(一)渗透现象与渗透压

如果将蔗糖溶液和纯溶剂水用一种只允许溶剂(水)分子自由透过而不允许溶质(蔗糖)分子透过的半透膜(semipermeable membrane)隔开,并使膜两侧溶剂和溶液的液面相平(图1-5a)。放置一段时间后,可以看到溶液一侧的液面逐渐上升,说明水分子不断地通过半透膜进入到蔗糖溶液中,这种溶剂分子透过半透膜进入到溶液中的现象称为渗透现象。由于纯溶剂一侧比溶液一侧单位体积内的溶剂分子数目多,单位时间内从纯溶剂通过半透膜进入溶液中的溶剂分子数目要比从溶液通过半透膜进入纯溶剂的溶剂分子数目多,净结果是溶剂分子通过半透膜进入了溶液一侧,溶液一侧液面上升(如图1-5b所示)。

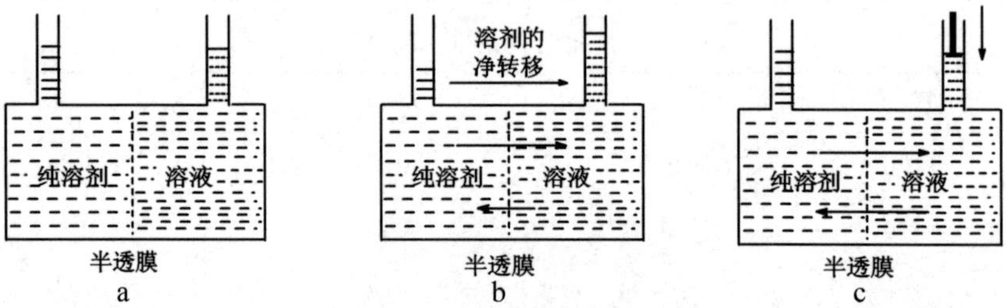

图1-5　渗透现象和渗透压

显然,半透膜的存在以及半透膜两侧单位体积中溶剂分子数目不等是产生渗透现象所必须具备的两个条件。渗透现象一旦发生,溶剂分子的渗透方向总是从纯溶剂一侧进入溶液一侧或从稀溶液一侧进入浓溶液一侧。

半透膜是一种只允许某些物质透过而不允许另外一些物质透过的薄膜,如动物的肠衣、膀胱膜、细胞膜、毛细血管壁等生物膜和人造牛皮纸、玻璃纸、火棉胶膜等都是半透膜。不同的半透膜一般具有不同的通透性。

在上述实验中,随着渗透作用的发生,蔗糖溶液液面逐渐升高,其液柱产生的压力逐渐增大,使得水分子从溶液进入纯溶剂中的速度逐渐增加,而水分子从纯溶剂中进入溶液的速率将逐渐减慢。当液柱压力增大到一定值时,溶剂分子从膜两侧透过半透膜的速率相等,单位时间内进出的溶剂分子数目相等,即达到渗透平衡状态。如图1-5c所示,要阻止渗透现象的发生,必须在溶液液面上施加一压力。在一定温度下,将液面高度相等的溶液与纯溶剂用半透膜隔开,为维持渗透平衡所需要施加给溶液的压力称为该温度下该溶液的渗透压(osmotic pressure),用符号 Π 表示,单位是Pa或kPa。

很显然,不同浓度的两个非电解质溶液用半透膜隔开时,也将发生渗透现象。为了阻止渗透现象发生,需要在浓溶液液面上施加一定的压力,但施加的这个压力既不是浓溶液的渗透压,也不是稀溶液的渗透压,而是两溶液渗透压之差。

若选用一种高强度且耐高压的半透膜把纯溶剂和溶液隔开,当溶液液面上施加的外压大于溶液的渗透压时,则溶剂分子将从溶液一侧进入纯溶剂中。这种使渗透作用逆向进行的过程称为反向渗透(reverse osmosis)。反向渗透常用于海水淡化和污水处理中。

渗透现象在自然界中是普遍存在的。人体的组织与器官尤其是皮肤组织具有一定的弹性,失水而发蔫的花草,浇水后又可重新复原,海水鱼与淡水鱼不能交换生活环境等,这些现象都与细胞膜的渗透现象有关。

(二)渗透压与浓度、温度的关系

1886年,荷兰化学家Van't Hoff(范特霍夫)通过实验得出:稀溶液的渗透压与溶液浓度及温度的关系为:

$$\Pi V=n_B\text{RT} \tag{1-12}$$

$$\text{或 } \Pi=c_B\text{RT} \tag{1-13}$$

式中V为溶液的体积,c_B为物质的量浓度($mol\cdot L^{-1}$),R为比例常数,数值与摩尔气体常数($8.314\ J\cdot K^{-1}\cdot mol^{-1}$或$8.314\ kPa\cdot L\cdot K^{-1}\cdot mol^{-1}$)一样,$T$是绝对温度,$\Pi$为溶液的渗透压,应用此式时的单位为kPa。该式称为Van't Hoff公式。它表明:在一定温度下,稀溶液的渗透压大小只与单位体积溶液中溶质的质点数目有关,而与溶质的本性无关。所以,稀溶液的渗透压也是稀溶液的依数性之一。

对于非电解质稀水溶液来说,其物质的量浓度与质量摩尔浓度近似相等,即$c_B\approx b_B$,因此式(1-13)可改写为:

$$\Pi\approx b_B\text{RT} \tag{1-14}$$

利用稀溶液依数性式(1-14)的关系,可以测定溶质的分子量。测定蛋白质等大分子化合物的分子量时,凝固点降低法则不如渗透压法灵敏,而且可在常温下测定,不损害生物样品。

例1-6 将1.00 g血红蛋白溶于适量纯水,配成100 mL溶液,293 K时测得其渗透压为0.366 kPa,求血红蛋白的分子量。

解:$\because\ \Pi V=n_BRT=\dfrac{m(B)}{M(B)}\cdot RT$

$$\therefore M(\text{血红蛋白})=\frac{m(\text{血红蛋白})}{\Pi V}\cdot RT$$

$$=\frac{1.00\ g\times8.314\ kPa\cdot L\cdot K^{-1}\cdot mol^{-1}\times293\ K}{0.366\ kPa\times0.100\ L}$$

$$=6.66\times10^4\ g\cdot mol^{-1}$$

对于强电解质溶液,与非电解质稀溶液一样具有蒸气压下降、沸点升高、凝固点降低等性质。但是如果按非电解质公式计算所得结果与实验值有较大的偏差。这种偏差是由于强电解质在溶液中的解离造成的,因此,计算强电解质稀溶液的依数性时,必须引入一个校正因子i。沸点升高、凝固点降低和渗透压的公式改为:

$$\Delta T_b=iK_b\cdot b_B \tag{1-15}$$

$$\Delta T_f=iK_f\cdot b_B \tag{1-16}$$

$$\Pi=ic_BRT\approx ib_BRT \tag{1-17}$$

校正因子i是一分子强电解质解离出的正离子和负离子的总数,如AB型强电解质的校正因子i趋近于2,A_2B或AB_2型强电解质的校正因子i趋近于3,在极稀溶液中,可用整数值处理。

第四节　渗透压在医学上的意义

一、渗透浓度

由于稀溶液的渗透压是稀溶液的依数性之一，它决定于溶液中溶质粒子的数目，而与溶质的本性无关，医学上常用渗透浓度（osmolarity）来比较渗透压的大小。渗透浓度是指溶液中能产生渗透效应的各种溶质粒子（分子、离子）总的物质的量浓度，符号是 c_{os}，单位为 $mmol \cdot L^{-1}$。

例 1-7　补液中葡萄糖溶液的质量浓度为 $50.0\ g \cdot L^{-1}$，生理盐水的质量浓度为 $9.00\ g \cdot L^{-1}$，二者的渗透浓度各为多少？

解：已知 $M(C_6H_{12}O_6) = 180\ g \cdot mol^{-1}$，$50.0\ g \cdot L^{-1}$ 葡萄糖溶液的渗透浓度为：

$$c_{os} = \frac{50.0\ g \cdot L^{-1} \times 1000\ mmol \cdot mol^{-1}}{180\ g \cdot mol^{-1}} = 278\ mmol \cdot L^{-1}$$

$M(NaCl) = 58.5\ g \cdot mol^{-1}$，NaCl 溶液中的渗透活性物质为 Na^+ 和 Cl^-，因此，$9.00\ g \cdot L^{-1}$ NaCl 溶液的渗透浓度为：

$$c_{os} = \frac{2 \times 9.00\ g \cdot L^{-1} \times 1000\ mmol \cdot mol^{-1}}{58.5\ g \cdot mol^{-1}} = 308\ mmol \cdot L^{-1}$$

表 1-5 列出了正常人血浆、组织间液和细胞内液中各种渗透活性物质的渗透浓度。

表 1-5　正常人血浆、组织间液和细胞内液中各种渗透活性物质的渗透浓度

渗透活性物质	血浆中 $c_{os}/mmol \cdot L^{-1}$	组织间液中 $c_{os}/mmol \cdot L^{-1}$	细胞内液中 $c_{os}/mmol \cdot L^{-1}$
Na^+	144	137	10
K^+	5	4.7	141
Ca^{2+}	2.5	2.4	
Mg^{2+}	1.5	1.4	31
Cl^-	107	112.7	4
HCO_3^-	27	28.3	10
HPO_4^{2-}，$H_2PO_4^-$	2	2	11
SO_4^{2-}	0.5	0.5	1
磷酸肌酸			45
肌肽			14
氨基酸	2	2	8

续表 1-5

渗透活性物质	血浆中 c_{os}/mmol·L^{-1}	组织间液中 c_{os}/mmol·L^{-1}	细胞内液中 c_{os}/mmol·L^{-1}
肌酸	0.2	0.2	9
乳酸盐	1.2	1.2	1.5
三磷酸腺苷			5
一磷酸己糖			3.7
葡萄糖	5.6	5.6	
蛋白质	1.2	0.2	4
尿素	4	4	4
c_{os}	303.7	302.2	302.2

二、等渗、低渗和高渗溶液

溶液渗透压的高低是相对的。广义地讲,几种溶液相互比较时,半透膜两边渗透压相等的溶液为等渗溶液(isotonic solution),渗透压相对较低的溶液称为低渗溶液(hypotonic solution),渗透压相对较高的溶液称为高渗溶液(hypertonic solution)。

渗透压在医学上的应用

医学上溶液的等渗、低渗和高渗是以正常人血浆的总渗透浓度为标准来衡量的。从表1-5可知,正常人血浆的渗透浓度约为303.7 mmol·L^{-1},实验测得血浆的凝固点降低值为0.553 ℃,据此求得血浆的渗透浓度为297 mmol·L^{-1}。偏低的原因可能是由于血浆中的离子之间存在着相互作用以及一部分离子与蛋白质或其他物质相互结合造成的。所以临床上规定:渗透浓度在280~320 mmol·L^{-1}范围内的溶液为等渗溶液,渗透浓度低于280 mmol·L^{-1}的溶液为低渗溶液,渗透浓度高于320 mmol·L^{-1}的溶液称为高渗溶液。

临床治疗中,给病人进行大量补液时,一般要用等渗溶液,如生理盐水、50 g·L^{-1}的葡萄糖溶液等。否则可能导致机体内水分调节失常,引起细胞的变形或破坏,使细胞失去正常的生理功能。这可以从红细胞在不同渗透浓度的 NaCl 溶液中的形态变化加以说明。

将红细胞置于9 g·L^{-1}NaCl 溶液(生理盐水)中,在显微镜下观察,红细胞的正常形态没有什么变化(图1-6a)。这是因为生理盐水与红细胞内液的渗透压相等,红细胞内外液处于渗透平衡状态。

将红细胞置于较稀 NaCl 溶液(如5 g·L^{-1})中,在显微镜下可以观察到红细胞逐渐胀大,直至破裂,释放出红细胞内的血红蛋白使溶液染成红色,医学上把这种现象称之为溶血(hemolysis)(图1-6b)。产生这种现象的原因是红细胞外的 NaCl 溶液的渗透压低于红细胞内液的渗透压,低渗的 NaCl 溶液中的水向细胞内渗透引起的。

将红细胞置于较浓 NaCl 溶液(如15 g·L^{-1})中,在显微镜下可以观察到红细胞逐渐皱缩,医学上把这种现象称之为胞浆分离(plasmolysis)(图1-6c)。产生这种现象的原因是 NaCl 溶液的渗透压高于红细胞内液的渗透压,红细胞内液的水分子向细胞外渗透所致。

临床上在治疗失血性休克、烧伤性休克、脑水肿等疾病及抢救危重病人时,根据需要也可以使用少量高渗溶液。但是在使用时应小剂量、慢速率注射。除此之外，小剂量给药时也要考虑溶液的渗透压。如配制眼药水时，也必须与眼黏膜细胞内液等渗，否则，将会引起局部疼痛或造成损伤。

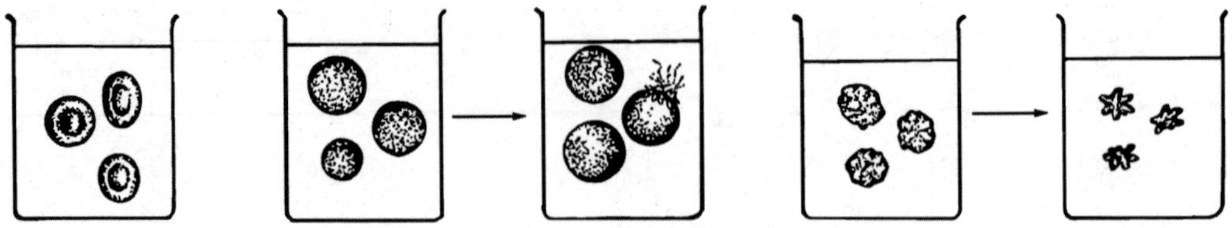

a　　　　b　　　　c

图 1-6　红细胞在不同浓度的 NaCl 溶液中的形态

三、晶体渗透压和胶体渗透压

人体血浆中既有小分子和电解质，如 Na^+，K^+，Cl^-，HCO_3^-，$C_6H_{12}O_6$，氨基酸等，又有大分子物质，如蛋白质、核酸等。在医学上，习惯把电解质和小分子物质都称为晶体物质（crystalloid matter），由它们所产生的渗透压称为晶体渗透压（crystalloid osmotic pressure）；将大分子物质称为胶体物质（colloidal matter），由它们所产生的渗透压称为胶体渗透压（colloidal osmotic pressue）。

血浆中大分子胶体物质的质量浓度约为 70 $g \cdot L^{-1}$，小分子晶体物质的质量浓度约为 7.5 $g \cdot L^{-1}$。小分子晶体物质的质量浓度虽低，但由于其分子量小，单位体积血浆中质点数较多，由此产生的晶体渗透压很高。而大分子胶体物质质量浓度虽高，但由于它们分子量很大，单位体积血浆中质点数较少，由此产生的胶体渗透压就很低。310 K 时，正常人血浆的总渗透压约为 770 kPa，其中晶体渗透压约为 766 kPa，胶体渗透压约为 4 kPa。

由于人体内的细胞膜和毛细血管壁对溶质的通透性不同，因而晶体渗透压和胶体渗透压在体内具有不同的生理功能。

晶体渗透压对维持细胞内外水、电解质平衡起主要作用。细胞膜是一种功能极其复杂的生物半透膜，它间隔着细胞内液和外液，除了水分子可以透过外，蛋白质等大分子物质及 Na^+、K^+等离子都不能自由透过。由于晶体渗透压远大于胶体渗透压，所以，晶体渗透压是决定细胞内外水分子转移方向的主要因素。如果体内缺水，就会造成细胞外液的晶体渗透压升高，水就会自细胞内液通过细胞膜向细胞外液渗透，造成细胞失水，引起口渴。如果大量饮水或补给大量葡萄糖溶液时，会使细胞外液晶体渗透压减小，这样，细胞外液的水分子就会透过细胞膜向细胞内液渗透，使细胞膨胀，严重时可产生水中毒。

胶体渗透压在调节血容量及维持血浆和组织间液两者间的水盐平衡方面起着重要的作用。毛细血管壁也是一种生物半透膜，它们间隔着血浆和血管外的组织间液，只允许小分子晶体物质和水分子自由透过，但不允许蛋白质等大分子物质透过。所以血管内外渗透压的差异主要来自胶体渗透压，胶体渗透压对维持毛细血管内外水的相对平衡起主要作用。如果由于某种原因造成人体内的血浆蛋白减少，血浆的胶体渗透压将降低，血浆中的水和小分子溶质就会通过毛细血管壁进入组织间液，造成血容量降低而组织间液增多，这是形成水肿的原因之一。临床上常给失血过多或大面积烧伤而造成血容量降低的患者输入血浆或代血浆，目的就是为了恢复血浆的胶体渗透压并维持正常的血容量。

血液透析与人工肾

习题

1. 选择题

(1) 影响难挥发性非电解质稀溶液的蒸气压降低、沸点升高、凝固点降低的主要因素是(　　)

A. 溶液的体积　　B. 溶质的本性

C. 单位体积溶液中溶质的质点数　　D. 溶质分子的大小

(2) 一定温度下,用理想半透膜将 0.02 $mol \cdot L^{-1}$ 的蔗糖溶液和 0.02 $mol \cdot L^{-1}$ 的 NaCl 溶液隔开,将会发生的现象是(　　)

A. 无变化　　B. 蔗糖分子从蔗糖溶液向 NaCl 溶液渗透

C. Na^+ 从 NaCl 溶液向蔗糖溶液渗透　　D. 水分子从蔗糖溶液向 NaCl 溶液渗透

(3) 测得某葡萄糖水溶液的沸点升高了 0.150 ℃,则相同质量摩尔浓度的葡萄糖乙醇溶液的沸点升高为(已知水的 $K_b = 0.512\ K \cdot kg \cdot mol^{-1}$,乙醇的 $K_b = 1.20\ K \cdot kg \cdot mol^{-1}$)(　　)

A. 0.064 ℃　　B. 0.150 ℃

C. 0.352 ℃　　D. 2.84 ℃

(4) 升高温度时,对某难挥发物质稀溶液的性质影响最大的是(　　)

A. 溶液的蒸气压降低值　　B. 溶液的渗透压力

C. 溶液的沸点升高值　　D. 溶液的凝固点降低值

(5) 体液中下列物质产生的渗透压不属于晶体渗透压的是(　　)

A. 蛋白质　　B. 葡萄糖

C. 尿素　　D. 氯化钠

2. 将 3.24 g 的硫溶解于 40.0 g 的苯中,测得苯的凝固点降低了 1.62 ℃,则此溶液中的硫分子是由几个硫原子组成的?(已知苯的 $K_f = 5.10\ K \cdot kg \cdot mol^{-1}$)

3. 静脉注射用 KCl 溶液的极限质量浓度为 2.7 $g \cdot L^{-1}$,某患者需输入 KCl 溶液,问在 500 mL 葡萄糖溶液中加入 1 安瓿(10 mL)100 $g \cdot L^{-1}$ KCl 溶液,此混合液的 KCl 浓度是否超过了极限?

4. 求 0.01 kg NaOH, 0.100 kg($\frac{1}{2}Ca^{2+}$), 0.0100 kg($\frac{1}{2}Na_2CO_3$) 的物质的量。

5. 密度为 1.19 $g \cdot mL^{-1}$、质量分数为 0.37 的盐酸($M = 36.5\ g \cdot mol^{-1}$)溶液,其质量浓度、质量摩尔浓度、物质的量浓度、物质的量分数各为多少?

6. 市售新洁尔灭消毒药水的质量浓度为 50 $g \cdot L^{-1}$,临床上需使用 1 $g \cdot L^{-1}$ 的溶液,问配制 1 $g \cdot L^{-1}$ 的溶液 500 mL 需 50 $g \cdot L^{-1}$ 的新洁尔灭溶液多少毫升?

7. 临床上用来治疗碱中毒的针剂 NH_4Cl($M = 53.48\ g \cdot mol^{-1}$),其每支的规格为 20.00 mL,含有 0.1600 g 的 NH_4Cl,试计算该针剂的物质的量浓度及渗透浓度,并判断红细胞在此溶液中的行为如何?

8. 烟草有害成分尼古丁的实验式是 C_5H_7N,今将 538 mg 尼古丁溶于 10.0 g 水中,所得溶液在 101.3 kPa 下的沸点是 100.17 ℃。求尼古丁的分子式。

9. 今有两种水溶液,一种为 1.50 g 尿素($M = 60.05\ g \cdot mol^{-1}$)溶于 200 g 水中,另一种为 42.8 g 某非电解质溶于 1000 g 水中,这两种溶液在同一温度下结冰。求该非电解质的分子量。

10. 测得泪液的凝固点为 272.63 K,求此泪液的渗透浓度及在 310 K 时的渗透压。

11. 1 L 水溶液中含有 10.0 g 鸡蛋白,在 298 K 时此溶液的渗透压为 0.712 kPa,试计算鸡蛋白的分子量。

12. 分别比较下列各组溶液渗透压的高低。各组溶液如用半透膜隔开,指明水的渗透方向。

(1) 50 $g \cdot L^{-1}$ 葡萄糖溶液和 50 $g \cdot L^{-1}$ 蔗糖溶液。

(2) 1 $mol \cdot L^{-1}$ 葡萄糖溶液和 1 $mol \cdot L^{-1}$ 蔗糖溶液。

(3) 0.5 $mol \cdot L^{-1}$ 尿素溶液和 0.5 $mol \cdot L^{-1}$ KCl 溶液。

(4) 0.5 $mol \cdot L^{-1}$ $ZnSO_4$ 溶液和 0.5 $mol \cdot L^{-1}$ $MgCl_2$ 溶液。

13. 在相同温度下，请排出下列稀溶液渗透压由大到小的顺序。

A. $c(C_6H_{12}O_6)=0.2\ mol\cdot L^{-1}$　　B. $c(\frac{1}{2}Na_2CO_3)=0.2\ mol\cdot L^{-1}$

C. $c(\frac{1}{3}Na_3PO_4)=0.2\ mol\cdot L^{-1}$　　D. $c(NaCl)=0.2\ mol\cdot L^{-1}$

14. 蛙肌细胞的渗透浓度为 240 $mmol\cdot L^{-1}$。若将蛙肌细胞分别置于质量浓度为 10 $g\cdot L^{-1}$，7 $g\cdot L^{-1}$，3 $g\cdot L^{-1}$的 NaCl 溶液中，其形态将如何变化？

15. 人体血液中蛋白质的质量浓度为 70 $g\cdot L^{-1}$，已知相对摩尔质量为 6.0×10^4，试计算毛细血管壁所间隔的血液和组织间液（不含蛋白质）之间的渗透压力差值。

（杨志军）

第二章　电解质溶液

水和电解质广泛分布在细胞内外，参与体内许多重要的功能和代谢活动。电解质在体液中的存在状态及含量，影响到体液的渗透平衡、酸碱平衡及神经、肌肉等组织的生理及生化功能。临床上也常借助测定体液中某些电解质离子的浓度变化作为诊断疾病的重要依据。因此，掌握有关电解质溶液的基本理论及变化规律，对医学研究具有十分重要的意义。

第一节　强电解质溶液理论

一、强电解质和弱电解质

在水溶液或熔融状态下能够导电的化合物称为电解质（electrolyte），其水溶液称为电解质溶液。电解质溶液之所以能够导电，是因为溶液中有能自由移动的离子存在。根据在溶液里解离程度的不同，可以把电解质分为强电解质（strong electrolyte）和弱电解质（weak electrolyte）两类。强电解质是指在水溶液中能够完全解离为离子的化合物，如强酸、强碱及大部分盐类；弱电解质则是指在水溶液中仅能部分解离成离子的化合物（乙酸、氨水、醋酸铅等）。

不同的弱电解质在水溶液中的解离程度是不相同的，其解离程度的大小可以用解离度来表示。所谓解离度（degree of dissociation）是指在一定温度下，当弱电解质在溶液中达到解离平衡时，已解离的分子数与原有分子总数之比，通常用符号 α 表示：

$$\alpha=\frac{\text{已解离的分子数}}{\text{原有分子总数}} \tag{2-1}$$

例如：在 25 ℃时，0.1 $\mathrm{mol \cdot L^{-1}}$ HAc 的 α 为 1.32%，表示在该溶液中，每 10 000 个 HAc 分子中有 132 个分子解离为 H^+ 和 Ac^-。

不同弱电解质的解离度大小反映了电解质的相对强弱。电解质越弱，其解离度越小，反之亦然。从实际应用的角度将 0.1 $\mathrm{mol \cdot kg^{-1}}$ 的电解质溶液中解离度 $\alpha > 30\%$ 的称为强电解质；解离度 $\alpha < 5\%$ 的称为弱电解质，如 HAc，$NH_3 \cdot H_2O$，$HgCl_2$，$Hg(CN)_2$，$Pb(Ac)_2$ 等；解离度介于 5% ~30% 之间的称为中强度电解质，如 H_3PO_4，HF 等。

理论上强电解质的解离度应为 100%，但实验测得的解离度却小于 100%，同时强电解质溶液实际性质（蒸气压、渗透压、电导率等）的数值也较理论计算值小，并且溶液的浓度越大,离子电荷越高,二者偏差也越大。实验测得强电解质溶液的解离度并不代表其理论解离度,故称为表观解离度。见表 2-1。如何解释表观解离度小于理论的解离度呢? 1923 年 Debye P(德拜)和 Hückel E(休克尔)提出了强电解质溶液理论—离子互吸理论(ion interaction theory),对此进行了合理解释。

表 2-1　几种常见强电解质的表观解离度(291 K,0.1 mol · kg^{-1})

化学式	解离度/%	化学式	解离度/%
HCl	92	NaCl	84
HNO_3	92	KCl	86
H_2SO_4	61	NaAc	79
NaOH	84	$AgNO_3$	81
KOH	89	$CuSO_4$	40

二、离子互吸理论

离子互吸理论认为,强电解质在水溶液中是全部解离的,离子之间是通过静电力相互作用的。

在强电解质溶液中,由于其全部解离,离子浓度一般较大,离子间主要表现为静电引力,因此使中心离子的周围异电荷离子出现的几率远大于同电荷离子出现的几率。中心离子周围犹如被一层带异电荷的离子包围着,Debye P 和 Hückel E 把中心离子周围这一异电荷球形区域形象地称为离子氛(ion atmosphere),即每一个阳离子的周围形成了带负电荷的离子氛,而每一个阴离子的周围形成了带正电荷的离子氛。离子氛模型如图 2-1 所示。

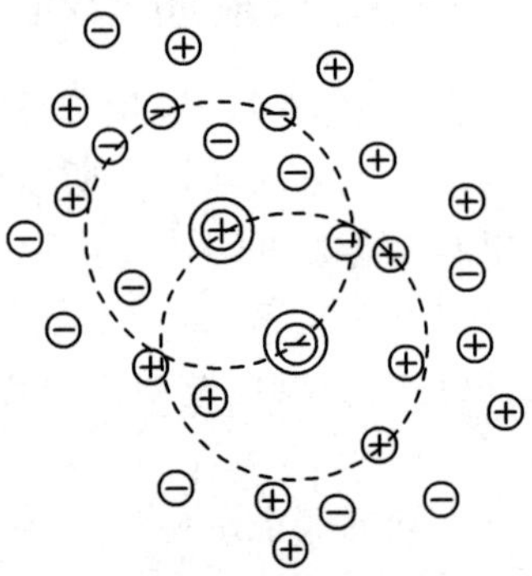

图 2-1　离子氛

离子氛是一个按时间平均的离子模型,它不是静止的,是在不断地运动和变换着的。中心离子没有固定的位置,离子氛也没有固定的组成,溶液中的所有离子都可作为中心离子,同时又可以成为另一个中心离子的离子氛成员之一。离子氛与中心离子作为一个整体来看,它是电中性的,与溶液中其他部分之间不再存在任何静电力。

由于离子氛的存在,强电解质溶液中的离子并不是完全独立的自由离子,离子的热运动受到牵制,因而不能百分之百地发挥离子应有的效能。显然,电解质溶液浓度愈大,离子所带电荷愈高,离子间的静电牵制作用愈强。这样就使得实验测得的强电解质溶液的解离度低于 100%。

随着溶液理论的发展,现在已知,在强电解质溶液中,随着其溶液浓度的增加,溶液中还存在离子缔合的现象。溶液中的阴阳离子会部分缔合成离子对(ion pair)。离子对作为独立单位运动,使溶液中自由离子的浓度降低。所以强电解质溶液中的离子只有在无限稀释的条件下才能完全独立自由。

离子氛概念的提出把溶液中众多离子间的静电作用完全归结为中心离子和离子氛之间的作用,从而大大简化了对强电解质理论问题的研究及数学上的推导。离子互吸理论用于1-1型强电解质的稀溶液时比较成功,但用于其他价型的强电解质溶液时,其结果还有不小的偏差,这是因为其他价型的强电解质溶液中离子之间的相互作用更为复杂的缘故。

三、活度和活度因子

在强电解质溶液中,由于离子间的相互牵制作用,使得离子的有效浓度总比理论浓度要小。离子的有效浓度是指电解质溶液中实际上可起作用的离子浓度,称为活度(activity),通常用 a 表示,它的单位为1。活度 a_B 与溶液的质量摩尔浓度 b_B 的关系为:

$$a_B = \gamma_B \cdot b_B/b^{\ominus} \tag{2-2}$$

式中 γ_B 称为溶质B的活度因子(activity factor), $b^{\ominus}$ 为标准态的浓度(即1 $mol \cdot kg^{-1}$)。一般来说,由于数值上 $a_B<b_B$,故 $\gamma_B<1$。溶液越稀,离子间的距离越大,离子间的牵制作用越弱,活度与浓度间的差别就越小。当溶液中的离子浓度很稀,且离子所带的电荷数也少时,活度接近浓度,即 $\gamma_B \approx 1$, 可见活度因子反映了溶液中离子间相互牵制作用程度的大小。

在近似计算中,往往把中性分子的活度因子视为1;对于弱电解质溶液,因其离子浓度很小,一般也将其活度因子视为1。液态、固态纯物质及稀水溶液中的水,活度均视为1。

由于在电解质溶液中不存在单独的正离子或负离子,目前也没有任何严格的实验方法可以测定单个离子的活度,为此引入电解质的离子平均活度 $a_{\pm}$ 和离子平均活度因子 $\gamma_{\pm}$ 的概念,并定义:

$$a_{\pm} = \gamma_{\pm} \cdot \frac{b}{b^{\ominus}} \tag{2-3}$$

离子平均活度因子为正离子和负离子的活度因子的几何平均值,对于1-1型电解质来说,$\gamma_{\pm}=\sqrt{\gamma_{+} \cdot \gamma_{-}}$ 。式中 γ_{+} 为正离子的活度因子,γ_{-} 为负离子的活度因子。离子的平均活度等于正离子和负离子活度的几何平均值,即 $a_{\pm}=\sqrt{a_{+} \cdot a_{-}}$(1-1型电解质)。

四、离子强度

离子的活度因子反映了溶液中离子间作用力的相对强弱,不仅受该电解质的离子浓度和离子所带电荷的影响,而且还受溶液中其他离子的浓度和所带电荷的影响。为了定量地衡量这些影响的大小,人们引入了离子强度(ionic strength)的概念,其定义为:

$$I = \frac{1}{2} \sum b_i Z_i^2 \tag{2-4}$$

式中 b_i 和 Z_i 分别为溶液中第 i 种离子的质量摩尔浓度和所带的电荷数。离子强度 I 的单位为 $mol \cdot kg^{-1}$。近似计算时,可用 c_i 代替 b_i 。离子强度是溶液中存在的离子所产生的电场强度的量度,只与溶液中各离子的浓度和电荷数有关,而与离子的本性无关。离子的浓度越大,电荷数越高,则溶液的离子强度越大,离子间的牵制作用越强,活度因子就越小。

1923年,Debye P 和 Hückel E 从电学和分子运动论出发,推导出了强电解质稀水溶液中某离子的活度因子与溶液的离子强度的关系式:

$$\lg\gamma_i = -AZ_i^2\sqrt{I} \tag{2-5}$$

式中 Z_i 为 i 离子的电荷数；γ_i 为 i 离子的活度因子；I 是以 $mol \cdot kg^{-1}$ 为单位时的离子强度值；A 为常数，在 298.15 K 的水溶液中 A 值为 0.509。由于该式在推导过程中的一些假设只有在溶液非常稀时才能成立，因此也称为 Debye-Hückel 极限稀释定律（Debye-Hückel's limmiting law）。

若求电解质离子的平均活度因子时，上式可改写为：

$$\lg\gamma_{\pm} = -A|Z_+ \cdot Z_-|\sqrt{I} \tag{2-6}$$

式中 Z_+ 和 Z_- 分别为正、负离子所带的电荷数；$\gamma_{\pm}$ 为平均活度因子。上式只适用于离子强度小于 0.01 $mol \cdot kg^{-1}$ 的极稀溶液。对于离子强度较高的溶液，需要对 Debye-Hückel 方程作修正。

第二节　酸碱质子理论

酸和碱是两类重要的电解质，人们对酸碱概念的认识经历了一个逐步完善的过程。我们在中学已经熟悉的酸和碱的概念，是来自瑞典化学家 Arrhenius SA（阿仑尼乌斯）于 1889 年提出的电离理论。该理论认为，在水溶液中解离出的阳离子都是 H^+ 的物质是酸（acid）；解离出的阴离子全部是 OH^- 的物质是碱（base）；酸碱反应的实质是酸解离出的 H^+ 和碱解离出的 OH^- 结合生成水。该理论在化学学科的发展中起到了非常重要的作用，至今仍普遍应用。但它把酸碱概念局限在水溶液中，把酸碱范围局限在能解离出 H^+ 或 OH^- 的物质。因此无法解释非水体系和无溶剂体系的酸碱反应。为了克服电离理论的局限性，1923 年由丹麦的 Brönsted JN（布朗斯特）和英国的 Lowry TM（劳瑞）同时提出了著名的酸碱质子理论。

一、酸碱的定义

酸碱质子理论（proton theory of acid and base）认为：酸是能给出质子（H^+）的物质；碱是能接受质子的物质，即酸是质子的给予体，碱是质子的接受体。一种酸给出质子后剩下的部分就是碱，而碱接受质子后就变为酸，两者相互依存，用通式可表示为：

$$\text{酸} \rightleftharpoons \text{质子} + \text{碱}$$

$$H_2O \rightleftharpoons H^+ + OH^-$$

$$H_3O^+ \rightleftharpoons H^+ + H_2O$$

$$HAc \rightleftharpoons H^+ + Ac^-$$

$$H_2CO_3 \rightleftharpoons H^+ + HCO_3^-$$

$$HCO_3^- \rightleftharpoons H^+ + CO_3^{2-}$$

$$NH_4^+ \rightleftharpoons H^+ + NH_3$$

$$[Al(H_2O)_6]^{3+} \rightleftharpoons H^+ + [Al(H_2O)_5OH]^{2+}$$

从上面的例子可以看出，左方的酸和右方的碱相互依存，并通过授受一个质子而相互转化，这种关系称为共轭关系。我们把在组成上仅相差一个质子的酸和碱称为共轭酸碱对（conjugate acid-base pair）。如上例中，左方的酸为其对应碱的共轭酸（conjugate acid），而右方的碱为其对应酸的共轭碱(conjugate base)。共轭酸在其组成上总是比其共轭碱多一个质子(H^+)。其关系可表示为:

$$\text{共轭酸} \rightleftharpoons H^+ + \text{共轭碱}$$

H_2O-OH^-,$H_3O^+-H_2O$,$HAc-Ac^-$,$H_2CO_3-HCO_3^-$,$HCO_3^--CO_3^{2-}$,$NH_4^+-NH_3$,$[Al(H_2O)_6]^{3+}-[Al(H_2O)_5OH]^{2+}$等都是共轭酸碱对。

由此可见,酸和碱既可以是分子,也可以是阴离子或阳离子。酸碱质子理论中,共轭酸碱相互转化和依存,扩大了酸碱的适用范围,但不存在"盐"的概念,不能解释没有质子传递的化学现象。

一种酸给出质子的能力越强,其酸性就越强,而其对应的共轭碱接受质子的能力就越弱,即碱性越弱。强酸的共轭碱是弱碱,强碱的共轭酸是弱酸,如 HCl 是强酸,而 Cl^- 则是较弱的碱。有一些物质既可以给出质子又可以接受质子,属于两性物质(amphoteric substance)。如 H_2O 作为酸其共轭碱是 OH^-,作为碱其共轭酸为 H_3O^+;HCO_3^- 作为酸其共轭碱是 CO_3^{2-},作为碱其共轭酸是 H_2CO_3。

二、酸碱反应的实质

酸碱质子理论认为,酸碱反应的实质是两对共轭酸碱对之间的质子传递反应(protolysis reaction),可用通式表示为:

$$\overset{H^+}{\text{酸}_1 + \text{碱}_2} \rightleftharpoons \text{酸}_2 + \text{碱}_1$$

反应中,酸$_1$ 把质子给予碱$_2$ 后自身变为碱$_1$,而碱$_2$ 从酸$_1$ 接受质子后变为酸$_2$。酸$_1$ 和碱$_1$ 及碱$_2$ 和酸$_2$ 为发生质子传递的两对共轭酸碱对。由此可见,质子从一种物质(酸$_1$)传递到另一种物质(碱$_2$)上,酸碱反应后,就生成了新的酸和新的碱。电离理论中的中和反应、解离反应和水解反应都可以归纳为酸碱反应,其实质都是质子传递。例如:

中和反应 $H_3O^+ + OH^- \rightleftharpoons H_2O + H_2O$ (H^+ 由 H_3O^+ 传递给 OH^-)

酸的解离 $HAc + H_2O \rightleftharpoons Ac^- + H_3O^+$ (H^+ 由 HAc 传递给 H_2O)

碱的解离 $H_2O + NH_3 \rightleftharpoons OH^- + NH_4^+$ (H^+ 由 H_2O 传递给 NH_3)

水解反应 $H_2O + Ac^- \rightleftharpoons HAc + OH^-$ (H^+ 由 H_2O 传递给 Ac^-)

这种质子传递反应既可在水溶液中进行,也可以在非水溶液或气相中进行,从而使酸碱反应的应用领域大大拓宽。例如,盐酸和氨之间的反应:

$$\underset{\text{酸}_1}{HCl} + \underset{\text{碱}_2}{NH_3} \rightleftharpoons \underset{\text{碱}_1}{Cl^-} + \underset{\text{酸}_2}{NH_4^+}$$

(H^+ 由 HCl 传递给 NH_3)

HCl 和 NH_3 反应，无论是在水溶液还是非水溶液或气相中进行，其实质都是一样的。即 HCl 是酸，将质子传递给 NH_3，转变为它的共轭碱 Cl^-，NH_3 是碱，接受 HCl 给出的质子后转变为它的共轭酸 NH_4^+。

酸碱反应是可逆的，因为 HCl 的酸性比 NH_4^+ 的强，NH_3 的碱性比 Cl^- 的强，所以上面的反应向右方进行的趋势大。

对于任意酸碱反应来说，究竟向哪个方向进行的趋势大，取决于反应方程式两边的酸给出质子的能力和碱接受质子的能力的相对大小，即酸碱反应总是由较强的酸和较强的碱作用，向着生成较弱的酸和较弱的碱的方向进行，相互作用的酸和碱越强，反应进行得越完全。

三、酸碱的强度

酸碱强度

酸碱的强度不仅取决于酸碱本身释放质子和接受质子的能力，同时也取决于溶剂接受和释放质子的能力。例如，HNO_3 在水中是强酸，但在冰醋酸中其酸度大大降低，而在纯硫酸中却显碱性。

$$\overset{H^+}{\longrightarrow}\quad HNO_3 + H_2O \rightleftharpoons NO_3^- + H_3O^+ \qquad (HNO_3\ 为强酸)$$

$$\overset{H^+}{\longrightarrow}\quad HNO_3 + HAc \rightleftharpoons NO_3^- + H_2Ac^+ \qquad (HNO_3\ 为弱酸)$$

$$\overset{H^+}{\longleftarrow}\quad HNO_3 + H_2SO_4 \rightleftharpoons HSO_4^- + H_2NO_3^+ \qquad (HNO_3\ 为碱)$$

这是由于 H_2O 接受质子的能力比 HAc 强；H_2SO_4 给出质子的能力比 HNO_3 更强的缘故。可见，酸的强弱与溶剂密切相关；又如 HCl、HNO_3、$HClO_4$，这三种酸给出 H^+ 的能力存在差异，但在水溶液中，溶剂水的碱性足够强，可完全接受三种酸电离出的质子生成 H_3O^+，所以三种酸的强度都被拉平到 H_3O^+ 的水平。三种酸由于受溶剂水碱性的影响，给出质子的能力相当，均表现为强酸。这种能将不同强度的酸拉平到溶剂化质子水平的效应称为拉平效应（leveling effect）。同样，若将三种酸溶解到冰醋酸中，由于冰醋酸比水的碱性弱很多，三种酸无法将质子全部转移给冰醋酸，质子转移能力的差别，导致酸的强度不同（$HClO_4 > HCl > HNO_3$），这种能区分出不同酸强弱的效应称为溶剂的区分效应（differentiating effect）。所以，讨论酸、碱的相对强度，必须以同一溶剂作为比较标准。水是最常用的溶剂，故通常主要研究水溶液中酸碱的相对强度。

综上所述，与电离理论相比，酸碱质子理论扩大了酸和碱的范畴，把许多离子平衡都归结为酸碱反应而使之系统化，使得酸碱反应不仅适用于水溶液体系，也适用于非水体系和气相体系，成为化学中最重要的酸碱理论。但是，酸碱质子理论也有局限性，它的基本观点是质子的授受，不能解释没有质子传递的酸碱反应。

第三节　水溶液的酸碱性及 pH 值的计算

根据酸碱质子理论分析，水溶液中许多离子平衡都可以归结为涉及质子传递平衡的酸碱反应。本节讨论水溶液中物质酸碱性的强弱和酸碱度的计算。

一、水溶液中的质子传递平衡

(一)水的质子自递反应

水是一种既能给出质子又能接受质子的两性物质,在水分子之间可以发生质子传递反应,使一部分 H_2O 转变成为它的共轭酸 H_3O^+,另一部分变成它的共轭碱 OH^-。像这种发生在同种物质分子之间的质子传递作用称为质子自递反应(proton self-transfer reaction)。水的质子自递反应可表示如下:

$$H_2O + H_2O \xrightleftharpoons{H^+} H_3O^+ + OH^-$$

在一定温度下,当水的质子自递反应达到平衡时,其平衡常数为:

$$K_i = \frac{[H_3O^+][OH^-]}{[H_2O][H_2O]}$$

式中 K_i 是水的自递平衡常数(proton self-transfer constant)。因为水的质子自递作用非常微弱,所以式中[H_2O]可以看作常数,将它与 K_i 合并,则有:

$$[H_3O^+][OH^-] = [H_2O]^2 \cdot K_i = K_w \qquad (2-7)$$

K_w 也称为水的质子自递平衡常数,又称为水的离子积(ion product of water)。其数值与温度有关。式(2-7)表示,在一定温度下,水中[H_3O^+]与[OH^-]的乘积即水的离子积是一常数。实验测得 25 ℃时的纯水中,$K_w = 1.00 \times 10^{-14}$。

水的离子积关系不仅适用于纯水,也适用于一切稀水溶液。根据式(2-7),若已知水溶液中的[H_3O^+]时,就可方便地计算出溶液中的[OH^-],反之亦然。

(二)共轭酸、碱常数的关系

弱酸或弱碱在溶液中与水分子的质子传递反应是可逆反应,在一定条件下可以建立平衡,称为质子传递平衡。

一元弱酸 HB 的水溶液中存在的质子传递平衡为:

$$HB + H_2O \rightleftharpoons B^- + H_3O^+$$

其平衡常数为:

$$K_i = \frac{[H_3O^+][B^-]}{[HB][H_2O]}$$

在稀水溶液中,[H_2O]可看作是常数,与 K_i 合并得:

$$K_a = \frac{[H_3O^+][B^-]}{[HB]} \qquad (2-8)$$

K_a 称为酸的质子传递平衡常数(proton transfer constant of acid),简称酸常数。K_a 也是化学平衡常数,所以具有化学平衡常数的基本属性,即只与酸的本性和温度有关,与酸的浓度无关,是弱酸的特征常数。K_a 的大小表示酸在水溶液中给出质子的能力强弱。K_a 值越大，表明平衡向右进行得越完全，即该酸在水溶液越易给出质子，酸性越强。

B^-是 HB 的共轭碱，它在溶液中的质子传递平衡为：

$$B^- + H_2O \rightleftharpoons HB + OH^-$$

同理

$$K_b = \frac{[HB][OH^-]}{[B^-]} \tag{2-9}$$

K_b 称为碱的质子传递平衡常数（proton transfer constant of base），简称碱常数。K_b 只与碱的本性和温度有关，与碱的浓度无关，是弱碱的特征常数。K_b 的大小表示碱在水溶液中接受质子的能力强弱。K_b 值越大，表明该碱越容易接受质子，即碱性越强。

一元弱酸 HB 的质子传递平衡常数 K_a 与其共轭碱 B^- 的质子传递平衡常数 K_b 之间有确定的关系，根据式（2-8）和式（2-9）得：

$$K_a \cdot K_b = \frac{[H_3O^+][B^-]}{[HB]} \cdot \frac{[HB][OH^-]}{[B^-]} = [H_3O^+][OH^-] = K_w$$

即：

$$K_a \cdot K_b = K_w \tag{2-10}$$

式（2-10）定量地反映了质子酸碱强弱的相对性，K_a 与 K_b 成反比，说明酸越强（K_a 愈大），其共轭碱越弱（K_b 愈小）；碱越强（K_b 愈大），其共轭酸越弱（K_a 愈小）。只要知道一种弱酸的 K_a 值，就可方便地求出其共轭碱的 K_b 值，反之亦然。

例 2-1　已知 $NH_3 \cdot H_2O$ 的 K_b 值为 1.8×10^{-5}，求 NH_4^+ 的 K_a 值。

解：NH_4^+ 是 $NH_3 \cdot H_2O$ 的共轭酸，根据式（2 - 10）：

$$K_a = \frac{K_w}{K_b} = \frac{1.00\times10^{-14}}{1.8\times10^{-5}} = 5.56\times10^{-10}$$

多元弱酸、弱碱在水中的质子传递反应是分步进行的。例如 H_3PO_4，其质子传递是分三步进行的，每一步都有相应的质子传递平衡常数。

$$H_3PO_4 + H_2O \rightleftharpoons H_2PO_4^- + H_3O^+ \qquad K_{a1} = \frac{[H_2PO_4^-][H_3O^+]}{[H_3PO_4]} = 6.9\times10^{-3}$$

$$H_2PO_4^- + H_2O \rightleftharpoons HPO_4^{2-} + H_3O^+ \qquad K_{a2} = \frac{[HPO_4^{2-}][H_3O^+]}{[H_2PO_4^-]} = 6.1\times10^{-8}$$

$$HPO_4^{2-} + H_2O \rightleftharpoons PO_4^{3-} + H_3O^+ \qquad K_{a3} = \frac{[PO_4^{3-}][H_3O^+]}{[HPO_4^{2-}]} = 4.8\times10^{-13}$$

在以上各步反应中，H_3PO_4，$H_2PO_4^-$，HPO_4^{2-} 都是酸，它们的酸常数分别是 H_3PO_4 的三级解离平衡常数 K_{a1}，K_{a2}，K_{a3}。

PO_4^{3-} 为三元弱碱，它的质子传递也分三步：

$$PO_4^{3-} + H_2O \rightleftharpoons HPO_4^{2-} + OH^- \qquad K_{b1} = \frac{[HPO_4^{2-}][OH^-]}{[PO_4^{3-}]} = 2.1\times10^{-2}$$

$HPO_4^{2-} + H_2O \rightleftharpoons H_2PO_4^- + OH^-$ $K_{b2} = \frac{[H_2PO_4^-][OH^-]}{[HPO_4^{2-}]} = 1.6 \times 10^{-7}$

$H_2PO_4^- + H_2O \rightleftharpoons H_3PO_4 + OH^-$ $K_{b3} = \frac{[H_3PO_4][OH^-]}{[H_2PO_4^-]} = 1.4 \times 10^{-12}$

在以上各步反应中，PO_4^{3-}，HPO_4^{2-}，$H_2PO_4^-$ 都是碱，它们的碱常数分别是 PO_4^{3-} 的三级解离平衡常数 K_{b1}，K_{b2}，K_{b3}。

由于 H_3PO_4，$H_2PO_4^-$，HPO_4^{2-} 分别与 $H_2PO_4^-$，HPO_4^{2-}，PO_4^{3-} 互为共轭酸碱对，所以有：

$$K_{a1} \cdot K_{b3} = K_w$$

$$K_{a2} \cdot K_{b2} = K_w$$

$$K_{a3} \cdot K_{b1} = K_w$$

（三）质子传递平衡的移动

质子传递平衡是化学平衡的一种，当外界条件改变时，如改变浓度或加入电解质，同样会引起平衡的移动。

1. 浓度对平衡移动的影响　以一元弱酸 HB 为例。设在一定温度下，HB 的起始浓度为 c，平衡时的解离度为 α，则：

	$HB + H_2O \rightleftharpoons$	H_3O^+	$+ B^-$
初始浓度/ $mol \cdot L^{-1}$	c	0	0
平衡浓度/ $mol \cdot L^{-1}$	$c - c\alpha$	$c\alpha$	$c\alpha$

$$K_a = \frac{[B^-][H_3O^+]}{[HB]} = \frac{c\alpha \cdot c\alpha}{c - c\alpha} = \frac{c\alpha^2}{1 - \alpha}$$

由于弱电解质的 α 一般不超过 5%，则 $1 - \alpha \approx 1$，上式可写为：

$$K_a = c\alpha^2$$

或：

$$\alpha = \sqrt{\frac{K_a}{c}} \qquad (2-11)$$

上式表明，当温度一定时，同一弱电解质的解离度与溶液浓度的平方根成反比，即弱电解质溶液稀释时，其解离度增大。相同浓度的不同弱电解质的解离度与解离常数的平方根成正比，即解离常数越大的弱电解质其解离度也越大。这一关系又称为稀释定律（dilution law）。

根据式（2-11）可以计算弱电解质的解离度，进而计算溶液中各组分的平衡浓度。但式（2-11）只有在 $c/K_a \geqslant 500$ 的条件下使用，这时结果的相对误差小于 2.2%，否则必须用 $K_a = \frac{c\alpha^2}{1 - \alpha}$ 计算。

例 2-2　计算 298 K 时 0.10 $mol \cdot L^{-1}$ HCN 溶液的 H_3O^+ 浓度。

解：查表得，HCN 的 $K_a = 6.2 \times 10^{-10}$，$c/K_a > 500$，根据式（2-11）有：

$$[H_3O^+] = c\alpha = c \times \sqrt{\frac{K_a}{c}} = \sqrt{K_a c}$$

所以，$[H_3O^+] = (\sqrt{6.2 \times 10^{-10} \times 0.10})\,mol \cdot L^{-1} = 7.9 \times 10^{-6}\,mol \cdot L^{-1}$

2. 同离子效应　当弱电解质溶液达到解离平衡时，溶液中的分子和离子都保持着一定的浓度不再变化。如果向溶液中加入与弱电解质具有相同离子的强电解质，则弱电解质的解离度就会降低，这种现象称为同离子效应(common ion effect)。

例如，在 HAc 溶液中加入 NaAc，因为 NaAc 是强电解质，在溶液中完全解离成 Na^+ 和 Ac^-，使溶液中 Ac^- 浓度大大增加，破坏了 HAc 原来的解离平衡，使平衡向左移动。

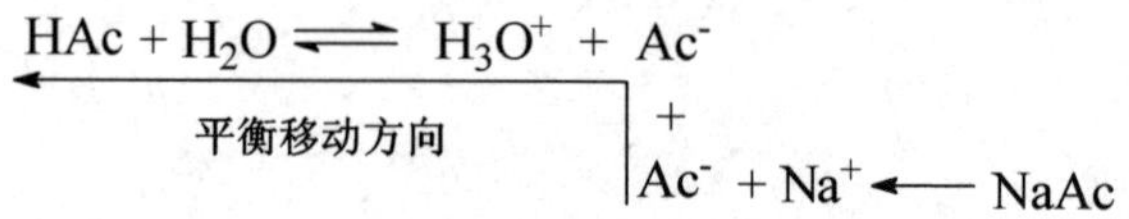

当建立新的平衡时，溶液里 HAc 分子浓度相应地增加，而 H^+ 浓度相应地减小，即由于 NaAc 的加入使醋酸较多地以分子状态存在，结果使 HAc 的解离度降低了。

同样，如果在 $NH_3 \cdot H_2O$ 中加入 NH_4Cl，也会导致 $NH_3 \cdot H_2O$ 的解离度降低。

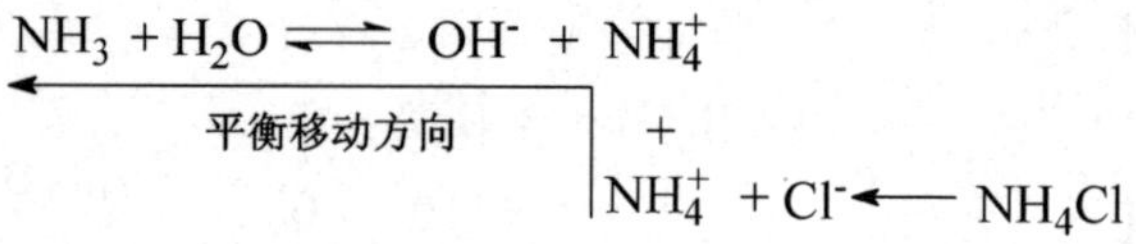

例 2-3　298 K 时，在 1.00 L 0.100 $mol \cdot L^{-1}$ HAc 溶液中加入 0.1 mol 固体 NaAc(溶液体积变化忽略不计)，计算加入 NaAc 前后 HAc 的解离度。

同离子效应和盐效应

解：(1)设加入 NaAc 前，HAc 的解离度为 α_1，由式(2－11)得：

$$\alpha_1 = \sqrt{\frac{K_a}{c}} = \sqrt{\frac{1.75 \times 10^{-5}}{0.100}} = 0.0132$$

(2)设加入 NaAc 后，HAc 的解离度为 α_2。因为 NaAc 在溶液中全部解离，此时溶液中 $[H_3O^+] \neq [Ac^-]$，则：

$$HAc \quad + \quad H_2O \rightleftharpoons H_3O^+ \quad + \quad Ac^-$$

平衡时　$0.100-[H^+] \approx 0.100$　　$[H^+]$　　$0.100+[H^+] \approx 0.100$

根据 $K_a = \frac{[Ac^-][H_3O^+]}{[HAc]}$ 得：

$$[H_3O^+] = K_a \frac{[HAc]}{[Ac^-]} \approx (1.75 \times 10^{-5} \times \frac{0.100}{0.100})\,mol \cdot L^{-1} = 1.75 \times 10^{-5}\,mol \cdot L^{-1}$$

$$\alpha_2 = \frac{[H_3O^+]}{c(HAc)} = \frac{1.75 \times 10^{-5}\,mol \cdot L^{-1}}{0.100\,mol \cdot L^{-1}} = 1.75 \times 10^{-4}$$

计算表明，由于同离子效应，HAc 的解离度下降为原来的 1/75。

3. 盐效应　若在弱电解质溶液中加入不含相同离子的强电解质，可使弱电解质的解离度稍有增大，这种现象称为盐效应(salt effect)。盐效应使弱电解质的解离度稍有增大，是由于强电解质的加入使溶液中的离子总量增大，离子强度增大，溶液中离子之间的相互牵制作用增强，有利于弱电解质的解离。

产生同离子效应的同时必伴随有盐效应，但同离子效应对解离度的影响要比盐效应的影响大得多，因而，对于离子强度不大的溶液，盐效应的影响可忽略不计。

二、酸碱溶液 pH 值的计算

前已述及，物质在水中的酸碱性主要取决于它与水之间的质子传递。因此，可以根据共轭酸碱对之间的质子传递的平衡关系来计算溶液的 pH 值。

(一)强酸和强碱溶液

强酸、强碱在水溶液中全部解离，当强酸强碱的浓度较大时，计算 pH 值可不考虑水的质子自递作用，直接由其浓度求得。例如，0.010 $mol\cdot L^{-1}$ HCl 溶液，其 pH = -lg0.010 = 2.00；0.010 $mol\cdot L^{-1}$ NaOH 溶液，其 pH = 12.00。

在强酸强碱浓度很低的情况下($c<10^{-6}\ mol\cdot L^{-1}$)，计算 pH 值时就要同时考虑水解离产生的$[H^+]$。

(二)一元弱酸或弱碱溶液

一元弱酸 HB 的水溶液中存在着下列两个质子传递平衡：

$$HB + H_2O \rightleftharpoons H_3O^+ + B^-$$

$$H_2O + H_2O \rightleftharpoons H_3O^+ + OH^-$$

因此，HB 溶液中的 H_3O^+来自于 HB 和 H_2O 的解离。从上述两个质子传递平衡式可知，其中由 HB 解离产生的 H_3O^+浓度等于溶液中 B^-浓度，由 H_2O 解离而产生的 H_3O^+浓度与溶液中的 OH^-浓度相等。而在溶液中，HB，B^-，H_3O^+，OH^-四种物质的浓度都是未知的，所以精确计算$[H_3O^+]$的关系式相当复杂。在实际工作中，在不要求精确的情况下，常常做一些近似处理，推导出计算$[H_3O^+]$的近似式和最简式。

当弱酸水溶液中弱酸的 $c\cdot K_a \geqslant 20K_w$ 时，水的质子自递平衡可以忽略，溶液中$[H_3O^+]$主要来自弱酸的质子传递平衡。

设 HB 的起始浓度为 c，此溶液中质子传递平衡为：

$$HB + H_2O \rightleftharpoons H_3O^+ + B^-$$

平衡时，$[H_3O^+]\approx[B^-]$，$[HB]\approx c-[H_3O^+]$

$$K_a = \frac{[H_3O^+][B^-]}{[HB]} = \frac{[H_3O^+]^2}{c-[H_3O^+]}$$

$$[H_3O^+]^2 + K_a[H_3O^+] - K_a c = 0$$

$$[H_3O^+] = -\frac{K_a}{2} + \sqrt{\frac{K_a^2}{4} + K_a c} \qquad (2-12)$$

式(2-12)是计算一元弱酸溶液中$[H_3O^+]$的近似式，使用此式要满足的条件是 $c\cdot K_a \geqslant 20K_w$。

当$c/K_a \geqslant 500$或解离度$\alpha < 5\ \%$时，溶液中$[H_3O^+]$远小于弱酸的总浓度c，则$c-[H_3O^+] \approx c$，故可得：

$$[H_3O^+] = \sqrt{K_a c} \tag{2-13}$$

式(2-13)是计算一元弱酸$[H_3O^+]$的最简式，使用此公式要满足的两个条件为：$c \cdot K_a \geqslant 20K_w$，$c/K_a \geqslant 500$，否则将造成较大的误差。

例 2-4 计算0.100 mol·L^{-1}HAc溶液的$[H^+]$。

解：已知$K_a = 1.75 \times 10^{-5}$，$c = 0.100\ mol \cdot L^{-1}$，$c \cdot K_a = 0.100 \times 1.75 \times 10^{-5} > 20K_w$，$c/K_a > 500$，可用式(2-13)计算。

$$[H_3O^+] = \sqrt{K_a c} = (\sqrt{1.75 \times 10^{-5} \times 0.100})\ mol \cdot L^{-1} = 1.32 \times 10^{-3}\ mol \cdot L^{-1}$$

例 2-5 计算0.100 mol·L^{-1}NH_4Cl溶液的pH值。

解：根据酸碱质子理论，NH_4^+为一元弱酸，NH_4^+-NH_3为共轭酸碱对。

已知$K_b(NH_3) = 1.8 \times 10^{-5}$，则$NH_4^+$的$K_a$为

$$K_a = \frac{K_w}{K_b} = \frac{1.00 \times 10^{-14}}{1.8 \times 10^{-5}} = 5.56 \times 10^{-10}$$

因为$c \cdot K_a \geqslant 20K_w$，$c/K_a = 0.100/5.56 \times 10^{-10} > 500$，则可用式(2-13)计算。

$$[H_3O^+] = \sqrt{K_a c} = (\sqrt{5.56 \times 10^{-10} \times 0.100})\ mol \cdot L^{-1} = 7.46 \times 10^{-6}\ mol \cdot L^{-1}$$

$$pH = 5.13$$

对于一元弱碱溶液，同样可以利用一元弱酸的处理方式，得到其$[OH^-]$计算的近似式和最简式。

当$c \cdot K_b \geqslant 20K_w$时，计算一元弱碱溶液中$[OH^-]$的近似式为：

$$[OH^-] = -\frac{K_b}{2} + \sqrt{\frac{K_b^2}{4} + K_b c} \tag{2-14}$$

当$c \cdot K_b \geqslant 20K_w$，$c/K_b \geqslant 500$或解离度$\alpha < 5\ \%$时，计算一元弱碱溶液中$[OH^-]$的最简式为：

$$[OH^-] = \sqrt{K_b c} \tag{2-15}$$

例 2-6 计算0.10 mol·L^{-1}$NH_3 \cdot H_2O$溶液的pH值。

解：已知$c = 0.10\ mol \cdot L^{-1}$，$K_b = 1.8 \times 10^{-5}$。

因为$c \cdot K_b \geqslant 20K_w$，$c/K_b > 500$，则可用式(2-15)计算。

$$[OH^-] = \sqrt{K_b \cdot c} = (\sqrt{1.8 \times 10^{-5} \times 0.10})\ mol \cdot L^{-1} = 1.34 \times 10^{-3}\ mol \cdot L^{-1}$$

$$pOH = -\lg[OH^-] = 2.87$$

$$pH = pK_w - pOH = 14 - 2.87 = 11.13$$

例 2-7 计算0.100 mol·L^{-1}NaAc溶液的pH值。

解：$K_a(HAc) = 1.75 \times 10^{-5}$，则：

$$K_b(Ac^-) = \frac{K_w}{K_a(HAc)} = \frac{1.00\times10^{-14}}{1.75\times10^{-5}} = 5.71\times10^{-10}$$

因为 $c \cdot K_b \geqslant 20K_w, c/K_b > 500$，则可用式(2-15)计算。

$$[OH^-] = \sqrt{K_b c} = (\sqrt{5.71\times10^{-10}\times0.100})\ mol \cdot L^{-1} = 7.56\times10^{-6}\ mol \cdot L^{-1}$$

$$pOH = -lg[OH^-] = 5.12$$

$$pH = 14-5.12 = 8.88$$

(三)多元弱酸(碱)溶液

多元弱酸和多元弱碱的水溶液是一个复杂的酸碱平衡系统，其质子传递是分步进行的，如二元弱酸 H_2B 的水溶液中存在下列两步质子传递平衡：

$$H_2B + H_2O \rightleftharpoons HB^- + H_3O^+ \qquad 一级解离$$

$$HB^- + H_2O \rightleftharpoons B^{2-} + H_3O^+ \qquad 二级解离$$

对于多元弱酸溶液，因为 H_3O^+ 要克服带有两个负电荷的 B^{2-} 对它的吸引，而且第一级解离出来的 H_3O^+ 对后续步骤的解离有明显的抑制作用，所以，第一级解离是主要的，第二级、第三级等后续步骤的解离程度要小得多。例如，H_3PO_4 的三级解离常数分别为：$K_{a1} = 6.9 \times 10^{-3}, K_{a2} = 6.1 \times 10^{-8}, K_{a3} = 4.8 \times 10^{-13}$。因此，$H_3PO_4$ 溶液中的 PO_4^{3-} 浓度是微乎其微的。

根据多元弱酸和多元弱碱的解离特征，在计算其溶液 pH 值时，可按下列方法处理：

(1)当 $c \cdot K_{a1} \geqslant 20K_w$ 时，可以忽略水的质子自递平衡。

(2)当多元弱酸 $K_{a1} \gg K_{a2} \gg K_{a3}, K_{a1}/K_{a2} > 10^2$ 时，可忽略第二级及以后的质子传递反应所产生的 H_3O^+，计算 $[H_3O^+]$ 时，可将其作为一元弱酸处理。

(3)当 $c/K_{a1} < 500$ 时，计算 $[H_3O^+]$ 用(2-12)近似式；当 $c/K_{a1} \geqslant 500$ 或解离度 $\alpha < 5\%$ 时，计算 $[H_3O^+]$ 用(2-13)最简式，即：

$$[H_3O^+] = \sqrt{K_{a1} \cdot c} \tag{2-16}$$

多元弱碱与多元弱酸相似，根据类似的条件，可按一元弱碱的方法处理。

例 2-8 计算 0.0100 $mol \cdot L^{-1}$ H_2CO_3 溶液的 pH 值。已知 H_2CO_3 的 $K_{a1} = 4.50 \times 10^{-7}$，$K_{a2} = 4.7 \times 10^{-11}$。

解：因为 $K_{a1}/K_{a2} > 10^2$，又 $c = 0.0100\ mol \cdot L^{-1}$，则 $c/K_{a1} > 500$，可按一元弱酸的最简式计算。

$$[H_3O^+] = \sqrt{K_{a1} \cdot c} = (\sqrt{4.5\times10^{-7}\times0.0100})\ mol \cdot L^{-1} = 6.71\times10^{-5}\ mol \cdot L^{-1}$$

例 2-9 计算 0.100 $mol \cdot L^{-1}$ $Na_2C_2O_4$ 溶液的 pH 值。已知 $H_2C_2O_4$ 的 $K_{a1} = 5.6\times10^{-2}$，$K_{a2} = 1.5\times10^{-4}$。

解：$C_2O_4^{2-}$ 为二元弱碱，则：

$$K_{b1} = K_w/K_{a2} = (1.00 \times 10^{-14})/(1.5 \times 10^{-4}) = 6.67 \times 10^{-11}$$

$$K_{b2} = K_w/K_{a1} = (1.00 \times 10^{-14})/(5.6 \times 10^{-2}) = 1.79 \times 10^{-13}$$

因为 $K_{b1}/K_{b2} > 10^2$，$c/K_{b1} > 500$，可按一元弱碱的最简式计算。

$$[OH^-] = \sqrt{K_{b1} \cdot c} = (\sqrt{6.67 \times 10^{-11} \times 0.100})\ mol \cdot L^{-1} = 2.58 \times 10^{-6}\ mol \cdot L^{-1}$$

$$pOH = 5.59$$

$$pH = 14.00 - pOH = 14.00 - 5.59 = 8.41$$

（四）两性物质溶液

在溶液中既能给出质子又能接受质子的物质称为两性物质。常见的两性物质有两性阴离子溶液（如 $NaHCO_3$，NaH_2PO_4，Na_2HPO_4 等酸式酸根离子）、阳离子酸和阴离子碱组成的两性物质（如 NH_4Ac 等弱酸弱碱盐）及氨基酸（如 $^+NH_3—CH_2COO^-$ 等）。

两性物质的水溶液中既存在作为酸的质子传递平衡，又有作为碱的质子传递平衡，是一个十分复杂的平衡体系，我们只能给出近似计算的结论。

当 $c \cdot K_a \geq 20K_w$，且 $c > 20K_a'$ 时，可以忽略水的质子自递反应。经近似处理后，两性物质溶液中 $[H_3O^+]$ 计算的最简式为：

$$[H_3O^+] = \sqrt{K_a \cdot K_a'} \text{ 或 } pH = \frac{1}{2}(pK_a + pK_a') \tag{2-17}$$

式中 K_a 为两性物质中给出质子的酸的酸常数，K_a' 为两性物质中接受质子的碱对应共轭酸的酸常数。

例 2-10 计算 0.100 $mol \cdot L^{-1}$ $NaHCO_3$ 溶液的 pH 值。已知 H_2CO_3 的 $K_{a1} = 4.50 \times 10^{-7}$，$K_{a2} = 4.7 \times 10^{-11}$。

解：HCO_3^- 是两性物质，HCO_3^- 作为酸给出质子时，其酸常数 $K_a = K_{a2}(H_2CO_3)$，在水中的质子传递反应为：

$$HCO_3^- + H_2O \rightleftharpoons H_3O^+ + CO_3^{2-}$$

HCO_3^- 作为碱接受质子时，HCO_3^- 的共轭酸为 H_2CO_3，其酸常数为 $K_{a1}(H_2CO_3)$，所以 $K_a' = K_{a1}$，在水中的质子传递反应为：

$$HCO_3^- + H_2O \rightleftharpoons H_2CO_3 + OH^-$$

由于浓度符合近似条件，故可用最简式计算。

$$[H_3O^+] = \sqrt{K_a \cdot K_a'} = \sqrt{K_{a2} \cdot K_{a1}} = \sqrt{4.7 \times 10^{-11} \times 4.50 \times 10^{-7}} = 4.60 \times 10^{-9}\ mol \cdot L^{-1}$$

$$pH = 8.34$$

例 2-11 计算 0.100 $mol \cdot L^{-1}$ NH_4Ac 溶液的 pH 值。已知 HAc 的 $K_a = 1.75 \times 10^{-5}$，$NH_3 \cdot H_2O$ 的 $K_b = 1.8 \times 10^{-5}$。

解：NH_4Ac 属于阳离子酸和阴离子碱组成的两性物质。NH_4^+ 为酸，其酸常数即为式（2-17）中的 K_a，即：

$$K_a = \frac{K_w}{K_b(NH_3 \cdot H_2O)} = \frac{1.00 \times 10^{-14}}{1.8 \times 10^{-5}} = 5.56 \times 10^{-10}$$

Ac^- 为碱，其共轭酸为 HAc，其酸常数即为式（2-17）中的 K_a'。由于 $c \cdot K_a \geq 20K_w$，且 $c > 20K_a'$，故可用最简式计算。

$$[H_3O^+] = \sqrt{K_a \cdot K_a'} = \sqrt{5.56\times10^{-10}\times1.75\times10^{-5}} = 0.99\times10^{-7}\ mol\cdot L^{-1}$$

$$pH = 7.00$$

电解质对维持人体内环境平衡的重要意义

习题

1. 选择题

(1)根据酸碱质子理论,下列离子中属于两性物质的是(　　)

A. Ac^-　　B. HCO_3^-　　C. PO_4^{3-}　　D. NH_4^+

(2)吗啡($C_{17}H_{19}NO_3$)属阿片类毒品,从罂粟中提取,是一元弱碱,被世界卫生组织推荐为缓解癌症重度疼痛的临床用药。其 $K_b = 7.9\times10^{-7}$,则其共轭酸的 K_a 为(　　)

A. 1.0×10^{-7}　　B. 7.9×10^{-7}　　C. 1.3×10^{-8}　　D. 6.1×10^{-7}

(3)对于酸碱质子理论,以下叙述错误的是(　　)

A. 该理论从质子给予,接受的角度定义了酸和碱

B. 该理论中,共轭酸碱对通过一个质子的得失相互转化

C. 该理论扩大了酸和碱的适用范围

D. 共轭酸的酸性越强,其对应的共轭碱的碱性也越强

(4)下列溶液的浓度均为 $0.1\ mol\cdot L^{-1}$,其 pH 值小于 7 的是(　　)

A. Na_3PO_4　　B. Na_2HPO_4　　C. Na_2SO_3　　D. NaH_2PO_4

(5)欲增大弱酸 HAc 的解离度,以下方法错误的是(　　)

A. 升高温度　　B. 向弱酸溶液中加入适量的水

C. 加入少量 NaAc 固体　　D. 加入少量 NaCl 固体

2. 写出下列物质的共轭酸。

$H_2PO_4^-$,HPO_4^{2-},H_2O,CO_3^{2-},NH_2^-,$NH_3^+CH(R)COO^-$

3. 写出下列物质的共轭碱。

$H_2PO_4^-$,H_3O^+,H_2O,$NH_3^+CH(R)COO^-$,$[Al(H_2O)_6]^{3+}$,HS^-

4. 剧烈运动时,肌肉组织中产生乳酸($CH_3CHOHCOOH$),会引起疼痛及疲劳感。乳酸是一元弱酸,$K_a = 1.4\times10^{-4}$,某种乳酸水溶液的 pH 值为 2.0。试计算该溶液中乳酸的浓度。

5. 已知氨水溶液的浓度为 $0.10\ mol\cdot L^{-1}$。

(1)计算该溶液的 OH^- 的浓度、pH 值和氨的解离度。

(2)若在该溶液中加入 NH_4Cl,使其在溶液中的浓度为 $0.10\ mol\cdot L^{-1}$,计算此溶液的 OH^- 的浓度、pH 值和氨的解离度。

(3)比较上述结果,说明了什么。

6. 计算下列溶液的 pH 值。

(1)$0.10\ mol\cdot L^{-1}$ HCOOH 溶液　　(2)$0.10\ mol\cdot L^{-1}\ H_2S$ 溶液

(3)$0.10\ mol\cdot L^{-1}\ Na_3PO_4$ 溶液　　(4)$0.10\ mol\cdot L^{-1}\ NaH_2PO_4$ 溶液

7. 某一元弱酸的浓度为 $0.01\ mol\cdot L^{-1}$,298 K 时解离度为 1%,计算该一元弱酸的 K_a。

(田拴宝)

第三章　难溶强电解质的沉淀溶解平衡

任何难溶物质在水中总是或多或少地溶解，绝对不溶的物质是不存在的。根据溶解度的大小，电解质一般分为易溶电解质和难溶电解质两大类。在难溶电解质的饱和溶液中，存在着未溶解的固相和溶解部分解离出的离子之间的多相平衡，称为沉淀溶解平衡。沉淀溶解平衡在医学、生命科学及工业生产等方面具有广泛的应用。

第一节　溶度积和溶解度

一、溶度积

在一定温度下，把难溶强电解质（如 AgCl）放入水中，一方面，AgCl 表面的 Ag^+ 和 Cl^- 离子在极性水分子的作用下，会有极少部分形成水合离子而进入溶液，此过程称为 AgCl 的溶解（dissolution）。另一方面，溶液中的水合离子处于无规则运动中，相互吸引结合，又会重新回到固体表面，此过程称为沉淀（precipitation）。任何难溶强电解质的沉淀与溶解都是一个可逆过程，当溶解速率等于沉淀速率时，便达到了固体难溶强电解质与溶液中离子间的平衡，即沉淀溶解平衡（precipitation-dissolution equilibrium），此时的溶液称为饱和溶液。AgCl 沉淀与溶液中的 Ag^+ 和 Cl^- 之间的多相平衡可表示为：

$$AgCl(s) \underset{\text{沉淀}}{\overset{\text{溶解}}{\rightleftharpoons}} Ag^+(aq) + Cl^-(aq)$$

平衡时：

$$K = \frac{[Ag^+][Cl^-]}{[AgCl(s)]}$$

由于[AgCl(s)]是常数，可将其并入常数项，得：

$$K_{sp} = [Ag^+][Cl^-]$$

对于任一难溶强电解质 A_mB_n，则有

$$A_mB_n(s) \rightleftharpoons mA^{n+}(aq) + nB^{m-}(aq)$$

$$K_{sp} = [A^{n+}]^m[B^{m-}]^n \tag{3-1}$$

上式表明，在一定温度下，难溶强电解质饱和溶液中各离子浓度幂的乘积是一常数，称

为溶度积常数(solubility product constant),简称溶度积,用 K_{sp} 表示。K_{sp} 与难溶强电解质的本性和温度有关。K_{sp} 越大,表示平衡向右进行的程度越大,溶解并解离为离子的部分越多,即难溶强电解质在水中的溶解能力越强。

需要指出的是,式(3-1)中的浓度项都必须是物质的量浓度。

严格来说,溶度积应以离子活度幂的乘积来表示,但在稀溶液中,离子强度很小,活度因子趋近于1,常用浓度代替活度。一些常见的难溶强电解质的 K_{sp} 列于附录中。

二、溶度积与溶解度的关系

在一定温度下,溶度积和溶解度都可以表示难溶强电解质在水中的溶解能力,二者之间既有区别又有联系,在一定条件下是可以相互换算的。

设难溶强电解质 A_mB_n 的溶解度为 S (mol · L^{-1}),在其饱和溶液中:

$$A_mB_n(s) \rightleftharpoons mA^{n+} + nB^{m-}$$

平衡时: $\quad mS \quad nS$

根据式(3-1)得:

$$K_{sp} = [A^{n+}]^m[B^{m-}]^n = (mS)^m \cdot (nS)^n = m^m \cdot n^n \cdot S^{m+n} \tag{3-2}$$

$$S = \sqrt[m+n]{\frac{K_{sp}}{m^m \cdot n^n}} \tag{3-3}$$

溶度积与溶解度

式(3-2)和(3-3)是难溶强电解质的溶解度与其溶度积的定量关系式。由于影响难溶强电解质溶解度的因素很多,因此,运用此关系式时应注意以下几点。

(1)适用于离子强度很小,浓度可以代替活度的难溶强电解质。

(2)适用于离子在水溶液中不发生水解等副反应或副反应程度很小的难溶强电解质。像难溶硫化物、碳酸盐、磷酸盐等,由于 S^{2-},CO_3^{2-},PO_4^{3-} 易水解,其溶度积和溶解度之间不能换算,否则会产生较大的误差。

(3)适用于溶于水的部分必须全部解离的难溶强电解质。对于 Hg_2Cl_2,Hg_2I_2 等共价性较强的物质,溶液中存在着溶解了的分子与水合离子间的解离平衡,用上式换算也会产生较大的误差。

例 3-1 AgCl 在 298.15 K 时的溶解度为 1.91×10^{-3} g · L^{-1},求其溶度积。

解:已知 M(AgCl) = 143.4 g · mol^{-1},若以 mol · L^{-1} 表示,AgCl 的溶解度为:

$$\frac{1.91\times10^{-3}\ \text{g}\cdot\text{L}^{-1}}{143.4\ \text{g}\cdot\text{mol}^{-1}} = 1.33\times10^{-5}\ \text{mol}\cdot\text{L}^{-1}$$

在 AgCl 饱和溶液中,$[Ag^+] = [Cl^-] = 1.33\times10^{-5}$ mol · L^{-1}

$$K_{sp}(AgCl) = [Ag^+][Cl^-] = (1.33\times10^{-5})^2 = 1.77\times10^{-10}$$

例 3-2 298.15 K,Ag_2CrO_4 的 K_{sp} 为 1.12×10^{-12},计算其溶解度。

解:Ag_2CrO_4 的沉淀溶解平衡为:

$$Ag_2CrO_4(s) \rightleftharpoons 2Ag^+(aq) + CrO_4^{2-}(aq)$$

设 Ag_2CrO_4 的溶解度为 S mol · L^{-1},则其饱和溶液中 $[Ag^+] = (2S)$ mol · L^{-1},$[CrO_4^{2-}] = S$ mol · L^{-1}。

$$K_{sp}(Ag_2CrO_4)=[Ag^+]^2[CrO_4^{2-}]=(2S)^2\times S=4S^3$$

$$S=\sqrt[3]{\frac{1.12\times10^{-12}}{4}}=6.54\times10^{-5}\ mol\cdot L^{-1}$$

在一定温度下,对于同类型的难溶强电解质(指解离出的离子数相等),溶解度越大,溶度积也越大。对于不同类型的难溶强电解质,不能直接根据溶度积来比较溶解度的大小,必须通过计算进行判断。

第二节　溶度积规则

任意条件下,难溶强电解质的溶液中各离子浓度幂的乘积称为离子积 IP (ion product)。IP 的表达形式与 K_{sp} 类似,但其意义不同。K_{sp} 表示难溶强电解质饱和溶液中离子浓度幂的乘积(即平衡状态下的离子积),在一定温度下为一常数,而 IP 表示难溶强电解质任意条件下离子浓度幂的乘积。因此,K_{sp} 仅是 IP 的一个特例。

对于某一难溶强电解质溶液,有下列关系:

(1)当 $IP=K_{sp}$ 时,表示溶液是饱和的,沉淀与溶解达到动态平衡,此时既无沉淀生成也无沉淀溶解。

(2)当 $IP<K_{sp}$ 时,表示溶液是不饱和的,无沉淀的析出。若加入难溶强电解质,则会继续溶解,直至溶液达到饱和为止。

(3)当 $IP>K_{sp}$ 时,表示溶液是过饱和的,这时将有沉淀析出,直至溶液达到饱和为止。

上述结论称为溶度积规则(solubility product principle),它是对难溶强电解质沉淀溶解平衡移动规律的总结,是判断和解释难溶强电解质沉淀生成与溶解的理论依据。

第三节　沉淀溶解平衡的移动

一、沉淀溶解平衡移动的影响因素

(一)同离子效应

在难溶强电解质的饱和溶液中,加入含有相同离子的易溶性强电解质,使难溶强电解质的溶解度减小的现象,称为难溶电解质的同离子效应(common ion effect)。例如,在 AgCl 的饱和溶液中加入 NaCl,使 Cl^-浓度增大,从而使 AgCl 的沉淀溶解平衡向着生成沉淀的方向移动,AgCl 的溶解度减小。

例 3-3　已知 $K_{sp}(Ag_2CrO_4)=1.12\times10^{-12}$,计算 Ag_2CrO_4:①在 0.10 $mol\cdot L^{-1}$ $AgNO_3$ 溶液中的溶解度;②在 0.10 $mol\cdot L^{-1}$ Na_2CrO_4 溶液中的溶解度。

解:①在 0.10 $mol\cdot L^{-1}$ $AgNO_3$ 溶液中达到平衡时,设 Ag_2CrO_4 的溶解度为 S,则

$$Ag_2CrO_4(s) \rightleftharpoons 2Ag^+(aq)+CrO_4^{2-}(aq)$$

平衡浓度/ $mol\cdot L^{-1}$　　　　$2S+0.10\approx0.10$　　S

$$K_{sp}(Ag_2CrO_4) = [Ag^+]^2[CrO_4^{2-}] = 0.10^2 S$$

$$S = \frac{K_{sp}(Ag_2CrO_4)}{0.10^2} = \frac{1.12 \times 10^{-12}}{0.10^2} mol \cdot L^{-1} = 1.12 \times 10^{-10} mol \cdot L^{-1}$$

②在 0.10 mol·L^{-1} Na_2CrO_4 溶液中达到平衡时，设 Ag_2CrO_4 的溶解度为 S，则

$$Ag_2CrO_4(s) \rightleftharpoons 2Ag^+(aq) + CrO_4^{2-}(aq)$$

平衡浓度/ mol·L^{-1}　　　　$2S$　　　　$S+0.10 \approx 0.10$

$$K_{sp}(Ag_2CrO_4) = [Ag^+]^2[CrO_4^{2-}] = (2S)^2 \times 0.10 = 0.40S^2$$

$$S = \sqrt{\frac{K_{sp}(Ag_2CrO_4)}{0.40}} = \sqrt{\frac{1.12 \times 10^{-12}}{0.40}} mol \cdot L^{-1} = 1.7 \times 10^{-6} mol \cdot L^{-1}$$

计算表明，Ag_2CrO_4 在 0.10 mol·L^{-1} $AgNO_3$ 溶液中的溶解度为 1.12×10^{-10} mol·L^{-1}，在 0.10 mol·L^{-1} Na_2CrO_4 溶液中的溶解度 1.7×10^{-6} mol·L^{-1}。从例 3-2 的计算知道，Ag_2CrO_4 在水中的溶解度是 6.54×10^{-5} mol·L^{-1}，数据对比表明，在 Ag_2CrO_4 的沉淀平衡体系中，若加入与 Ag_2CrO_4 含有相同 Ag^+ 或 CrO_4^{2-} 的易溶强电解质，使得 Ag_2CrO_4 的溶解度降低。

(二)盐效应

在难溶强电解质的饱和溶液中，加入不含有难溶强电解质相同离子的易溶强电解质，从而使难溶强电解质的溶解度略微增大的现象，称为盐效应(salt effect)。例如在 AgCl 的饱和溶液中，若加入一定量的强电解质 KNO_3 时，可促进 AgCl 的溶解。产生盐效应的原因是易溶强电解质的加入，使溶液的离子强度增大，引起 Ag^+ 和 Cl^- 活度降低，原来的饱和溶液变得不饱和，从而使难溶电解质的溶解度增大。

产生同离子效应的同时必然伴随有盐效应，由于一般同离子效应比盐效应要显著得多，当两种效应同时存在时，可忽略盐效应的影响。

二、沉淀的生成

(一)沉淀的生成

根据溶度积规则，生成沉淀的条件是 $IP > K_{sp}$，所以，只要控制离子浓度，使之满足此条件，溶液中就可以析出沉淀。

例 3-4　298 K 时，AgBr 的 $K_{sp} = 5.35\times10^{-13}$。将 4.0×10^{-4} mol·L^{-1} $AgNO_3$ 溶液与 2.0×10^{-4} mol·L^{-1} KBr 溶液等体积混合，是否会产生 AgBr 沉淀？

解：两溶液等体积混合后，浓度减小一半。

$c(Ag^+) = 4.0 \times 10^{-4}\ mol \cdot L^{-1}/2 = 2.0 \times 10^{-4}\ mol \cdot L^{-1}$

$c(Br^-) = 2.0 \times 10^{-4}\ mol \cdot L^{-1}/2 = 1.0 \times 10^{-4}\ mol \cdot L^{-1}$

$IP = c(Ag^+) \cdot c(Br^-) = 2.0 \times 10^{-4} \times 1.0 \times 10^{-4} = 2.0 \times 10^{-8}$

$IP > K_{sp}$，故有 AgBr 沉淀产生。

例 3-5　298 K 时，$Mg(OH)_2$ 的 $K_{sp} = 5.61\times10^{-12}$，计算欲使 0.0010 mol·L^{-1} 的 Mg^{2+} 开始生成 $Mg(OH)_2$ 沉淀时溶液的 pH 值。

解：$IP = c(Mg^{2+}) \cdot c^2(OH^-)$

已知溶液中 $c(Mg^{2+}) = 0.0010\ mol \cdot L^{-1}$,要生成 $Mg(OH)_2$ 沉淀,则:

$$c(Mg^{2+}) \cdot c^2(OH^-) > K_{sp}$$

$$c(OH^-) > \sqrt{\frac{K_{sp}}{c(Mg^{2+})}} = (\sqrt{\frac{5.61 \times 10^{-12}}{0.0010}})\ mol \cdot L^{-1} = 7.49 \times 10^{-5}\ mol \cdot L^{-1}$$

$$pOH = 4.13$$

$$pH = 14.00 - pOH = 14.00 - 4.13 = 9.87$$

(二)分级沉淀

如果溶液中有两种以上的离子可与同一试剂反应产生沉淀,首先析出的是离子积最先达到溶度积的化合物,这种按先后顺序沉淀的现象称为分级沉淀(fractional precipitation)。例如,在含有相同浓度的 I^- 和 Cl^- 的溶液中,逐滴加入 $AgNO_3$ 溶液,最先看到淡黄色 AgI 沉淀,至加到一定量 $AgNO_3$ 溶液后,才生成白色 AgCl 沉淀,这是因为 AgI 的溶度积比 AgCl 小得多,离子积最先达到溶度积而首先沉淀。利用分级沉淀可进行离子间的相互分离。

例 3-6 在 $0.010\ mol \cdot L^{-1}\ K_2CrO_4$ 和 $0.010\ mol \cdot L^{-1}$ KCl 的混合溶液中,滴加 $AgNO_3$ 溶液,CrO_4^{2-} 和 Cl^- 哪个离子先沉淀?当第二种离子开始沉淀时,第一种离子的浓度是多少?(忽略因滴入 $AgNO_3$ 溶液所引起的体积变化。)

解:生成 K_2CrO_4、AgCl 沉淀所需 Ag^+ 离子最低浓度分别为

$$[Ag^+] = \sqrt{\frac{K_{sp}(Ag_2CrO_4)}{[CrO_4^{2-}]}} = \sqrt{\frac{1.12 \times 10^{-12}}{0.0100}} = 1.06 \times 10^{-5} mol \cdot L^{-1}$$

$$[Ag^+] = \frac{K_{sp}(AgCl)}{[Cl^-]} = \frac{1.77 \times 10^{-10}}{0.0100} = 1.77 \times 10^{-8} mol \cdot L^{-1}$$

AgCl 沉淀所需 Ag^+ 离子浓度小,所以 AgCl 先沉淀。当 Ag_2CrO_4 开始沉淀时,溶液中残留的 Cl^- 浓度为

$$[Cl^-] = \frac{K_{sp}(AgCl)}{[Ag^+]} = \frac{1.77 \times 10^{-10}}{1.06 \times 10^{-5}} = 1.67 \times 10^{-5} mol \cdot L^{-1}$$

利用沉淀反应来检验离子、分离离子及除去杂质是化学上常用的方法。关于这方面用得最多的是难溶的硫化物、氢氧化物及碳酸盐等。对同一种金属离子来说,硫化物具有最小的溶解度,用硫化物沉淀金属离子可将溶液中残留离子的浓度控制到很低的程度。不同的难溶金属硫化物具有不同的溶度积,因此可以分步沉淀而得到分离。当析出沉淀后,总有一部分残留在溶液中,当溶液中这种物质的离子浓度小于 $10^{-5} mol \cdot L^{-1}$ 时,认为该离子已经沉淀完全。

将一种难溶化合物转化为另一种难溶化合物,这种过程称为沉淀的转化(inversion of precipitate)。例如,锅炉中的锅垢的主要成分是 $CaSO_4$,可以用 Na_2CO_3 溶液处理,使 $CaSO_4$ 转化为疏松且易溶于酸的 $CaCO_3$,才能把锅垢清除掉,其转化反应为

$$CaSO_4(s) + Na_2CO_3 \rightleftharpoons CaCO_3(s) + Na_2SO_4$$

反应平衡常数 K 为

$$K=\frac{[SO_4^{2-}]}{[CO_3^{2-}]}$$

在上式的分子分母中分别乘以$[Ca^{2+}]$,则

$$K=\frac{[SO_4^{2-}][Ca^{2+}]}{[CO_3^{2-}][Ca^{2+}]}=\frac{K_{sp}(CaSO_4)}{K_{sp}(CaCO_3)}=\frac{4.93\times10^{-5}}{3.36\times10^{-9}}=1.47\times10^4$$

以上转化能进行的原因是$CaCO_3$的K_{sp}小于$CaSO_4$的K_{sp},因此,向$CaSO_4$的饱和溶液中加入Na_2CO_3溶液时,CO_3^{2-}就会与Ca^{2+}生成K_{sp}更小的$CaCO_3$沉淀,而减小了与$CaSO_4$形成平衡时Ca^{2+}离子浓度,使$CaSO_4$的沉淀溶解平衡向溶解方向移动,从而实现了沉淀的转化。

沉淀溶解平衡——氟与牙齿健康

三、沉淀的溶解

根据溶度积规则,使沉淀溶解的条件是$IP<K_{sp}$。所以,只要在沉淀A_mB_n溶液中加入某种试剂降低A^{n+}或B^{m-}的浓度,使之满足此条件,即可使沉淀溶解。常用的方法有:

1. 生成弱电解质使沉淀溶解　例如,金属氢氧化物可以溶于HCl溶液中,以$Mg(OH)_2$为例,其反应如下:

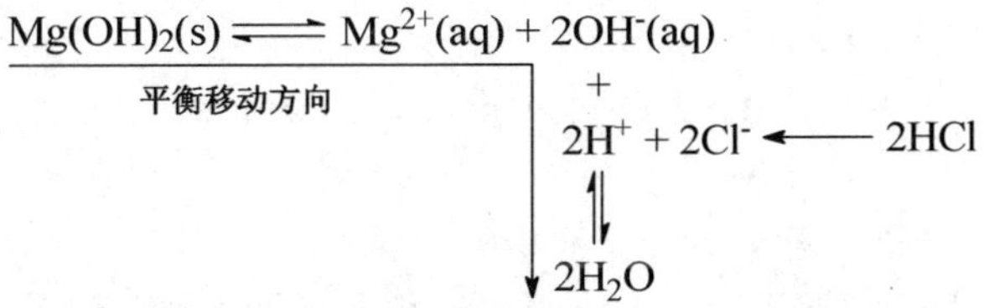

$Mg(OH)_2$中加入HCl后,体系中的OH^-由于与H^+结合生成弱电解质H_2O,使溶液中OH^-浓度降低,则$IP[Mg(OH)_2]<K_{sp}[Mg(OH)_2]$,沉淀溶解。

2. 生成配离子使沉淀溶解　当在难溶电解质溶液中加入某种试剂,使之与难溶电解质中的金属离子生成配合物,导致金属离子的浓度降低,$IP<K_{sp}$,使沉淀溶解。例如,AgCl沉淀可溶于氨水,其反应如下:

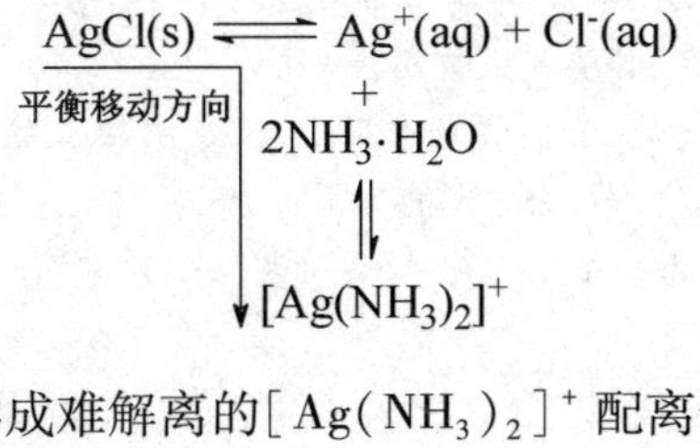

Ag^+与$NH_3\cdot H_2O$结合形成难解离的$[Ag(NH_3)_2]^+$配离子,使溶液中Ag^+浓度降低,则$IP(AgCl)<K_{sp}(AgCl)$,沉淀溶解。

3. 通过氧化还原反应使沉淀溶解　由于金属硫化物的K_{sp}值相差很大,故其溶解情况大不相同。像ZnS,PbS,FeS等K_{sp}值较大的金属硫化物都能溶于盐酸。而HgS,CuS等K_{sp}值很小的金属硫化物就不能溶于盐酸。在这种情况下,只能通过加入氧化剂,使某一离子发生氧化还原反应而降低其浓度,达到溶解的目的。例如,CuS($K_{sp}=6.3\times10^{-36}$)可溶于HNO_3,反应如下:

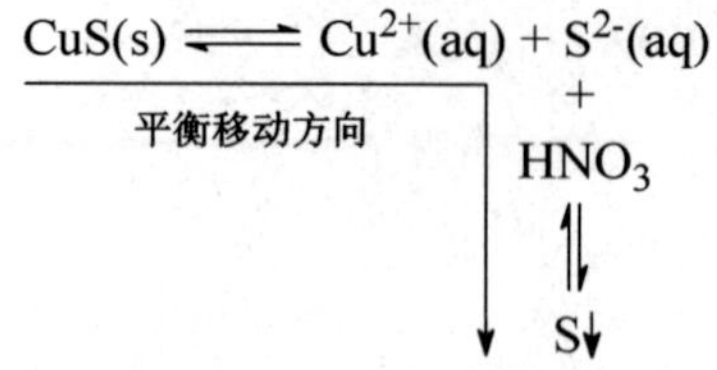

由于 S^{2-} 被 HNO_3 氧化为 S,使溶液中的 S^{2-} 浓度降低,$IP(CuS) < K_{sp}(CuS)$,沉淀溶解。总反应为:

$$3CuS + 8HNO_3 = 3Cu(NO_3)_2 + 3S\downarrow + 2NO\uparrow + 4H_2O$$

沉淀溶解平衡在医学中的应用

习题

1. 选择题

(1)下列叙述中,正确的是(　　)

A. 由于 AgCl 水溶液的导电性很弱,所以它是弱电解质

B. 难溶电解质溶液中离子浓度的乘积就是该物质的离子积

C. 溶度积大者,其溶解度就大

D. 一定温度下,AgCl 的溶度积是常数

(2)有一难溶强电解质 M_2X_3,其溶解度为 S,则溶度积为(　　)

A. 3^3S^3　　B. $4S^2$　　C. S^5　　D. $2^2\times3^3S^5$

(3)PbI_2 和 $CaCO_3$ 的溶度积常数都近似为 10^{-8},在两者的饱和溶液中,Pb^{2+} 和 Ca^{2+} 浓度(　　)

A. PbI_2 大　　B. $CaCO_3$ 大　　C. 两者相等　　D. 无法判断

(4)欲使 $CaCO_3$ 在水溶液中溶解度增大,可采用的办法是(　　)

A. 加入 1.0 $mol\cdot L^{-1}$ Na_2CO_3　　B. 加入 2.0 $mol\cdot L^{-1}$ NaOH

C. 加入 0.1 $mol\cdot L^{-1}$ $CaCl_2$　　D. 降低溶液的 pH 值

(5)AgCl 与 AgI 的溶度积之比为 2×10^6,若将同一浓度的 Ag^+(0.1 $mol\cdot L^{-1}$)加入到具有相同浓度的 Cl^- 和 I^-(0.1 $mol\cdot L^{-1}$)的溶液中,可能发生的现象是(　　)

A. Cl^- 和 I^- 同时沉淀　　B. I^- 先沉淀　　C. Cl^- 先沉淀　　D. 无法判断

2. 判断题

(1)溶液中有关离子浓度幂的乘积就是该难溶电解质的溶度积。(　　)

(2)用水稀释含有 AgCl 固体的溶液时,AgCl 的溶度积常数不变。(　　)

(3)两种同类型的难溶强电解质,溶解度大的溶度积也大。(　　)

(4)AB_2 型和 A_2B 型难溶强电解质,它们的溶解度 S 与 K_{sp} 的换算关系都是 $K_{sp}=4S^3$。(　　)

(5)选择性沉淀中,K_{sp} 小的物质总是比 K_{sp} 大的物质先沉淀。(　　)

3. 为什么 $BaSO_4$ 在生理盐水中的溶解度大于在纯水中的溶解度,而 AgCl 在生理盐水中的溶解度却小于在纯水中的溶解度?

4. 在含有 Ag_2CrO_4 固体的饱和溶液中,分别加入:①K_2CrO_4 溶液;②$AgNO_3$ 溶液;③少量 KNO_3 固体;④氨水。则 Ag_2CrO_4 的溶解度有什么影响?试解释之。

5. 解释下列现象:

(1)CaC_2O_4 沉淀溶于盐酸溶液,而不溶于醋酸溶液。

(2)$Mg(OH)_2$ 能溶于盐酸也能溶于氯化铵溶液。

(3)AgCl 能溶于氨水,加硝酸沉淀又重新出现。

6. 在 298 K 时,PbI_2 的溶解度为 0.622 $g\cdot L^{-1}$,PbI_2 的溶度积是多少?已知 $M(PbI_2)=461\ g\cdot mol^{-1}$。

7. 假设溶于水的 $Mg(OH)_2$ 完全电离,$K_{sp}[Mg(OH)_2]=5.61\times10^{-12}$,计算:

(1) $Mg(OH)_2$ 在水中溶解度($mol \cdot L^{-1}$)。

(2) $Mg(OH)_2$ 在 0.10 $mol \cdot L^{-1}$ NaOH 溶液中的溶解度($mol \cdot L^{-1}$)。

(3) $Mg(OH)_2$ 在 0.20 $mol \cdot L^{-1}$ $MgCl_2$ 溶液中的溶解度($mol \cdot L^{-1}$)。

8. 一溶液中含有 Fe^{3+} 和 Fe^{2+},它们的浓度均为 0.02 $mol \cdot L^{-1}$,如果只生成 $Fe(OH)_3$ 沉淀,溶液的 pH 值应该控制在什么范围? 已知 $K_{sp}[Fe(OH)_3]=2.79\times10^{-39}$,$K_{sp}[Fe(OH)_2]=4.87\times10^{-17}$。

9. 现有 100 mL Ca^{2+} 和 Ba^{2+} 的混合溶液,两种离子的浓度为 0.010 $mol \cdot L^{-1}$,用 Na_2SO_4 做沉淀剂能否将 Ca^{2+} 和 Ba^{2+} 分离?

10. 据研究调查,有相当一部分的肾结石是由 CaC_2O_4 组成的。正常人每天排尿量约为 1.4 L,其中约含 0.1 g Ca^{2+}。为了不使尿中形成 CaC_2O_4 沉淀,其中 $C_2O_4^{2-}$ 离子的最高浓度为多少? 对肾结石患者说,医生总让其多次饮水,试简单加以解释。(已知 $K_{sp}=2.32\times10^{-9}$)

(董　丽)

第四章　缓冲溶液

在化学和生命科学的研究中，许多反应需要在一定的 pH 值条件下才能顺利进行。生物体内物质代谢过程中不断产生酸性物质或碱性物质，但各种体液的 pH 值仍能维持在一定范围内，如人体血液的正常 pH 值保持在 7.35～7.45 之间，如果超出这个范围，细胞的正常生理功能及某些酶的活性就会受到影响。这些都与缓冲溶液及其缓冲作用有关。因此学习缓冲溶液的相关知识对医学课程的学习具有十分重要的意义。

第一节　缓冲溶液及缓冲作用原理

一、缓冲作用

实验表明，向 1.0 L 纯水或 NaCl 溶液中加入少量的强酸或强碱时，它们的 pH 值会显著地发生改变，但有一类溶液加入少量的强酸或强碱后，溶液的 pH 值变化不明显（表 4-1）。

表 4-1　强酸强碱的加入对溶液 pH 值的影响

1.0 L 纯水或溶液	pH 值	加入 0.010 mol HCl		加入 0.010 mol NaOH	
		pH 值	ΔpH 值	pH 值	ΔpH 值
H_2O	7	2	5	12	5
0.1 mol·L^{-1}NaCl	7	2	5	12	5
0.1 mol·L^{-1}HAc-NaAc	4.75	4.66	0.09	4.84	0.09

表 4-1 说明，同量的强酸或强碱加入到纯水或 NaCl 溶液中，其 pH 值改变了 5 个 pH 单位，而加入到 HAc-NaAc 溶液中，其 pH 值仅改变了 0.09 个 pH 单位。如果向 HAc-NaAc 溶液中加水做适当稀释，其 pH 值也几乎不变。这种能抵抗少量强酸、强碱或适当地加水稀释，而保持 pH 值基本不变的溶液称为缓冲溶液（buffer solution）。缓冲溶液所具有的保持溶液 pH 值基本不变的作用称为缓冲作用（buffer action）。

二、缓冲溶液的组成

缓冲溶液一般是由具有较高浓度、适当浓度比的共轭酸碱对组成。例如，HAc-NaAc，NH_4Cl-NH_3，H_2CO_3-$NaHCO_3$ 等。

实际中，常用酸碱反应的生成物与剩余的反应物组成缓冲溶液，如强酸+过量弱碱：

$$HCl+NaAc(过量)$$

又如过量弱酸+强碱：

$$HAc(过量)+NaOH$$

实质上仍然是共轭酸碱对组成的溶液。

组成缓冲溶液共轭酸碱对的两种物质合称为缓冲对（buffer pair）或缓冲系（buffer system）。常见的缓冲对见表 4-2。

表 4-2　常见的缓冲对

缓冲对	共轭酸	共轭碱	质子传递平衡	pK_a(298 K)
HAc-NaAc	HAc	Ac^-	$HAc+H_2O \rightleftharpoons Ac^-+H_3O^+$	4.756
H_2CO_3-$NaHCO_3$	H_2CO_3	HCO_3^-	$H_2CO_3+H_2O \rightleftharpoons HCO_3^-+H_3O^+$	6.35
H_3PO_4-NaH_2PO_4	H_3PO_4	$H_2PO_4^-$	$H_3PO_4+H_2O \rightleftharpoons H_2PO_4^-+H_3O^+$	2.16
H_3BO_3-NaH_2BO_3	H_3BO_3	$H_2BO_3^-$	$H_3BO_3+H_2O \rightleftharpoons H_2BO_3^-+H_3O^+$	9.27
$H_2C_8H_4O_4$-$KHC_8H_4O_4$①	$H_2C_8H_4O_4$	$HC_8H_4O_4^-$	$H_2C_8H_4O_4+H_2O \rightleftharpoons HC_8H_4O_4^-+H_3O^+$	2.943
NH_4Cl-NH_3	NH_4^+	NH_3	$NH_4^++H_2O \rightleftharpoons NH_3+H_3O^+$	9.25
CH_3NH_3Cl-$CH_3NH_2$②	$CH_3NH_3^+$	CH_3NH_2	$CH_3NH_3^++H_2O \rightleftharpoons CH_3NH_2+H_3O^+$	10.66
NaH_2PO_4-Na_2HPO_4	$H_2PO_4^-$	HPO_4^{2-}	$H_2PO_4^-+H_2O \rightleftharpoons HPO_4^{2-}+H_3O^+$	7.21
Na_2HPO_4-Na_3PO_4	HPO_4^{2-}	PO_4^{3-}	$HPO_4^{2-}+H_2O \rightleftharpoons PO_4^{3-}+H_3O^+$	12.32

注：①邻苯二甲酸-邻苯二甲酸氢钾；②盐酸甲胺-甲胺。

三、缓冲作用原理

按照酸碱质子理论，缓冲溶液实质是一个共轭酸碱体系。以 HAc-NaAc 为例，NaAc 为强电解质，在溶液中完全解离，HAc 是弱电解质，解离程度小，且由于 NaAc 解离出的 Ac^- 产生的同离子效应，使 HAc 的解离度大大降低，HAc 在溶液中几乎完全以分子形式存在，所以该共轭酸碱体系由大量的 HAc 和 Ac^- 组成，它们之间存在着质子传递平衡：

$$HAc + H_2O \rightleftharpoons H_3O^+ + Ac^-$$

缓冲溶液的缓冲机理

当加入少量强酸时，H_3O^+ 浓度增大，这时溶液中 Ac^- 接受质子，平衡向左发生移动，使溶液中 H_3O^+ 浓度升高不显著；在这里，Ac^-（共轭碱）发挥了抵抗少量外来强酸的作用，故称为抗酸成分。

当加入少量强碱时，OH^-与溶液中的H_3O^+结合生成H_2O，平衡向右发生移动，最终溶液中的H_3O^+无显著减少，溶液的 pH 值基本不变；在这里，HAc（共轭酸）发挥了抵抗少量外来强碱的作用，故称为抗碱成分。

总之，缓冲溶液中因含有大量的抗酸成分和抗碱成分，从而能够通过质子传递平衡的移动，抵抗外加少量强酸或强碱的影响，使溶液的 pH 值基本不变。

第二节　缓冲溶液 pH 值的计算

在缓冲溶液中，共轭酸碱对与水之间存在下列质子传递平衡：

$$HB + H_2O \rightleftharpoons H_3O^+ + B^-$$

式中 HB 表示共轭酸，B^-表示共轭碱，则：

$$K_a = \frac{[H_3O^+][B^-]}{[HB]}$$

$$[H_3O^+] = K_a \cdot \frac{[HB]}{[B^-]}$$

等式两边分别取负对数：

$$pH = pK_a + \lg\frac{[B^-]}{[HB]} = pK_a + \lg\frac{[\text{共轭碱}]}{[\text{共轭酸}]} \qquad (4-1)$$

此式称为 Henderson–Hasse Bach（亨德森–哈塞尔巴赫）方程，是计算缓冲溶液 pH 值的最简式，又称缓冲公式。式中 pK_a 为缓冲溶液中共轭酸的酸常数的负对数，[HB]，$[B^-]$均为平衡浓度。共轭碱与共轭酸的浓度比，即 $[B^-]/[HB]$，称为缓冲比（buffer ratio）。

由于共轭碱的同离子效应，使弱酸 HB 的解离程度很小，因此，可用共轭酸、共轭碱各自的总浓度来代替其平衡浓度，式（4–1）可改写为：

$$pH = pK_a + \lg\frac{c(B^-)}{c(HB)} \qquad (4-2)$$

式（4–2）中的 $c(HB)$ 和 $c(B^-)$ 分别乘以该缓冲溶液的体积 V 可得：

$$pH = pK_a + \lg\frac{n(B^-)}{n(HB)} \qquad (4-3)$$

由式（4–1）、（4–2）可知，缓冲溶液的 pH 值主要取决于共轭酸的 K_a（即共轭酸的本性）；其次取决于缓冲比。K_a 与温度有关，因此，温度会影响缓冲液的 pH 值。一定温度下，对于同一缓冲溶液，其 pH 值将随着缓冲比的改变而改变。缓冲溶液加适量水稀释后$[B^-]$与[HB]同比例减小，缓冲比不变，pH 值几乎不变。但大量稀释会引起溶液离子强度减小，活度系数改变，水自身的解离也不能忽略，导致溶液 pH 值发生明显改变。

例 4–1　0.10 $mol \cdot L^{-1}$ 的 NaH_2PO_4 与 0.10 $mol \cdot L^{-1}$ 的 Na_2HPO_4 等体积混合，计算混合液的 pH 值。

解:此混合溶液中含有 $H_2PO_4^-$–HPO_4^{2-} 缓冲对,体系中共轭酸 $H_2PO_4^-$ 的 pK_a,即 H_3PO_4 的 pK_{a2},查表 $pK_{a2}=7.21$。

$$[H_2PO_4^-]=\frac{1}{2}\times 0.10\ mol\cdot L^{-1}=0.050\ mol\cdot L^{-1}$$

$$[HPO_4^{2-}]=\frac{1}{2}\times 0.10\ mol\cdot L^{-1}=0.050\ mol\cdot L^{-1}$$

$$pH=pK_a+\lg\frac{[HPO_4^{2-}]}{[H_2PO_4^-]}=7.21+\lg\frac{0.050\ mol\cdot L^{-1}}{0.050\ mol\cdot L^{-1}}=7.21$$

例 4-2 在 100 mL 0.1 $mol\cdot L^{-1}$ HCl 溶液中加入 400 mL 0.1 $mol\cdot L^{-1}$ 氨水,求混合液的 pH 值。

解:混合后发生如下反应:

$$HCl+NH_3\cdot H_2O \rightleftharpoons NH_4Cl+H_2O$$

反应生成的 NH_4^+ 与剩余的 NH_3 组成缓冲对,则:

$n(NH_4^+)=n(HCl)=0.10\ mol\cdot L^{-1}\times 0.1\ L=0.010\ mol$

$n(NH_3)=0.10\ mol\cdot L^{-1}\times 0.4\ L-0.10\ mol\cdot L^{-1}\times 0.1\ L=0.030\ mol$

查表,NH_3 的 $pK_b=4.75$,则其共轭酸 NH_4^+ 的 $pK_a=14-4.75=9.25$

$$pH=pK_a+\lg\frac{n(NH_3)}{n(NH_4^+)}=9.25+\lg\frac{0.030\ mol}{0.010\ mol}=9.73$$

第三节　缓冲容量和缓冲范围

一、缓冲容量的概念

任何缓冲溶液的缓冲作用都有一定的限度。如果加入的酸或碱过多或过量地稀释,都会使缓冲溶液的缓冲能力逐渐减弱,最终丧失其缓冲作用。为了定量地衡量缓冲溶液缓冲能力的大小,人们引入了缓冲容量(buffer capacity,β)的概念。实际工作中,常用单位体积的缓冲溶液中,加入一元强酸或一元强碱的物质的量(n)与所引起溶液 pH 值变化量的比值来计算溶液的缓冲容量,单位为 $mol\cdot L^{-1}\cdot pH^{-1}$。

缓冲容量

$$\beta=\frac{n}{V|\Delta pH|} \tag{4-4}$$

由式(4-4)可知,在相同 V 和 n 条件下,$|\Delta pH|$ 值愈小,β 值愈大,溶液的缓冲能力愈强;在相同 V 和 $|\Delta pH|$ 条件下,n 愈大,溶液的缓冲能力愈强。

二、影响缓冲容量的因素

从理论上推导,缓冲溶液的缓冲容量与其总浓度($c_{总}=[HB]+[B^-]$),[HB],$[B^-]$ 间的关系式为:

$$\beta = 2.303\,\frac{[HB][B^-]}{c_{总}} \tag{4-5}$$

设$\frac{[B^-]}{[HB]}=K$，$c_{总}=[HB]+[B^-]$，由(4-5)式得：

$$\beta = 2.303\,\frac{K}{(1+K)^2}\cdot c_{总} \tag{4-6}$$

式(4-6)表明，缓冲容量β与缓冲比$[B^-]/[HB]$和缓冲系的总浓度有关。

(一)缓冲溶液的总浓度

由式(4-6)知，一定的缓冲溶液，当缓冲比一定时，其缓冲容量与缓冲溶液的总浓度成正比。$c_{总}$愈大，抗酸抗碱成分愈多，缓冲容量愈大，缓冲溶液的缓冲能力愈强；反之，$c_{总}$愈小，缓冲容量愈小，缓冲能力愈弱。当缓冲溶液稀释时，缓冲比不变，但总浓度减小，所以缓冲容量也减小。如果$c_{总}$太小($<10^{-3}$ mol·L^{-1})，β值很小，可认为该溶液已不具有缓冲作用。

(二)缓冲比

理论推导和实验(表4-3)均证明，对于同一缓冲系，当总浓度一定时，缓冲比愈接近1，缓冲容量愈大；缓冲比愈偏离1，不管是大于1或小于1，缓冲容量都将减小。缓冲比等于1，即$[HB]=[B^-]$时，缓冲容量有极大值。此结论也可由式(4-6)，结合不等式性质得到：

$$\beta_{最大} = 2.303\times\frac{1}{1+1}\times\frac{1}{1+1}\times c_{总} = 0.576\,c_{总} \tag{4-7}$$

表4-3 缓冲容量与缓冲比的关系

缓冲溶液	$c(Ac^-)$/mol·L^{-1}	$c(HAc)$/mol·L^{-1}	缓冲比	$c_{总}$/mol·L^{-1}	β/mol·L^{-1}·pH^{-1}
1	0.005	0.095	1∶19	0.10	0.011
2	0.010	0.090	1∶9	0.10	0.021
3	0.050	0.050	1∶1	0.10	0.058
4	0.090	0.010	9∶1	0.10	0.021
5	0.095	0.005	19∶1	0.10	0.011

三、缓冲范围

当缓冲比大于10/1或小于1/10时，pH值与pK_a之差超过1个pH单位，一般认为溶液已不具有缓冲作用。因此，把pH=$pK_a\pm1$作为缓冲作用的有效区间，称为缓冲溶液的有效缓冲范围(buffer effective range)。

不同的缓冲体系，由于其共轭酸的pK_a不同，所以它们构成的缓冲溶液都有其特定的缓冲范围。如HAc-NaAc缓冲溶液，pK_a=4.75，其有效缓冲范围为pH=3.75～5.75；$H_2PO_4^-$-HPO_4^{2-}缓冲溶液，其共轭酸的pK_a=7.21，其有效缓冲范围为pH=6.21～8.21。

需要说明的是，pH<3的强酸(如HCl溶液)和pH>11的强碱(如NaOH溶液)其缓冲容量也较大，也具有缓冲作用。但强酸、强碱的缓冲作用原理不同于本章所讨论的由共轭酸碱对所组成的缓冲溶液。强酸强碱中没有缓冲对，只是由于溶液中 H_3O^+ 或 OH^- 的浓度本来就很高，外加少量的强酸或强碱不会使溶液中 H_3O^+ 或 OH^- 的浓度发生明显变化，从而具有缓冲作用。

第四节　缓冲溶液的配制

一、缓冲溶液的配制方法

（一）缓冲溶液的配制原则和步骤

实际工作中，常需配制一定 pH 值的缓冲溶液。为了使配制的缓冲溶液具有较大的缓冲能力，根据以上讨论，应按下列原则及步骤进行。

1. 选择合适的缓冲对　①应使所选缓冲对的 pK_a 与所配制缓冲溶液的 pH 值尽可能相等或接近，以便使缓冲比尽量接近 1。②应选择性质稳定不参与反应的缓冲体系。有时还会对缓冲对有些特殊要求，如要求能透过半透膜、不影响酶活性及稳定性等。

2. 要有合适的总浓度　生物医学中合适的总浓度尤为重要，总浓度太高，会因离子强度过大或渗透压过高而不适用于研究体系；总浓度太低，缓冲容量偏小。为了使缓冲溶液中抗酸抗碱成分多，具有较大的缓冲容量，一般缓冲溶液的总浓度在 0.05～0.2 $mol \cdot L^{-1}$ 之间。

3. 计算　选定缓冲对后，根据缓冲公式计算出各缓冲组分的量。

具体配制时，为了操作简便，一般采用相同浓度的共轭酸碱。若配制缓冲溶液的体积为 V，其中共轭酸的体积为 $V(HB)$，共轭碱的体积为 $V(B^-)$，即 $V=V(HB)+V(B^-)$

$$pH = pK_a + \lg \frac{V(B^-)}{V(HB)} = pK_a + \lg \frac{V(B^-)}{V - V(B^-)} \tag{4-8}$$

4. 校正　根据计算结果，混合所需的共轭酸碱溶液配制成缓冲溶液，其 pH 值和测定 pH 值会稍有偏差，需加强酸或强碱用酸度计进行校正。

例 4-3　如何配制 1000 mL，pH=5.00，总浓度为 0.20 $mol \cdot L^{-1}$ 的缓冲溶液？

解：HAc 的 pK_a 为 4.75，接近所要求的 pH 值，故选用 $HAc-Ac^-$ 缓冲对。若选用浓度相同的 HAc 和 NaAc 溶液配制，即 $c(HAc)=c(Ac^-)=0.20\ mol \cdot L^{-1}$。

设需 HAc 溶液的体积为 $V(HAc)$，则需 NaAc 溶液的体积为 $1000-V(HAc)$。

代入式(4-8)得：

$$5.00=4.75+\lg \frac{1000\ mL-V(HAc)}{V(HAc)}$$

$$1.78=\frac{1000\ mL-V(HAc)}{V(HAc)}$$

$$V(HAc)=360\ mL$$

$$V(NaAc)=1000\ mL-360\ mL=640\ mL$$

将 0.20 $mol \cdot L^{-1}$ HAc 溶液 360 mL 与 0.20 $mol \cdot L^{-1}$ NaAc 溶液 640 mL 混匀，然后用酸度计校正，即得所需的缓冲溶液。

（二）实验室简便实用的配制方法

在实际工作中，可利用酸碱反应形成缓冲体系，即酸碱反应过量的反应物与生成物组成缓冲溶液，如过量弱酸+强碱或过量弱碱+强酸。

$$HAc（过量）+NaOH \longrightarrow NaAc+H_2O$$

$$NaAc（过量）+HCl \longrightarrow NaCl+HAc$$

具体的配制方法可按下列步骤进行：①选择合适的缓冲对。②配制浓度等于所需缓冲液总浓度的共轭酸或共轭碱溶液。③将酸度计电极插入上述溶液中，滴加强碱或强酸溶液至其 pH 值达到所需数值。

二、常用缓冲溶液

（一）实用缓冲溶液

在实验室操作中，常用的缓冲体系一般无须计算，可直接查阅化学手册或生物化学手册，依照现成的配方进行配制。

很多有意义的生物化学反应发生在 pH=6～8 范围内。因此，生物培养液所需缓冲溶液及临床上测定血液 pH 值最常用的标准缓冲溶液是 $KH_2PO_4-Na_2HPO_4$（pK_a = 7.21）缓冲体系和 Tris 缓冲体系（pK_a = 8.21）。其组成见表 4-4 和表 4-5。

表 4-5 中，“Tris”和“Tris · HCl”分别表示三（羟甲基）氨基甲胺及其盐酸盐。在 Tris 缓冲溶液中，常加入 NaCl 调节离子强度至 0.16，使其与生理盐水等渗，从而不影响血液中某些酶的活性。

（二）标准缓冲溶液

标准缓冲溶液常用于校正酸度计。表 4-6 列出 1970 年国际纯粹与应用化学联合会（International Union of Pure and Applied Chemistry，IUPAC）确定的 5 个主要的标准缓冲溶液。

表 4-4　$H_2PO_4^- - HPO_4^{2-}$ 缓冲溶液（298 K）

pH 值	Na_2HPO_4 1/15 mol · L^{-1}/mL	KH_2PO_4 1/15 mol · L^{-1}/mL	pH 值	Na_2HPO_4 1/15 mol · L^{-1}/mL	KH_2PO_4 1/15 mol · L^{-1}/mL
4.9	1.0	99.0	7.0	61.1	38.9
5.3	2.5	97.5	7.1	66.6	34.4
5.6	5.0	95.0	7.2	72.0	28.0
5.8	8.0	92.0	7.3	76.8	23.2
5.9	9.9	90.1	7.4	80.8	19.2
6.0	12.2	87.8	7.5	84.1	15.9
6.1	15.3	84.7	7.6	87.0	13.0
6.2	18.6	81.4	7.7	89.4	10.6
6.3	22.4	77.6	7.8	91.5	8.5
6.4	26.7	73.3	7.9	93.2	6.8

续表 4-4

pH 值	Na_2HPO_4 1/15 mol·L^{-1}/mL	KH_2PO_4 1/15 mol·L^{-1}/mL	pH 值	Na_2HPO_4 1/15 mol·L^{-1}/mL	KH_2PO_4 1/15 mol·L^{-1}/mL
6.5	31.8	68.2	8.0	94.7	5.3
6.6	37.5	62.5	8.1	95.8	4.2
6.7	43.5	56.5	8.2	97.0	3.0
6.8	49.6	50.4	8.3	97.5	2.5
6.9	55.4	44.6	8.7	99.0	1.0

表 4-5 "Tris"和"Tris·HCl"组成的缓冲溶液

组成			pH 值	
$\frac{b(\text{Tris})}{\text{mol}\cdot\text{kg}^{-1}}$	$\frac{b(\text{Tris}\cdot\text{HCl})}{\text{mol}\cdot\text{kg}^{-1}}$	$\frac{b(\text{NaCl})}{\text{mol}\cdot\text{kg}^{-1}}$	298 K	310 K
0.0200	0.0200	0.140	8.220	7.904
0.05	0.0500	0.110	8.225	7.908
0.006 67	0.0200	0.140	7.745	7.428
0.016 67	0.0500	0.110	7.745	7.427
0.0500	0.0500	—	8.173	7.851
0.016 67	0.0500	—	7.690	7.382

表 4-6 主要的标准缓冲溶液(298 K)

pH 值标准缓冲溶液	标准 pH 值
饱和 $KHC_4H_4O_6$(酒石酸氢钾)	3.557
0.05 mol·L^{-1} $KHC_8H_4O_4$(邻苯二甲酸氢钾)	4.008
0.025 mol·L^{-1} KH_2PO_4-0.025 mol·L^{-1} Na_2HPO_4	6.865
0.00869 mol·L^{-1} KH_2PO_4-0.03043 mol·L^{-1} Na_2HPO_4	7.413
0.01 mol·L^{-1} $Na_2B_4O_7\cdot 10H_2O$(硼砂)	9.180

表 4-6 中,酒石酸氢钾、邻苯二甲酸氢钾和硼砂缓冲溶液都是由一种化合物配制而成,它们具有缓冲作用的原因如下:

酒石酸氢钾溶于水后,解离成 $HC_4H_4O_6^-$ 与 K^+,而 $HC_4H_4O_6^-$ 是两性离子,在水溶液中形成 $H_2C_4H_4O_6$-$HC_4H_4O_6^-$ 和 $HC_4H_4O_6^-$- $C_4H_4O_6^{2-}$ 两个缓冲系。由于 $H_2C_4H_4O_6$ 和 $HC_4H_4O_6^-$ 的

pK_a 分别为2.98和4.30，相互之间比较接近，缓冲范围叠加，缓冲能力增强，其抗酸和抗碱组分有足够的浓度，因此直接用酒石酸氢钾就可以配制成标准缓冲溶液。

邻苯二甲酸氢钾溶液与酒石酸氢钾溶液类似。

而硼砂溶液则是由于1 mol硼砂（$Na_2B_4O_7 \cdot 10H_2O$）水解后相当于2 mol偏硼酸（HBO_2）和2 mol偏硼酸钠（$NaBO_2$），它们组成一对缓冲对，从而具有良好的缓冲作用，因此直接用硼砂也可以配成满意的标准缓冲溶液。

配制饱和酒石酸氢钾时，要称出过量纯酒石酸氢钾晶体，放入具有玻璃塞的瓶中，加入纯水100～300 mL，激烈振摇，保持(25±3)℃ 2小时以上，过量的晶体过滤除去，其浓度大约是0.034 $mol \cdot L^{-1}$。

酒石酸盐、邻苯二甲酸氢钾、磷酸盐使用前均应于110 ℃干燥，硼砂不能在高温下干燥。一般配制标准缓冲溶液要用纯度较高的二次蒸馏水，配制pH>7标准缓冲溶液时，要用新排除 CO_2 的二次蒸馏水。

人体血液中的缓冲系

习题

1. 选择题

(1) 由相同浓度的HB溶液与 B^- 溶液等体积混合组成的缓冲溶液，若 B^- 的 $K_b = 1.0\times10^{-10}$，则此缓冲溶液的pH值为（　　）

A. 4.0　　B. 5.0　　C. 7.0　　D. 10.0

(2) 下列组合中，哪一组无法用于配制缓冲溶液（　　）

A. $HCl+NH_3 \cdot H_2O$　　B. NaCl+NaAc

C. $Na_2HPO_4+Na_3PO_4$　　D. H_3PO_4+NaOH

(3) 用相同浓度的HCl溶液和 $NH_3 \cdot H_2O$ 溶液（$pK_b = 4.76$）配制pH = 9.24的缓冲溶液，HCl溶液和 $NH_3 \cdot H_2O$ 溶液的体积比应为（　　）

A. 1∶2　　B. 1∶1　　C. 2∶1　　D. 3∶1

(4) 已知常温下 H_3PO_4 的 $pK_{a1} = 2.16$，$pK_{a2} = 7.21$，$pK_{a3} = 12.32$。下列哪个体系最适合配制pH值为2.0的缓冲溶液（　　）

A. $H_3PO_4-HPO_4^{2-}$　　B. $H_3PO_4-H_2PO_4^-$

C. $H_2PO_4^--HPO_4^{2-}$　　D. $HPO_4^{2-}-PO_4^{3-}$

(5) 下列缓冲溶液中，缓冲容量最大的是哪一种（　　）

A. 含0.1 $mol \cdot L^{-1}$ HAc和0.1 $mol \cdot L^{-1}$ NaAc

B. 含0.05 $mol \cdot L^{-1}$ HAc和0.15 $mol \cdot L^{-1}$ NaAc

C. 含0.01 $mol \cdot L^{-1}$ HAc和0.01 $mol \cdot L^{-1}$ NaAc

D. 含0.005 $mol \cdot L^{-1}$ HAc和0.015 $mol \cdot L^{-1}$ NaAc

(6) 人体血浆中最重要的缓冲对是（　　）

A. $H_2PO_4^--HPO_4^{2-}$　　B. H_2b-Hb^-

C. $H_2CO_3-HCO_3^-$　　D. $HCO_3^--CO_3^{2-}$

2. 判断题

(1) 缓冲溶液就是能抵抗外来酸碱影响，保持溶液pH值绝对不变的溶液。（　　）

(2) 在一定范围内稀释缓冲溶液后，由于共轭碱与共轭酸浓度比值不变，故缓冲溶液的pH值和缓冲容量均不变。（　　）

(3) 在实际工作中，可采用在弱酸HB溶液中，加入适量NaOH的方法来配制缓冲溶液。（　　）

(4) 总浓度越大，缓冲容量越大，缓冲溶液的缓冲能力越强。（　　）

(5)正常人体血浆中,碳酸缓冲系的缓冲比为20:1,所以该缓冲系无缓冲作用。(　　)

3.填空题

(1)影响缓冲容量的主要因素是____________和____________________。

(2)可与 $H_2PO_4^-$ 组成缓冲对的物质是____________或____________。

(3)人体血液的正常pH值范围是____________,若超出这个范围就会出现不同程度的____________或____________。

(4)某缓冲溶液中共轭碱的 $K_b=1.0\times10^{-6}$,理论上该缓冲溶液的缓冲范围是____________。

4.下列溶液是否具有缓冲作用?为什么?

(1)含有0.1 mol·L^{-1} KH_2PO_4 和0.1 mol·L^{-1} Na_2HPO_4 的溶液。

(2)0.2 mol·L^{-1} HAc溶液与0.1 mol·L^{-1} NaOH溶液的等体积混合液。

(3)0.1 mol·L^{-1} $NH_3\cdot H_2O$ 溶液与0.1 mol·L^{-1} HCl溶液的等体积混合液。

(4)1×10^{-3} mol·L^{-1} HAc溶液与 1×10^{-3} mol·L^{-1} NaAc溶液的等体积混合液。

(5)0.2 mol·L^{-1} HAc溶液90 mL与0.1 mol·L^{-1} NaOH溶液10 mL混合。

(6)含0.1 mol·L^{-1} NaOH和0.1 mol·L^{-1} KCl的溶液。

5.计算下列混合液的pH值:

(1)0.2 mol·L^{-1} HAc溶液与0.1 mol·L^{-1} NaAc溶液等体积混合。

(2)0.3 mol·L^{-1}氨水和0.1 mol·L^{-1} NH_4Cl 溶液各100 mL混合。

(3)0.01 mol·L^{-1} $NaHCO_3$ 溶液50 mL和0.1 mol·L^{-1} Na_2CO_3 溶液25 mL混合。

(4)0.4 mol·L^{-1} HAc溶液10 mL和0.1 mol·L^{-1} NaOH溶液10 mL混合。

(5)0.1 mol·L^{-1}的 H_3PO_4 溶液50 mL与0.1 mol·L^{-1} NaOH溶液76 mL混合。

6.用0.1 mol·L^{-1}的HAc溶液和0.2 mol·L^{-1} NaAc溶液等体积混合配成0.5 L缓冲溶液。当加入0.005 mol NaOH后,此缓冲溶液的pH值如何变化?该缓冲溶液的缓冲容量为多少?

7.用 KH_2PO_4 和 Na_2HPO_4 配制1 L pH值为7.40的缓冲溶液,要求溶液的总浓度为0.2 mol·L^{-1},计算所需 KH_2PO_4 和 Na_2HPO_4 的质量。

8.已知Tris-Tris·HCl在310 K时 pK_a = 7.85,今欲配制pH=7.40的缓冲溶液,问在100 mL含有Tris和Tris·HCl各为0.05 mol·L^{-1}的溶液中,需加入0.05 mol·L^{-1} HCl溶液多少毫升?

9.临床检验中,某患者血浆[HCO_3^-]=21.60 mmol·L^{-1},溶解态[CO_2(aq)]=1.35 mmol·L^{-1}。试求此患者血浆的pH值,并判断是否会引起酸中毒。已知血浆中 H_2CO_3 校正后的 $pK'_{a1}=6.10$。

(范秉琳)

第五章 胶体溶液

胶体在自然界中是普遍存在的，胶体化学是研究胶体的形成、破坏及其物理化学性质的一门科学，目前广泛应用于地质、气象、材料、制剂、医学及生理学等各个领域。从胶体化学的观点来看，构成人体的蛋白质、淋巴液、血液、脑脊液等都属于胶体溶液，生物体的很多生理现象和病理变化都与其胶体性质密切相关。因此，对于医务工作者来说，学习一些胶体化学的基础知识并将其应用于实践，是十分重要和必要的。

第一节 胶体分散系

1861 年英国科学家 Graham T(格瑞汉姆)首先使用胶体这个名词，并将自然界的物质分为晶体和胶体两大类。所谓胶体是指扩散速度慢、不能透过半透膜、不易结晶的物质，如蛋白质、淀粉、单宁等。而晶体则是指扩散速度快、能透过半透膜、易结晶的物质，如 NaCl, KCl 等。四十多年后，俄国科学家 Вёимар(贝麦夫)研究了 200 多种物质，证明任何能结晶的物质在一定介质中用适当的方法都能成为胶体。这说明在晶体和胶体之间没有严格的界限，胶体不过是物质存在的一种特殊状态。

一、胶体分散系的概念

自然界的物质分布有一个十分重要的普遍现象，就是高度分散性。一种或几种物质分散在另一种物质中所形成的体系称为分散系(dispersed system)。被分散的物质称为分散相(dispersed phase)，容纳分散相的物质称为分散介质(dispersed medium)。分散系在工作和生活中都很常见，比如生理盐水、牛奶、血液、细胞液以及医药上用的各种注射液、乳剂、气雾剂等都是一些不同类型的分散系。按照分散相颗粒的大小，可以把分散系分为分子分散系、胶体分散系(colloid dispersed system)和粗分散系三类，如表 5-1 所示。

从表 5-1 可看出，溶胶(sol)的基本特征是多相性、高分散性和不稳定性。另外，溶胶和高分子溶液(macromolecular solution)都属于胶体分散系，但不能混淆两者的本质区别，前者为多相、热力学不稳定体系，而后者是均相、热力学稳定体系。由于两者分散相颗粒大小相仿、特征有某些相似之处，故将它们列入同一分散系中。

表 5-1 分散系分类

分散系类型		分散相粒子大小	分散相组成	特 征	举例
分子分散系		< 1 nm	分子或离子	均相、热力学稳定、分散相粒子扩散快、能透过半透膜	生理盐水、葡萄糖等溶液
胶体分散系	溶胶	1 ~ 100 nm	多分子或原子的聚集体	非均相、热力学不稳定、分散相粒子扩散慢、能透过滤纸,不能透过半透膜	$Fe(OH)_3$、Au、Ag、As_2S_3 等溶胶
	高分子溶液		单个高分子	均相、热力学稳定、分散相粒子扩散慢、能透过滤纸,不能透过半透膜	蛋白质水溶液、橡胶苯溶液等
粗分散系		>100 nm	粗粒子	非均相、热力学不稳定、分散相粒子不能透过滤纸和半透膜,形成悬浮液或乳浊液	泥浆、牛奶等

另外,胶体分散系也可以按照分散相及分散介质的聚集状态分成三类。这种分类方法常常按照分散介质的聚集状态来命名胶体,分别称为气溶胶、液溶胶和固溶胶,见表5-2。除气-气体系不属于胶体研究的范畴外,其他各类分散系都有胶体研究的对象。

表 5-2 多相分散系分类

分散相	分散介质	分散系名称	实例
气 液 固	气	气溶胶	空气 云、雾 烟、尘
气 液 固	液	液溶胶	皂泡、啤酒 牛奶、化妆品 AgI 溶胶、泥浆
气 液 固	固	固溶胶	面包、泡沫塑料、浮石 珍珠、某些宝石 有色玻璃、合金

二、比表面和比表面自由能

溶胶是由固相物质高度分散到分散介质中所形成的多相分散系。分散相在分散介质中分散的程度就是分散度(degree of dispersion),分散度常用比表面积或比表面(specific surface area)来表示,它是指单位体积物质所具有的表面积。若以 S_0 表示物质的比表面,S 和 V 分别表示物质的总表面积和体积，则 $S_0 = S/V$，比表面越大，分散度也越大。

从分子间引力观点看，任何两相界面上的分子与其相内分子所处状况不相同，它们的能量也不同。例如，在气-液两相中(图 5-1)，液体内部 A 分子，四面八方都有同类分子包围，所受周围分子的引力是对称的，合力为零。但处于液体表层的 B 分子和 C 分子，受力不对称，合力指向液体内部，所以液体表面有自动缩小的趋势。在一定量的液体可能呈现的各种几何形状中，球体的表面积最小，因此在没有其他作用力时，液体总是尽量趋向于成为球形。

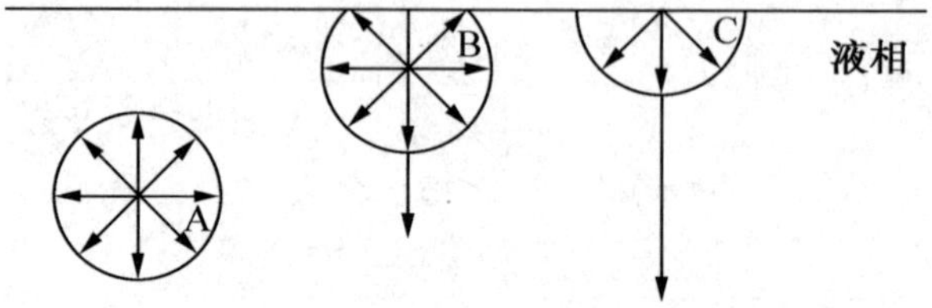

图 5-1　液体内部及表面分子受力

若要增大表面积，就必须克服液相内部分子的引力而做功，功以势能形式储存于表面分子。可见，表面层分子比内部分子多出一部分能量，称为表面能，对等温等压下的表面能称为表面自由能(surface free energy)。

体系表面自由能和表面积的关系可表示为：

$$dG_{表} = \sigma dS \tag{5-1}$$

式中 S 为体系的表面积，σ 称为比表面自由能，简称比表面能(specific surface energy)。式(5-1)表明，若 $dG_{表} < 0$，则 $dS < 0$，即表面积减小过程是热力学自发过程，这个结论对固体物质同样适用。高度分散的溶胶比表面大，所以表面能也大，它们有自动聚积成大颗粒而减少表面积的趋势，称为聚结不稳定性，因而是热力学不稳定体系。

高分子化合物溶液的分散相粒子大小在胶体范围内，属于胶体溶液。但是，其分散相是以单个分子分散在介质中的，所形成的体系是均相溶液，分散相和分散介质之间没有界面存在。高分子溶液是热力学稳定体系，溶液的性质与高分子线形长链的柔顺性有关。

第二节　溶　胶

一、溶胶的基本性质

溶胶是由数目巨大的原子(或分子、离子)构成的聚集体。直径为 1 ~ 100 nm 的胶粒分散在分散介质中，形成热力学不稳定性分散体系。因此，溶胶的基本特征是多相性、高度分散性和聚结不稳定性，由此导致溶胶在动力学、光学和电学等性质方面有一系列独特的性质。

(一)动力学性质

1. Brown 运动　1827 年，英国植物学家 Brown(布朗)在显微镜下观察悬浮在水面上的花粉时，发现它们处于不停地无规则运动。以后的研究表明，若将一束强光透过溶胶，在超显微镜下观察溶胶可以看到溶胶颗粒不停地做无规则运动，这种运动称为 Brown 运动(Brownian motion)。Brown 运动的本质是热运动，它是分散相粒子本身的热运动和介质分子运动从各个方向碰撞微粒的结果。分散相粒子不停地受到介质分子从各个方向上的撞击，如果粒子较大，它所受周围介质分子碰撞的次数必然较多，这些碰撞有些彼此抵消，此时合力不足以推动粒子运动。但对于溶胶粒子，由于粒子较小，每一时刻受到介质分子的碰撞次数较少，这些作用并不能抵消，粒子就会沿合力的方向移动，在另一瞬间又沿另一合力的方向移动。实验表明，粒子运动的速度取决于粒子的大小、温度以及介质的黏度。在分散体系中，分散相粒子越小，温度越高，运动速度越快，Brown 运动就越剧烈。而介质黏度增大，会使 Brown 运动减弱。

2. 扩散　在胶体分散系中，当溶胶粒子有浓度差时，粒子将从浓度大区域向浓度小区域自动迁移，这种现象称为扩散(diffusion)。显然，粒子的扩散是由 Brown 运动引起的。由此可知，Brown 运动是扩散的基础，扩散则是 Brown 运动的宏观表现。

溶胶动力学性质

3. 沉降与沉降平衡　物体在放置的过程中，总会受到重力的作用。如果分散相粒子的密度大于分散介质的密度，则在重力场的作用下粒子有下沉的趋势。悬浮在介质中的固体颗粒下降，而与介质分离的过程称为沉降(sedimentation)。沉降的结果会使体系下层的粒子浓度变大，这样就破坏了粒子分布的均匀性。一旦有浓度差时，扩散作用随之产生，扩散作用力图使溶胶的浓度均匀一致。当扩散速度与沉降速度相等时，体系达到了平衡，这种现象称为沉降平衡(sedimentation equilibrium)。

由于溶胶中胶粒很小，在重力场中沉降速度很慢，往往需要极长时间才能达到沉降平衡。杰出的瑞典物理学家 Svedberg(斯威德博格)首创了超速离心机，在比地球重力场大数十万倍的离心力场作用下，可使溶胶中的胶粒迅速达到沉降平衡。高分子溶液中的高分子溶质也可在超速离心机中迅速达到沉降平衡，通过对沉降平衡状态的计算可以求出胶粒或高分子溶质的大小及分子量。

现在，超离心技术已是研究蛋白质、核酸、病毒以及某些具他高分子化合物的重要手段，也是分离提纯各种细胞器不可缺少的重要工具。在临床诊断中，使用超速离心机可以发现和检查病变血清蛋白质，从而对某些疾病起到确诊或辅助诊断的作用。

(二)光学性质

一束光射向某物体时，光可能被吸收、散射、折射或反射。胶体分散系的粒径小于光的波长，因此溶胶对可见光主要具有散射作用。

1. Tyndall 效应　在暗室中用一束聚焦强可见光源照射溶胶，在与光束垂直的方向观察，可以看到一个发光的圆锥体，这是 1869 年由英国物理学家 Tyndall(丁达尔)发现的，故称为 Tyndall 效应(Tyndall effect)。在日常生活中也经常会观察到 Tyndall 现象。例如，阳光从窗户射进屋里，或晚上用探照灯向天空搜索时，都可以从侧面看到空气中的灰尘所产生的光柱。

Tyndall 效应是由于溶胶粒子对光的散射引起的。当胶粒的直径略小于入射光的波长时，光波就环绕胶粒向各个方向散射，成为散射光或称乳光。真溶液的分散相粒子是分子和离子，它们的直径很小，对光的散射十分微弱，肉眼无法观察到。因此，Tyndall 现象是溶胶区别于真溶液的最简单的方法。

2. Rayleigh 散射公式　Rayleigh(雷利)在研究光的散射现象时发现，散射光强度 I 与入

射光强度 I_0 具有如下关系：

$$I = K\frac{CV^2}{\lambda^4}\left(\frac{n^2 - n_0^{\ 2}}{2n_0^{\ 2} + n^2}\right)I_0 \tag{5-2}$$

式中 λ 为入射光的波长，C 为单位体积中分散相的粒子数，V 为单个粒子的体积，n 和 n_0 分别为分散相和分散介质的折光系数，K 为常数。Rayleigh 公式是研究溶胶散射现象的基础，由公式可以得出如下结论：

(1)散射光强度与单位体积内分散粒子数成正比，故可用来测定溶胶和高分子溶液的浓度。

(2)散射光强度与分散相粒子体积的二次方成正比，利用此特性可测定粒子的大小。

(3)散射光强度与入射光波长的四次方成反比，波长越短，散射光越强。在可见光中，波长较短的蓝、紫色光会有较强的散射，而波长较长的红、橙色光则具有较强的穿透性。这就是许多透明的溶胶用白光照射时，从侧面看常带浅蓝色，而透过光则呈橙红色的原因。

(4)散射光强度与分散系的折光系数有关。分散相与分散介质折光系数相差越大，散射光越强，表明体系的光学不均匀性是产生光散射的必要条件。与高分子溶液相比，溶胶粒子与介质的折射率差别较大，所以溶胶的散射光很强，具有明显的 Tyndall 效应。

(三)电学性质

溶胶是热力学上的不稳定体系，胶粒有聚结变大的趋势。但实际上溶胶通常还是很稳定的，可以放置相当长的时间而不聚沉。研究结果表明溶胶中的胶粒表面带有电荷，在一定条件下，胶粒带电是溶胶得以稳定存在的重要原因之一。因此，电学性质的研究不仅开拓了溶胶的许多实际应用领域，而且还为溶胶的稳定性理论的发展奠定了基础。

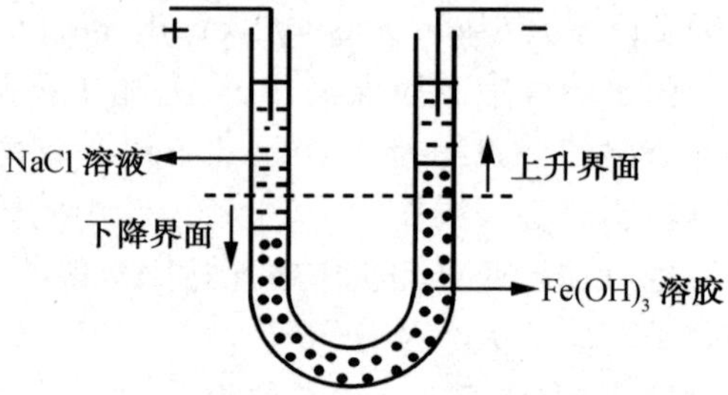

图 5-2　电泳现象

观察电泳的简便方法，如图 5-2 所示。在一 U 形管内注入红棕色的 $Fe(OH)_3$ 溶胶，小心地在溶胶面上注入一层 NaCl 电解质溶液，使有色溶胶与电解质溶液间有一清晰的界面，并使溶胶液面在同一水平高度。然后在电解质溶液中插入电极，接通直流电，可以看到负极一端红棕色的 $Fe(OH)_3$ 有色溶胶界面上升，而正极一端的界面下降，表明 $Fe(OH)_3$ 胶粒向负极移动。这种在外电场的作用下，带电胶粒在介质中定向移动的现象称为电泳(electrophoresis)。从电泳的方向可以判断胶粒所带电荷的种类：大多数金属硫化物、硅酸、金、银等溶胶向正极迁移，胶粒带负电，称为负溶胶；大多数金属氢氧化物溶胶向负极迁移，胶粒带正电，称为正溶胶。

由于整个溶胶呈电中性，如果溶胶中胶粒带正电，液体介质必带负电。电泳实验是在介质不运动时观察胶粒的运动。若使胶粒不运动，则通直流电后，在外电场作用下，液体介质将通过多孔性隔膜(如活性炭、素烧瓷片等)向带相反电荷的电极方向移动。这种在外电场作用下，分散介质的定向移动现象称为电渗(electroosmosis)。

在同一电场中，电泳和电渗往往同时发生，它们统称为电动现象。研究电动现象不仅对了解胶粒的结构与稳定性具有重要意义，而且在实际工作中有着重要的应用价值。例如利用电泳方向和速度的不同，分离不同的蛋白质分子或核酸分子，已成为生物化学研究中的重要实验技术；电渗现象可用于拦水坝、泥炭及木材的去水等。

二、胶团结构及溶胶的稳定性

虽然溶胶是热力学不稳定体系，但事实上很多溶胶在相当长的时间内仍然是稳定的，这是由胶粒的动力学性质和电学性质决定的，而且电学性质对溶胶稳定性的影响尤为突出。

（一）胶粒带电的原因

胶体的电动现象，说明胶粒带电，其带电原因有：

1. 吸附　溶胶是高度分散体系，具有很大的相界面和表面能，所以很容易发生吸附。实验表明，离子水化能力强的不易吸附，水化能力弱的易吸附。一般讲，阳离子的水化能力大于阴离子的水化能力，所以胶粒带负电荷的可能性大于带正电荷的可能性。另外，胶粒总是选择性地优先吸附与其组成类似的离子，此规则称为 Fajans（法扬司）规则。例如，用 $AgNO_3$ 和 KI 溶液来制备 AgI 溶胶的反应为：

$$AgNO_3+KI \longrightarrow AgI+KNO_3$$

AgI 胶粒表面优先吸附 Ag^+或 I^-，而对 K^+和 NO_3^- 的吸附很弱。因此，制备 AgI 溶胶时，若 $AgNO_3$ 过量，则 AgI 粒子首先吸附 Ag^+而带正电；若 KI 过量，AgI 粒子将优先吸附 I^-带负电。溶胶中固体颗粒吸附粒子带电属于离子专属吸附。固体颗粒在选择性吸附某一离子后，由于静电作用，必吸引少量异号电荷的离子在其周围，故胶粒带电是其对溶液中正负离子的不等量吸附的结果，但所带电荷的符号取决于优先吸附离子的符号。

2. 解离　有些胶粒本身含有可解离的基团，当分散相与液体介质接触时，固体界面上的分子发生解离，其中一种离子进入溶液，使固体微粒带电。例如硅胶的胶粒是许多 SiO_2 分子的聚集体，界面上的 SiO_2 同水作用形成 H_2SiO_3，它是一个弱电解质，在水中可解离成 SiO_3^{2-} 和 H^+：

$$H_2SiO_3 \longrightarrow 2H^++SiO_3^{2-}$$

H^+进入溶液，SiO_3^{2-} 留在界面上，故胶粒带负电。

3. 扩散双电层　溶胶中固体颗粒由于吸附或解离而带电，因为整个溶胶体系是电中性的，分散介质必带有异号电荷。由于静电引力，带电的固体颗粒必吸附周围介质中的反离子（即与固体颗粒带相反电荷的离子），从而在固体颗粒的界面上形成双电层（double electron layer）结构。这些反离子一方面受到固体界面电荷的吸引，有靠近界面的趋势；另一方面由于热运动，又有远离界面的趋势，因而在固体界面附近，反离子是以扩散状态分布的，即愈靠近固体界面，反离子的浓度愈大；离固体界面愈远，反离子的浓度愈小，因此称之为扩散双电层。扩散双电层的离子分布情况如图 5-3 所示。

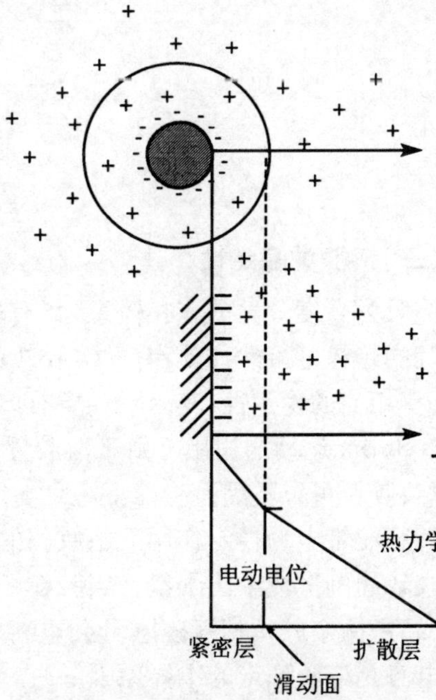

图 5-3　扩散双电层离子分布

扩散双电层分为两部分，一部分是紧靠固体界面的紧密层，其中包含着被吸附的离子和部分反离子，厚度有几个水分子大小，相当于图中界面至虚线处。另一部分因反离子分布呈扩散式，故称为扩散层。在外电场作用下，紧密层随粒子一起向某一电极移动，而扩散层则脱离固体颗粒，朝相反方向移动，把紧密层与扩散层的分界面称为滑动面。由带电的胶粒界面到扩散层外均匀液相之间的电势差，称为热力学电势(φ)，该电势的大小取决于固体界面吸附离子的多少，吸附的离子越多，φ 越大。此外在滑动面也存在电势，这种电势是在固-液两相做相对位移时所表现出来的电势，故称为电动电势或 ξ(Zeta) 电势(即滑动面与均匀液相之间的电势差)，其大小取决于进入吸附层的反离子数，进入的反离子越多，ξ 电势越小，反之，ξ 电势越大。φ 与 ξ 电势主要有下列不同：①因为紧密层中有部分反离子，故 $\varphi > \xi$；② φ 不受外来电解质的影响，而 ξ 则对外来电解质十分敏感。

(二)胶团结构

胶团结构

胶体的许多性质是与其结构有关的，因此应对其有所了解。根据胶粒带电原因及扩散双电层理论可知，溶胶胶团应由固体粒子及周围的双电层构成。由于固体粒子处于胶团中央，故称为胶核，它是某种物质的分子或原子的聚集体。胶核又同紧密层连在一起移动，将它们称为胶粒。胶粒周围包裹着由反离子构成的扩散层，扩散层与胶粒所带电荷相反、电量相等，它同胶粒一起构成胶团。

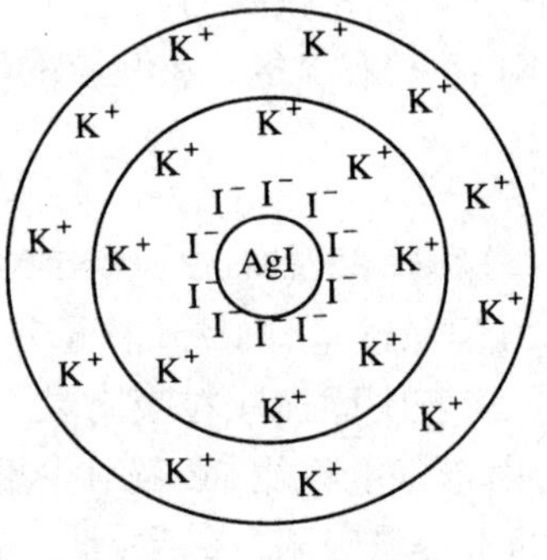

图 5-4 AgI 胶团结构

现以 AgI 溶胶为例来说明，如溶液中有过量的 KI，则胶核表面吸附了 I^- 离子，外层为 K^+ 离子，如图 5-4 所示。

图中 AgI 胶团的结构可以写成：

$$\underbrace{\underbrace{\underbrace{[(\mathrm{AgI})_m}_{\text{胶核}}\cdot\underbrace{n\mathrm{I}^-\cdot(n-x)\mathrm{K}^+]^{x-}}_{\text{紧密层}}}_{\text{胶粒}}\cdot\underbrace{x\mathrm{K}^+}_{\text{扩散层}}}_{\text{胶团}}$$

(三)溶胶的稳定性

溶胶为高度分散的多相体系，具有较大的表面能，是热力学的不稳定体系，有自动聚集而下沉的趋势。虽然如此，有的溶胶却可以稳定存在很长时间，甚至达数十年之久而不发生聚沉，有相当的稳定性，其原因主要有以下几点：

1. Brown 运动的作用　由于溶胶分散度很大，胶粒半径较小，因此具有强烈的 Brown 运动，以致胶粒可以不因重力而下沉。溶胶的这种性质称为动力学稳定性。

2. 胶粒带电的稳定作用　由胶团的结构可知，在胶粒的周围存在着反离子的扩散层，使每个胶粒周围形成了离子氛。当胶粒相互靠近到一定程度时，扩散层会相互重叠，产生静电斥力，结果两个胶粒相互碰撞后会重新分开，保持了胶体的稳定性。因此，胶粒具有足够大的 ξ 电势是溶胶稳定的主要原因。

3. 溶剂化作用　胶团中的离子都是溶剂化的，若溶剂为水，就称为水化。水中的胶粒周围都形成了水化层，当胶粒相互靠近时，水化层被挤压变形，而水化层具有弹性，可造成胶粒接近时的机械阻力，从而阻止溶胶的聚沉。

上述三种作用中，胶粒带电和溶剂化作用是溶胶稳定的主要因素。胶粒带的电荷越多，溶胶越稳定，而带电荷的多少是由被吸附粒子与紧密层中的反离子电荷之差来决定的。

（四）溶胶的聚沉

虽然溶胶具有相对稳定性，但它毕竟是热力学的不稳定体系。当溶胶的稳定因素受到破坏时，分散度降低，分散相颗粒变大，最后从介质中沉淀析出的现象，称为溶胶的聚沉（coagulation）。引起溶胶聚沉的原因很多，如加热、辐射、加入电解质等，其中最主要的是加入电解质所引起的聚沉。

1. 电解质的聚沉作用　电解质对溶胶的聚沉作用主要是改变胶粒的 ξ 电位。电解质加入后，使扩散层中的反离子更多地进入吸附层，扩散层随之变薄，溶胶的稳定性下降，最终导致聚沉。溶胶对电解质很敏感，虽然在制备溶胶时极少量电解质的存在对溶胶有稳定作用，但只要稍微过量，即会引起溶胶的聚沉。电解质聚沉能力的大小，常用临界聚沉浓度表示。临界聚沉浓度就是使一定量溶胶在一定时间内发生聚沉所需电解质溶液的最小浓度，单位为 $mmol \cdot L^{-1}$。临界聚沉浓度愈小，聚沉能力愈强。电解质使溶胶聚沉主要是与胶粒带相反电荷的反离子引起的。反离子的电荷数越大，该电解质的聚沉能力越大，临界聚沉浓度越小。同价反离子对溶胶的聚沉能力虽然相近，但仍有差别。一价正电反离子的聚沉能力由大到小的顺序为：$H^+ > Cs^+ > Rb^+ > NH_4^+ > K^+ > Na^+ > Li^+$。一价负电反离子聚沉能力由大到小的顺序为：$F^- > IO_3^- > H_2PO_4^- > BrO_3^- > Cl^- > ClO_3^- > Br^- > I^- > CNS^-$。同价反离子的聚沉能力的这一顺序称为感胶离子序。

2. 溶胶的相互聚沉　当两种相反电荷的溶胶混合时，由于相互中和了彼此所带电荷，会共同聚沉下来。例如，污水中的胶状悬浮物一般带负电，加入明矾后，明矾水解生成的 $Al(OH)_3$ 溶胶带正电，与带负电的悬浮物发生聚沉，达到净水目的。

3. 高分子物质对溶胶的保护作用和敏化作用　在溶胶中加入高分子溶液，高分子物质吸附于胶粒的表面，使其对介质的亲和力加强，从而增加了溶胶的稳定性，这时即使加入少量电解质也不会发生聚沉，这种作用称为高分子溶液对溶胶的保护作用。高分子溶液对溶胶的保护作用在生理过程中也很重要，如血液中微溶性的无机盐（如碳酸钙、磷酸钙等），它们是以溶胶的形式存在于血液中，血液中的蛋白质对溶胶有保护作用，故它们在血液中的浓度比在纯水中的浓度大。当发生某些疾病使血液中的蛋白质减少时，则微溶性的盐类就有可能沉积在肾、胆囊及其他器官中，这是形成各种结石的原因之一。动脉粥样硬化也与微溶盐沉积在血管壁有关。

有时在溶胶中加入少量的高分子溶液，不但起不到保护作用，反而降低溶胶的稳定性，甚至发生聚沉，这种现象称作敏化作用。

4. 加热　很多溶胶加热时会发生聚沉。因为加热不仅增加了胶粒的运动速度和碰撞机会，更重要的是降低了对离子的吸附作用，从而降低了胶粒所带电荷和溶剂化程度，使溶胶的稳定性被破坏。

第三节　高分子溶液

高分子化合物的分子量很大，通常在 1 万以上，如蛋白质、核酸、多糖等都是与生命有关的生物高分子，天然橡胶、聚苯乙烯等高聚物和天然木质素等非高聚物。将高分子化合物分散到溶剂（水）中所形成的体系称为高分子化合物溶液。高分子化合物的许多性质，如难溶解、有溶胀现象、溶液黏度大等，都与分子量大这一特点有关。虽然高分子溶液因为其分散相颗粒的直径达胶粒大小，某些性质与溶胶类似，如扩散速率慢，不能透过半透膜等，但是高分子溶液是均相的热力学稳定体系，故又存在与溶胶不同的性质。

一、高分子化合物溶液的特征

（一）稳定性大

在无菌、溶剂不挥发的条件下，长期放置的高分子溶液不会发生沉降，这种稳定性与高分子电解质本身的结构有关。高分子电解质中有一些可以解离的基团，如—OH，—COOH，$—NH_2$ 等，在水中发生解离而带电，同时这些基团可与水结合，产生溶剂化作用，在高分子周围形成一层水化膜，阻止高分子之间的聚集。

（二）黏度较大

高分子溶液的黏度比一般溶胶大得多，这与高分子具有链状或分枝状结构有关，当它运动时，必然过多地受到介质分子的阻碍。影响高分子溶液黏度的主要因素有温度、压力和浓度。一般讲，当温度升高时，黏度迅速下降。增加浓度时，由于高分子之间相互靠近、吸引可形成网状结构，使介质分子流动困难，黏度增加。提高压力可以破坏高分子的网状结构，因此压力增加，黏度下降。

二、高分子溶液的渗透压

在生物体内，由蛋白质等高分子化合物引起的胶体渗透压，对维持血容量和血管内外水、电解质的相对平衡起着重要作用。通常线形高分子溶液的渗透压数值并不符合 Van't Hoff 公式，一般高分子溶液渗透压的增加比浓度的增加要大得多。产生这种现象的一个原因是高分子在溶液中常卷曲成线团状，中间空隙包裹了大量溶剂，相当于增加了高分子溶液的浓度。另外，由于高分子化合物由许多链节组成，相邻链节间 C—C 单链可以旋转，当某一链节转动时，必然带动其他链节运动，因此作为运动单元的是链节，而不是高分子整体。链节数目越多，其柔性越大，产生的渗透效应亦愈大。因此高分子溶液的渗透压 Π 与浓度的关系常用以下校正公式表示：

$$\Pi = RT\left(\frac{\rho_B}{M_r} + A_2\rho_B{}^2 + A_3\rho_B{}^3 + \cdots\cdots\right) \tag{5-3}$$

式中 ρ_B 为溶液的质量浓度，单位为 $g \cdot L^{-1}$，A_2，A_3……是常数，它反映了高分子溶液与小分子溶液间的偏差。对于高分子稀溶液，ρ_B 很小，ρ_B^2 及其他高次项的数值更小，可忽略，此时式（5-3）可写成下列形式：

$$\frac{\Pi}{\rho_B} = \frac{RT}{M_r} + A_2\rho_B \tag{5-4}$$

以 $\frac{\Pi}{\rho_B}$ 对 ρ_B 作图可得一直线，用外推法可得直线的截距 $\frac{RT}{M_r}$，如图 5-5 所示，从截距可求出高分子化合物的分子量。

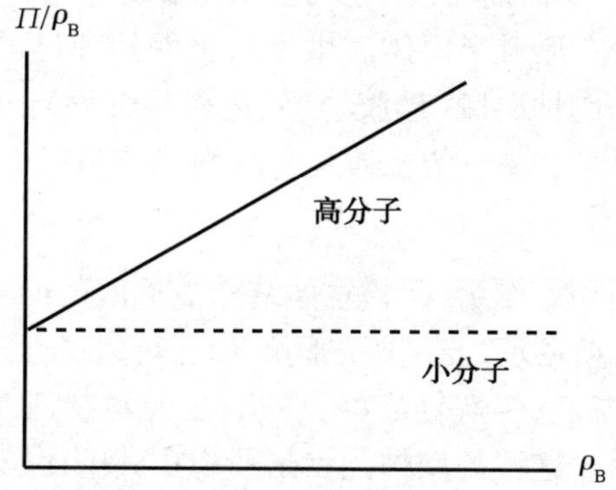

图 5–5 $\frac{\Pi}{\rho_B}-\rho_B$ 关系

三、膜平衡

半透膜能让小分子和小离子自由通过，而高分子、高分子离子以及胶粒则不能通过。用半透膜将高分子溶液与小分子溶液隔开，根据高分子类型不同，会发生不同的现象：如果是非电解质的高分子溶液，则因为高分子不能透过半透膜而留在膜的一侧，而小分子和小离子能自由通过半透膜，达到平衡时小分子离子在膜两侧的浓度是相等的，高分子溶液的渗透压不受小分子离子的影响。如果是高分子电解质溶液，例如，半透膜两侧分别是高分子电解质（Na^+R^-）溶液和小分子电解质（NaCl）溶液，虽然 Na^+和 Cl^-能够自由透过半透膜，但 Na^+的透过要受到 R^-静电引力的影响。为了保持溶液的电中性，达到平衡时，小分子离子在膜两侧的浓度会不相等。这种因高分子离子的存在而导致小分子离子在半透膜两侧分布不均匀的现象称为膜平衡（membrane equilibrium），它是英国科学家 Donnan（唐南）于 1911 年发现的，因此又称为 Donnan 平衡（Donnan equilibrium）。

膜平衡有一定的生理学和生物化学意义。例如，细胞膜对离子的透过并不完全决定于膜孔的大小，膜内蛋白质的含量对膜外离子的透入及膜两侧电解质的分布有一定的影响。

第四节　胶体与医学

胶体与人类的生命及生活有着极其密切的联系，其研究内容已经深入到临床医学、生理学、药学等许多方面。比如，凝胶是胶体的一种存在方式，人体内的肌肉、皮肤、细胞膜、血管壁以及毛发、指甲、软骨等都可以看作是凝胶。人体内约占体重 2/3 的水是保存在凝胶里。生物体内物质的转运和能量转换、人造肾脏和人造皮肤等都与凝胶的性质密切相关，可以说没有凝胶就没有生命。胶体的应用已深入到生物学和医学的各个领域中，发挥着越来越重要的作用。

一、凝胶

很多高分子溶液或溶胶随温度降低，黏度增大，失去流动性，形成具有弹性的半固态凝胶(gel)。高分子溶液中的线状或枝状大分子溶质,温度降低时,相互交联成网状结构,介质分子填充其中,失去流动性,形成半固体。烘干后仍保持弹性的为弹性凝胶(肌肉、皮肤、血管壁等),而失去弹性的为刚性凝胶(硅胶、氢氧化铝凝胶等)。凝胶兼有固体和溶液双重功能对生命活动具有重要意义。凝胶的性质与它的网状结构密切相关,主要有以下性质。

(一)触变

凝胶受振荡或搅拌等外力作用,网状立体结构被拆散而形成溶胶,去掉外力静置后又恢复成半固体的凝胶结构,这种凝胶与溶胶之间的相互转化过程,称为触变(thixotropy)。

触变的特点是凝胶的拆散与恢复是可逆的。在药物制剂上,触变剂型的滴眼剂及抗生素油注射剂等已经有应用。这种剂型的优点是药物在其中比较稳定,便于贮藏。

(二)溶胀

把干燥的弹性凝胶放于合适的液体中,它会自动吸收液体而使其体积明显增大的现象称为溶胀(swelling)或膨润。如果这种溶胀作用进行到一定的程度便停止,这种溶胀称为有限溶胀,如木材在水中的溶胀。有的凝胶能无限吸收溶剂,最终使凝胶的网状骨架完全消失而形成溶液,这种溶胀称为无限溶胀,如明胶在水中的溶胀。

多种因素可以影响凝胶的溶胀,内因是凝胶的结构,即高分子化合物的柔性强弱及其交联的连接力强弱。如葡聚糖凝胶以化学键桥连而成的网状骨架相当牢固,这种凝胶在水中仅作有限溶胀。影响凝胶溶胀的外因有温度、介质的 pH 值及溶液中电解质的存在。一般来说,增高温度会加速分子的热运动,削弱交联分子链间的连接强度,使凝胶的溶胀程度增大,有时甚至可使凝胶的网状骨架破裂而成无限溶胀,例如琼脂在热水中就是无限溶胀。介质的 pH 值对蛋白质构成的凝胶有很大的影响。

凝胶的溶胀过程分为两个阶段进行。第一阶段是溶剂化过程,溶剂分子同胶粒相互作用形成溶剂化粒子。第二阶段是渗透作用。在第一阶段进入凝胶结构内的溶液与留着凝胶结构外的溶液之间存在浓度差而形成渗透压,促使大量溶剂分子进入凝胶结构内,从而使凝胶的体积和质量都明显增加。

在生理过程中,溶胀作用具有重要意义。植物的种子只有在溶胀后,才能发芽生长。有机体越年轻,溶胀能力越强,随着机体老化,溶胀能力也逐渐衰退,这也是皱纹产生的原因之一。另外,溶胀现象对于药用植物的浸取也很重要。一般植物组织溶胀后,才能将其有效成分提取出来,因此中草药有效成分的提取都要浸泡一定的时间。

凝胶溶胀后吸收了水分,与凝胶结合得相当牢固的那部分水称为结合水。对凝胶中结合水的研究在生物学中很有意义,例如植物的抗旱、抗寒能力可能和上述特征有关。人体肌肉组织中的结合水量随年龄的增加而减小,老年人肌肉组织中的结合水量就低于青壮年。

(三)离浆

将弹性凝胶露置一段时间,一部分液体会自动从凝胶中分离出来,成为两相,凝胶出现脱水收缩现象,称为离浆(syneresis)或脱水作用。例如,血液放置后分离出来血清、淀粉糊放置后分离出来液体、腺体的分泌、细胞老化失水等都是凝胶的离浆作用。离浆的原因是随着时间的延长,构成凝胶网状结构的粒子进一步定向靠近,促使网孔收缩,于是把一部分液体从网孔中挤出来。

凝胶制品在医学上有广泛应用。如中成药“阿胶”是凝胶制剂,干硅胶是实验室常用的干燥剂,人工半透膜、皮革等都是干凝胶。凝胶在生命科学实验中用得最多的是把它作为支持介质用于电泳及色谱分离。

（四）凝胶膜

任何天然的和人工制造的半透膜，如膀胱膜、人造的离子透析膜等都是凝胶膜。由于半透膜是网状结构的多孔凝胶膜，故只有比网眼孔径小的分子或离子才能透过。因此，它的作用是有选择的透过性，即让一些小分子、离子通过，而高分子、高分子离子不能通过。除此之外，膜的网架结构和性质、网架内液体的种类以及所带电荷等都会影响到物质的通过。

二、医用高分子材料

自古以来，人类就在不断地探求利用天然或合成材料来修补创伤或医疗疾病。那些用于修复、替代已损坏的或患病的组织，用于生物环境和医疗诊断过程的有机高聚物材料，都属于医用高分子材料的范畴。

医用高分子材料是生物医学工程的一个重要领域，经过材料科学和医学专家几十年的共同努力，已取得了令人鼓舞的成就，大量高分子材料正应用于下面一些领域：一次性医疗用品如输液管、药品瓶、医用胶黏剂等；诊断仪器如听诊器、内窥镜及各种其他诊断仪器；体外装置如人工假肢、血液透析或灌注装置等；世界各国已成功地研制出了用高分子材料制造的人工心脏瓣膜、人工肺、人工肾、人工血管、人造血液、人工骨骼、人工关节等；人体器官如心脏导管、心脏补片、气管导管等；整形外科手术材料如面部整形植入物等。今后，医用高分子材料的研究将不仅仅是简单模仿人体器官的形状和功能，而且会在研究生命过程、人体结构和机制方面不断地取得突破。

另外，一些医用高分子材料还可用作药物缓释剂，用以制成各种长效药物剂型，以控制药物释放速度。

三、乳状液和乳化剂

将一种或多种液体以微小液珠的形式分散在另一种与它不互溶或不完全互溶的液体中所形成的体系，称为乳状液（emulsion），形成乳状液的过程称为乳化作用。乳化具有重要的实际应用，医药上乳状液称为乳剂。药用油类通常不溶于水，常需乳化后才能作为内服药，如鱼肝油乳剂，这样可便于吸收并尽可能减小扰乱胃肠功能。目前临床上给严重营养缺乏患者使用的静脉滴注用脂肪乳剂，主要是含有精制豆油、豆磷脂和甘油的乳状液。药方中许多用作搽剂的药膏，常用乳状液代替凡士林作为软膏的基质，这是因为乳状液基质制成的软膏比用油脂型基质制成的软膏有更大的亲水性，能与组织渗出液混合吸收，不妨碍皮肤的正常功能，有利于药物释放与穿透皮肤，充分发挥药效。

四、表面活性剂

表面活性剂是由亲水基和亲油基组成的能够显著降低水的表面张力的一类物质。目前，表面活性剂的品种数以千计，广泛应用于工业、农业、医药、地质、采矿、食品、纺织等各个行业。根据用途不同，取了不同的名称，如洗涤剂、乳化剂、润湿剂、浮选剂等。由表面活性剂所形成的各种囊泡（缔合胶体、胶束、脂质体等）以及由它所形成的单分子膜（多分子膜、BLM 膜、界面吸附层等）已成为生命科学中的极佳模拟体系，在现代科学研究和医药技术中起着日益重要的作用。

免疫胶体金技术

习题

1. 选择题

(1) 溶胶和高分子溶液都属于胶体分散体系，以下对二者的描述错误的是(　　)

A. 二者分散相颗粒大小相仿、特征有相似之处

B. 溶胶为多相，热力学不稳定体系

C. 高分子溶液为均相，热力学稳定体系

D. 二者均为多相，热力学不稳定体系

(2) 溶胶有三个最基本的特性，不在其中的是(　　)

A. 高度分散性　　B. 热力学稳定性

C. 多相性　　D. 热力学不稳定性

(3) 胶粒在重力场中沉降很慢，达到沉降平衡需极长的时间。医学上为了研究核酸的性质常借助(　　)使其从胶体溶液中快速沉降分离。

A. 电泳　　B. 电渗

C. 超离心技术　　D. 渗析

(4) 以下对溶胶的叙述，错误的是(　　)

A. 胶粒是带电的

B. 电泳时，在分散介质中作定向移动的是胶团

C. 胶团是电中性的

D. 胶粒表面存在紧密层及扩散层

(5) 同浓度的 NaCl, Na_2SO_4, Na_3PO_4 和 $K_4[Fe(CN)_6]$ 对 $Fe(OH)_3$ 正溶胶的聚沉次序应该是(　　)

A. $NaCl > Na_2SO_4 > K_4[Fe(CN)_6] > Na_3PO_4$

B. $K_4[Fe(CN)_6] > Na_3PO_4 > Na_2SO_4 > NaCl$

C. $Na_2SO_4 > NaCl > Na_3PO_4 > K_4[Fe(CN)_6]$

D. $Na_3PO_4 > Na_2SO_4 > NaCl > K_4[Fe(CN)_6]$

(6) 区别溶胶和高分子溶液，最常用的简单方法是(　　)

A. 可观察能否透过半透膜　　B. 可观察体系是否均匀无界面

C. 可观察 Tyndall 效应强弱　　D. 可利用电泳法观察它们的电泳方向

2. 用 As_2O_3 与过量的 H_2S 制成 As_2S_3 溶胶，试写出胶团的表示式。

3. 将 0.02 $mol \cdot L^{-1}$ 的 KCl 溶液 12 mL 和 0.05 $mol \cdot L^{-1}$ 的 $AgNO_3$ 溶液 100 mL 混合以制备 AgCl 溶胶，试写出此溶胶胶团表示式。

4. 将等体积的 0.008 $mol \cdot L^{-1}$ KI 和 0.01 $mol \cdot L^{-1}$ $AgNO_3$ 混合制成 AgI 溶胶。现将 $MgSO_4$, $K_3[Fe(CN)_6]$ 及 $AlCl_3$ 等三种电解质的同浓度等体积溶液分别滴加入上述溶胶，试写出三种电解质对溶胶聚沉能力的大小顺序。若将等体积的 0.01 $mol \cdot L^{-1}$ KI 和 0.008 $mol \cdot L^{-1}$ $AgNO_3$ 混合制成 AgI 溶胶，试写出三种电解质对此溶胶聚沉能力的大小顺序。

(田拴宝　翟沙沙)

第六章　原子结构与化学键理论

自然界的物质种类繁多,性质各异,千变万化,但它们都是由一百多种元素的原子以不同的种类、数目和方式结合而成的。各种物质性质上的差异从本质上决定于组成这些物质的内部结构。要了解物质的结构和性质,就必须首先熟悉原子结构的知识。

化学变化一般只涉及核外电子运动状态的改变,所以在研究原子结构时,主要研究核外电子的运动状态。原子中的电子质量小,运动速度快,属微观粒子范畴,微观粒子有波粒二象性等自身的运动属性,它的运动不遵循经典物理学规律,不能用研究宏观物体的方法来研究,应注意区别宏观物体和微观粒子运动规律的异同。

第一节　核外电子的运动特性

对于原子结构的认识,人类经过了漫长的研究探索过程。在 20 世纪,特别是 20 世纪前 40 年,随着物理学的蓬勃发展,人类在原子结构的认识方面取得了许多重大突破,在这个过程中出现了许多伟大的科学家,推动了科学的一次又一次进步。

一、有核原子模型

1911 年,Rutherford E(卢瑟福)通过 α 粒子散射实验确认原子内存在一个小而重的带正电荷的原子核,建立了 Rutherford 有核原子模型:原子是由带正电荷的原子核和核周围的带负电荷的电子组成;原子核由带正电荷的质子和电中性的中子组成。这个模型使人们对原子结构的认识前进了一大步,但却与经典电磁学理论相矛盾。根据经典电磁学理论,带负电荷的电子围绕带正电荷的原子核作高速运动时,应当不断地以电磁波的形式放出能量,则电子的能量会逐渐降低,电子会离核越来越近,最终电子将落到原子核上,原子将不复存在。但实际情况并非如此,多数原子是可以稳定存在的。此外,由于电子不断地以电磁波形式放出能量,放出能量是连续的,则原子光谱应当是连续的,事实上原子光谱却是线状的。

二、氢原子光谱

当原子被火焰、电弧、电火花或其他方法激发的时候,能够发出一系列具有一定频率的光谱线,这些光谱称为原子光谱。每种原子都具有自己的特征谱线,其中最简单的就是氢原子光谱。氢原子在激发下发光,使其通过三棱镜分光之后得到的氢原子光谱表现为若干条亮线，这种分立的、有明显分界的谱线，就叫线状光谱(line spectra)或不连续光谱。图6-1所示为氢原子光谱的一部分，主要为可见光部分，波长在400~700 nm范围内。

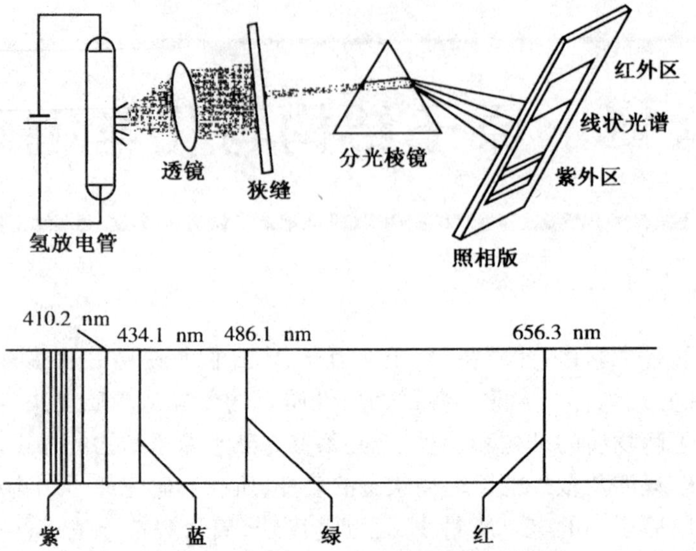

图6-1 氢原子光谱实验装置及部分光谱

三、能量量子化

1900年，Plank M(普朗克)根据实验现象提出了一个重要假设：一个原子只能不连续地吸收或发射能量。这种能量的不连续性，是指物质吸收或发射的能量，只能按一个基本单位，一份一份地或按此基本单位的倍数吸收或发射能量，这种情况称为能量的量子化(quantization)。Plank将这个能量最小单位称为能量子。不久，Einstein A(爱因斯坦)发现，像光子这样的微观粒子的其他物理量的变化也是不连续的。人们将微观粒子能量或其他物理量变化的不连续性称为量子化。与微观世界相比，宏观物体的物理量很大，人们可以观测到它的连续变化量，如宏观带电体的电量可以用连续的库仑值变化来表示，而微观粒子电量只能以电子电量的整数倍变化来表示。量子化是微观世界的特有属性。Plank因此获得了1918年Nobel物理学奖。

四、Bohr氢原子模型

1913年，丹麦物理学家Bohr N(玻尔)为了解释氢原子光谱，在Newton(牛顿)力学和Rutherford有核模型的基础上，吸收德国物理学家Plank量子论和Einstein光子学说的最新成就，提出了著名的Bohr氢原子模型(图6-2)。该模型包含以下基本假设：

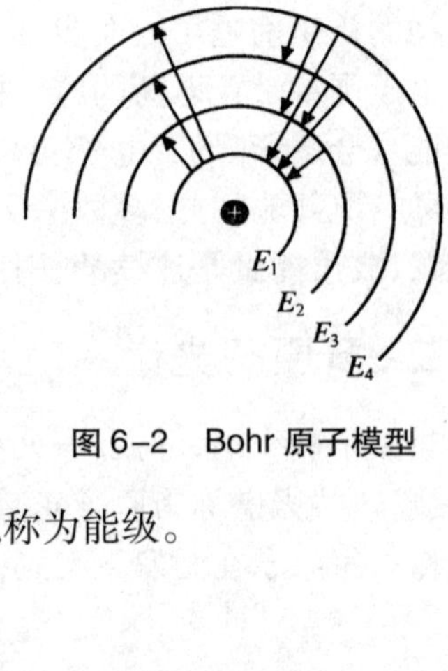

图6-2 Bohr原子模型

(1)原子核外的电子不是在任意轨道上绕核运动，而只能在符合一定条件的轨道上运动。在这些轨道上运动的电子不放出能量也不吸收能量，这样的轨道称为定态轨道，也称为能级。

(2)在一定轨道上运动的电子具有一定的能量。各定态轨道半径 (r) 及相应的能量 (E) 分别为：

$$r = a_0 n^2 (\text{pm}) \tag{6-1}$$

$$E = -\frac{Z^2}{n^2} \times 2.18 \times 10^{-18} (\text{J}) \tag{6-2}$$

式中，$a_0 = 52.9$ pm，称为 Bohr 半径；Z 为核电荷数；n 为量子数，$n = 1, 2, 3 \cdots\cdots$。各轨道的半径和能量随 n 值的增大而增大。当 $n = 1$ 时，电子离核最近，能量最低，原子的这种状态称为基态 (ground state)。除基态外，其他能量较高的各种状态均称为激发态 (excited state)。

(3)一般情况下，原子尽可能处于能量最低的轨道。当原子从外界获得能量时，电子可以被激发跃迁到较高的能级，此时原子处于激发态。激发态能量较高，不稳定，当原子从激发态回到基态时，会以光的形式放出能量，能量的大小决定于两个能级间能量之差：

$$\triangle E = E_{n+1} - E_n = h\nu \tag{6-3}$$

式中：h 为 Plank 常数，等于 6.626×10^{-34} J · s；ν 为光子的频率。

根据 Bohr 理论计算出的波长和实验测得值基本一致，这样 Bohr 理论成功地解释了氢原子线状光谱产生的原因，对于原子结构理论的发展起到了很重要的作用，Bohr 获得了 1922 年 Nobel 物理学奖。但是 Bohr 理论不能解释氢原子光谱的精细结构，也不能解释多电子原子体系。Bohr 理论的局限性在于它没有完全摆脱经典力学的束缚，将原子轨道看作是固定的线性轨道，把电子看作是沿固定轨道运动的微小粒子，而没有认识到微观粒子的波粒二象性，从而不能反映微观粒子运动的全部特性和规律。

五、微观粒子的波粒二象性

20 世纪初，人们根据光的干涉、衍射和光电效应等大量实验事实认识到，光既有波动的性质，又有粒子的性质，即光具有波粒二象性(particle-wave duality)。在光的波粒二象性的启发下，1924 年，法国年轻的物理学家 de Broglie L(德布罗意)大胆地提出了电子等微观粒子也具有波粒二象性的假设，并预言质量为 m、运动速度为 v 的实物粒子，其相应的波长为：

$$\lambda = \frac{h}{mv} \tag{6-4}$$

式中 λ 为微粒波的波长，h 为 Plank 常数，v 为微粒的运动速率。这种描述实物粒子运动的波通常叫作物质波，亦称为 de Broglie 波，上式称为 de Broglie 关系式。

利用式(6-4)可以分别计算出子弹($m = 1.0 \times 10^{-2}$ kg, $v = 1.0 \times 10^3$ m · s^{-1})的波长为 10^{-35} m，电子($m = 9.1 \times 10^{-31}$ kg, $v = 5.9 \times 10^5$ m · s^{-1})的波长为 1.2×10^{-9} m。可以看出，物体质量越大，波长愈小。宏观物体的波长太小，其波动性难以察觉，仅表现出粒子性，而微观粒子质量小，其波长不可忽略，有明显的波动性。

De Broglie 关系式的正确性三年后被科学实验所证实。1927 年，美国 Bell(贝尔)实验室的 Davisson C J(戴维逊)和Germer L H(革末)的电子衍射实验证实了 de Broglie 的假设。当电子射线穿过一薄晶片(或晶体粉末)时，在屏幕上得到了与光的衍射图相类似的明暗相间的衍射环纹图(图 6-3)，说明电子运动与光相似，具有波动性。de Broglie 获得了 1929 年

Nobel 物理学奖。

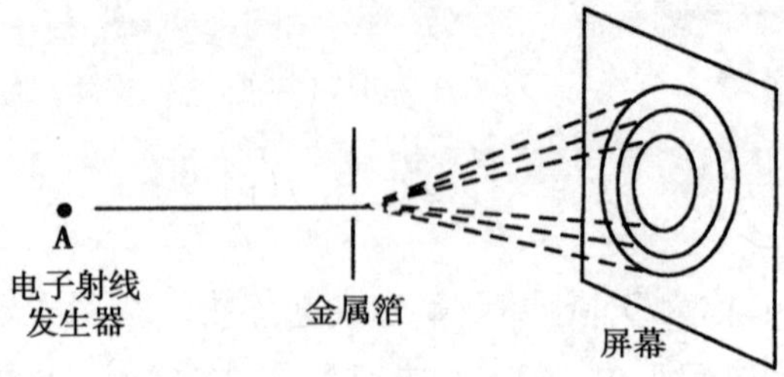

图 6-3 电子衍射实验

电子波的物理意义与经典的机械波、电磁波均不同,机械波是介质质点的振动在空间的传播,电磁波是电磁场的振动在空间的传播,而电子波没有明确的物理意义。在衍射实验中,用强电子流可以在短时间内得到衍射图,但单个电子在相同条件下重复极多次也可以获得与强电子流一样的衍射图。由此可见,电子的衍射不是许多电子相互影响的结果,而是电子本身运动所固有的规律性。对一个单电子的运动而言,每次到达什么地方是无法准确预测的,但重复极多次的运动后一定是在衍射强度大的地方出现的概率大,在衍射强度小的地方电子出现的概率小,波的强度反映了电子出现的概率。因此,对电子波动性的认识需要从统计学的角度来理解,电子波是概率波。

六、测不准原理

宏观物体在运动时,它的位置和动量(速率)可以同时准确测定,因而,用经典力学可以预测其运动轨道,例如人造卫星的轨道可准确测定。但微观粒子具有波粒二象性,具有和宏观物体完全不同的运动特点。1927 年,Heisenberg(海森堡)提出了著名的测不准原理(uncertainty principle):人们不可能同时准确地测定微观粒子的位置和动量,并给出了测不准关系式:

$$\Delta x \cdot \Delta p_x \geqslant \frac{h}{4\pi} \tag{6-5}$$

式中 Δx 为 x 方向坐标的测不准量;Δp_x 为 x 方向动量的测不准量;h 是 Plank 常数。

测不准原理实际上来源于微观粒子的波粒二象性,它不是因为目前的测量技术不够精确,而是微观粒子的固有属性。从测不准关系式知道,不能用经典力学的方法来描述电子的运动,电子的运动不能同时准确测定其坐标和动量,即无确定的电子运动轨道,故 Bohr 理论的原子轨道是不存在的。测不准原理提示人们应该用新观点、新方法去描述核外电子的运动。

第二节　核外电子的运动状态

一、波函数

为了描述具有波粒二象性的核外电子的运动状态，1926 年，奥地利物理学家 Schrödinger E（薛定锷），提出了著名的 Schrödinger 方程，这是一个二阶偏微分方程：

$$\frac{\partial^2\psi}{\partial x^2}+\frac{\partial^2\psi}{\partial y^2}+\frac{\partial^2\psi}{\partial z^2}+\frac{8\pi^2 m}{h^2}(\boldsymbol{E}-\boldsymbol{V})\psi=0 \quad (6\text{-}6)$$

Schrödinger 方程是量子力学中最重要的基本方程。式中 m 代表电子的质量，x,y,z 是电子在核外空间的坐标，$\boldsymbol{E}$ 是电子的总能量，$\boldsymbol{V}$ 是电子的势能，$(\boldsymbol{E}-\boldsymbol{V})$ 是电子的动能，h 是 Plank 常数，ψ 是该方程的解，但它不是一个数值，而是一个用空间坐标 x,y,z 来表示的函数式 $\psi(x,y,z)$，称为波函数（wave function）。解 Schrödinger 方程就是求出波函数 ψ 及对应的能量 $\boldsymbol{E}$。本课程并不要求解此方程，只需理解由方程导出的一些重要结论。Schrödinger 方程在量子力学中的地位像 Newton 定律在经典力学中一样辉煌。Schrödinger 获得了 1933 年 Nobel 物理学奖。

（一）波函数与原子轨道

方程有许多个解，每个合理的解 ψ 都表示核外电子运动的一种状态，与 ψ 相对应的 E 就是电子处于该状态时的能量。因此，一个波函数 ψ 确定后，电子在核外空间的某种状态便确定。到目前为止，我们还不能明确波函数的物理意义，只能理解它是描述核外电子运动状态的函数。

习惯上把波函数仍称为原子轨道（atomic orbit）。如 ψ_{1s} 称为 1s 原子轨道，ψ_{2p} 称为 2p 原子轨道等。必须注意，这里的“轨道”已完全不同于 Bohr 的定态轨道的概念。例如 ψ_{1s} 表示 1s 电子的运动状态，并不表示 1s 电子有确定的运动轨道。

（二）四个量子数

Schrödinger 方程在数学上有很多解，但并不是每个解都是合理的。为了得到合理解，在求解过程中，必须使波函数中某些常数的取值受到特定的限制。这种受特定限制的常数共 3 个，统称为量子数（quantum number），它们是主量子数 n，角量子数 l，磁量子数 m。当 n,l,m 取值一定并合理组合时，便得到一个合理的波函数 $\psi_{n,l,m}(x,y,z)$，它代表一个原子轨道，即代表原子中某个电子的运动状态。第四个量子数——自旋量子数 m_s，不是解 Schrödinger 方程得出的，而是根据实验结果，为描述电子在原子轨道中的自旋方向而引入的。

1. 主量子数 n　n 称为主量子数（principal quantum number），表示电子出现概率最大的区域离核的距离，是决定电子能量高低的主要因素。n 的取值是除零以外的正整数，即 $n=1$，2，3……。$n=1$ 时，电子离核的平均距离最近，能量最低；n 越大，电子离核的平均距离越远，能量越高。

在同一原子中，n 相同的电子几乎在离核的平均距离相近的某一空间范围内运动，所以 n 又称为电子层数（electron shell number）。按照 1，2，3……的取值顺序，分别称为第一电子层、第二电子层、第三电子层……，相应地用符号 K，L，M，N，O，P，Q……表示。

2. 角量子数 l　l 称为角量子数(azimuthal quantum number),表示原子轨道的形状。l 的取值受主量子数的限制,它只能取0到($n-1$)之间的整数,即 $l=0,1,2,\cdots\cdots,(n-1)$,共有 n 个数值。

按照光谱学习惯,当 $l=0$ 时,用符号s表示,其原子轨道呈球形分布;当 $l=1$ 时,用符号p表示,其原子轨道呈哑铃形分布;当 $l=2$ 时,用符号d表示,其原子轨道呈四瓣花形分布;当 $l=3$ 时,用符号f表示,等等。这样,在第 n 电子层里,就有 n 种不同形状的原子轨道,每一种形状的原子轨道又称为一个电子亚层或能级。通常在表示电子亚层时,前面冠以主量子数,如2s轨道表示第二电子层的球形轨道。由于原子轨道实质上是电子的运动状态,所以s轨道(s亚层)上的电子常称为s电子,p轨道上的电子称为p电子,等等。

在多电子原子中,除了主量子数之外,角量子数也是决定电子能量高低的因素。当主量子数 n 相同时,角量子数 l 越大能量越高。即有:

对多电子原子来说,$\boldsymbol{E}_{ns}<\boldsymbol{E}_{np}<\boldsymbol{E}_{nd}<\boldsymbol{E}_{nf}$

但对氢原子来说,电子能量仅由主量子数决定,$\boldsymbol{E}_{ns}=\boldsymbol{E}_{np}=\boldsymbol{E}_{nd}=\boldsymbol{E}_{nf}$

3. 磁量子数 m　m 称为磁量子数(magnetic quantum number),决定原子轨道在空间伸展的方向,并决定每一亚层中的轨道数。m 的取值受角量子数的限制,它可以取 $-l$ 到 $+l$ 之间的整数,即 $m=0,\pm1,\pm2,\pm3,\cdots\cdots\pm l$,共有($2l+1$)个数值。

例如,对于 $l=0$ 的s亚层,$m=0$,只有一个取值,则 s 轨道在空间只有一个伸展方向,s 亚层的轨道数为1;对于 $l=1$ 的p亚层,$m=-1,0,+1$,有三个取值,则p亚层在空间有三个伸展方向,p亚层的轨道数为3,3个轨道分别沿 x、y、z 轴伸展,分别用 p_x、p_y、p_z 表示。

磁量子数与电子的能量无关。n,l 相同,m 不同的原子轨道,能量相同,称为等价轨道或简并轨道。如 $2p_x$,$2p_y$,$2p_z$ 能量相同,为第二电子层上三个等价的p轨道(表6-1)。

表6-1　电子层、电子亚层、原子轨道数与量子数之间的关系

n	l	m	电子亚层	轨道总数(n^2)	容纳的最大电子数($2n^2$)
1	0	0	1s	1	2
2	0	0	2s	4	8
	1	-1,0,+1	2p		
3	0	0	3s	9	18
	1	-1,0,+1	3p		
	2	-2,-1,0,+1,+2	3d		
4	0	0	4s	16	32
	1	-1,0,+1	4p		
	2	-2,-1,0,+1,+2	4d		
	3	-3,-2,-1,0,+1,+2,+3	4f		

4. 自旋量子数 m_s　m_s 称为自旋量子数(spin quantum number),表示电子在空间自旋运动的方向。电子只能有两种自旋方向:顺时针方向和逆时针方向,故 m_s 只能取+1/2和-1/2两个值,也常用向上和向下的箭头(↑和↓)形象地表示。

综上所述,四个量子数说明了原子核外的电子各在一定的电子层(n)中按某种一定形状的轨道(l)运动,其轨道在空间有一定的伸展方向(m),同时电子本身又有一定的自旋方向(m_s)。n和l两个量子数可以确定电子能量的大小,即可以确定一个能级;n,l,m三个量子数可以确定一个原子轨道或波函数$\psi_{n,l,m}(x,y,z)$;n,l,m,m_s四个量子数可以确定某一电子在核外的运动状态。

(三)原子轨道的角度分布图

波函数中$\psi(x,y,z)$是空间直角坐标(x,y,z)的函数。如果把直角坐标变换为球坐标(r,θ,φ),则波函数变为球坐标的函数$\psi(r,\theta,\varphi)$。为了便于表示原子轨道的空间图像,可以把波函数$\psi(r,\theta,\varphi)$写成两项之积的形式,即:

$$\psi(r,\theta,\varphi)=R_{n,l}(r)\cdot Y_{l,m}(\theta,\varphi) \tag{6-7}$$

$R_{n,l}(r)$是与半径r有关的径向分布部分,称为径向波函数(radial wave function)。$Y_{l,m}(\theta,\varphi)$是与θ,φ有关的角度分布部分,称为角度波函数(angular wave function),它由量子数l和m决定。通过径向和角度分布可以了解原子轨道的形状和方向。这里我们只介绍角度波函数的图形,即原子轨道的角度分布图。

若以原子核为坐标原点,从原点引出方向为(θ,φ)的直线,长度取Y值,所有这些直线的端点连起来在空间形成一个曲面,即为原子轨道的角度分布(图6-4)。图中分别是s,p,d原子轨道角度分布的剖面图。由于角度波函数Y只与量子数l和m有关,所以只要是l,m相同的原子轨道其角度分布的形状和伸展方向都相同。s轨道的角度分布是一个球形区域。p轨道的角度分布是哑铃形,有三种互相垂直的取向。d轨道的角度分布除d_{z^2}的形状特殊外,其余均为四瓣花形,共有五种取向。原子轨道角度分布的形状和伸展方向对于讨论化学键的形成和分子的几何构型具有重要意义。

原子轨道角度分布图中的正、负号表示角度波函数Y的正负,同时它也反映出了电子运动的波动性特征。它类似于经典波中的波峰与波谷,当两个波相遇产生干涉时,同号则相互加强,异号则相互减弱或抵消。这一点对于讨论原子间是否成键及键的强弱具有重要意义。

二、电子云

(一)概率密度与电子云

波函数ψ是描述核外电子运动状态的函数,没有明确的物理意义,但其绝对值的平方($|\psi|^2$)具有明确的物理意义,表示电子在空间某处(r,θ,φ)出现的概率密度(probability density),即电子在该处附近微单位体积中出现的概率。

在电子衍射图中,有明暗交替的条纹,说明有些地方衍射强度大,也就是电子出现的概率密度大,有的地方衍射强度小,也就是电子出现的概率密度小。为了表示电子的概率密度的分布情况,采用了电子云图的表示方法,即用小黑点的疏密来表示空间各点概率密度的大小,这种图像被形象地称为电子云,图6-5即为不同类型电子云的空间图像。

(二)电子云的角度分布图

类似于将波函数写成径向和角度两部分乘积,同样也可将$|\psi|^2$写为径向和角度部分的乘积:

$$|\psi|^2=R^2(r)Y^2(\theta,\varphi) \tag{6-8}$$

将 $Y^2(\theta,\varphi)$ 随角度 (θ,φ) 变化作图，便得到电子云的角度分布图(图 6-6)。它反映了电子在核外空间不同角度上概率密度的分布情况，但不表示电子出现的概率密度与距离的关系。这种图形和原子轨道的角度分布图十分相似，只是因 $|Y(\theta,\varphi)|\leqslant 1$，平方后值更小，因此较图 6-4“瘦”且没有负值。

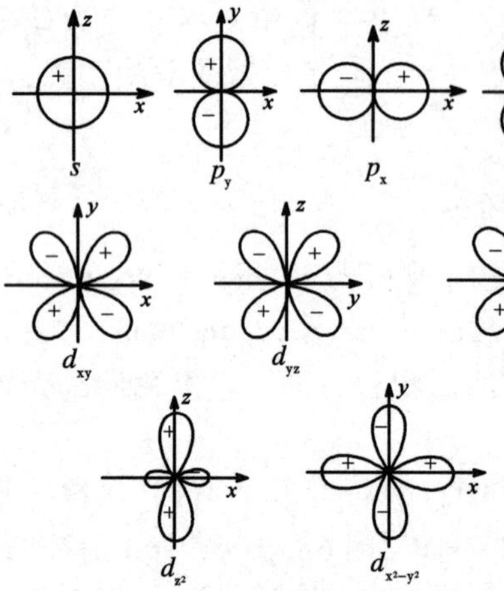

图 6-4　原子轨道角度分布剖面

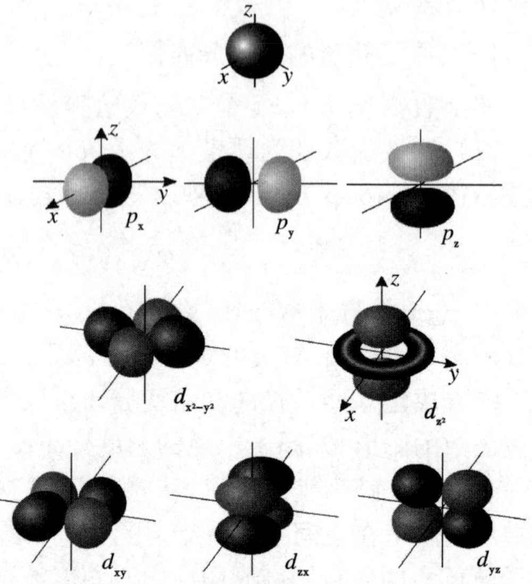

图 6-5　电子云

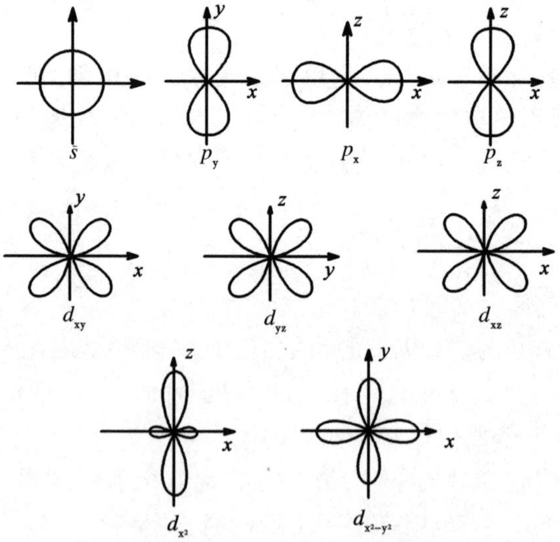

图 6-6　电子云角度分布剖面

需要说明的是，图 6-4，图 6-5，图 6-6 是描述电子运动状态的三种常用的图形表示方法，它们的形状相似，只是描述的出发点不同，代表的含义有所不同。

第三节　核外电子的排布

一、原子轨道的能级顺序

不同电子层有不同的能量，每个电子层中的不同亚层的能量也不同。在一个原子中，n 越小的电子层能量越低；n 相同时，l 越大能量越高。然而，对于多电子原子，在研究某个外层电子的运动状态时，既要考虑核对它的吸引力，又要考虑其他电子对它的排斥力。由于其他电子对某一电子的排斥作用，相当于抵消了一部分核电荷对该电子的吸引力，其他电子对该电子的这种作用称为屏蔽效应。在原子核附近出现的概率较大的电子，可更多地避免其余电子的排斥，受到核的较强的吸引而更靠近核，这种进入原子内部空间的作用叫做钻穿效应。由于屏蔽效应和钻穿效应，使不同轨道上的电子能级发生变化，从而引起能级交错。

美国科学家 Pauling L（鲍林）根据大量光谱数据计算出多电子原子电子的近似能级顺序，如图 6-7 所示。图中一个方框代表一个轨道；排在下方的轨道能量低，排在上方的轨道能量高；不同能级组之间能量差别大，同一能级组内各能级间能量差别小。从图中可看出，从第三电子层起就有能级交错现象，例如，3d 电子的能量应低于 4s，而实际上 $\boldsymbol{E}_{3d}>\boldsymbol{E}_{4s}$，按照能量最低原理，电子应先排完 4s 后再排 3d 轨道。

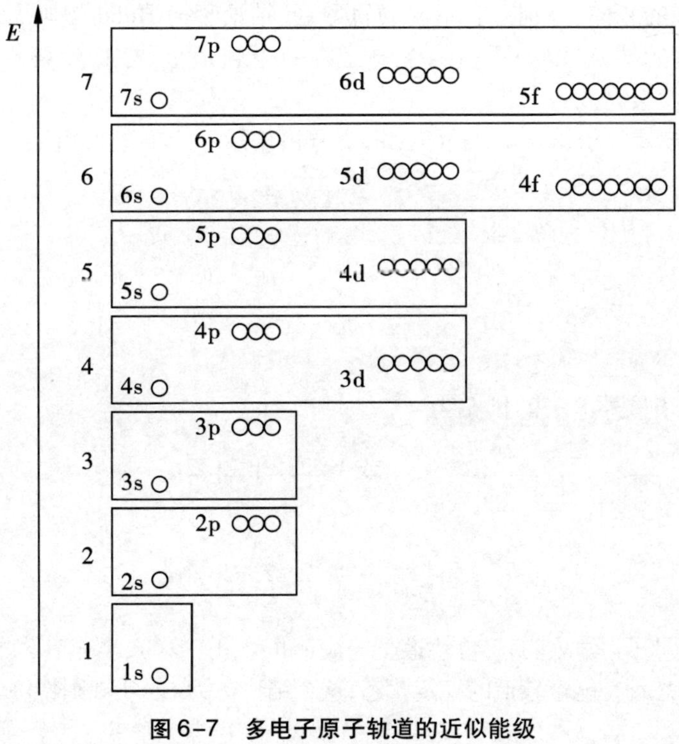

图 6-7　多电子原子轨道的近似能级

我国著名化学家徐光宪，根据光谱实验数据提出了原子轨道能级及能级组由低到高次序：(1s)，(2s，2p)，(3s，3p)，(4s，3d，4p)，(5s，4d，5p)，(6s，4f，5d，6p)，……括号内为一个能级组。此顺序与鲍林近似能级图顺序一致，得到科学界公认。这个能级顺序是基态原子电子在核外排布时的填充顺序。

二、核外电子排布规律

人们从大量的实验事实总结出原子处于基态时核外电子排布的一般规律,它们是:Pauli 不相容原理、能量最低原理和 Hund 规则。

(一) Pauli 不相容原理

原子核外电子排布

1925 年,奥地利物理学家 Pauli W(泡利)提出,在同一个原子中没有运动状态完全相同的两个电子,或者说在同一个原子中没有四个量子数完全相同的两个电子存在,这就是 Pauli 不相容原理(Pauli exclusion principle)。因为电子只有两种不同的自旋方向,所以每个原子轨道最多只能容纳两个自旋相反的电子。由于每个电子层最多的原子轨道数为 n^2,所以各电子层可能容纳的电子总数为 $2n^2$。Pauli 获得了 1945 年 Nobel 物理学奖。

(二) 能量最低原理

“系统能量越低越稳定”,这是自然界的普遍规律。核外电子排布也遵循这一规律,称为能量最低原理。基态原子核外电子排布中,电子总是尽先占有能量最低的原子轨道,当低能量轨道占满后,电子才依次进入能量较高的原子轨道,从而保证整个原子能量最低。

(三) Hund 规则

1927 年,德国科学家 Hund F(洪特)从光谱实验中发现:在能量相同的轨道上,电子总是尽可能以自旋相同的方向,分别占有不同的轨道,此结论称为 Hund 规则。Hund 规则实际上是对能量最低原理的补充,因为要使两个电子在一个轨道上成对,就要克服它们之间的斥力,原子的能量自然会升高。

例如,C 原子核外电子排布应表示为(每个方格表示一个原子轨道):

C:
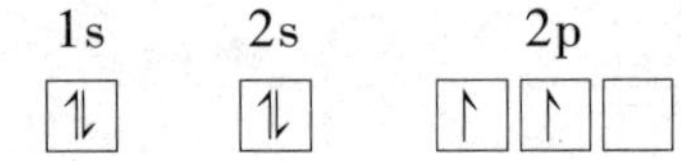

或 $1s^22s^22p_x^12p_y^1$

而不应表示为:

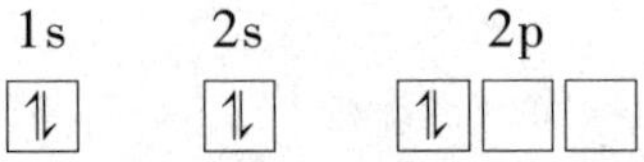

同理,N、O 原子核外电子的排布为:

N
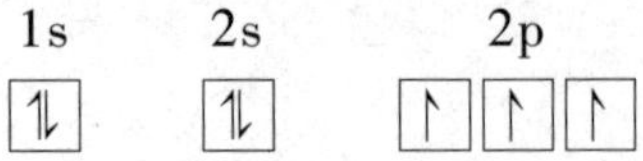

或 $1s^22s^22p_x^22p_y^12p_z^1$

O
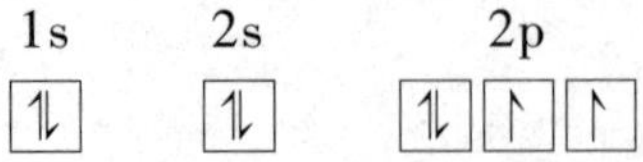

或 $1s^22s^22p_x^22p_y^12p_z^1$

光谱学实验和量子力学表明,等价轨道全充满(如 p^6,d^{10},f^{14})、半充满(如 p^3,d^5,f^7)或全空(如 p^0,d^0,f^0)的状态都是能量较低的稳定状态,这个结论称为 Hund 规则特例。

第四节 共价键理论

原子之间能相互结合形成具有一定稳定性的分子,说明原子间必然存在着相互作用力。

我们把分子内相邻原子间强烈的相互作用力称为化学键(chemical bond)。化学键有离子键、共价键和金属键三种类型。

20 世纪初,德国化学家 Kossel(柯塞尔)首先提出了离子键理论。离子键理论认为,不同原子相互化合时,首先形成正、负离子,正、负离子间靠静电吸引力形成离子键。该理论很好地说明了离子型化合物如 NaCl 等的形成。

1916 年,Lewis G N(路易斯)提出了经典的共价键理论。他认为,当同种元素的原子或电负性相差不太大的两种元素的原子相互化合时,原子间通过组成共用电子对,形成共价键;同时,原子的最外层形成具有稳定的惰性气体原子的 8 电子构型。Lewis 的理论解释了共价型分子的形成以及共价键的饱和性问题,但它无法解释为什么两个带负电的电子不相互排斥反而会相互靠近配对成键,也无法说明共价键的方向性问题以及某些共价型分子中成键原子的最外层电子数超过 8 或少于 8 的情况。

1927 年,Heitler W(海特勒)和 London F(伦敦)用量子力学的方法成功解释氢分子的形成,才使共价键的本质问题获得初步解答。后来,Pauling 等人在此基础上,建立了现代共价键理论——现代价键理论(valence bond theory, VB)和分子轨道理论(molecular orbital theory, MO)。本节仅介绍现代价键理论。

一、现代价键理论

(一)氢分子的形成

用量子力学处理两个氢原子形成氢分子的过程如下。如果两个相互靠近的氢原子中未成对电子的自旋方向相反,它们的原子轨道会发生重叠,从而使核间电子云的密度增大,两核之间的排斥力减小,体系能量降低,有利于共价键的形成。当核间距 $r=74.1$ pm 时,体系能量最低,此时两个氢原子形成稳定的氢分子,如图 6-8 和图 6-9(a) 所示。如果两个相互靠近的氢原子中未成对电子的自旋方向相同,因相互排斥而使两核间电子云密度减小,体系能量升高,而且随着核间距 r 的减小,体系的能量逐渐升高,这样的两个 H 原子就不能形成稳定的 H_2 分子,如图 6-8 和图 6-9(b) 所示。

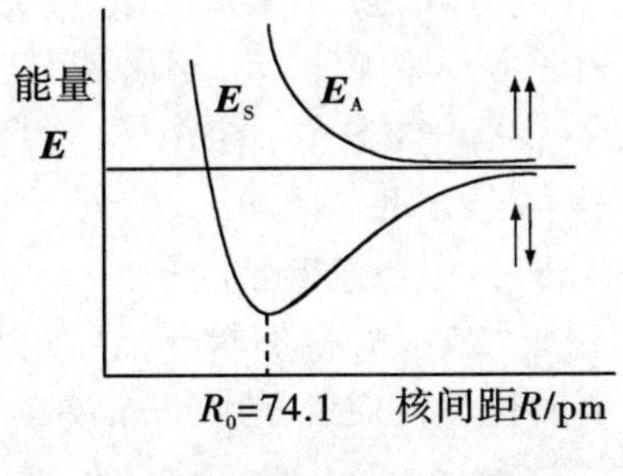

图 6-8　氢分子形成过程能量变化曲线

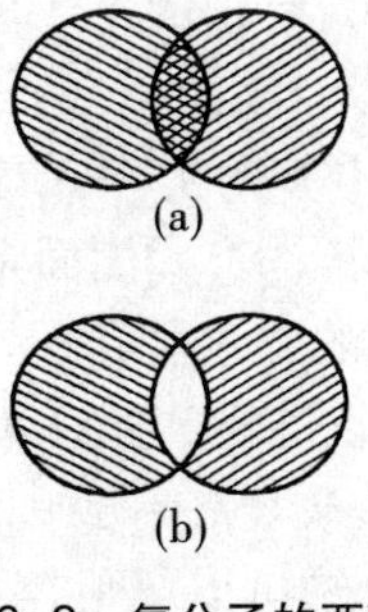

图 6-9　氢分子的两种状态
(a)基态　(b)排斥态

(二)现代价键理论的基本要点

把量子力学处理氢分子所得到的结论推广到其他分子体系,则现代价键理论的基本要点可归纳如下:

(1)两个原子相互接近时,自旋方向相反的未成对电子相互配对,原子轨道发生重叠,使两核间电子云密度增大,体系能量降低,形成稳定的共价键。

(2)未成对电子相互配对成键后,就不能再和其他的未成对电子配对成键,所以一个原子所能形成共价键的数目受到原子内未成对电子数目的限制,这就是共价键的饱和性。例如,两个H原子各以1个未成对电子配对,生成以共价单键相结合的H_2分子后,就不能再与其他H原子的未成对电子配对成键,故不存在H_3,H_4等分子。氮原子有3个未成对电子,它可以与另一个氮原子以共价三键结合形成稳定的氮分子。

(3)成键时,原子轨道重叠越多,体系能量降低越多,形成共价键越稳定,这称为原子轨道最大重叠原理。除了s轨道呈球形对称外,p,d,f轨道在空间都有一定的伸展方向,这三种轨道参与成键时必须沿着一定的方向进行,才能达到最大重叠,所以共价键具有方向性。如在形成HCl分子时,氯原子最外层电子构型为$3s^23p^5$,若氢原子的一个1s电子与氯原子的一个$3p_x$电子配对,形成一个共价单键,但1s轨道只有沿x轴方向靠近才能与$3p_x$轨道发生最大重叠,其他的重叠,都不能形成稳定的共价键,如图6-10(a)(b)(c)所示。

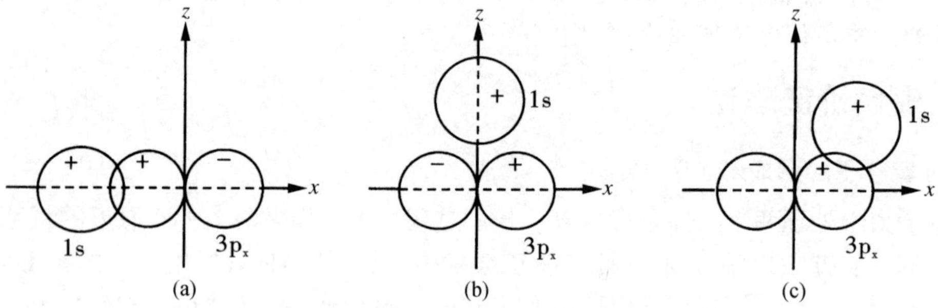

图6-10　氯化氢分子的成键

(三)共价键的类型

根据原子轨道发生重叠的方式不同,可以形成不同类型的共价键。如果两个成键轨道沿键轴方向以"头碰头"的方式重叠成键,这样的键称为σ键。σ键的轨道重叠部分沿键轴呈圆柱形对称分布,轨道重叠程度达到了最大,因此σ键稳定性高,不易断开。如H_2分子中的s－s重叠,HCl中的s－p_x重叠,Cl_2分子中的p_x－p_x重叠等,图6-11(a)所示。如果成键轨道以"肩并肩"的方式侧面重叠成键,这样的键称为π键。图6－11(b)中两个p_z轨道就是以"肩并肩"的方式形成π键,其轨道重叠部分对一个通过键轴的平面(xy面)呈镜面反对称。π键原子轨道的重叠程度较小,所以π键稳定性较差,容易断开,表现为化学活泼性较强。例如烯烃、炔烃等不饱和化合物的许多重要的化学性质都是由其π键断裂所表现的。

在分子中,σ键可以单独存在,共价单键都是σ键。π键不能单独存在,它只能与σ键共存于具有双键或叁键的分子中。例如,在N_2分子的结构中,就含有一个σ键和两个π键。N原子的价电子层构型为$2s^22p^3$,在三个互相垂直的p轨道上各有一个未成对电子。当两个N原子的p_x轨道沿键轴方向以"头碰头"的方式重叠形成一个σ键时,其p_y和p_z轨道就只能以"肩并肩"的方式重叠形成两个π键(图6－12)。

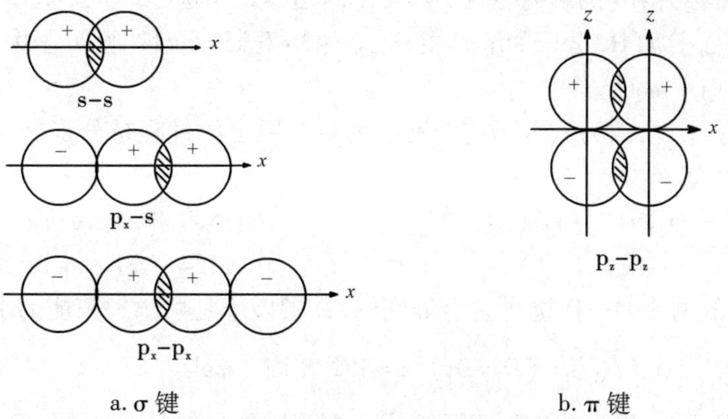

图 6-11　共价键的类型

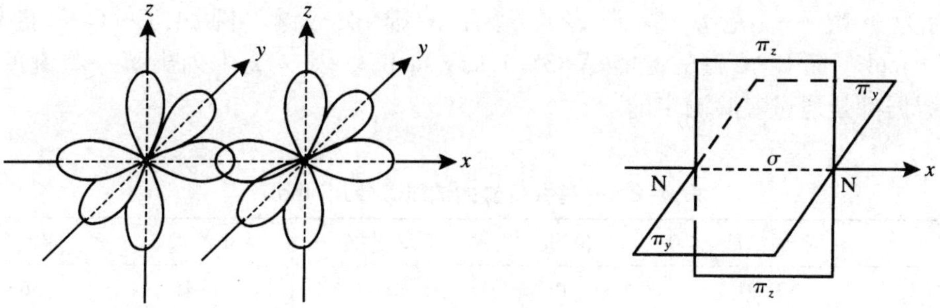

图 6-12　N_2 分子形成

共价键除了由成键两原子各提供 1 个单电子配对成键外，也可由成键两原子中的一个原子单独提供电子对与另一个原子的空轨道共用而成键，这种共价键称为配位共价键，简称配位键(coordination bond)。为区别于一般的共价键，配位键用"→"表示，箭头由提供电子对的原子指向接受电子对的原子。例如，NH_4^+ 就是由 NH_3 分子中的 N 原子的一对未成键电子对(又称孤对电子或孤电子对)，填入 H^+ 的空轨道形成配位键结合而成。

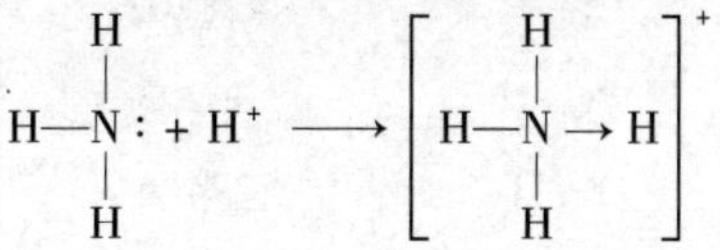

由此可见，形成配位键必须同时具备两个条件：一个原子的价电子层有孤对电子；另一个原子的价电子层有空轨道。

实际上，配位键与一般的共价键只是成键的过程不同，一旦成键后，二者就没有区别。

(四) 键参数

表征化学键性质的物理量统称为键参数(bond parameter)，主要有键能、键长、键角、键的极性等。利用键参数可以说明化学键或分子的空间构型、稳定性、极性等性质。

1. 键能　键能(bond energy)是化学键最重要的参数，它是从能量角度衡量共价键强弱的一种物理量。在 100 kPa 和 298 K 时，将 1 mol 理想气体 AB 分子解离成为理想气态 A 原子和 B 原子所需的能量称为 AB 的解离能,符号 D_{A-B},单位 $kJ \cdot mol^{-1}$。对于双原子分子,其解离能即为键能,符号 E_{A-B}。如 H_2 分子的解离能 $D_{H-H}=436.0\ kJ \cdot mol^{-1}$,则分子中 H—H 键的键能 E_{H-H} 亦为 $436.0\ kJ \cdot mol^{-1}$。

对于多原子分子来说,因为其分子完全解离为单个原子的过程是分步进行的,每一步的解离能都不相同。例如 H_2O 分子:

$$H_2O(g) \longrightarrow OH(g)+H(g) \qquad D_1=500.8\ kJ \cdot mol^{-1}$$

$$OH(g) \longrightarrow O(g)+H(g) \qquad D_2=424.7\ kJ \cdot mol^{-1}$$

而 H_2O 分子中的两个 O—H 键是完全等同的,其键能应是两步解离能的平均值:

$$E_{O-H}=(D_1+D_2)/2=462.8\ kJ \cdot mol^{-1}$$

由相同的两个原子所组成的键在不同的分子中其键能的数值也不同,但相差不大。通常,某一化学键的键能为不同分子中该种键键能数据的平均值。一般来说,键能越大,化学键越牢固,含有该键的分子就越稳定。需要注意,多重键的键能不等于相应单键键能的简单倍数。因为单键一般是 σ 键,而多重键有 σ 键和 π 键。例如,C—C 单键键能为 $345.6\ kJ \cdot mol^{-1}$,而 C≡C 键的键能是 $835.1\ kJ \cdot mol^{-1}$。表 6-2 中列出了一些键的键能数据,这些数据都是通过实验测定的。

表 6-2　一些共价键的键能 $E/kJ \cdot mol^{-1}$

共价键	平均键能	共价键	平均键能	共价键	平均键能
H—H	432.0	P—P	201	S—H	363.5
F—F	154.8	As—As	146	Se—H	276
Cl—Cl	239.7	C—C	345.6	N—H	386
Br—Br	190.16	C═C	602	P—H	322
I—I	148.95	C≡C	835.1	C—H	411
O—O	142	Si—Si	222	Si—H	318
O═O	493.59	B—B	293	N—O	201
S—S	268	F—H	565	N═O	607
Se—Se	172	Cl—H	428.02	C—O	357.7
N—N	167	Br—H	362.3	C═O	798.9
N═N	418	I—H	294.6	C═N	615
N≡N	941.69	O—H	458.8	C≡N	887

2. 键长　分子中成键原子的核间距离称为键长(bond length),其值可通过实验测定。实验数据表明,同一种键在不同分子中的键长基本上是个常数。键长越短,形成的键越牢固,分子也就越稳定。表 6-3 列出了一些共价键的平均键长。

3. 键角　分子中键与键之间的夹角称为键角(bond angle),它是反映分子空间构型的重要参数之一。例如,已知 HCN 分子中形成 H—C σ 单键和 C≡N 叁键,两键的键角为 180°。表明 HCN 分子具有直线型结构。一般来说,当一个分子中的键长和键角确定后,它的空间构型也就确定了。

表 6-3　一些共价键的平均键长/pm

共价键	平均键长	共价键	平均键长	共价键	平均键长
F—H	92	O—O	132	C—Cl	177
Cl—H	128	O═O	121	C—Br	193
Br—H	142	N—N	164	C—I	214
I—H	160	N═N	124	C—O	143
O—H	96	N≡N	110	C═O	121
S—H	135	C—C	154	C—N	147
N—H	101	C═C	134	C═N	127
C—H	109	C≡C	120	C≡N	115

4. 键的极性　不同种类的原子，由于其核电荷数、原子半径以及电子层结构的不相同，所以它们对电子的吸引能力也不一样。通常把分子中原子吸引成键电子的能力称为元素的电负性（electronegativity）。电负性越大，则原子吸引成键电子的能力就越强。

若成键原子的电负性相同，则对共用电子对的吸引能力相同，共用电子对在两原子之间均匀分布，使两个原子核所形成的正电荷重心与核外电子总的负电荷重心恰好重合，这样的键叫作非极性共价键（nonpolar covalent bond），如 H—H 键、Cl—Cl 键等。如果成键原子的电负性不相同，成键电子对受到电负性较大原子的较强吸引而发生偏移，这就使两原子的正电荷重心与负电荷重心不能重合，电负性较大的原子一端带部分负电荷，电负性较小的原子一端带部分正电荷，这种键叫作极性共价键（polar covalent bond），如 H—Cl 键、C—O 键等。在极性共价键中，成键原子的电负性差值越大，则键的极性就越强。

键的极性

根据键极性的概念，离子键可理解为共用电子对发生完全偏移的极性键，是最强的极性键；而极性共价键可理解为离子键和非极性共价键之间的一种过渡状态。

键的极性直接影响分子的极性。由非极性键组成的双原子分子都是非极性分子，如 H_2，Cl_2，O_2 等；由极性键组成的双原子分子都是极性分子，如 HCl，HI 等；由极性键组成的多原子分子，若空间构型对称则为非极性分子，如 CO_2，CH_4 等，若空间构型不对称则为极性分子，如 H_2O，NH_3 等。

二、杂化轨道理论

已知碳原子的外层电子构型为 $2s^22p^2$，只有两个未成对电子。按照价键理论，它只能与两个 H 原子结合形成 CH_2 分子，键角为 90°，但实验测定结果却表明，一个 C 原子可以与四个 H 原子结合成稳定的 CH_4，即甲烷分子，其空间构型为正四面体型，四个 C—H 键完全等同，键轴之间的夹角均为 109°28′。为了解决上述矛盾，1931 年，美国化学家 Pauling 和 Slater J S（史莱特）提出了杂化轨道理论（hybrid orbital theory）。

（一）杂化轨道理论的基本论点

（1）在形成分子的过程中，同一原子中若干不同类型、能量相近的原子轨道，可以相互混合重新组成新的原子轨道。这种重新组合的过程称为轨道杂化。杂化产生的新的原子轨道称为杂化轨道。

(2)杂化轨道的数目与参加杂化的原子轨道数目相等,但每一杂化轨道的能量、形状及空间伸展方向与原来的原子轨道均不相同。

(3)形成的杂化轨道的外端较突出而肥大,更有利于和其他原子实现最大重叠,所形成的共价键更牢固。因此,杂化轨道的成键能力比原来的原子轨道成键能力强。

(4)杂化轨道的空间取向总是使各轨道电子云之间相距最远,从而使化学键之间的排斥力达到最小,这样,降低了体系的能量,使形成的分子也更稳定。

杂化轨道理论在成键条件、成键的本质等方面仍属价键理论的范畴,而在分子构型和成键能力方面,是对价键理论的补充和发展。应该注意的是,只有在形成分子的过程中才会发生轨道的杂化,只有能量相近的原子轨道才能进行杂化,而同一种原子在不同的分子中可分别以不同类型的杂化轨道参与成键。

(二)杂化轨道的类型

在不同情况下,参加杂化的原子轨道的种类和数目不同,所组成的杂化轨道的类型也不一样。

1. sp 杂化轨道　一个 *n*s 轨道和一个 *n*p 轨道杂化得到两个等同的 sp 杂化轨道,轨道之间的夹角为 180°,称为直线型。

如 $BeCl_2$ 分子的形成。Be 原子的电子构型为 $1s^2 2s^2$,在分子形成过程中,2s 轨道上的一个电子跃迁到 2p 轨道上,然后杂化形成夹角为 180°的两个 sp 杂化轨道。这两个 sp 杂化轨道分别与 2 个 Cl 原子含有未成对电子的 3p 轨道"头碰头"重叠,形成两个 σ 键(图 6-13)。因此,$BeCl_2$ 分子的空间构型是直线型,含有两个完全等同的共价键,这个结论与实验测定结果完全一致。

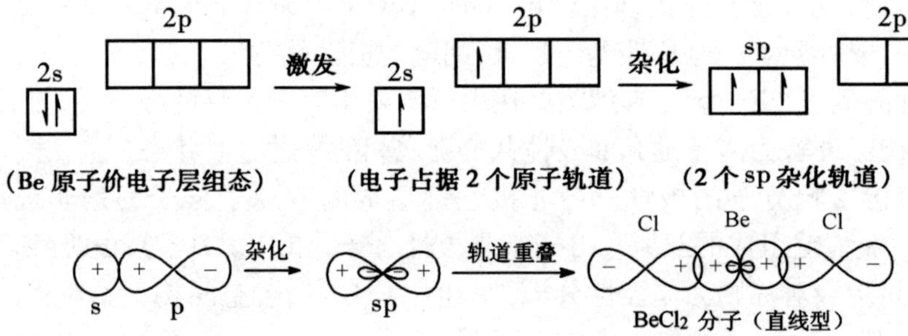

图 6-13　$BeCl_2$ 分子形成

2. sp^2 杂化轨道　一个 *n*s 轨道和两个 *n*p 轨道杂化得到三个等同的 sp^2 杂化轨道,轨道之间的夹角为 120°,且处于同一平面上,如图 6-14(a)所示。

如 BF_3 分子的形成。B 原子电子构型为 $1s^2 2s^2 2p^1$,形成分子过程中,2s 轨道上的一个电子跃迁到 2p 空轨道上,2s 轨道与两个 2p 轨道杂化形成三个 sp^2 杂化轨道,其中各含有一个未成对电子。三个 sp^2 杂化轨道分别与三个 F 原子含有未成对电子的 2p 轨道重叠生成三个 σ 键(图 6-15)。因此,BF_3 分子在空间为平面结构,B 原子位于中心,三个 F 原子分别位于三角形的三个顶点,如图 6-14(b)所示。此结论已经为实验证实。

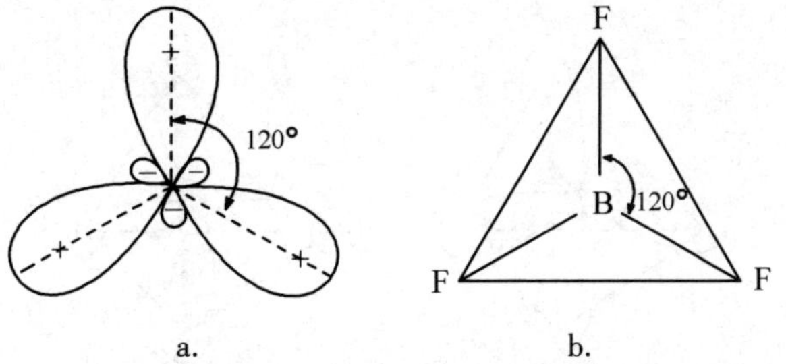

图 6-14　sp^2 杂化及 BF_3 分子构型

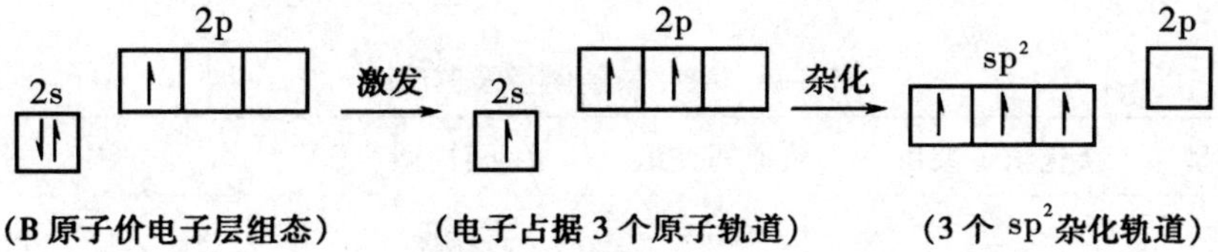

图 6-15　BF_3 分子形成

又如,乙烯的生成:乙烯分子中含有 2 个 C 原子,其电子构型为 $1s^22s^22p^2$,形成分子时,2s 轨道上的一个电子跃迁到 2p 空轨道上,进行 sp^2 杂化,得到 3 个 sp^2 杂化轨道和一个与 sp^2 杂化轨道所在平面垂直的 2p 轨道。每个 C 原子的 1 个 sp^2 杂化轨道与另一个 C 原子的 sp^2 杂化轨道重叠生成 1 个 σ 键,2 个 sp^2 杂化轨道与两个 H 原子的 1s 轨道重叠生成 2 个 σ 键,每个 C 原子中未参加杂化的 2p 轨道相互“肩并肩”重叠生成 1 个 π 键,故乙烯分子中为碳碳双键,组成乙烯分子的六个原子在同一个平面上(图 6-16)。

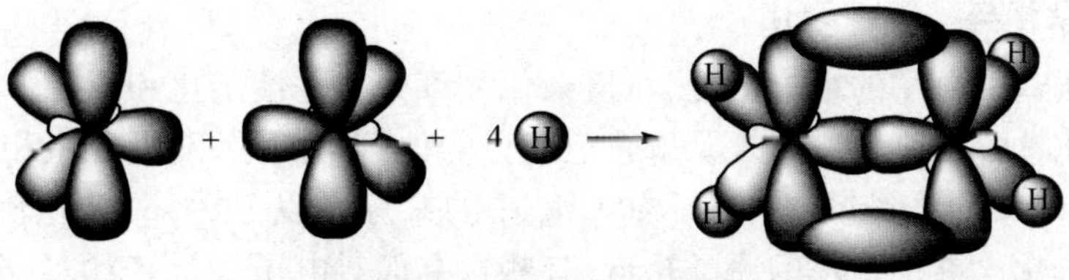

图 6-16　乙烯分子构型

3. sp^3 杂化轨道　一个 ns 轨道与三个 np 轨道杂化可得到四个等同的 sp^3 杂化轨道,4 个轨道之间的夹角为 109°28′,其伸展方向分别朝向正四面体的四个顶角。

如 CH_4 分子的空间构型。C 原子从基态 $1s^22s^22p^2$ 变为激发态 $1s^22s^12p^3$,2s 轨道与三个 2p 轨道杂化形成四个 sp^3 杂化轨道,其中各含有一个未成对电子,四个 sp^3 杂化轨道分别与四个 H 原子的 1s 轨道重叠生成四个等同的 σ 键,因此甲烷分子的空间构型为正四面体型(图 6-17)。

除了能量相近的 ns 轨道与 np 轨道可以发生杂化外,能量相近的 $(n-1)$d 和 nd 轨道也可以与 ns, np 轨道发生杂化,形成 dsp^2, d^2sp^3, sp^3d^2 和 sp^3d 等不同类型的杂化轨道。现将杂化轨道类型及其特点列于表 6-4。

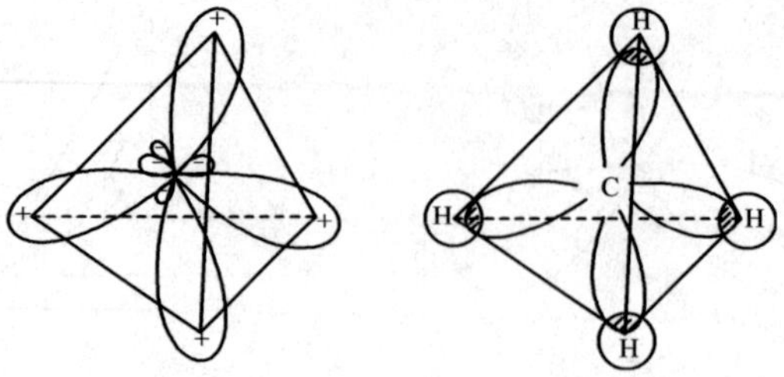

图 6–17　sp^3 杂化以及 CH_4 分子构型

表 6–4　杂化轨道类型及其特点

杂化轨道类型	杂化轨道数目	轨道间夹角	空间构型	实　例
sp	2	180°	直线形	$BeCl_2$,C_2H_2,CO_2 等
sp^2	3	120°	平面三角形	BF_3,C_2H_4 等
sp^3	4	109°28′	正四面体形	CH_4,NH_4^+ 等
dsp^2	4	90°、180°	平面正方形	$[PtCl_4]^{2-}$,$[CuCl_4]^{2-}$等
d^2sp^3	6	90°、180°	八面体形	$[Fe(CN)_6]^{3-}$,$[Co(NH_3)_6]^{3+}$等
sp^3d^2	6	90°、180°	八面体形	$[Fe(H_2O)_6]^{3+}$,$SiF_6{}^{2-}$等
sp^3d	5	90°、180°、120°	三角双锥形	PCl_5,$[Fe(CO)_5]$等

(三)等性杂化与不等性杂化

根据原子轨道中电子的填充情况,轨道杂化又可分为等性杂化和不等性杂化两种。

1. 等性杂化　各杂化轨道所含原来轨道成分的比例均相同,能量完全相同,这类杂化称为等性杂化(equivalent hybridization)。如 CH_4 中的 C 原子以等性 sp^3 杂化轨道成键。

2. 不等性杂化　参加杂化的原子轨道,有些含有孤对电子,所形成的各杂化轨道其成分和能量不完全等同,轨道间夹角有所变化,空间构型也不完全规则,这种杂化称为不等性杂化(nonequivalent hybridization)。如水分子中的 O 原子和氨分子中的 N 原子均是以不等性 sp^3 杂化轨道参与成键的。

H_2O 分子的形成:O 原子的外层电子构型为 $2s^22p^4$,其中两个 2p 轨道含有未成对电子,若以这两个 2p 轨道与两个 H 原子的 1s 轨道重叠成键,则 H_2O 分子的空间构型应为直角型。而实验测定两个 O—H 键之间的夹角为 104°45′,接近等性 sp^3 杂化轨道间的夹角 109°28′。杂化轨道理论认为,在形成 H_2O 分子的过程中,O 原子的 2s 轨道和三个 2p 轨道形成了四个不等性 sp^3 杂化轨道,其中的两个杂化轨道各含有一对孤对电子,另外两个含有未成对电子的杂化轨道与两个 H 原子的 1s 轨道重叠,形成两个 σ 键。为了降低体系的能量,孤对电子的电子云在 O 原子核附近较密集,它们所占据的杂化轨道所含 s 轨道的成分较多,含 p 轨道的成分较少,同时孤对电子对成键电子发生排斥作用,这样就使得两个 O—H 键之间的夹角被压缩到 104°45′,四个 sp^3 杂化轨道成为不等性杂化轨道,水分子构型为 V 字形,如图 6–18(a) 所示。

NH_3 分子的形成：N 原子的外层电子构型为 $2s^22p^3$，在形成 NH_3 分子过程中，2s 轨道和三个 2p 轨道组成四个不等性 sp^3 杂化轨道，其中一个轨道中含有一对孤对电子，另三个轨道各含有一个未成对电子。以这三个轨道与三个 H 原子的 1s 轨道重叠形成三个 σ 键。由于孤对电子的排斥作用，使 NH_3 分子中三个 N—H 键之间的夹角均被压缩为107°18′。NH_3 分子的空间构型也就成为缺一个角的四面体，即三角锥形，如图 6-18(b)所示。

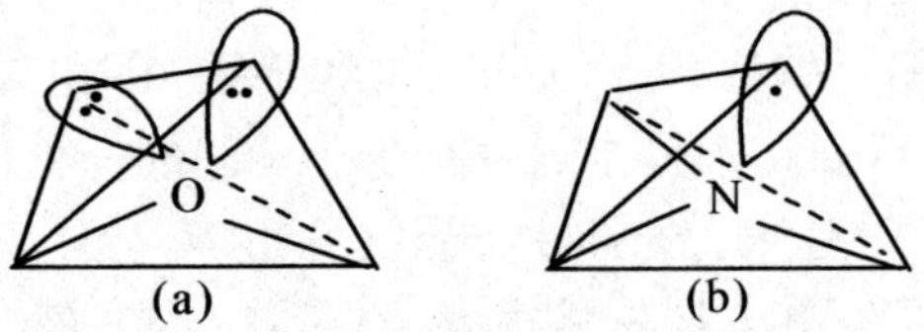

图 6-18　H_2O 分子和 NH_3 分子空间构型

第五节　分子间作用力

分子内原子与原子、离子与离子之间存在比较强烈的作用力，即化学键；除此之外，分子之间还存在着一种较弱的作用力，其强度只有化学键的 1/10～1/100，作用范围也很小，但却是决定物质熔点、沸点等物理性质的重要因素。正是由于这类分子间作用力(intermolecular force)的存在，气体分子才能凝聚成相应的液体和固体，固体粉末才可压成片状。分子间作用力主要包括分子的极性、Van der Waals(范德华)力和氢键。

一、分子的极性

如果分子中电荷分布均匀，正、负电荷中心相互重合，我们称之为非极性分子；如果分子中电荷分布不均匀，正、负电荷中心不相互重合，则为极性分子。对于双原子分子来说，键的极性就是分子的极性，如 H_2 分子中的 H—H 是非极性共价键，H_2 是非极性分子；HCl 分子中的 H—Cl 是极性共价键，HCl 是极性分子。多原子分子的情况稍微复杂，分子的极性不仅与共价键的极性有关，还与分子的空间构型有关。若分子空间构型是对称构型，则正、负电荷中心重合，为非极性分子，如直线形的 CO_2 分子。若分子空间构型是不对称构型，则正、负电荷中心不重合，为极性分子，如 V 形的 H_2O 分子。

分子的极性一般用偶极矩 μ 衡量，其大小为正、负电荷中心之间的距离 d 与电荷中心所带电量 q 的乘积，它是一个矢量，方向规定为从正电中心指向负电中心，SI 单位是 C · m(库仑 · 米)。偶极矩计算公式如下：

$$\mu = q \cdot d$$

极性分子正、负电荷中心不重合，极性分子的偶极矩是固有的，称为永久偶极。极性和非极性分子在外电场作用下，正、负电荷中心发生相对位移，这种附加的偶极矩被称为诱导偶极。偶极矩越大表示分子的极性越强，偶极矩为 0 的分子是非极性分子。偶极矩可用实验方法测得，一些不太复杂的分子，从理论上能计算出其偶极矩值。

二、Van der Waals 力

前已述及,极性分子内正电荷重心和负电荷重心不能重合,因此在极性分子与极性分子之间,存在异极相吸、同极相斥的分子作用力;在极性分子与非极性分子之间,由于极性分子的作用,也会使非极性分子原来的正负电荷重心发生位移,从而产生分子间的吸引与排斥作用。就是在非极性分子之间,由于分子中电子的不断运动和原子核的不断振动,分子的正负电荷重心也会发生瞬间的相对位移,从而使分子之间存在相互作用力,这种作用力称为 Van der Waals 力,因此,Van der Waals 力是永远存在于分子间的一种作用力。

一般地讲,物质的分子量越大,分子内电子数目越多,分子间作用力就越强,物质的沸点、熔点等越高。例如,F_2,Cl_2,Br_2,I_2 的熔点、沸点依次升高,就是分子量依次增大、分子间力依次增大的结果。有机化合物中,同系物的熔、沸点随分子量增大而增大,也是分子间力增大的结果。

三、氢键

当 H 原子与电负性大、半径小的原子(如 F,O,N 等)结合成分子时,两核间的电子云被强烈地吸引而偏向 F,O,N 等原子,使 H 原子几乎成为一个裸露的质子。由于 H 原子的半径很小,电场强度较大,因此它还能与另一个电负性大、半径小且外层有孤对电子的原子(如 F,O,N 等)产生定向的吸引作用,这种作用力称为氢键(hydrogen bond)。如图 6-19 所示。

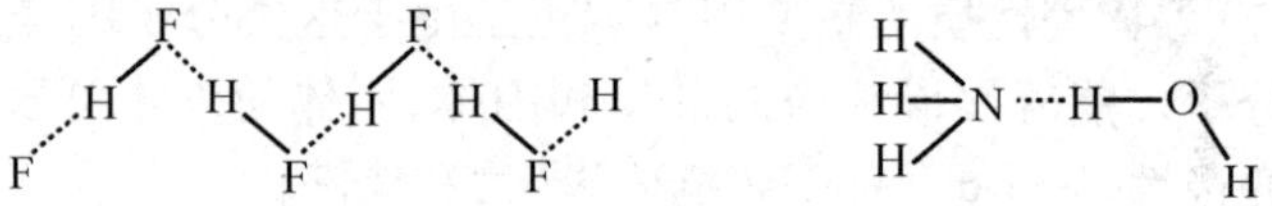

图 6-19　HF 和 NH_3 分子中的分子间氢键

氢键常用 X—H…Y 表示,X,Y 代表 F,O,N 等电负性大的原子,虚线表示氢键。X,Y 可以是相同原子,也可以是不同的原子。

氢键的键能比共价键小得多,但比 Van der Waals 力稍大。它们的比例大致为:

Van der Waals 力∶氢键∶共价键=1∶10∶100

由上述分析可知,氢键不是化学键,而是一种特殊的分子间作用力。

氢键分为分子间氢键和分子内氢键两种类型。分子与分子之间形成的氢键称为分子间氢键(intermolecular hydrogen bonds),如水中的 O—H…O 键、氟化氢中的F—H…F键、氨水中的 N—H…N 和 N—H…O 等。在同一分子内形成的氢键称为分子内氢键(intramolecular hydrogen bond),如硝酸中的分子内氢键,如图6-20 所示。

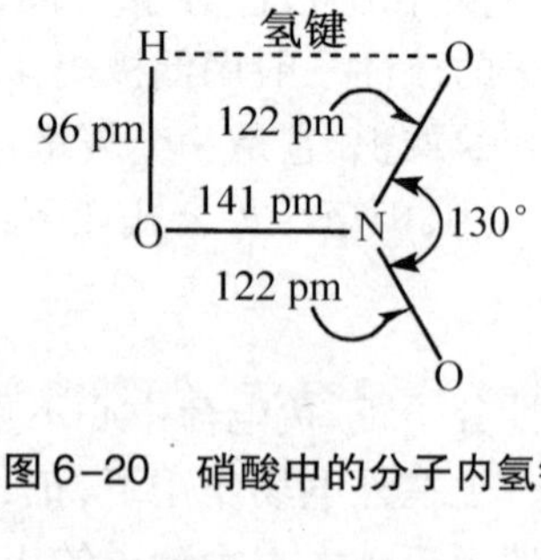

图 6-20　硝酸中的分子内氢键

氢键广泛存在于许多化合物中,如水、醇、酸、酚、氨基酸和蛋白质等都含有氢键,它对物质的熔、沸点和溶解度等都有较大的影响。能形成分子间氢键的物质其熔、沸点比同系物升高,在水中的溶解度增大;而能形成分子内氢键的化

合物比同类型的无分子内氢键的化合物的熔、沸点要低,且在水中的溶解度减小。生命体中的蛋白质、核酸等均含有分子内氢键,它使分子按照某种特定的方式排列起来而具有一定的空间构型和生物活性,一旦氢键被破坏,分子的空间结构发生变化,生物活性就会丧失。

电子层结构与元素周期表

习题

1. 选择题

(1)某一电子有下列成套量子数(n、l、m、m_s),其中不可能存在的是(　　)

A. 4,2,1,1/2　　B. 3,2,-1,1/2　　C. 1,0,0,-1/2　　D. 3,3,0,1/2

(2)在多电子原子中,决定电子能量的量子数为(　　)

A. n　　B. l　　C. n 和 l　　D. n、l 和 m

E. n、l、m 和 m_s

(3)n=4 的电子层中,最多可容纳的电子数为(　　)

A. 2　　B. 8　　C. 18　　D. 32

(4)下列关于电子亚层的正确说法是(　　)

A. p 亚层由一个轨道

B. 同一亚层的各轨道是简并的

C. 同一亚层电子的运动状态相同

D. s 亚层电子的能量低于 p 亚层电子的能量

(5)核外量子数 n=4,l=1 的电子的个数最多是(　　)

A. 3　　B. 4　　C. 5　　D. 6

(6)下列分子中只含 σ 键的为(　　)

A. C_2H_4　　B. H_2O　　C. CO　　D. N_2

2. 填空题

(1)在 H 原子中(单电子原子)3s 和 3p 轨道的能量________。(填"相等"或"不相等")

(2)NF_3 的偶极矩为________。(填"不等于 0"或"等于 0")

(3)CH_4 中 C 原子以　　　　杂化轨道形式成键,是否等性杂化?________。

(4)$BeCl_2$ 和 BF_3 分别采用________和________杂化,夹角分别为________和________。

(5)氢键可分为__________和__________。

3. 写出 20 号元素原子的电子排布式及其最外层电子的四个量子数。在该原子中有多少个原子轨道、电子层、能级?

4. 在下列各题中,请补填合适的量子数。

(1)n=2　l=0　m=?　m_s=+1/2

(2)n=?　l=2　m=0　m_s=+1/2

(3)n=4　l=?　m=-1　m_s=-1/2

(4)n=?　l=0　m=0　m_s=?

5. 如何说明下列轨道能量的大小次序?

(1)$E_{1s}<E_{2s}<E_{3s}<E_{4s}$　　(2)$E_{3s}<E_{3p}<E_{3d}$

6. 判断下列说法是否正确并解释原因。

(1)电子具有波粒二象性,就是说它一会是粒子,一会波动。(　　)

(2)不确定原理是指微观粒子的运动轨迹或能量是无法准确测定的。(　　)

(3)根据 Hund 规则,原子处于全充满、半充满或全空时,整个原子处于能量较低状态。(　　)

(4)若原子中某一处于 n=4、l=2、m=1 的运动状态,则该电子是 4p 电子。(　　)

(5)当主量子数 n=3 时,有 3s、3p 和 3d 三个原子轨道。(　　)

(6)凡是中心原子采用 sp^3 杂化轨道成键的分子必定是 AB_4 型分子,其空间构型必定是四面体。(　　)

(7)相同原子间的双键键能是单键键能的两倍。(　　)

(8)原子形成共价键的数目,等于基态原子的未成对电子数。(　　)

(9)杂化轨道的数目与参与杂化的原子轨道数目相等。(　　)

(10)任何原子轨道重叠形成的共价键都具有方向性。(　　)

(11)几个不同原子轨道组成的杂化轨道成分、能量一定不同。(　　)

(12)N_2 分子中三键的键能是单键键能的三倍。(　　)

(13)非极性分子中不含极性键。(　　)

(14)直线型分子一定是非极性分子。(　　)

(15)原子的 p-p 轨道重叠时,形成的键一定是 π 键。(　　)

7. 根据杂化轨道理论回答下列问题。

(1)下表中的各种物质中心原子是否以杂化轨道成键？为什么？以何种杂化轨道成键？

(2)NH_3、H_2O 的键角为什么比 CH_4 小？CO_2 的键角为何是180°？乙烯为何取120°的键角？

分子	CH_4	H_2O	NH_3	CO_2	C_2H_2
键角	109°45′	104°45′	107°18′	180°	120°

（李春英）

第七章　氧化还原反应与电极电势

氧化还原反应(oxidation-reduction reaction)是自然界中最重要的一类化学反应,是电极电势和电池电动势的基础。氧化还原反应与电极电势不仅与工农业生产和日常生活有着密切的联系,而且在认识生命现象的本质及其变化规律的过程中扮演着十分重要的角色。光合作用、生命体的呼吸过程、能量转换、新陈代谢、神经传导等都涉及氧化还原反应,心电、脑电、肌电等生命电现象都与电池电动势有关。学习电极电势和电池电动势的原理,可以加深对氧化还原反应规律性的认识。

本章将在氧化还原反应的基础上,着重讨论电极电势和电池电动势的基本原理,以及利用电极电势和电动势解决水溶液中各种氧化剂和还原剂的相对强弱和氧化还原反应自发进行的方向和限度的问题。

第一节　氧化还原反应和原电池

一、氧化值

人们在认识氧化还原反应的初期,把物质与氧结合的过程称为氧化,含氧物质失去氧的过程称为还原。后来认为物质与氢化合的过程也是还原,失去氢的过程也是氧化。这种加氢还原、去氢氧化的概念,在有机化学和生物化学中仍被广泛应用。

然而,上述这些对氧化、还原的认识,都无法解释没有氢和氧参与的氧化还原反应,也不能揭示氧化还原反应的实质。为了更准确地描述氧化还原反应的本质,IUPAC 于 1970 年提出了氧化值(又称为氧化数,oxidation number)的概念。IUPAC 对氧化值的定义为:氧化值是指某元素一个原子的荷电数,该荷电数是假定把每个化学键的电子指定给电负性较大的原子而求得的。例如,在 HCl 中,Cl 元素的电负性大于 H 元素,则 HCl 分子中的共用电子对指定给 Cl 原子所有,所以 Cl 元素的氧化值为-1,而 H 元素的氧化值为+1。根据氧化值的定义,可用如下几条基本规则求算元素的氧化值:

(1)单质中元素的氧化值为零。

(2)单原子离子的元素的氧化值等于该离子所带的电荷数。如 $CaCl_2$ 中,Ca 的氧化值为+2,Cl 的氧化值为-1;多原子离子中所有原子的氧化值的代数和等于该离子所带的电荷数。

(3)在电中性化合物中,所有元素原子的氧化值的代数和等于零。

(4)氢在化合物中的氧化值一般为+1,但在活泼金属氢化物中(如 NaH,CaH_2 等),H 的氧化值是-1;氧在化合物中的氧化值一般为-2,但在过氧化物中(如 Na_2O_2,H_2O_2 等)O 的氧化值是-1,在超氧化物中(如 KO_2)O 的氧化值为$-\frac{1}{2}$;氟在化合物中的氧化值均为-1。

例 7-1 试计算 CH_4、CCl_4 中 C 的氧化值、$Cr_2O_7^{2-}$ 中 Cr 的氧化值和 Fe_3O_4 中 Fe 的氧化值。

解:已知 H 的氧化值为+1,Cl 元素的氧化值为-1,设 C 的氧化值为 x,则:

在 CH_4 中　　$x+(+1)\times 4=0$　　$x=-4$

在 CCl_4 中　　$x+(-1)\times 4=0$　　$x=+4$

设 $Cr_2O_7^{2-}$ 中 Cr 的氧化值为 x,由于氧的氧化值为 -2,则:

$$2x+7\times(-2)=-2 \qquad x=+6$$

设 Fe_3O_4 中 Fe 的氧化值为 x,由于氧的氧化值为 -2,则:

$$3x+4\times(-2)=0 \qquad x=+\frac{8}{3}$$

显然,在共价化合物中,把两个原子共同的电子对指定给电负性较大的原子,单个原子所具有的形式电荷数即为它们的氧化值。

应当指出,元素原子的氧化值与元素的化合价是有区别的。化合价是某种元素的原子与其他元素的原子相化合时两种元素的原子数目之间一定的比例关系,反映了原子间的化合能力,所以不应为非整数。而氧化值为形式电荷数,具有人为性、经验性,可以是整数也可以是分数。所以,同一物质中同种元素的氧化数和化合价的数值不一定相同。

二、氧化还原反应

(一)氧化还原反应

元素的原子或离子在反应前后氧化值发生变化的一类反应,称为氧化还原反应。氧化(oxidation)是指元素原子氧化值升高的过程,还原(reduction)是指元素原子氧化值降低的过程。例如,甲烷和氧的反应:

$$CH_4(g)+2O_2(g) \rightleftharpoons CO_2(g)+2H_2O(g)$$

在该反应中,CH_4 中碳的氧化值为-4,反应后生成 CO_2,碳的氧化值升为+4,碳原子形式上转移了 8 个电子,氧化值升高,发生了氧化反应(oxidation reaction);氧分子中氧的氧化值为 0,反应后生成 CO_2 和 H_2O,氧的氧化值降为-2,氧原子形式上接受了 2 个电子(产物 CO_2 $+2H_2O$ 中共有 4 个氧原子,共接受了 8 个电子),氧化值降低,发生了还原反应(reduction reaction)。在该反应中,电子的转移并不是完全得失,而是电子发生了偏移。

又如:

$$Zn+2HCl = Zn^{2+}+H_2\uparrow+2Cl^-$$

Zn 失去了两个电子生成了 Zn^{2+},锌的氧化值从 0 升到了+2,Zn 被氧化,称为还原剂(reducing agent);HCl 中的氢离子得到两个电子生成了 H_2,氢的氧化值从+1 降到了 0,HCl 中的氢离子被还原,HCl 称为氧化剂(oxidizing agent)。

从以上事例中可以得出：

(1)氧化还原反应的本质是反应物质之间发生电子转移，从而导致元素的氧化值发生变化。

(2)氧化还原反应中的电子转移，既可以表现为某一原子得到或失去电子，也可以表现为电子云密度远离或趋向某一原子，这就使得氧化还原反应的含义更加广泛。

(3)在氧化还原反应中，氧化和还原总是同时发生的，并且反应过程中有关元素原子氧化值升高的总数值必等于另一些元素原子氧化值降低的总数值。氧化值升高的物质称为还原剂，它发生了氧化反应；氧化值降低的物质称为氧化剂，发生了还原反应。

本章重点讨论在溶液中进行的有电子得失的氧化还原反应。

(二)氧化还原电对

为了清晰地表达氧化和还原两个同时发生的过程，可以把任一氧化还原反应看成是由两个半反应(half-reaction)——氧化半反应和还原半反应组成的。例如 Zn 和 Cu^{2+} 的反应中，Zn 失去电子，经过氧化半反应变成 Zn^{2+}，即：

$$Zn-2e \rightleftharpoons Zn^{2+}$$

Cu^{2+}得到电子，经过还原半反应变成 Cu，即：

$$Cu^{2+}+2e \rightleftharpoons Cu$$

两个半反应相加就是整个氧化还原反应。

半反应中元素获得电子后的存在形式称为还原型(reduction state)，失去电子后的存在形式称为氧化型(oxidation state)，彼此称为氧化还原电对(简称电对，redox couple)，其关系可以表示为：

$$\text{氧化型} + n\,\text{e} \rightleftharpoons \text{还原型}$$

或

$$\text{Ox} + n\,\text{e} \rightleftharpoons \text{Red}$$

式中 n 为半反应中电子转移数目，符号 Ox 表示氧化型物质，Red 表示还原型物质。就像共轭酸碱对中质子酸和质子碱通过质子传递相互转化一样，电对中的氧化型物质和还原型物质通过电子转移而相互转化，形成共轭关系。电对通常写成“氧化型/还原型(Ox/Red)”，如 Cu^{2+}/Cu，Zn^{2+}/Zn。

当溶液中的介质参与反应时，虽然它们在反应中未得失电子，也应写入半反应中，如半反应：

$$Cr_2O_7^{2-}+14H^++6e \rightleftharpoons 2Cr^{3+}+7H_2O$$

式中电子转移数为 6，氧化型包括 $Cr_2O_7^{2-}$ 和 H^+，还原型为 Cr^{3+}(H_2O 是溶剂，不包括在内)。

任何氧化还原反应都是由两个电对组成的，其中较强的氧化剂和较强的还原剂反应生成各自对应的还原型和氧化型物质。

三、原电池

(一)原电池的组成

锌和硫酸铜溶液的反应是一个自发进行的氧化还原反应。

$$Zn + Cu^{2+} \rightleftharpoons Cu + Zn^{2+} \qquad \Delta_r G_m^{\ominus} = -212.20\ kJ \cdot mol^{-1}$$

将锌片置于蓝色的硫酸铜溶液中，可观察到锌片将逐渐溶解变成Zn^{2+}，溶液中的Cu^{2+}则变成金属铜析出在锌片上，$CuSO_4$溶液的蓝色渐渐变浅。在这一过程中，Zn失去电子被氧化，是还原剂；Cu^{2+}得到电子被还原是氧化剂。虽然在此反应中发生了电子的转移，但由于Zn和$CuSO_4$溶液直接接触，反应在锌片和$CuSO_4$溶液的界面上进行，电子从Zn直接转移给Cu^{2+}，电子的流动毫无秩序，不能产生电子的定向流动，反应产生的化学能以热能的形式输出而使反应液的温度升高，但得不到电流。

如果按如图7-1所示的装置，将锌片和铜片分别插入盛有$ZnSO_4$和$CuSO_4$溶液的两个烧杯中，两烧杯中的溶液用盐桥（salt bridge）连接起来。可以观察到外电路上检流计的指针向一方偏转，这说明在金属导线上有电流通过，电子有规则地从锌片流向铜片。这种将氧化还原反应的化学能转变为电能的装置称为原电池（primary cell）。上述由锌、铜和对应离子溶液所组成的原电池成为Daniell（丹尼尔）电池或铜锌电池。

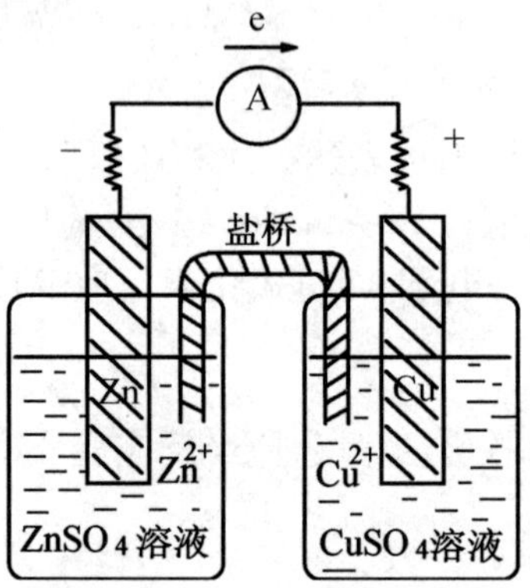

图7-1 Daniell电池

在Daniell电池中，由于Zn比Cu活泼，Zn原子容易失去电子变为Zn^{2+}发生氧化反应，Zn片上积聚过多电子。因此，锌电极是负极（cathode）；同时，溶液中的Cu^{2+}从Cu电极获得由Zn电极转移来的过剩的电子而变成Cu沉积在Cu片上，发生还原反应，铜电极为正极（anode），即：

锌极（负极）：$Zn - 2e \rightleftharpoons Zn^{2+}$

铜极（正极）：$Cu^{2+} + 2e \rightleftharpoons Cu$

电极上发生的氧化反应或还原反应统称为电极反应（electrode reaction）。正极、负极的电极反应相加所得的总反应称为电池反应（cell reaction）。Daniell电池的电池反应为：

$$Cu^{2+} + Zn \rightleftharpoons Cu + Zn^{2+}$$

可以看出，电池反应实际上就是氧化还原反应，而两个电极反应就是两个氧化还原半反应。理论上，任何一个自发进行的氧化还原反应都可以设计成一个原电池，使氧化和还原两个过程在两处发生，转移的电子经导线由还原剂传递给氧化剂产生电流，从而实现将氧化还原反应的化学能转变为电能。

由此可知，原电池是由发生氧化反应和还原反应的两部分组成的，每一部分又称为一个半电池（half-cell）或电极（electrode）。例如在Daniell电池中，一个半电池是Zn和$ZnSO_4$溶液，另一个半电池是Cu和$CuSO_4$溶液。半电池或电极的组成实际上就是氧化还原电对。

原电池装置中的盐桥通常是一支U形玻璃管，管内充满用琼脂固定的饱和KCl（或KNO_3）溶液，管内的KCl溶液不能流出但离子可在其中自由移动。原电池中盐桥的作用是构成原电池的通路并维持溶液的电中性。随着电极反应的进行，$ZnSO_4$溶液中由于Zn^{2+}不断生成而使正电荷过剩，$CuSO_4$溶液中则因Cu^{2+}的减少而使负电荷过剩。若两电极间无盐桥连接，则不断过剩的正电荷和负电荷将阻碍 Zn 的继续氧化和 Cu^{2+} 的继续还原，反应会很快停止。有盐桥连接时，靠静电引力作用，盐桥中的 K^+ 和 Cl^- 分别向 $CuSO_4$ 溶液和 $ZnSO_4$ 溶液移动，中和两半电池溶液的过剩电荷，从而使两电极溶液保持电中性，电子就可以不断地从锌片移向铜片，使整个原电池成为电通路，直到 Zn 片完全溶解或 $CuSO_4$ 溶液中的 Cu^{2+} 完全沉积为止。

（二）原电池的组成式

为方便起见，原电池的装置常用符号来表示，称之为原电池的组成式。书写原电池组成式的惯例如下：

（1）一般将负极写在左边，以（-）表示，将正极写在右边，以（+）表示。

（2）写出电极的化学组成式并标明物态，溶液要注明活度（或浓度），气体应注明压力。若不特别说明，温度系指 298.15 K。

（3）用"｜"表示两个相的界面。

（4）用"，"区分同一相中的不同组分。

（5）用"‖"表示两个电极溶液之间有盐桥相连。

（6）气体或液体物质不能直接作为电极时，必须附以不活泼金属（如 Pt 等）起导体作用。不活泼金属不参加电极反应，称为惰性电极。半电池中溶液紧靠盐桥，电极板远离盐桥。

例如，Daniell 电池的组成式为：

$$(-)Zn \mid ZnSO_4(a_1) \parallel CuSO_4(a_2) \mid Cu(+)$$

盐桥两侧的组成式即是电极组成式。

例 7-2 写出氧化还原反应 $2FeCl_3+SnCl_2 \longrightarrow SnCl_4+2FeCl_2$ 的电池组成式。

解：反应中 Fe^{3+} 为氧化剂，得到电子，电对 Fe^{3+}/Fe^{2+} 构成原电池的正极；Sn^{2+} 为还原剂，失去电子，Sn^{4+}/Sn^{2+} 构成原电池的负极。用铂片作为半电池的导电材料。

电极反应　负极：$Sn^{2+}-2e \rightleftharpoons Sn^{4+}$

　　　　　正极：$Fe^{3+}+e \rightleftharpoons Fe^{2+}$

电池组成式　$(-)Pt \mid Sn^{2+}(c_1), Sn^{4+}(c_2) \parallel Fe^{2+}(c_3), Fe^{3+}(c_4) \mid Pt(+)$

（三）原电池的电动势

原电池能产生电流，说明在正负极之间存在着电势差。当电池外电路中通过的电流无限小时，两极间的电势差达到最大，此值称为电池的电动势（electromotive force），用 E 表示。电极与溶液之间的电势差称为电极电势（electrode potential），用 φ 表示。电池电动势 E 与两极电极电势 φ 的关系为：

$$E = \varphi_+ - \varphi_- \tag{7-1}$$

式（7-1）中 φ_+ 和 φ_- 分别表示原电池中正极和负极的电极电势。由于原电池中正极的电极电势高于负极的电极电势，所以原电池的电动势 E 恒为正值。电池的电动势是造成电子流动的动力，也是衡量氧化还原反应推动力大小的判据。

第二节　电极电势

一、电极电势的产生

用导线将原电池的两个电极连接起来，其间就有电流通过，这说明两个电极的电势是不同的，存在着电势差。电势差产生的原因很复杂，一般认为主要是由于电对的氧化型和还原型物质得失电子能力不同而引起的。德国化学家 Nernst H W（能斯特）提出的双电层理论给予了很好的解释。下面以金属电极为例来说明电极电势产生的机理。

我们知道，金属晶体是由金属原子、金属离子和自由电子所组成的。当把金属片（M）插入含有该金属离子（M^{n+}）的溶液中时，金属表面的原子由于本身的热运动以及受极性溶剂分子的作用，有生成溶剂化离子进入溶液同时将电子留在金属表面的趋势，金属愈活泼，金属盐溶液浓度愈小，这种趋势就愈大；同时，已溶剂化的金属离子也会受到极板上电子的吸引，有重新沉积于极板上的趋势，金属愈不活泼，金属盐溶液浓度愈大，这种趋势就愈大。因此在金属及其盐溶液之间存在如下平衡：

$$\underset{\text{在溶液中}}{M^{n+}(aq)} \quad + \quad \underset{\text{留在极板上}}{ne} \quad \underset{\text{溶解}}{\overset{\text{沉积}}{\rightleftharpoons}} \quad \underset{\text{在极板上}}{M(s)}$$

当达到平衡时，如果金属原子失去电子的倾向大于其离子获得电子的倾向，金属以离子进入溶液的趋势占优势，则金属表面将有过剩的负电荷，而溶液中则将有等量过剩的正电荷。由于静电引力，进入溶液中的金属阳离子将大部分排列在金属片表面附近的溶液中，在金属与溶液的界面形成类似于电容器的双电层（electric double layer）结构，如图 7-2a 所示。虽然双电层的厚度很小（约为 10^{-10} m），但其间却形成了电势差，这种电势差即称为电极电势（electrode potential）；反之，如果金属原子失去电子的倾向小于其离子获得电子的倾向，则建立平衡后在金属与溶液界面处同样也会形成双电层，产生电极电势，只不过此时金属片上带正电荷，而溶液带负电荷（图 7-2b）。

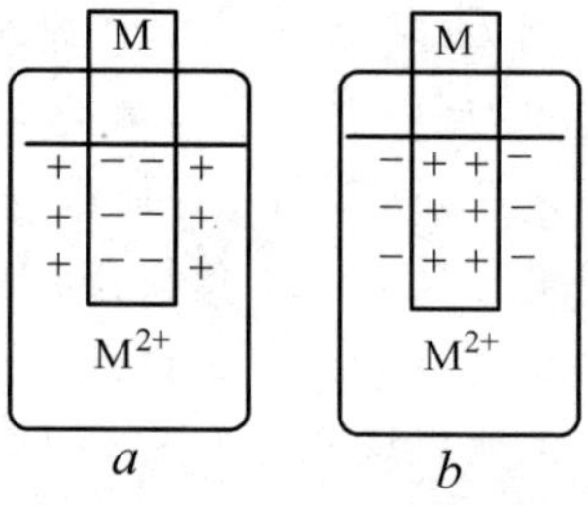

图 7-2　金属的双电层结构

这里的电极电势为绝对电极电势，它的大小与上述沉积和溶解平衡有关，即不但取决于金属的本性，还与金属离子的浓度（或活度）及溶液的温度有关。电极电势常用符号 $\varphi_{\text{Ox/Red}}$ 表示，单位为伏特（V）。

二、标准氢电极与标准电极电势

电极的绝对电极电势目前尚无法测量，因此，常选定一个电极作为标准，其他各种电极与之相比较，得到各种电极电势的相对值。由于每一个电极的这个相对值都是和同一个电极比较测得的，因此，比较各个电极的相对电极电势的大小，同样可以得出其得失电子的能力强弱。IUPAC 规定以标准氢电极作为比较标准。

(一)标准氢电极

图7-3是标准氢电极(standard hydrogen electrode,SHE)的结构示意图。它是将镀有铂黑的铂片置于 H^+ 活度为 1 mol·L^{-1} 的酸性溶液中,然后不断地通入压力为100 kPa的纯净氢气达到饱和而构成的。在金属铂片上再镀上一层铂粉(即铂黑),目的是为了增强吸附氢气的能力并提高电极反应的速率。

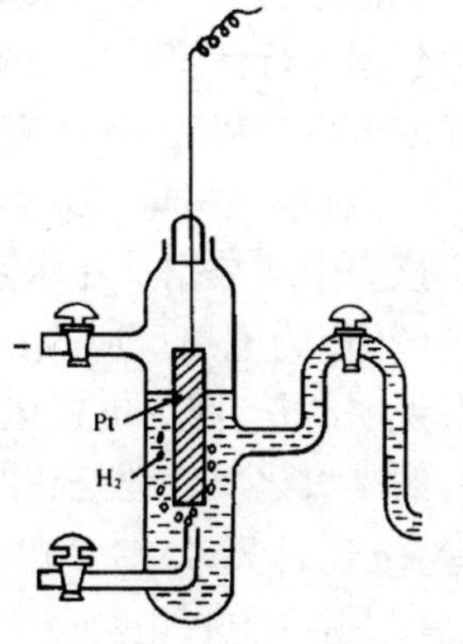

图7-3 标准氢电极

电极反应为:$2H^+(aq)+2e \rightleftharpoons H_2(g)$

电极组成式为:Pt,H_2(100 kPa) | H^+(a = 1)

IUPAC规定,标准氢电极的电极电势为零,即 $\varphi^{\ominus}_{H^+/H_2}$ = 0.000 V。

其他电极的电极电势,就可在指定温度(一般为298.15 K)下,将待测电极与标准氢电极组成下列原电池

$$(-)\text{标准氢电极} \parallel \text{待测电极}(+)$$

测得的此原电池的电动势即为待测电极的电极电势。由于电池的电动势总是正值,当测定值为负值时,说明原电池中氢电极实为正极。即测出的电动势为正值,则 $\varphi_{\text{待测}}$ 为正值;测得的电动势为负值,则 $\varphi_{\text{待测}}$ 也为负值。

目前所使用的电极电势数值都是以标准氢电极的电极电势为零而得到的相对值,故又称为氢标准电极电势,简称电极电势。

(二)标准电极电势

前已述及,电极电势的大小与电极的本性、温度及参与电极反应的有关物质的活度有关。所以,为了便于比较,定义电极处于标准状态时的电极电势为该电极的标准电极电势(standard electrode potential),用符号 $\varphi^{\ominus}_{Ox/Red}$ 表示。电极的标准状态就是热力学标准态,即对于溶液,各反应物浓度为 1 mol·L^{-1}(或活度为1),若有气体参加反应,则气体的分压为100 kPa,反应温度未指定,IUPAC推荐参考温度为298.15 K。

测定 $\varphi^{\ominus}$ 的方法与测定 φ 相同。标准状态下测得的电动势称为标准电动势 $E^{\ominus}$。$E^{\ominus}$ 与 $\varphi^{\ominus}_{\text{待测}}$ 的关系为:

$$E^{\ominus} = \varphi^{\ominus}_{\text{待测}} - \varphi^{\ominus}_{H^+/H_2} = \varphi^{\ominus}_{\text{待测}}$$

例7-3 使用标准锌电极和标准铜电极作正极分别与标准氢电极组成原电池,298.15 K时,测得电池的电动势分别为-0.7618 V和0.3419 V。试求 Zn^{2+} | Zn电极和 Cu^{2+} | Cu电极的标准电极电势。

解:测定 Zn^{2+} | Zn电极标准电极电势的原电池组成为:

$$(-)\text{Pt},H_2(100\ \text{kPa}) \mid H^+(1\ \text{mol}\cdot L^{-1}) \parallel Zn^{2+}(1\ \text{mol}\cdot L^{-1}) \mid \text{Zn}(+)$$

得 $$\varphi^{\ominus}_{Zn^{2+}/Zn} = E^{\ominus} = -0.7618\ \text{V}$$

测定 Cu^{2+} | Cu电极标准电极电势的原电池组成为:

$$(-)\text{Pt},H_2(100\ \text{kPa}) \mid H^+(1\ \text{mol}\cdot L^{-1}) \parallel Cu^{2+}(1\ \text{mol}\cdot L^{-1}) \mid \text{Cu}(+)$$

得 $$\varphi^{\ominus}_{Cu^{2+}/Cu} = E^{\ominus} = 0.3419\ V$$

其他电极的标准电极电势值均可按此方法测定，有些电对的标准电极电势可以通过热力学数据进行计算。书后附录列出了298.15 K时常用电极的标准电极电势。为了正确使用标准电极电势表，现将有关问题概述如下：

（1）标准电极电势是热力学标准状态下的电极电势，因此，应在满足标准态的条件下使用。该表中的数据是在水溶液中求得的，因此不能用于非水溶液及高温下固相间的反应。

（2）因为电极反应式常用 $Ox + ne \rightleftharpoons Red$ 表示，所以表中的电极电势又称还原电势。需要说明的是，因为电极电势是相对于标准氢电极的数值，在计算电池电动势时，不论电极进行的是氧化反应还是还原反应，其电极电势的符号不变。例如，不管电极反应是 $Zn^{2+} + 2e \rightleftharpoons Zn$ 还是 $Zn \rightleftharpoons Zn^{2+} + 2e$，锌电极的标准电极电势值均为-0.7618 V。

（3）标准电极电势是强度性质，与电极反应中物质的计量系数无关。例如银电极的电极反应写成 $Ag^{+} + e \rightleftharpoons Ag$，$\varphi^{\ominus}_{Ag^{+}/Ag} = 0.7996\ V$，若写成 $2Ag^{+} + 2e \rightleftharpoons 2Ag$，其 $\varphi^{\ominus}$ 仍为0.7996 V，而不是2 × 0.7996 V。

（4）$\varphi^{\ominus}$ 有正值也有负值。正值表示该电极的电极电势大于标准氢电极，该电对的氧化型物质得电子的能力强于 H^{+} 得电子的能力；负值则表示该电极的电极电势小于标准氢电极，该电对的还原型物质较氢气易于失去电子。因此，$\varphi^{\ominus}$ 的高低反映了氧化还原电对得失电子能力的相对强弱。$\varphi^{\ominus}$ 愈高，表示该电对的氧化型愈容易接受电子，氧化能力愈强，而它的还原型的还原能力愈弱；$\varphi^{\ominus}$ 愈低，表示该电对的还原型愈容易给出电子，还原其他物质的能力愈强，而它的氧化型的氧化能力愈弱。在标准电极电势表中，F_2 是最强的氧化剂，Li是最强的还原剂。

总之，根据电对的标准电极电势可以判断氧化剂和还原剂的相对强弱。例如，Cl_2，Br_2，I_2 的氧化能力应为 $Cl_2 > Br_2 > I_2$，而 Cl^{-}，Br^{-}，I^{-} 的还原能力则为 $Cl^{-} < Br^{-} < I^{-}$。同理也可判断，在标准状态下，由两个电极组成原电池时，电极电势高的电对由于有较强的氧化剂发生还原反应，为原电池的正极，而电极电势低的电对由于有较强的还原剂发生氧化反应，为原电池的负极。

三、Nernst方程式及影响电极电势的因素

（一）Nernst方程式

前已述及，大多数氧化还原反应都是在非标准状态下进行的，反应体系的温度、压力、浓度和溶液的酸碱度等都对电极电势有着不同程度的影响。Nernst方程指出了电极电势与电极本性、浓度和温度的关系。

由热力学原理可知，等温等压下体系的Gibbs自由能变化等于体系所做的最大非体积功，即：

$$\Delta_r G_m = -W'_{max}$$

如果非体积功只有电功一种，则 $W_{电} = QE = nFE$，Q 为电量，E 为电池电动势，上式可写成：

$$\Delta_r G_m = -nFE \tag{7-2}$$

标准状态下有：

$$\Delta_r G_m^\ominus = -nFE^\ominus \tag{7-3}$$

将式(7-2)和式(7-3)代入化学反应的等温方程式 $\Delta_r G_m = \Delta_r G_m^\ominus + RT\ln Q$ 中，得：

$$-nFE = -nFE^\ominus + RT\ln Q$$

两边同除以 $-nF$，得：

$$E = E^\ominus - \frac{RT}{nF}\ln Q \tag{7-4}$$

式中 R 为气体常数（8.314 J · K^{-1} · mol^{-1}），F 为 Faraday（法拉第）常数（96485 C · mol^{-1}），T 为绝对温度（K），n 为电池反应中电子转移的数目。当温度为 298.15 K时，代入相应的常数，式(7-4)变为：

$$E = E^\ominus - \frac{0.05916}{n}\lg Q \tag{7-5}$$

对任意一个氧化还原反应：

$$\mathrm{aOx_1 + bRed_2 \rightleftharpoons gRed_1 + hOx_2}$$

将反应商表示式代入式(7-4)得：

$$E = E^\ominus - \frac{RT}{nF}\ln\frac{\left(\frac{c_{\mathrm{Red_1}}}{c^\ominus}\right)^{\mathrm{g}}\left(\frac{c_{\mathrm{Ox_2}}}{c^\ominus}\right)^{\mathrm{h}}}{\left(\frac{c_{\mathrm{Ox_1}}}{c^\ominus}\right)^{\mathrm{a}}\left(\frac{c_{\mathrm{Red_2}}}{c^\ominus}\right)^{\mathrm{b}}}$$

式中 $c^\ominus = 1\ \mathrm{mol \cdot L^{-1}}$，计算时可约去浓度的单位，省去 $c^\ominus$ 并不影响计算结果。为简化起见，在以后的公式和计算中，均省去 $c^\ominus$，c 的单位也略去。

$$E = E^\ominus - \frac{RT}{nF}\ln\frac{c_{\mathrm{Red_1}}^{\mathrm{g}} \cdot c_{\mathrm{Ox_2}}^{\mathrm{h}}}{c_{\mathrm{Ox_1}}^{\mathrm{a}} \cdot c_{\mathrm{Red_2}}^{\mathrm{b}}} \tag{7-6}$$

式(7-6)即是电池电动势的 Nernst 方程（Nernst equation），它表达了电池电动势与电池本性（$E^\ominus$）、反应物质浓度和温度之间的定量关系。

将式(7-1)代入式(7-6)，得：

$$\varphi_+ - \varphi_- = (\varphi_+^\ominus - \varphi_-^\ominus) - \frac{RT}{nF}\ln\frac{c_{\mathrm{Red_1}}^{\mathrm{g}} \cdot c_{\mathrm{Ox_2}}^{\mathrm{h}}}{c_{\mathrm{Ox_1}}^{\mathrm{a}} \cdot c_{\mathrm{Red_2}}^{\mathrm{b}}}$$

$$= \left(\varphi_+^\ominus - \frac{RT}{nF}\ln\frac{c_{\mathrm{Red_1}}^{\mathrm{g}}}{c_{\mathrm{Ox_1}}^{\mathrm{a}}}\right) - \left(\varphi_-^\ominus - \frac{RT}{nF}\ln\frac{c_{\mathrm{Red_2}}^{\mathrm{b}}}{c_{\mathrm{Ox_2}}^{\mathrm{h}}}\right)$$

可得：

$$\varphi_+ = \varphi_+^\ominus - \frac{RT}{nF}\ln\frac{c_{\mathrm{Red_1}}^{\mathrm{g}}}{c_{\mathrm{Ox_1}}^{\mathrm{a}}}$$

$$\varphi_- = \varphi_-^\ominus - \frac{RT}{nF}\ln\frac{c_{\mathrm{Red_2}}^{\mathrm{b}}}{c_{\mathrm{Ox_2}}^{\mathrm{h}}}$$

对于任一电极反应 $a\text{Ox} + ne \rightleftharpoons b\text{Red}$

$$\varphi_{\text{Ox/Red}} = \varphi^{\ominus}_{\text{Ox/Red}} + \frac{RT}{nF}\ln\frac{c^{\text{a}}_{\text{Ox}}}{c^{\text{b}}_{\text{Red}}} \tag{7-7}$$

式(7-7)为电极电势的 Nernst 方程,可用于计算给定电对在任意状态时的电极电势。式中 n 为电极反应中电子转移数目,a,b 分别表示一个已配平的氧化还原半反应式中氧化型和还原型各物质前的系数;c_{Ox} 和 c_{Red} 分别代表电对中氧化型和还原型及相关介质的浓度。当 298.15 K 时,代入相关常数,式(7-7)变为:

$$\varphi_{\text{Ox/Red}} = \varphi^{\ominus}_{\text{Ox/Red}} + \frac{0.05916}{n}\lg\frac{c^{\text{a}}_{\text{Ox}}}{c^{\text{b}}_{\text{Red}}} \tag{7-8}$$

从电极电势的 Nernst 方程可以看出,在一定温度下,某一电极的 $\varphi^{\ominus}_{\text{Ox/Red}}$ 为定值,其电极电势随溶液中有关物质的浓度的变化而变化。氧化型的浓度越大,$\varphi_{\text{Ox/Red}}$ 值越大;还原型的浓度越大,$\varphi_{\text{Ox/Red}}$ 值越小。但由于溶液浓度出现在对数项里,所以一般不是决定电极电势的主要因素,电极电势的大小主要取决于体现电极本性的 $\varphi^{\ominus}_{\text{Ox/Red}}$ 值。

应用 Nernst 方程时应注意:

(1)若电极反应式中氧化型、还原型物质前的系数不为 1,则在方程式中它们的浓度项应以相应的系数为指数。

(2)如果在电池或电极反应中,除了氧化型和还原型物质外,还有 H^+、OH^- 等参加,则必须把它们的浓度按照其在反应中的作用表示在 Nernst 方程中。如电极反应:

$$MnO_4^- + 8H^+ + 5e \rightleftharpoons Mn^{2+} + 4H_2O$$

298.15 K 时,$\varphi_{MnO_4^-/Mn^{2+}} = \varphi^{\ominus}_{MnO_4^-/Mn^{2+}} + \frac{0.05916}{5}\lg\frac{c_{MnO_4^-}\cdot c^8_{H^+}}{c_{Mn^{2+}}}$

(3)在有固体和纯液体物质参与的反应中,它们的活度近似为 1,不列入方程式中。气体物质用其分压除以 100 kPa,即以 $p/100$ 表示。如电极反应:

$$Zn^{2+} + 2e \rightleftharpoons Zn$$

298.15 K 时,
$$\varphi_{Zn^{2+}/Zn} = \varphi^{\ominus}_{Zn^{2+}/Zn} + \frac{0.05916}{2}\lg c_{Zn^{2+}}$$

$$2H^+ + 2e \rightleftharpoons H_2$$

298.15 K 时,
$$\varphi_{H^+/H_2} = \varphi^{\ominus}_{H^+/H_2} + \frac{0.05916}{2}\lg\frac{c^2_{H^+}}{p_{H_2}/p^{\ominus}}$$

(二)影响电极电势的因素

电极的本性、溶液中参与电极反应的物质的浓度、气体的压力或压强、温度等是影响电极电势的重要因素。对于一给定电极来说,参与电极反应的物质的浓度对电极电势影响较大,温度影响较小。在某些电极中,溶液的酸度、生成沉淀或生成配合物等都会对电极电势产生一定的影响。

1. 酸度对电极电势的影响　对于有 H^+ 或 OH^- 的参与的电极反应,溶液酸度的变化会对其电极电势有显著的影响,从而使电对物质在不同 pH 值下表现有不同的氧化还原能力。

例 7-4 已知电极反应 $MnO_4^- + 8H^+ + 5e \rightleftharpoons Mn^{2+} + 4H_2O$，$\varphi^{\ominus}_{MnO_4^-/Mn^{2+}} = 1.507\ V$。求 298.15 K 时，$c_{MnO_4^-} = c_{Mn^{2+}} = 1\ mol \cdot L^{-1}$，pH = 6 时的电极电势。

解：298.15 K 时，按照式(7-8)有：

$$\varphi_{MnO_4^-/Mn^{2+}} = \varphi^{\ominus}_{MnO_4^-/Mn^{2+}} + \frac{0.05916}{5}\lg\frac{c_{MnO_4^-} \cdot c_{H^+}^8}{c_{Mn^{2+}}}$$

将 $c_{MnO_4^-} = c_{Mn^{2+}} = 1\ mol \cdot L^{-1}$，pH = 6 即 $c_{H^+} = 1 \times 10^{-6}\ mol \cdot L^{-1}$ 代入上式得：

$$\varphi_{MnO_4^-/Mn^{2+}} = 1.507\ V + \frac{0.05916\ V}{5}\lg(1.0 \times 10^{-6})^8 = 0.939\ V$$

从计算可以看出，当溶液的 pH = 6 时，电极电势从 +1.507 V 降到 +0.939 V，说明溶液 pH = 6 时 MnO_4^- 的氧化能力比在标准状态下明显降低，即 MnO_4^- 的氧化能力随着酸度增加而增加。

例 7-5 在 298.15 K 时，若向标准氢电极溶液中加入 NaAc，反应达到平衡时溶液中 HAc 及 Ac^- 浓度均为 $1\ mol \cdot L^{-1}$，H_2 的分压仍为 100 kPa，求此时氢电极的电极电势。（已知 $K_{HAc} = 1.75 \times 10^{-5}$）

解：向标准氢电极的 H^+ 溶液中加入 NaAc，使溶液的 pH 值发生变化，溶液中存在下列平衡：

$$H^+ + Ac^- \rightleftharpoons HAc$$

反应达到平衡时，溶液中的氢离子浓度为：

$$[H^+] = \frac{[HAc] \cdot K_{HAc}}{[Ac^-]} = 1.75 \times 10^{-5}\ mol \cdot L^{-1}$$

根据氢电极的电极反应式可知，$n = 2$；298.15 K 时，按照式(7-8)有：

$$\varphi_{H^+/H_2} = \varphi^{\ominus}_{H^+/H_2} + \frac{0.05916}{2}\lg\frac{c_{H^+}^2}{p_{H_2}/100} = 0.000\ V + \frac{0.05916}{2}\lg\frac{c_{H^+}^2}{100/100} = -0.281\ V$$

显然，由于 NaAc 加入后生成了弱酸 HAc，降低了氧化型物质 H^+ 的浓度，从而导致电极电势降低。

2. 沉淀生成对电极电势的影响　如果往电极溶液中加入一些能与氧化还原电对中的氧化型或还原型物质反应生成沉淀的试剂，电对中氧化型或还原型物质的浓度会显著降低，从而使其电极电势发生变化。

例 7-6 电极反应 $Ag^+ + e \rightleftharpoons Ag$，$\varphi^{\ominus}_{Ag^+/Ag} = 0.7996\ V$。298.15 K 时，若在此电极溶液中加入 NaCl，达到平衡时溶液中 Cl^- 的浓度为 $1\ mol \cdot L^{-1}$。求此时的电极电势（已知 $K_{sp,AgCl} = 1.77 \times 10^{-10}$）。

解：由式(7-8)得：

$$\varphi_{Ag^+/Ag} = \varphi^{\ominus}_{Ag^+/Ag} + 0.05916\lg c_{Ag^+}$$

$$Ag^+ + Cl^- \rightleftharpoons AgCl \qquad [Ag^+][Cl^-] = K_{sp} = 1.77 \times 10^{-10}$$

$$[Ag^+] = \frac{K_{sp}}{[Cl^-]} = 1.77 \times 10^{-10}\ mol \cdot L^{-1}$$

$$\varphi_{Ag^+/Ag} = 0.7996\ V + 0.05916\ V\ \lg(1.77 \times 10^{-10})$$
$$= 0.7996\ V - 0.5769\ V = 0.2227\ V$$

由上例计算可知，由于 AgCl 沉淀的生成，使 Ag^+ 的浓度降低，电对的电极电势减小。由于 $c_{Cl^-} = 1\ mol \cdot L^{-1}$，因而计算所得的电极电势实际上就是电对 AgCl/Ag 按电极反应 $AgCl + e \rightleftharpoons Ag + Cl^-$ 的标准电极电势，即 $\varphi^{\ominus}_{AgCl/Ag} = 0.2227\ V$。

3. 配合物生成对电极电势的影响　当在电极溶液中加入能与电对中的氧化型或还原型物质反应生成配合物的试剂时，也将导致氧化型或还原型物质的浓度显著降低，从而使其电极电势发生改变。

例 7-7　已知电极反应 $Cu^{2+}+2e \rightleftharpoons Cu$，$\varphi^{\ominus}_{Cu^{2+}/Cu} = 0.3419\ V$。在 298.15 K 时，若在此电极溶液中加入过量的氨水，反应达到平衡时溶液中 NH_3 和 $[Cu(NH_3)_4]^{2+}$ 的浓度均为 $1\ mol \cdot L^{-1}$，求此时的电极电势（已知 $[Cu(NH_3)_4]^{2+}$ 的 $K_s = 2.09 \times 10^{13}$）。

解：在电极溶液中加入的氨水将与 Cu^{2+} 生成配离子，配位平衡方程式为：

$$Cu^{2+}+4NH_3 \rightleftharpoons [Cu(NH_3)_4]^{2+}$$

反应达到平衡时，溶液中的 Cu^{2+} 浓度为：

$$[Cu^{2+}] = \frac{[Cu(NH_3)_4]^{2+}}{K_s \cdot [NH_3]^4} = \frac{1}{K_s} = 4.79 \times 10^{-14}$$

按照式(7-8)则有：

$$\varphi_{Cu^{2+}/Cu} = \varphi^{\ominus}_{Cu^{2+}/Cu} + \frac{0.05916}{2} \lg c_{Cu^{2+}}$$
$$= 0.3419\ V + \frac{0.05916\ V}{2} \lg 4.79 \times 10^{-14}$$
$$=0.3419\ V-0.3940\ V=-0.052\ V$$

显然，由于与氨水形成 $[Cu(NH_3)_4]^{2+}$ 后，Cu^{2+} 的浓度降低，从而引起铜电对的电极电势降低，Cu^{2+} 的氧化性减弱，金属单质（Cu）的还原性增强。

由于 $c_{NH_3} = c_{[Cu(NH_3)_4]^{2+}} = 1\ mol \cdot L^{-1}$，因而计算所得的电极电势实际上就是电对 $[Cu(NH_3)_4]^{2+}/Cu$ 按电极反应 $[Cu(NH_3)_4]^{2+} + 2e \rightleftharpoons Cu + 4NH_3$ 的标准电极电势，即 $\varphi^{\ominus}_{[Cu(NH_3)_4]^{2+}/Cu} =- 0.052\ V$。

第三节　电极电势的应用

一、计算电动势

若原电池的两个电极电势均为已知，可直接由式(7-1)计算电动势；若原电池为标准状态，可从标准电极电势表中查得两个电极的标准电极电势，再计算电动势；若在非标准状态下，需要利用电极电势的 Nernst 方程式计算给定条件下的每个电极的电极电势，然后计算电动势，或者直接根据电动势的 Nernst 方程来计算。

例 7-8 计算 298.15 K 时，用 $I_2/I^-(0.1\ mol\cdot L^{-1})$ 和 $MnO_4^-/Mn^{2+}(c_{MnO_4^-}=0.01\ mol\cdot L^{-1}, c_{Mn^{2+}}=0.1\ mol\cdot L^{-1}, pH=3)$ 两电极组成原电池的电动势，并写出电池组成式和电池反应式。

解：查附表可知，$\varphi^{\ominus}_{MnO_4^-/Mn^{2+}}=1.507\ V$，$\varphi^{\ominus}_{I_2/I^-}=0.5355\ V$，所以：

$$\varphi_{MnO_4^-/Mn^{2+}}=\varphi^{\ominus}_{MnO_4^-/Mn^{2+}}+\frac{0.05916}{5}\lg\frac{c_{MnO_4^-}\cdot c_{H^+}^8}{c_{Mn^{2+}}}$$

$$=1.507\ V+0.0118\ V\lg\frac{0.01\times0.001^8}{0.1}$$

$$=1.211\ V$$

$$\varphi_{I_2/I^-}=\varphi^{\ominus}_{I_2/I^-}+\frac{0.05916}{2}\lg\frac{1}{c_{I^-}^2}$$

$$=0.5355\ V+0.05916\ V\lg\frac{1}{0.1}$$

$$=0.595\ V$$

$$E=\varphi_{MnO_4^-/Mn^{2+}}-\varphi_{I_2/I^-}$$

$$=1.211\ V-0.595\ V=0.616\ V$$

电池组成式为：

$(-)\ Pt, I_2\ |\ I^-(0.1\ mol\cdot L^{-1})\ \|\ MnO_4^-(0.01\ mol\cdot L^{-1}), Mn^{2+}(0.1\ mol\cdot L^{-1}), H^+(0.001\ mol\cdot L^{-1})\ |\ Pt(+)$

电极反应式为：

负极　　$2I^- \rightleftharpoons I_2+2e$

正极　　$MnO_4^-+8H^++5e \rightleftharpoons Mn^{2+}+4H_2O$

电池反应式为：　$2MnO_4^-+10I^-+16H^+ \rightleftharpoons 2Mn^{2+}+5I_2+8H_2O$

二、判断氧化还原反应进行的方向

根据热力学原理，在等温等压下，一个自发进行的氧化还原反应的 $\Delta_r G_m<0$。根据电池电动势与体系的 Gibbs 自由能的关系，则有：

$\Delta_r G_m<0$ 时，$E>0$，反应正向自发进行

$\Delta_r G_m=0$ 时，$E=0$，反应处于平衡状态

$\Delta_r G_m>0$ 时，$E<0$，反应逆向自发进行

在标准状态时，$\Delta_r G_m^{\ominus}$ 与 $E^{\ominus}$ 间也存在上述关系，即在给定条件下，氧化剂电对的电极电势应大于还原剂电对的电极电势，反应即可自发进行，否则为不自发的，逆向为自发方向。反过来讲，一个氧化还原反应被设计成原电池后，若 $E<0$，则说明反应逆向进行，原设计的原电池的正负极颠倒。

例 7-9 判断在标准状态下，温度为 298.15 K 时，下列氧化还原反应自发进行的方向。

(1) $Hg^{2+}(aq)+Cu(s) \rightleftharpoons Hg(l)+Cu^{2+}(aq)$

(2) $Hg_2Cl_2(s)+Cu(s) \rightleftharpoons 2Hg(l)+Cu^{2+}(aq)+2Cl^-$

解：查附表可知：

$$Hg^{2+}(aq)+2e \rightleftharpoons Hg(l) \qquad \varphi^{\ominus}_{Hg^{2+}/Hg}=0.851\ V$$

$$Cu^{2+}(aq)+2e \rightleftharpoons Cu(s) \qquad \varphi^{\ominus}_{Cu^{2+}/Cu}=0.3419\ V$$

$$Hg_2Cl_2(s)+2e \rightleftharpoons 2Hg(l)+2Cl^- \qquad \varphi^{\ominus}_{Hg_2Cl_2/Hg}=0.26808\ V$$

因为 $\varphi^{\ominus}_{Hg^{2+}/Hg} > \varphi^{\ominus}_{Cu^{2+}/Cu}$，故反应(1) 在标准状态时能正向自发地进行；因为 $\varphi^{\ominus}_{Hg_2Cl_2/Hg} < \varphi^{\ominus}_{Cu^{2+}/Cu}$，故反应(2) 在标准状态时正向不能自发进行，逆向可以自发进行。

例 7-10 判断 298.15 K 时下列氧化还原反应的方向。

(1) $Pb^{2+}(1\ mol \cdot L^{-1}) + Sn \rightleftharpoons Sn^{2+}(1\ mol \cdot L^{-1}) + Pb$

(2) $Pb^{2+}(0.1\ mol \cdot L^{-1}) + Sn \rightleftharpoons Sn^{2+}(1\ mol \cdot L^{-1}) + Pb$

解：(1) 各离子都处于标准态，查表得，$\varphi^{\ominus}_{Pb^{2+}/Pb}=-0.126\ V$，$\varphi^{\ominus}_{Sn^{2+}/Sn}=-0.1375\ V$，

由于 $\varphi^{\ominus}_{Pb^{2+}/Pb} > \varphi^{\ominus}_{Sn^{2+}/Sn}$，故：

$$E^{\ominus}=\varphi^{\ominus}_{Pb^{2+}/Pb}-\varphi^{\ominus}_{Sn^{2+}/Sn}=-0.126\ V-(-0.1375\ V)=0.01\ V>0$$

所以，在标准状态下该反应自发向右进行。

(2) Pb^{2+} 处于非标准态，由该反应组成的原电池的电动势应根据 Nernst 方程式进行计算。由式(7-8)得：

$$\begin{aligned} E &= E^{\ominus}+\frac{0.05916}{2}\lg\frac{c_{Pb^{2+}}}{c_{Sn^{2+}}} \\ &= (\varphi^{\ominus}_{Pb^{2+}/Pb}-\varphi^{\ominus}_{Sn^{2+}/Sn})+\frac{0.05916}{2}\lg\frac{c_{Pb^{2+}}}{c_{Sn^{2+}}} \\ &= 0.01\ V+\frac{0.05916\ V}{2}\lg\frac{0.1}{1} \\ &= -0.02\ V<0 \end{aligned}$$

故上述氧化还原反应在给定条件下逆向自发进行。

由例 7-10 可知，当氧化剂电对和还原剂电对的标准电极电势相差不大时，电对物质的浓度对反应方向起着决定性的作用。

三、判断氧化还原反应进行的程度

随着反应的进行，正极的还原型物质浓度不断增加，氧化型物质的浓度不断降低，电极电势不断减小；同时，负极的氧化型物质的浓度不断增加，还原性物质的浓度不断降低，电极电势不断增高。当正负极的电极电势相等时，即 $E=0$ 时，电池反应就达到了平衡，即达到了反应的限度。所以，氧化还原反应进行的程度，可以用平衡常数 K 值的大小来衡量，而平衡常数可以根据电极电势求算。

根据 $\Delta_r G^{\ominus}_m=-nFE^{\ominus}$，$\Delta_r G^{\ominus}_m=-RT\ln K^{\ominus}$，则得：

$$-RT\ln K^{\ominus}=-nFE^{\ominus}$$

$$\ln K^{\ominus}=\frac{nFE^{\ominus}}{RT}=\frac{nF(\varphi^{\ominus}_{氧化剂}-\varphi^{\ominus}_{还原剂})}{RT} \qquad (7\text{-}9)$$

在 298.15 K 时，
$$\lg K^{\ominus}=\frac{nE^{\ominus}}{0.05916}=\frac{n(\varphi^{\ominus}_{氧化剂}-\varphi^{\ominus}_{还原剂})}{0.05916} \qquad (7\text{-}10)$$

式中 n 是配平的氧化还原反应方程式中转移的电子数(两个电极反应中转移的电子数的最小公倍数)。式(7-10)表明,在一定温度下,氧化还原反应的标准平衡常数的大小只与氧化剂和还原剂的本性及转移的电子数有关,与反应物质的浓度无关。($\varphi^{\ominus}_{氧化剂} - \varphi^{\ominus}_{还原剂}$)数值越大,则 $K^{\ominus}$ 值越大,表示这个反应进行得越完全。一般认为,对 $n = 2$ 的反应,当 $E^{\ominus} > 0.2$ V时,或者 $n = 1$,$E^{\ominus} > 0.4$ 时,均有 $K^{\ominus} > 10^6$,此平衡常数较大,可以认为反应已经进行完全。

例 7-11 计算 298.15 K 时下列反应的标准平衡常数,并估计反应进行的程度。

$$Cr_2O_7^{2-} + 6I^- + 14H^+ \rightleftharpoons 2Cr^{3+} + 3I_2 + 7H_2O$$

解:反应中 $Cr_2O_7^{2-}$ 为氧化剂,I^- 为还原剂。查附录二得:

$$\varphi^{\ominus}_{Cr_2O_7^{2-}/Cr^{3+}} = 1.232\ \text{V},\varphi^{\ominus}_{I_2/I^-} = 0.5355\ \text{V}。$$

$$\lg K^{\ominus} = \frac{nE^{\ominus}}{0.05916} = \frac{6 \times (1.232\ \text{V} - 0.5355\ \text{V})}{0.05916\ \text{V}} = 70.64$$

$$K^{\ominus} = 4.36 \times 10^{70}$$

此反应的标准平衡常数数值很大,正向反应能进行到底。

四、计算溶度积常数及其他类型的平衡常数

利用电极电势不仅可以计算氧化还原反应的平衡常数,还可以根据电池反应的平衡关系计算弱电解质的质子传递平衡常数、难溶电解质的溶度积常数及配合物的稳定常数等其他类型的平衡常数。

例 7-12 已知 298.15 K 时,①$2H^+ + 2e \rightleftharpoons H_2$,$\varphi^{\ominus}_{H^+/H_2} = 0.000$ V;②$2HAc + 2e \rightleftharpoons H_2 + 2Ac^-$,$\varphi^{\ominus} = -0.281$ V;求 HAc 的 K_a?

解:根据电极电势的高低,确定 H^+/H_2 作正极,HAc/H_2 作负极,构成的原电池的电池反应为:

$$HAc \rightleftharpoons Ac^- + H^+ \quad (n = 1)$$

显然,该电池反应即为 HAc 在水溶液中的解离过程,故反应的标准平衡常数即为 HAc 的 K_a。

$$\lg K_a = \lg K^{\ominus} = \frac{nE^{\ominus}}{0.05916} = \frac{1 \times (-0.281\ \text{V} - 0.000\ \text{V})}{0.05916\ \text{V}} = -4.75$$

$$K_a = 1.78 \times 10^{-5}$$

例 7-13 已知 $\varphi^{\ominus}_{AgCl/Ag} = 0.22233$ V,$\varphi^{\ominus}_{Ag^+/Ag} = 0.7996$ V,求 298.15 K 时 AgCl 的溶度积常数 K_{sp}。

解:AgCl 的溶度积常数 K_{sp} 即为反应 $AgCl \rightleftharpoons Cl^- + Ag^+$ 的平衡常数 $K^{\ominus}$。根据电极电势的高低,确定用 Ag^+/Ag 电极作正极,AgCl/Ag 电极作负极组成原电池,该原电池的反应式为

$$Cl^- + Ag^+ \rightleftharpoons AgCl(s)$$

显然,该电池反应就是 AgCl(s) 溶解平衡的逆反应,其平衡常数的倒数即为 AgCl(s)

的 K_{sp}。

$$\lg K^{\ominus}=\frac{nE^{\ominus}}{0.05916}=\frac{n(\varphi^{\ominus}_{Ag^+/Ag}-\varphi^{\ominus}_{AgCl/Ag})}{0.05916}=\frac{1\times(0.7996\ V-0.22233\ V)}{0.05916\ V}=9.7578$$

$$K^{\ominus}=5.73\times10^{9}$$

$$K_{sp}(AgCl)=\frac{1}{K^{\ominus}}=1.75\times10^{-10}$$

例 7-14 已知 $\varphi^{\ominus}_{Zn^{2+}/Zn}=-0.7618\ V$，$\varphi^{\ominus}_{[Zn(NH_3)_4]^{2+}/Zn}=-1.04\ V$。求 298.15 K 时 $[Zn(NH_3)_4]^{2+}$ 配离子的稳定常数 K_s。

解：$[Zn(NH_3)_4]^{2+}$ 的 K_s 即为反应 $Zn^{2+}+4NH_3 \rightleftharpoons [Zn(NH_3)_4]^{2+}$ 的平衡常数 $K^{\ominus}$，此反应可改写为：

$$Zn+Zn^{2+}+4NH_3 \rightleftharpoons Zn+[Zn(NH_3)_4]^{2+}$$

上述反应可以拆成以下两个电极反应

$$Zn^{2}+2e \rightleftharpoons Zn$$

$$[Zn(NH_3)_4]^{2+}+2e \rightleftharpoons Zn+4NH_3$$

将 Zn^{2+}/Zn 电极作正极，$[Zn(NH_3)_4]^{2+}/Zn$ 电极作负极组成原电池，电池反应的平衡常数 $K^{\ominus}$ 即为 $[Zn(NH_3)_4]^{2+}$ 配离子的 K_s。

$$\lg K^{\ominus}=\lg K_s=\frac{n(\varphi^{\ominus}_{Zn^{2+}/Zn}-\varphi^{\ominus}_{[Zn(NH_3)_4]^{2+}/Zn})}{0.05916}=\frac{2\times(-0.7618\ V+1.04\ V)}{0.05916\ V}=9.405$$

$$K_s=2.54\times10^{9}$$

五、电势法测定溶液的 pH 值

电极的电极电势与溶液中组分的浓度(或活度)有关。因此，通过电极电势的测定，就可以对溶液中的离子浓度进行定量分析，这种分析方法称为电势法。根据测定时被测溶液中插入的两个电极的作用不同，分别称为参比电极和指示电极。本节简要介绍电势法测定溶液 pH 值的原理和方法。

(一)参比电极

参比电极(reference electrode)是指在一定条件下，其电极电势基本恒定且准确已知的电极。标准氢电极是最精确的参比电极，但由于其制备麻烦，加之要维持氢气的分压恒定和保持氢气的高纯度，所以使用不便，日常工作很少使用。常用的参比电极是饱和甘汞电极和银-氯化银电极。

1. 饱和甘汞电极　饱和甘汞电极(saturated calomel electrode，SCE)的构造如图 7-4 所示。电极由内外两个玻璃套管组成，内管上端封接一根铂丝，铂丝上部与电极引

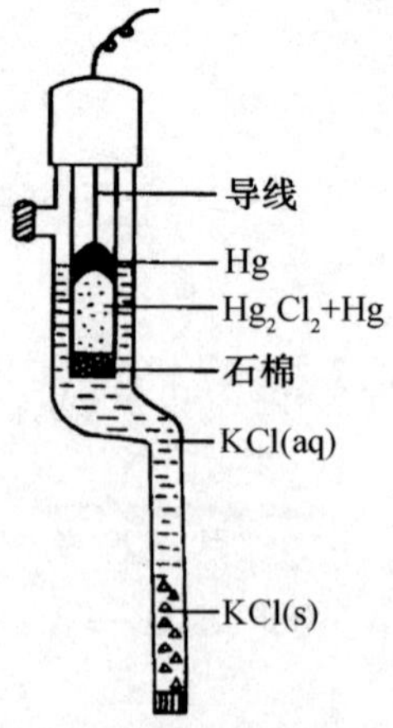

图 7-4　饱和甘汞电极

线相连，铂丝下部伸入汞层中，汞层下部是 Hg 和Hg_2Cl_2的糊状物，下端用玻璃纤维或石棉塞紧。外玻璃管内充满饱和 KCl 溶液，最下端用素瓷微孔物质封紧，既可将电极内外溶液隔开，又可提供内外溶液离子通道，起到盐桥的作用。外管上端侧口用于补入 KCl 溶液。

电极组成　$Hg \mid Hg_2Cl_2(s) \mid Cl^-(c)$

电极反应　$Hg_2Cl_2(s) + 2e \rightleftharpoons 2Hg(l) + 2Cl^-(aq)$

电极电势　$\varphi_{Hg_2Cl_2/Hg} = \varphi^{\ominus}_{Hg_2Cl_2/Hg} - \dfrac{RT}{F}\ln c_{Cl^-}$

由上式可知，甘汞电极的电极电势与溶液中 Cl^-的浓度和温度有关。在 298.15 K 时，饱和甘汞电极的电极电势为 0.2412 V。甘汞电极构造简单，电势稳定，使用方便，是最常用的参比电极之一。

2. 银-氯化银电极　银-氯化银电极（silver-silver chloride electrode，SSE）由 Ag、AgCl(s)以及 KCl 溶液组成。在一定浓度的 KCl 溶液中插入一根表面镀有 AgCl 薄层的银丝，电极下端的管口用石棉丝封住，上端用导线导出。其构造如图 7-5 所示。

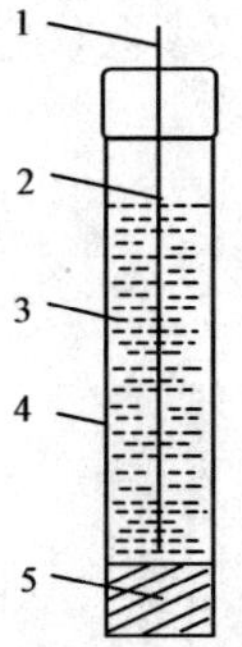

图 7-5　银-氯化银电极

1. 银丝　2. 银-氯化银　3. 饱和 KCl 溶液　4. 玻璃管　5. 素烧瓷芯

电极组成　$Ag \mid AgCl(s) \mid Cl^-(c)$

电极反应　$AgCl(s) + e \rightleftharpoons Ag(s) + Cl^-(aq)$

电极电势　$\varphi_{AgCl/Ag} = \varphi^{\ominus}_{AgCl/Ag} - \dfrac{RT}{F}\ln c_{Cl^-}$

由上式可知，银-氯化银电极的电极电势与溶液中 Cl^-的活度和温度有关。298.15 K 时，饱和氯化银电极的电极电势为 0.199 V。由于 Ag-AgCl 电极构造更为简单，可以制成很小的体积，常用作玻璃电极和其他离子选择性电极的内参比电极。

（二）指示电极

指示电极（indicator electrode）是电极电势随待测组分活（浓）度改变而变化，其值大小可以指示待测组分活（浓）度的电极。一般而言，作为指示电极的电极电势与待测组分活（浓）度间符合 Nernst 方程式的关系。

只对溶液氢离子活度或溶液的 pH 值变化有 Nernst 响应的指示电极称为 pH 指示电极。目前，玻璃电极（glass electrode）是最常用的 H^+指示电极，其构造如图 7-6 所示。

玻璃电极的下端是用特定组成的玻璃吹制成的球状薄膜，膜厚度小于 0.1 mm。球泡内通常充 0.1 mol·L^{-1}HCl 或含 KCl 的 pH 缓冲液作为内参比液，Ag-AgCl 为内参比电极。玻璃电极的组成式为：

$$Ag, AgCl(s) \mid Cl^-(c) \mid \text{玻璃膜} \mid \text{待测溶液}(H^+)$$

将玻璃电极插入待测溶液中，由于玻璃电极的特殊结构，它几乎仅对溶液中的 H^+做出响应，当玻璃膜内外两侧的氢离子浓度不等时，就会出现电势差，这种电势差称为膜电势。由于玻璃膜内的 H^+浓度是固定不变的，膜电势的数值大小就仅取决于外部待测溶液的氢离子浓度（或 pH 值），这就是玻璃电极作为 pH 指示电极的基本原理。

玻璃电极的电极电势为

$$\varphi_{玻} = K_{玻} + \frac{RT}{F}\ln c_{外} = K_{玻} - \frac{RT}{F}\text{pH} \qquad (7\text{-}11)$$

该式表明，玻璃电极的电极电势与膜外试液的 pH 值之间呈线性关系，符合 Nernst 方程式，故可用于溶液 pH 值的测定。式中 $K_{玻}$ 称为电极常数，由每支玻璃电极本身的性质所决定，对于一定条件下的某个玻璃电极来说，$K_{玻}$ 为一定值。

复合 pH 值电极是由 pH 玻璃电极（指示电极）和 Ag-AgCl 电极（参比电极）组合在一起构成的，如图 7-7 所示，具有体积小、结构简单、使用方便、坚固耐用、可在狭小容器中使用等优点，目前已逐渐取代常规的 pH 值玻璃电极，广泛应用于溶液 pH 值的测定中。

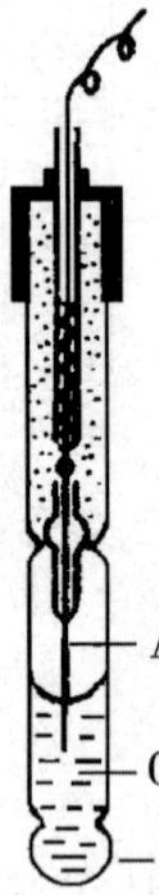

图 7-6 pH 玻璃电极

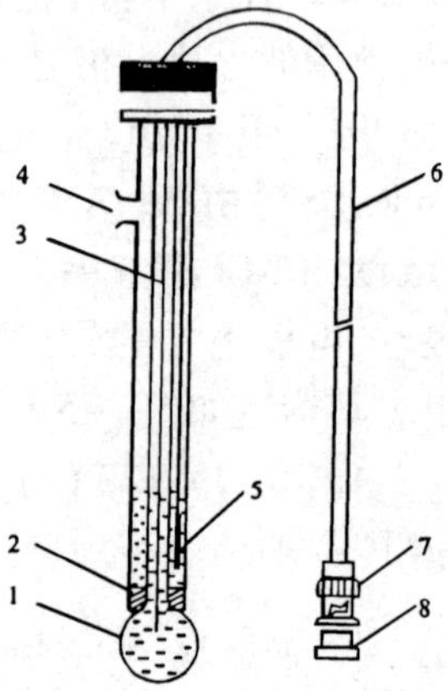

图 7-7 复合 pH 电极

1. 玻璃电极 2. 瓷塞 3. 内参比电极 4. 充液口 5. 参比电极体系 6. 导线 7. 插口 8. 防尘塞

（三）电势法测定溶液的 pH 值

测定溶液的 pH 值时，将饱和甘汞电极（参比电极）和玻璃电极（指示电极）置于待测的 pH 值的溶液中，组成原电池：

$(-)\,Ag \mid AgCl(s) \mid H^{+}(c) \mid$ 玻璃膜 $\mid$ 待测试液$(c) \parallel KCl(s) \mid Hg_2Cl_2(s) \mid Hg(+)$

或简化为：　　(−)玻璃电极 | 待测试液($c_{待测}$) ‖ SCE(+)

则其电池电动势为：

$$E = \varphi_{SCE} - \varphi_{玻} = \varphi_{SCE} - (K_{玻} - \frac{2.303RT}{F}pH) = K' + \frac{2.303RT}{F}pH \qquad (7\text{-}12)$$

溶液 pH 值的测定原理

式中 K' 是包括饱和甘汞电极电势、玻璃电极常数等的复合常数，在一定条件下为一定值。故电池电动势与试液 pH 值之间呈线性关系，pH 值每变化一个单位，电池电动势将改变 $\frac{2.303RT}{F}$ V。这就是电势法测定 pH 值的理论依据。

在 298.15 K 时：

$$E = K' + 0.05916\,\text{pH} \qquad (7\text{-}13)$$

在实际测定中，K'常随不同电极、不同组成的溶液等因素而发生变动，其值不易准确测定。为此，通常采用两次测量法。即首先采用一种已知准确 pH 值的标准缓冲溶液校正测量电池，调整仪器，使仪器准确指示标准缓冲溶液的 pH 值。然后将玻璃电极和 SCE 置于被测溶液中，测得未知试液的 pH 值。设 pH_s 值和 pH 值分别表示标准缓冲液的已知 pH 值和被测溶液的 pH 值；E_s 和 E 分别表示在 25 ℃时测量标准缓冲液和待测试液的电池电动势，由式(7-13)得：

$$E_s = K' + 0.05916\ pH_s \tag{7-14}$$

$$E = K' + 0.05916\ pH \tag{7-15}$$

两式相减，整理得：

$$pH = pH_s + \frac{(E - E_s)F}{2.303RT} \tag{7-16}$$

根据式(7-16)可知，只需要知道 E 和 E_s 的测量值和标准缓冲溶液的 pH_s，无须知道 K'，即可得到试液的 pH 值。式(7-16)就是 IUPAC 确认的 pH 操作定义(operational definition of pH)。

测定溶液的 pH 值使用的电子电势计(或称酸度计、pH 计)就是根据上述原理设计的。目前常用的国产 pH 计一般都具有 pH 和 mV 两档，读数显示有指针式和数字式。

实际测量时，先用已知 pH 值的标准缓冲溶液进行定位后，再插入待测溶液中，此时 pH 计的读数即为被测溶液的 pH 值，操作简单，使用方便。

第四节　生物电化学简介

电荷运动是生命现象最基本的过程。人体的肌肉运动、体内各种氧化还原反应(如呼吸链、光合链等)的热力学和动力学、大脑的信息传递、生物膜上电荷和物质的分离与转移、反应机制、生物催化等无不涉及电化学过程。所以，生命现象也是一种电化学现象。生物电化学(bioelectrochemistry)正是一门由电化学、生物化学和生理学等多学科相互渗透成长起来的交叉学科。

一、生物膜

在有机体中膜的作用对物质运输起着开关作用。细胞膜是用来维持细胞内部条件的组织结构。这种内部条件对每个细胞功能是必不可少的。如果运输粒子带有电荷，就会发生电和电化学现象，并反过来调控物质运输的过程。在生物膜上测到了电势差的存在，证明了物质透过膜运输的机制是电化学机理。理论生物学家们从电解质的电导理论出发，采用不可逆过程热力学研究生理过程中有关膜电势和膜的运输作用，从而提出了离子泵的概念。在此基础上，从电势、化学势和电化学势梯度的非线性和同时存在的各种物理量与正在发生的现象的偶联关系等事实出发，观察到某些荷电物质跨膜向与电势梯度和电化学势梯度预测的相反方向运输这一负传导现象。这就给离子泵的概念赋予了明确的物理方面的意义。

生命电现象是以细胞为单位产生的，细胞内膜内外两侧存在一定的电势差，即生物膜电势。膜电势对不同的细胞有不同的数值,一般为-50 ~-100 mV,如静止肌肉细胞膜电势约为-90 mV,肝细胞的膜电势为-40 mV。

实验表明,当一个刺激由神经细胞传递时或当肌肉细胞收缩时,其细胞膜电势会发生相应的变化。根据膜电势变化的规律可以研究生物机体活动的情况。例如,当心脏收缩时,心脏细胞的膜电势同步变化,心脏的总偶极矩以及心脏所产生的电场也随之变化。心电图就是测量人体表面几组对称点之间由于心脏偶极矩的变化所产生的电势差随时间变化的情况,从而判断心脏工作是否正常。同样,通过脑电图可以了解大脑中神经细胞的电活性,利用肌电图可以监测骨架肌肉电活性。

二、生物传感器

生物电化学传感器(electrochemical biosensor)又称生物敏电极,它由两个主要部分组成,一是对被测定物质(底物)具有高选择性分子识别功能的膜构成的敏感器;二是能把膜上进行的生化反应中消耗或生成的化学物质,或产生的光、热等转变为电信号的转换器。

根据作为敏感器所用生物材料的不同,生物电化学传感器又分为酶传感器、组织传感器、微生物传感器、免疫传感器、场效应晶体管(FET)生物传感器等几类。

酶传感器是最早出现的生物传感器。利用酶在生化反应中特殊的催化作用,使糖类、醇类、有机酸等生物分子在常温下迅速被分解或氧化,反应过程中消耗或产生的化学物质即可用转换器转变为电信号记录下来。

例如,葡萄糖传感器是问世最早、商品化最成熟的传感器。其反应如下:

$$\text{葡萄糖} + O_2 + H_2O \xrightarrow{\text{葡萄糖氧化酶}} \text{葡萄糖酸} + H_2O_2$$

从上述反应式可以看出,反应物 O_2 的消耗量和 H_2O_2 的生成量都与待测的葡萄糖含量有关,所以根据传感器中基本电极测出的耗氧量或 H_2O_2 的生成量即可求出葡萄糖含量。

目前国际上已经研制成功的酶传感器有几十种,如葡萄糖、乳酸、尿酸、过氧化氢、胆固醇和氨基酸等。

组织传感器是用动物或植物组织薄片作为敏感元件,与气敏电极组成的传感器。其测定原理是,在组织膜中的活性成分(如酶)的催化下,被测化合物生成对电极有影响的产物,通过测定该产物而求出被测化合物的量。组织传感器的优点是酶活性及其稳定性较高,材料易于获取,制备简单,使用寿命长等。但在选择性、灵敏度、响应时间等方面还存在不足。动物组织电极敏感元件是以新鲜组织(如肾、肝、肠、肌肉等)切成薄片制成,测定对象主要有谷氨酰胺、葡萄糖胺-6-磷酸盐、D-氨基酸、H_2O_2、地高辛、胰岛素、腺苷、AMP 等;植物组织电极敏感元件的选材范围很广,包括不同植物的根、茎、叶、花、果等。植物组织电极制备比动物组织电极更简单,成本更低并易于保存。

利用生物传感器来测定 DNA 是目前生物传感器领域中的前沿性课题。DNA 生物传感器是一种将目的 DNA 转变为可检测的电、光、声等信号的传感装置,它与传统的基因技术相比,具有快速、灵敏、操作简便、无污染、具有分子识别和分离纯化基因等功能。DNA 生物传感器主要由 DNA 分子识别器和换能器两部分组成。识别器一般是利用被固定的单链 DNA 作为探针,其碱基序列与被测 DNA 片段的碱基序列互补,通过杂交反应与被测 DNA 结合成双链 DNA。换能器的功能是将 DNA 杂交信息转换为可测定信号,且对固定化的单链 DNA 和双链 DNA 具有选择性响应。DNA 生物传感器不仅能测定 DNA 的浓度,还能识别部分碱基的排列顺序，可确定微生物的种属，这是一般生物传感器所不具备的特性。按换能器转换信号的不同可将 DNA 生物传感器分为 DNA 电化学传感器、DNA 光学传感器、DNA 压电传感器等类型。其中 DNA 电化学传感器的检测灵敏度最好，一般在 $10^{-7} \sim 10^{-10}$ mol · L^{-1}，目前在医学上已应用于细菌及病毒感染类疾病诊断、基因诊断、DNA 损伤、药物检测等工作中。

微生物传感器是以微生物作为分子识别元件的敏感材料。根据工作原理不同，可分为三种类型：①利用微生物体内的酶（单一酶或复合酶）来识别分子，该类型与酶电极类似。②呼吸活性测定型微生物传感器。将需氧型微生物固定化膜装在隔膜式氧电极上，测定时，微生物对被测有机物同化作用导致其呼吸性增强，因此扩散到氧探头上的氧量减少，通过氧电极测定体系中氧的降低间接测出有机物的浓度。③代谢物质测定型微生物传感器。以厌氧性微生物摄取有机物后产生的某些代谢产物作为电极的敏感物质，以此电极作为信号转换器，与固定化微生物膜组成微生物传感器，测定原底物的浓度。微生物传感器不仅可以测定单一成分物质，如葡萄糖等各类碳水化合物、甲酸等各类有机酸、硝酸盐等各类含氮化合物和各类氨基酸等，还可以测定多种化合物的总量和集合效应，在发酵工业、食品检验、医疗卫生等领域都有应用。它克服了酶传感器中离析酶的价格昂贵和稳定性差等缺点，具有价廉、使用寿命长等优点，具有很好的应用前景，然而它的选择性还有待进一步提高。

免疫传感器是利用抗原（或抗体）对抗体（或抗原）的唯一性识别能力和亲和力，以免疫反应为基础的一类生物传感器。根据其结构可分为直接型和间接型两类。直接型是在抗体与其相应抗原识别结合的同时将其免疫反应的信息直接转变成电信号。在设计上，或者将抗体或抗原直接固定在电极表面上，传感器与相应的抗体或抗原发生结合的同时产生电势改变。或者用抗体或抗原制作膜与相应的配基反应，测定膜电势的电极与膜是分开的；间接型免疫传感器是用某些电活性物质（酶、荧光物质、自由基、金属、红细胞、脂质体等）标记抗原或抗体，未标记的抗原（被测物）和标记抗原与膜上的抗体发生竞争反应，根据底物或其自身氧化还原电流与被测物浓度的关系而检测。它的特点是将抗原和抗体结合的信息转变成另一种中间信息，然后再把这个中间信息转变成电信号。免疫传感器的例子有：鉴定早孕的绒毛膜促性腺激素传感器；诊断肝癌的 α - 甲胎蛋白免疫传感器；测定人血清蛋白（HSA）免疫传感器；还有 IgG 免疫传感器、胰岛素免疫传感器等等。

总之，生物传感器是一个由生物、医学、物理、化学、电子技术等多种学科相互渗透形成的研究新领域，随着科学技术的高度发展，适合于各种需要的生物传感器将会不断地制造出来，在生命科学研究中发挥越来越大的作用。

习题

电化学疗法

1. 判断题

（1）在氧化还原反应中，两个电对的电极电势相差越大，化学反应速率就越大。（　　）

（2）在 O_2 中，O 的氧化值和化合价均为 2。（　　）

（3）H_2O_2 即可以做氧化剂，又可以做还原剂。（　　）

（4）同一元素所形成的化合物中，通常氧化值越高，其得电子能力就越强；氧化值越低，其失去电子的趋势就越大。（　　）

（5）电对的电极电势越大，该电对中的氧化型物质是越强的氧化剂，而相应的还原型物质是越弱的还原剂。（　　）

（6）氢电极的电极电势 $E(H^+/H_2)$ 等于零。（　　）

2. 选择题

(1) 某氧化还原反应组成的原电池的标准电动势 $E^{\ominus}>0$，由此可判断该氧化还原反应(　　)

A. $\Delta_r G_m^{\ominus} > 0, K^{\ominus} < 1$　　B. $\Delta_r G_m^{\ominus} > 0, K^{\ominus} > 1$

C. $\Delta_r G_m^{\ominus} < 0, K^{\ominus} < 1$　　D. $\Delta_r G_m^{\ominus} < 0, K^{\ominus} > 1$

(2) 在一定条件下，自发进行的氧化还原反应 $Ag^+ + \frac{1}{2}Cu = Ag + \frac{1}{2}Cu^{2+}$ 的标准摩尔吉布斯函数变和标准电动势分别为 $\Delta_r G_{m,1}^{\ominus}$ 和 $E_1^{\ominus}$，若将反应改写为 $2Ag^+ + Cu = 2Ag + Cu^{2+}$ 时，其标准摩尔吉布斯函数变和标准电动势分别为 $\Delta_r G_{m,2}^{\ominus}$ 和 $E_2^{\ominus}$，则有(　　)

A. $\Delta_r G_{m,2}^{\ominus} = 2\Delta_r G_{m,1}^{\ominus}, E_2^{\ominus} = E_1^{\ominus}$　　B. $\Delta_r G_{m,2}^{\ominus} = 2\Delta_r G_{m,1}^{\ominus}, E_2^{\ominus} = 2E_1^{\ominus}$

C. $\Delta_r G_{m,2}^{\ominus} = \Delta_r G_{m,1}^{\ominus}, E_2^{\ominus} = E_1^{\ominus}$　　D. $\Delta_r G_{m,2}^{\ominus} = \Delta_r G_{m,1}^{\ominus}, E_2^{\ominus} = 2E_1^{\ominus}$

(3) 某金属 M 溶于酸的反应为：$M(s) + 2H^+(aq) = M^{2+}(aq) + H_2(g)$，已知 $\Delta_r G_m^{\ominus}(300K) = -96.5\ kJ \cdot mol^{-1}$，$F = 96\ 500\ C \cdot mol^{-1}$，则 $E^{\ominus}(M^{2+}/M)$ 为(　　)

A. 0.50 V　　B. −0.50 V

C. 1.00 V　　D. −1.00 V

(4) 对于电池反应 $Cu^{2+} + Zn \rightleftharpoons Cu + Zn^{2+}$，下列说法正确的是(　　)

A. 当 $c(Cu^{2+}) = c(Zn^{2+})$ 时，电池反应达到平衡。

B. 当 Cu^{2+}，Zn^{2+} 均处于标准态时，电池反应达到平衡。

C. 当原电池的标准电动势为 0 时，电池反应达到平衡。

D. 当原电池的电动势为 0 时，电池反应达到平衡。

(5) 下列有关氧化值的叙述中不正确的是(　　)

A. 在单质分子中，元素的氧化值为零

B. H 的氧化值总是+1，O 的氧化值总是−2

C. 氧化值可以是整数或分数

D. 在多原子分子中，各元素氧化值之和为零

(6) 下列关于电极电势的叙述，正确的是(　　)

A. 电极电势是指待测电极和标准氢电极构成的原电池的电动势，是一个相对值。

B. 按同样比例增大电对中氧化型和还原型物质的浓度，电极电势值不变。

C. 增大电对中氧化型物质的浓度，电极电势值降低。

D. 增大电对中氧化型物质的浓度，电极电势值升高。

(7) 原电池 $Zn + 2Ag^+ = Zn^{2+} + 2Ag$ 中，欲使电动势增大，可在半电池中加入(　　)

A. Ag　　B. $ZnCl_2$

C. $AgNO_3$　　D. Zn

(8) 298.15 K，将铂丝插入含有 Sn^{4+} 和 Sn^{2+} 离子浓度分别为 0.1 $mol \cdot L^{-1}$ 和 0.01 $mol \cdot L^{-1}$ 的溶液中，电对的电极电势为(　　)

A. $\varphi^{\ominus} - \frac{0.05916}{2}$ V　　B. $\varphi^{\ominus}$

C. $\varphi^{\ominus} + \frac{0.05916}{2}$ V　　D. $\varphi^{\ominus}$ +0.05916V

(9) 关于盐桥，下面那个描述不正确(　　)

A. 盐桥用于构成原电池的通路

B. 盐桥用于维持溶液的电中性

C. 盐桥中充满用琼脂固定的饱和 Na_2CO_3

D. 盐桥充当离子导体的作用

3. 溶液中 MnO_4^- 离子和 Mn^{2+} 离子的浓度相等，问在下列条件下：①pH = 0.0，②pH = 5.0，MnO_4^- 离子能

否氧化 I^- 和 Br^- 离子(已知其他离子均处于标准状态)。

4. 计算题

(1)300 K 时 $E^\ominus(Ag^+/Ag)=0.80$ V, $2.303RT/F=0.060$ V, $K_{sp}^\ominus(AgCl)=1.0\times10^{-10}$,计算 300 K 时电对 AgCl/Ag 的标准电极电势。

(2)300 K 时 $E^\ominus(Ag^+/Ag)=0.80$ V, $E^\ominus(Cu^{2+}/Cu)=0.34$ V, $2.303RT/F=0.060$ V,将铜片插入 0.10 mol·L^{-1} $CuSO_4$ 溶液中,银片插入 0.10 mol·L^{-1} $AgNO_3$ 溶液中组成原电池。①计算此原电池的电动势;②写出此原电池的符号;③写出电极反应和电池反应。

5. 实验测得下列原电池在 298.15K 时,电池电动势分别为 0.420 V 和 0.334 V。

(-)Pt(s) | H_2(100 kPa) | 胃液 | |SCE(+)

(-)Pt(s) | H_2(100 kPa) | H^+(1.0 mol·L^{-1}) | | SCE(+)

求胃液的 pH 值。

(范秉琳　翟沙沙)

第八章 配位化合物

配位化合物(coordination compound)简称配合物,也常被称作络合物(complex compound),是一类组成较为复杂、发展迅速、在理论上和应用上都十分重要的化合物。配位化合物在自然界中的存在极为广泛,在现代化学的各个领域中都广泛涉及。有关配位化合物的研究已经形成一门独立的学科——配位化学。

配位化合物在生命过程中起着重要的作用。微量金属元素在人体内绝大多数都是以配位化合物的形式存在的。例如由铁离子参与组成的血红蛋白和肌红蛋白都是配位化合物;体内的许多生物催化剂——酶,也是配位化合物;一些药物本身就是配位化合物或者在体内形成配位化合物才能发挥药效。以配位反应为基础的分析方法、分离提纯技术也被广泛地应用于药物分析、环境监测和生化检测中。

第一节 配位化合物的基本概念

一、配位化合物的定义

实验现象,在 $CuSO_4$ 溶液中加入适当过量的浓氨水,溶液变为深蓝色,若在溶液中加入乙醇,便析出组成相当于 $CuSO_4 \cdot 4NH_3$ 的深蓝色晶体,但 $CuSO_4$ 与 NH_3 分子的结合用经典的化学键理论无法解释。将此晶体溶于水后,溶液中几乎检测不出游离的 Cu^{2+} 离子或 NH_3 分子,但有大量游离的 SO_4^{2-} 离子存在。经 X 射线实验证实,该晶体中有 $[Cu(NH_3)_4]^{2+}$ 复杂离子存在,它与 SO_4^{2-} 离子以离子键相结合。根据现代价键理论,Cu^{2+} 离子的价电子层具有空轨道,NH_3 分子中 N 原子上有孤对电子,它们之间可以配位键的形式相结合。$[Cu(NH_3)_4]^{2+}$ 复杂离子中,Cu^{2+} 离子分别与四个 NH_3 分子中的 N 原子形成四个配位键。

以配位键结合是配位化合物的特征。配位化合物中,外层空轨道能接受孤对电子的原子或离子称为中心原子(central atom)。能给出孤对电子的分子或离子称为配体。中心原子与配体按一定的组成和空间构型以配位键结合形成配位离子(简称配离子 coordinate ion)或配位分子,如 $[Ag(NH_3)_2]^{2+}$、$[Pt(NH_3)_2Cl_2]$ 等。含有配位离子的化合物或配位分子统称为配位化合物,如 $[Cu(NH_3)_4]^{2+}$ 是配离子,由它组成的化合物 $[Cu(NH_3)_4]SO_4$ 就是配位化合物。

二、配合物的组成

配合物一般分为内界和外界两部分。内界(inner sphere)即配离子,写在方括号内,与配离子带相反电荷的离子为外界(outer sphere)。如$[Cu(NH_3)_4]SO_4$中,Cu^{2+}为中心原子,NH_3分子为配体,$[Cu(NH_3)_4]^{2+}$配离子组成内界,SO_4^{2-}离子为外界,内界和外界通过离子键相结合成配合物,其组成可表示为:

[Cu　(NH₃)₄]　SO₄

中心原子　配体

内界　外界

配合物

也有一些配合物只有内界没有外界,如配位分子$[Fe(CO)_5]$等。

(一)中心原子

中心原子是能够接受孤对电子的原子或离子,一般多为金属离子,特别是过渡金属的离子,如Zn^{2+},Fe^{2+},Cu^{2+},Co^{3+},Fe^{3+},Mo^{6+},Mn^{2+}等。

(二)配体

配体可以是中性分子,如H_2O,NH_3,ROH,RNH_2,RSH等,也可以是阴离子,如Cl^-,I^-,OH^-,SCN^-,OR^-等。配体中直接提供孤对电子与中心原子结合的原子称配位原子(coordinating atom)。如NH_3中的N原子和H_2O中的O原子等。常见的配位原子是电负性较大的非金属元素的原子,如F,Cl,Br,I,O,S,N,C等。

配体按配位原子数目可分为单齿配体和多齿配体两类。只含有一个配位原子的配体称为单齿配体(monodentate ligand),如Cl^-,NH_3,H_2O等。含有两个或两个以上配位原子的配体称为多齿配体(multidentate ligand)。如乙二胺($H_2\ddot{N}CH_2CH_2\ddot{N}H_2$,简写为en)分子中两个N原子均是配位原子,它是双齿配体;临床上常用作金属中毒解毒剂的二巯基丙醇$OHCH_2CH\ddot{S}HCH_2\ddot{S}H$和乙二胺四乙酸根(可用符号$Y^{4-}$表示)分别为双齿和六齿配体。

在配合物的内界中,可以只有一种配体,也可以同时存在多种配体。

(三)配位数

直接同中心原子结合的配位原子的数目称为该中心原子的配位数(coordination number)。中心原子的配位数常见的有2,4,6等。若配体均为单齿配体时,配位数等于配体数。如$[Cu(NH_3)_4]^{2+}$中Cu^{2+}的配位数为4,$[Co(NH_3)_3Cl_3]$中Co^{3+}的配位数为6。若配体中有多齿配体,配位数不等于配体数,要具体计算配位原子的数目。如$[Pt(en)_2]Cl_2$中Pt^{2+}的配位数为4,因为两个en配体中共有四个配位原子直接与Pt^{2+}结合;$[Co(en)_2(NH_3)Cl]^{2+}$中Co^{3+}的配位数为6。可见,配位数实质上就是配合物中配位键的数目。

中心原子配位数的多少与中心原子的电荷数和半径有关,还与配体的半径、电荷数及形成配合物时的条件(如浓度和温度)有关。常见金属离子的配位数见表8-1。

表 8-1　常见金属离子的配位数

金属离子	配位数
Ag^+, Cu^+, Au^+	2
Fe^{2+}, Co^{2+}, Ni^{2+}, Cu^{2+}, Zn^{2+}, Cd^{3+}, Hg^{2+}, Pt^{2+}, Sn^{2+}, Al^{3+}	4
Fe^{2+}, Co^{2+}, Ni^{2+}, Al^{3+}, Cr^{3+}, Fe^{3+}, Co^{3+}, Pt^{4+}	6

(四)配位离子的电荷

配位离子的电荷等于中心原子与配体总电荷的代数和。因为配合物分子是电中性的，所以由外界离子的电荷也可以确定配位离子的电荷。如 $K_4[Fe(CN)_6]$、$[Ni(CO)_5]$ 和 $[Ag(NH_3)_2]Cl$ 中配位离子的电荷分别为-4,0 和+1。

三、配合物的命名

配合物的命名与一般无机化合物酸、碱、盐的命名原则相同，即阴离子在前，阳离子在后，可分别叫作“某酸”、“氢氧化某”、“某化某”或“某酸某”。

配离子命名时，配体名称列在中心原子的前面，中间用“合”连接，配体数用数字二、三、四等表示，复杂配体名称写在括号中，以免混淆。中心原子后用罗马数字表示其氧化数，并写在括号内。即

配体数—配体名称—“合”—中心原子名称(氧化数)—配离子

若有多种配体同时存在，不同配体间用圆点分开，按照先无机配体后有机配体，先阴离子后中性分子的原则。在同类配体中，按配位原子的元素符号的英文字母顺序排列。

例如：

$[Cu(NH_3)_4]^{2+}$	四氨合铜(Ⅱ)配离子
$[Fe(CN)_6]^{3-}$	六氰合铁(Ⅲ)配离子
$[Cr(NH_3)_5(H_2O)]^{3+}$	五氨·一水合铬(Ⅲ)配离子
$H_4[Fe(CN)_6]$	六氰合铁(Ⅱ)酸
$[Ag(NH_3)_2]OH$	氢氧化二氨合银(Ⅰ)
$(NH_4)[Co(NH_3)_2(NO_2)_4]$	四硝基·二氨合钴(Ⅲ)酸铵
$[Fe(en)_3]Cl_3$	三氯化三(乙二胺)合铁(Ⅲ)
$[Cu(NH_3)_4]SO_4$	硫酸四氨合铜(Ⅱ)
$K[Pt(NH_3)Cl_3]$	三氯·一氨合铂(Ⅱ)酸钾
$NH_4[Cr(NH_3)_2(SCN)_4]$	四硫氰酸根二氨合铬(Ⅲ)酸铵
$[Pt(Py)_4][PtCl_4]$	四氯合铂(Ⅱ)酸四吡啶合铂(Ⅱ)
$[Al(OH)_4]^-$	四羟基合铝(Ⅲ)配离子
$[Fe(CO)_5]$	五羰基合铁
$[Pt(NH_3)_2Cl_2]$	二氯·二氨合铂(Ⅱ)

四、配合物的稳定常数

向蓝色的 $CuSO_4$ 溶液中加入过量的氨水，则有深蓝色的 $[Cu(NH_3)_4]^{2+}$ 配离子生成，这

类反应称为配位反应。

$$Cu^{2+} + 4NH_3 \longrightarrow [Cu(NH_3)_4]^{2+}$$

当向深蓝色的$[Cu(NH_3)_4]^{2+}$溶液中加入少量 NaOH 溶液时,并没有 $Cu(OH)_2$ 沉淀生成,但向此溶液中加入少量 Na_2S,则有 CuS 沉淀析出。这说明,在$[Cu(NH_3)_4]^{2+}$配离子溶液中,还存在少量游离的 Cu^{2+},也就是说,$[Cu(NH_3)_4]^{2+}$在水溶液中还可以发生少量解离,则溶液中生成配离子的配位反应与配离子的解离反应同时存在,并在一定条件下达到平衡状态:

$$Cu^{2+} + 4NH_3 \rightleftharpoons [Cu(NH_3)_4]^{2+}$$

这种平衡称为配位平衡(coordination equilibrium),其平衡常数称为配合物的稳定常数(stability constant),用 K_s 表示:

$$K_s = \frac{[Cu(NH_3)_4^{2+}]}{[Cu^{2+}][NH_3]^4}$$

稳定常数的大小直接反映了配离子稳定性的大小。对于配位比相同的配合物,K_s 愈大,配离子愈稳定。如$[Ag(NH_3)_2]^+$和$[Ag(CN)_2]^-$的配位比均为 2∶1,它们的 K_s 分别为 1.1×10^7 和 1.3×10^{21},故$[Ag(CN)_2]^-$比$[Ag(NH_3)_2]^+$更稳定;对于配位比不同的配合物,需通过计算比较它们的稳定性。一般配合物的 K_s 很大,为方便起见,常用 lg K_s 表示。常见配离子的稳定常数见表 8-2。

表 8-2　一些常见配离子的稳定常数

配离子	K_s	lg K_s	配离子	K_s	lg K_s
$[Ag(NH_3)_2]^+$	1.1×10^7	7.05	$[Co(NH_3)_6]^{3+}$	1.58×10^{35}	35.2
$[Ag(CN)_2]^-$	1.3×10^{21}	21.1	$[Ni(NH_3)_6]^{2+}$	5.5×10^8	8.74
$[Ag(en)_2]^+$	5.0×10^7	7.70	$[FeF_6]^{3-}$	2.04×10^{14}	14.31
$[Cu(NH_3)_4]^{2+}$	2.1×10^{13}	13.32	$[Fe(CN)_6]^{3-}$	1×10^{42}	42
$[Cu(CN)_4]^{3-}$	2.0×10^{30}	30.3	$[Zn(NH_3)_4]^{2+}$	2.9×10^9	9.46
$[Cu(en)_2]^{2+}$	4.0×10^{19}	19.6	$[Zn(CN)_4]^{2-}$	5.0×10^{16}	16.7

实际上,配合物的形成是分步进行的,溶液中存在着一系列的配位平衡,对应于这些平衡也有一系列的稳定常数,仍以$[Cu(NH_3)_4]^{2+}$为例:

$$Cu^{2+} + NH_3 \rightleftharpoons [Cu(NH_3)]^{2+} \qquad K_1 = \frac{[Cu(NH_3)^{2+}]}{[Cu^{2+}][NH_3]} = 2.04\times10^4$$

$$[Cu(NH_3)]^{2+} + NH_3 \rightleftharpoons [Cu(NH_3)_2]^{2+} \qquad K_2 = \frac{[Cu(NH_3)_2^{2+}]}{[Cu(NH_3)^{2+}][NH_3]} = 4.68\times10^3$$

$$[Cu(NH_3)_2]^{2+} + NH_3 \rightleftharpoons [Cu(NH_3)_3]^{2+} \qquad K_3 = \frac{[Cu(NH_3)_3^{2+}]}{[Cu(NH_3)_2^{2+}][NH_3]} = 1.1\times10^3$$

$$[Cu(NH_3)_3]^{2+} + NH_3 \rightleftharpoons [Cu(NH_3)_4]^{2+} \qquad K_4 = \frac{[Cu(NH_3)_4^{2+}]}{[Cu(NH_3)_3^{2+}][NH_3]} = 2.0 \times 10^2$$

若将第一步和第二步平衡式相加，得：

$$Cu^{2+} + 2NH_3 \rightleftharpoons [Cu(NH_3)_2]^{2+}$$

该式的平衡常数用 β_2 表示：

$$\beta_2 = \frac{[Cu(NH_3)_2^{2+}]}{[Cu^{2+}][NH_3]_2} = \frac{[Cu(NH_3)^{2+}][Cu(NH_3)_2^{2+}]}{[Cu^{2+}][NH_3][Cu(NH_3)^{2+}][NH_3]} = K_1 \cdot K_2$$

同理：

$$\beta_3 = K_1 \cdot K_2 \cdot K_3$$

$$\beta_4 = K_1 \cdot K_2 \cdot K_3 \cdot K_4 = K_s$$

β_i 称为配合物的累积稳定常数，最后一级累积稳定常数 β_n 与 K_s 相等，也称为总稳定常数。

在金属中毒的治疗中，广泛应用配位剂疗法。使用适当的配位剂与进入体内的有毒金属形成稳定而无毒的配合物，经肾脏排出体外，从而达到解毒目的。例如依地酸二钠钙（乙二胺四乙酸二钠钙，$Na_2[CaY]$）治疗铅中毒效果很好，还能促排很多放射性元素，如钚、钍、铀、钇等。在体内，与 Y^{4-} 形成的配离子稳定常数比 $[CaY]^{2-}$ 大的那些有毒金属离子可以置换钙，形成稳定性更高的配合物，如 $[PbY]^{2-}$ 等，达到解毒和促排目的。

第二节　配合物的价键理论

自从 19 世纪 Werner A（沃纳）创立了配位化学以来，人们对配合物化学键理论的研究已经有了很大的发展，相继提出了静电极化理论、价键理论、晶体场理论、配位场理论和分子轨道理论等，用于解释配合物的结构和性质。本节只介绍简明易懂、使用广泛的价键理论。

配合物的价键理论是在现代价键理论的基础上将杂化轨道理论应用于配合物而形成的。

一、价键理论的基本论点

（1）配合物的中心原子与配体之间是以配位键结合的，由中心原子提供空轨道，配体中的配位原子提供孤对电子，所形成的配位键在本质上与共价键是等同的。

（2）为了增大成键能力，中心原子所提供的空轨道首先进行杂化，形成一定类型的杂化轨道。这些杂化轨道能量相同，有一定的空间构型。每一个杂化空轨道分别与配位原子的一个孤对电子轨道重叠形成一个 σ 配位键，这样就形成了具有一定配位数和一定空间构型的配合物。

（3）中心原子杂化轨道的类型，取决于中心原子的电子层结构和配体中配位原子电负性的大小。若中心原子全部以最外层轨道（ns, np, nd）进行杂化成键，所形成的配合物叫作外轨型配合物（outer-orbital coordination compound）；若中心原子次外层 $(n-1)$ d 轨道参加杂化成键，所形成的配合物称为内轨型配合物（inner-orbital coordination compound）。这两种配合物的稳定性和磁性均不相同。

二、外轨型和内轨型配合物

过渡金属离子一般次外层 $(n-1)$d 轨道尚未填满电子，外层 ns，np，nd 均为空轨道，当它们作为中心原子形成配合物时，可以采用不同的形式进行轨道杂化。

当配位原子的电负性较大时，如 F^-、H_2O 中的 F，O 作为配位原子，它们吸引电子能力较强，对中心原子 $(n-1)$d 电子的斥力较小，因此中心原子的电子层结构不发生变化，仅用其外层的 ns，np，nd 轨道杂化成键，形成外轨型配合物。如 $[Fe(H_2O)_6]^{2+}$ 配离子的形成。

Fe^{2+} 的外电子层结构为：

	3d	4s	4p	4d
Fe^{2+}	⇅ ↑ ↑ ↑ ↑	□	□□□	□□□□□

$[Fe(H_2O)_6]^{2+}$ 配离子中，Fe^{2+} 用一个 4s、三个 4p 和两个 4d 轨道组成 sp^3d^2 杂化轨道，分别与六个 H_2O 分子中 O 原子的孤对电子轨道重叠形成六个配位键：

	3d	sp^3d^2	4d
$[Fe(H_2O)_6]^{2+}$	⇅ ↑ ↑ ↑ ↑	⇅ ⇅ ⇅ ⇅ ⇅ ⇅	□□□

类似于这样的外轨型配离子还有 $[FeF_6]^{3-}$，$[Fe(H_2O)_6]^{3+}$，$[CoF_6]^{3-}$，$[Co(NH_3)_6]^{2+}$，$[Ni(NH_3)_6]^{2+}$ 等。

当配位原子的电负性较小时，如 CN^-，NO_2^- 中的 C，N 作为配位原子，它们吸引电子能力弱，对中心原子 $(n-1)$d 电子斥力较大，使中心原子电子层结构发生变化，$(n-1)$d 轨道上的电子发生重排，空出部分能量较低的 $(n-1)$d 轨道与外层 ns、np 轨道杂化成键，形成内轨型配合物。如 $[Fe(CN)_6]^{3-}$ 配离子的形成。

Fe^{3+} 的电子层结构为：

	3d	4s	4p	4d
Fe^{3+}	↑ ↑ ↑ ↑ ↑	□	□□□	□□□□□

在 $[Fe(CN)_6]^{3-}$ 配离子中，中心原子 Fe^{3+} 3d 轨道上的电子发生重排，两个单电子挤入另外已有单电子的轨道，空出的两个 3d 轨道与一个 4s、三个 4p 轨道杂化成键：

	3d	d^2sp^3	4d
$[Fe(CN)_6]^{3-}$	⇅ ⇅ ↑	⇅ ⇅ ⇅ ⇅ ⇅ ⇅	□□□□□

此外，$[Fe(CN)_6]^{4-}$，$[Co(NH_3)_6]^{3+}$，$[Co(CN)_6]^{3-}$，$[Ni(CN)_4]^{2-}$，$[Cr(NH_3)^6]^{3+}$，$[Mn(CN)_6]^{4-}$ 等，也都是内轨型配合物。

形成内轨型配合物时，由于中心原子成单电子数减少，比自由离子的磁矩相应降低，因此可由磁矩的降低来判断内轨型配合物的生成。在内轨型配合物中，由于成键轨道包括中心原子次外层 $(n-1)$d 轨道，能量较低。因此，同一中心原子及配体数相同的内轨型配合物一般比相应的外轨型配合物稳定性高，K_s 值较大，在水中解离程度小。表 8-3 为一些不同配位数的配合物的杂化轨道类型和空间构型。

表 8-3　不同配位数配合物的空间构型

配位数	杂化轨道	空间构型	实　例
2	sp	直线形	$[Ag(NH_3)_2]^+$，$[Cu(CN)_2]^-$
3	sp^2	平面三角形	$[CuCl_3]^-$，$[HgI_3]^-$
4	sp^3	四面体	$[ZnCl_4]^{2-}$，$[Cd(NH_3)_4]^{2+}$，$[Ni(NH_3)_4]^{2+}$
4	dsp^2	平面正方形	$[Ni(CN)_4]^{2-}$，$[Cu(NH_3)_4]^{2+}$，$[PtCl_4]^{2-}$
5	dsp^3	三角双锥	$[Fe(CO)_5]$，$[Ni(CO)_5]$
6	d^2sp^3	八面体	$[Fe(CN)_6]^{3-}$，$[Co(NH_3)_6]^{2+}$，$[Fe(CN)_6]^{4-}$
6	sp^3d^2	八面体	$[FeF_6]^{3-}$，$[Ni(NH_3)_6]^{2+}$

配合物的价键理论简单明了，并能解决一定的问题。它的缺点是不能定量说明配合物的性质，对配合物的颜色和吸收光谱无法解释。20 世纪 50 年代以后，晶体场理论和配位场理论逐渐发展起来，限于篇幅，本书不再赘述。

第三节　螯合物

螯合物（chelate）是由中心原子与多齿配体形成的具有环状结构的配合物。例如，二巯基丙醇是一个双齿配体，它可与毒性元素形成具有环状结构的螯合物，达到解毒和促排目的。配位反应为：

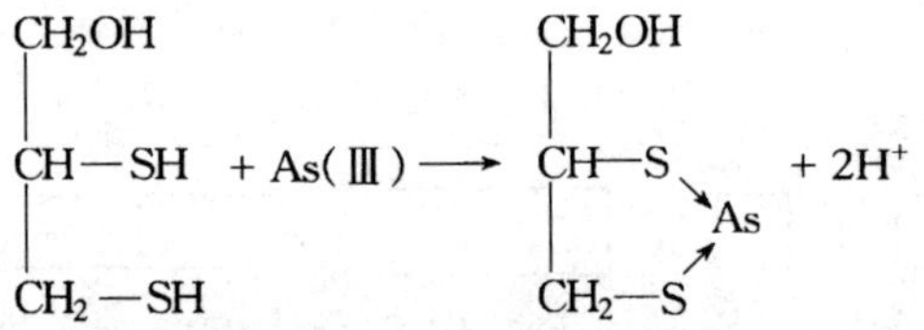

在形成的配合物中，两个 S 原子各提供一对孤对电子与 As（Ⅲ）形成配位键，像螃蟹的两个螯一样把中心原子钳住，所以把这种配合物形象地叫作螯合物。

能与中心原子形成螯合物的多齿配体称为螯合剂（chelating agent）。常见的螯合剂大多是含有 N，O，S，P 等配原子的有机化合物，如乙二胺、α-氨基酸、8-羟基喹啉、乙二胺四乙酸等。人体内与微量元素配合的螯合剂是蛋白质、氨基酸等生物活性分子，所形成的螯合物具有特殊的生物活性。

由于螯合物的环状结构使螯合物具有特殊的稳定性。对于同一配原子，配位数又相等时，多齿配体与金属离子所形成的螯合物比单齿配体所形成的配合物稳定得多。如简单配合物$[Cu(NH_3)_4]^{2+}$的 K_s 为 $10^{13.32}$，而螯合物$[Cu(en)_2]^{2+}$的 K_s 为 $10^{20.0}$。这种因螯环的形成而使螯合物具有特殊稳定性的作用称为螯合效应（chelating effect）。

螯合物的稳定性受到多种因素的影响。绝大多数螯合物中，以五元环或六元环的螯合物最稳定。这是因为五元环的键角为 108°，与 C 原子 sp^3 杂化轨道夹角接近；六元环的键角为 120°，与 C 原子 sp^2 杂化轨道的夹角接近；同时，五元环或六元环的张力较小，较为稳定。

实验表明，形成的螯合物中，螯合环的数目越多，形成的配位键越多，配位原子脱离中心原子的概率越小，螯合物越稳定。此外，空间位阻、邻位效应、外界温度、压力、溶剂等因素对螯合物的稳定性也有一定的影响。

第四节　生物体内的配合物和配合物药物

一、生物大分子配体

人体所必需的微量金属元素如铁、锌、铜、钼、钴、锰、铬等绝大多数是过渡金属元素离子，它们大多与体内的生物配体结合组成复杂的螯合物而存在。那些与金属离子配位的螯合剂大多都是蛋白质、肽、核酸、多糖、维生素等生物大分子，通称生物大分子配体。金属离子通过咪唑 N、氨基 N、羧酸根 O、羟基 O、巯基 S 等配位原子与生物大分子配体结合，表 8-4 列出了一些生物体系中金属离子的键合部位。

表 8-4　某些生物体系中金属离子的键合部位

金属离子	配位基因	配位基因所在部位	生物体系
Zn^{2+}	咪唑、羧酸银	组氨酸、谷氨酸	碳酸酐酶、羧肽酶 A
Fe^{2+}	吡咯	卟啉环	血红蛋白 b
Fe^{3+}	巯基	半胱氨酸	红氧环蛋白
Cu^{2+}	咪唑	组氨酸	超氧化物歧化酶
Co^{3+}	吡咯、二甲苯并咪唑	咕啉环、核苷酸	维生素 B_{12}

配合物的特征就是金属离子与配体之间以配位键结合，这与配体分子的大小无关，但生物大分子配体所构成的配合物却常常具有特殊的生物活性。这种质变是由许多因素造成的。作为生物大分子配体，它们具有下列某些特殊性：

(1)由于生物大分子中包含有许多官能团，这些官能团中含有能给出孤对电子的配位原子。因此，对某一金属来说，一种大分子配体可以由不同的官能团提供几个不同的结合部位。在不同条件下可以在不同部位配位，这种现象称为异配现象(amphivalency)。不同部位的结合能力有强有弱，在一定条件下，金属只与某些强结合部位结合。例如，人血白蛋白虽然有许多结合金属的部位，但铜离子只选择某个一定的强结合部位，包括有 α-氨基氮、组氨酸 3 位的咪唑氮和居中的肽氮。

(2)生物大分子具有柔性，大分子中的链可以折叠卷曲，具有高级结构。分子越长，柔性越大。大分子的柔性使一些本来线性距离较远的基团互相接近，并且与金属离子的立体化学构型匹配，共同配位，但这时配合物的空间构型常常是变形的。一方面，这种变形配位可以使金属离子处于一种高能状态，从而具有特殊的性质。例如，铜蓝蛋白中铜处于一个变形的四面体配位环境中，因而铜有特别高的氧化还原电位，这使铜蓝蛋白具有电子传递功能。另一方面，由于变形迫使大分子配体折叠程度增加而使分子处于张力态(entatic state)，如果大分子是酶蛋白,则张力态使酶分子具有活性。

(3)由于生物大分子内各个局部可以进行不同形式的运动,所以它们永远处于动态之中。分子的动态有许多不同方面,比如可以从一种构象向另一种构象转变。整个分子的运动或分子内局部的运动可以启闭反应环境,调整分子反应能力。例如,金属酶与底物结合时,活性部位周围发生运动以适应底物的结合,但金属的配位环境是相对静止的。

二、顺铂配合物

顺铂配合物的抗癌谱广,抗癌能力强,能有效地阻止癌的迁移以及被致癌剂和病毒诱发的癌肿的生长。目前已用于临床的顺-[$Pt(NH_3)_2Cl_2$],对头颈部癌、某些泌尿生殖系统癌和淋巴肉瘤等疗效显著。

顺-[$Pt(NH_3)_2Cl_2$]又称 Peyrone(皮朗尼)盐。早在 1844 年,Peyrone 就首先制出了它的橙黄色晶体。用草酸钾、二氧化硫、氯化亚铜或其他还原剂与 $K_2[PtCl_6]$,$(NH_4)_2[PtCl_6]$等六氯合铂(Ⅳ)化合物反应,后者即被还原生成 $M_2[PtCl_4]$型化合物。在反应中可用少量铂黑做催化剂。例如:

$$K_2[PtCl_6] + K_2C_2O_4 \longrightarrow K_2[PtCl_4] + 2KCl + 2CO_2$$

四氯合铂(Ⅱ)酸钾是玫瑰红色晶体,它的溶液和氨水反应并稍加热即得顺-[$Pt(NH_3)_2Cl_2$]的橙黄色晶体:

$$K_2[PtCl_4] + 2NH_3 \longrightarrow [Pt(NH_3)_2Cl_2] + 2KCl$$

它在水中的溶解度很小,25 ℃时为 0.2523 g。

[$Pt(NH_3)_2Cl_2$]是[PtA_2X_2]型配合物的典型例子。其中 A 为保留基团,一般是单齿或双齿的胺类分子,两个 X^-或一个$^-X—X^-$为离去集团,是具有中等取代活性的单齿或双齿配位的酸根阴离子。当顺式-[$Pt(NH_3)_2Cl_2$]分子中的配体 NH_3 或 Cl^-被其他配体取代时,便生成它的类似配合物。这些配合物均为顺式、平面正方构型。铂的几种有效抗肿瘤配合物的结构式如下:

生物体中的几种螯合物

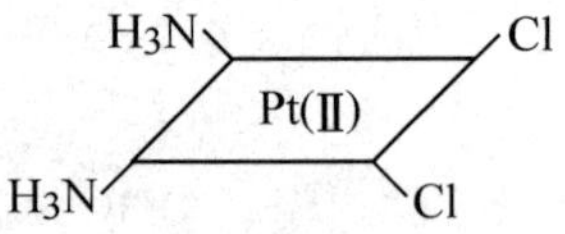

顺式二氯二氨合铂(Ⅱ)

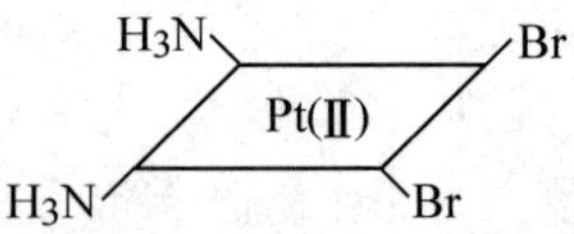

顺式二溴二氨合铂(Ⅱ)

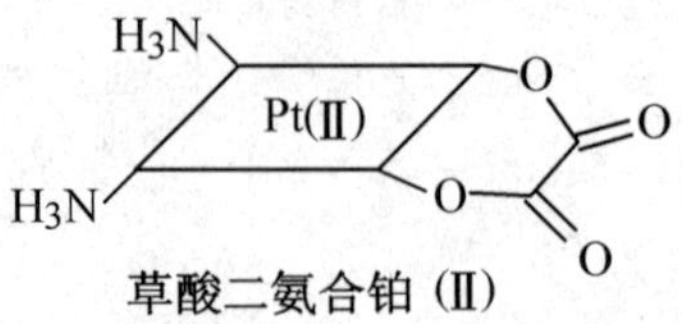

草酸二氨合铂(Ⅱ)

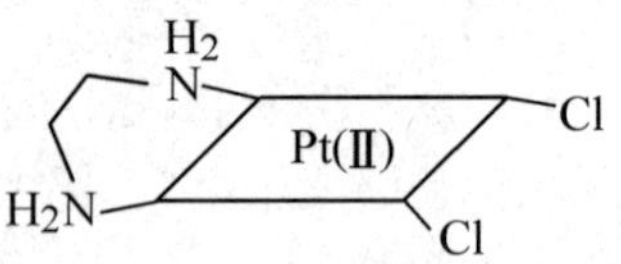

二氯次乙基二氨合铂(Ⅱ)

一系列的研究表明,顺铂配合物抑制癌细胞分裂的关键在于它能抑制癌细胞 DNA 的复制。药物分子进入癌细胞后与 DNA 双螺旋结构的一条链上或两条链之间的碱基相互作用,扰乱了 DNA 的正常双螺旋结构。由于癌细胞没有正常细胞那样的修复能力,其 DNA 的复制被阻碍,从而癌细胞的分裂被抑制。

习题

1. 选择题

(1)下列说法正确的是(　　)

A. 配合物的内界和外界之间主要以共价键相结合

B. 中心原子与配体之间形成配位键

C. 配合物的中心原子都是阳离子

D. 螯合物中不含有离子键

(2)下列不能作为配位体的物质是(　　)

A. $C_6H_5NH_2$　　B. CH_3NH_2　　C. NH_4^+　　D. NH_3

(3)下列配合物中,在水溶液中解离度最小的是(　　)

A. $[Cr(NH_3)_5Cl]SO_4$　　B. $[Pt(NH_3)_2Cl_2]$

C. $H[Ag(CN)_2]$　　D. $K_3[Fe(CN)_6]$

(4)下列配合物的稳定性,从大到小的顺序,正确的是(　　)

A. $[HgI_4]^{2-}>[HgCl_4]^{2-}>[Hg(CN)_4]^{2-}$

B. $[Co(NH_3)_6]^{3+}>[Co(SCN)_4]^{2-}>[Co(CN)_6]^{3-}$

C. $[Ni(en)_3]^{2+}>[Ni(NH_3)_6]^{2+}>[Ni(H_2O)_6]^{2+}$

D. $[Fe(SCN)_6]^{3-}>[Fe(CN)_6]^{3-}>[Fe(CN)_6]^{4-}$

(5)顺铂$[Pt(NH_3)_2Cl_2]$是一种抗癌药物,属于内轨型配合物,则其分子的空间构型及中心原子的杂化方式分别为(　　)

A. 平面四方形,dsp^2 杂化　　B. 四面体,sp^3 杂化

C. 四面体,dsp^2 杂化　　D. 平面四方形,sp^3 杂化

2. 判断题

(1)中心原子的配位数在数值上等于配体数。

(2)0.1 $mol \cdot L^{-1}$的$[Cu(NH_3)_4]SO_4$溶液中,各物质的浓度大小关系是$c(SO_4^{2-})>([Cu(NH_3)_4]^{2+})>c(NH_3)>c(Cu^{2+})$。

(3)一般来说,内轨型配合物比外轨型配合物稳定。

(4)配合物的空间构型取决于中心原子所提供的杂化轨道的类型和数目。

(5)螯合物若所形成的螯环数目越多,螯环越大,则螯合物越稳定。

3. 命名下列各配合物和配离子,并指出中心原子、配体、配位原子、配位数。

(1)$(NH_4)_3[SbCl_6]$　　(2)$K_2[Zn(OH)_4]$

(3)$[Co(NH_3)_4Cl_2]$　　(4)$[Cu(CN)_2]$

(5)$[Pt(NH_3)_4(NO_2)Cl]SO_4$　　(6)$[Ag(S_2O_3)_2]^{3-}$

4. 写出下列配合物的化学式。

(1)硫酸四氨合锌(Ⅱ)　　(2)五氯一氨合铂(Ⅳ)酸钾

(3)氯化二氯一水三氨合钴(Ⅲ)　　(4)四硫氰酸根二氯合钴(Ⅲ)酸铵

5. 判断下列配位反应进行的方向。

(1)$[Zn(NH_3)_4]^{2+}+Cu^{2+} \rightleftharpoons [Cu(NH_3)_4]^{2+}+Zn^{2+}$

(2)$[HgCl_4]^{2-}+4I^- \rightleftharpoons [HgI_4]^{2-}+4Cl^-$

(3)$[Ag(CN)_2]^-+2NH_3 \rightleftharpoons [Ag(NH_3)_2]^++2CN^-$

6. 如在含有Fe^{2+}的溶液中加入KCNS,则由于生成$[Fe(CNS)_6]^{3-}$配离子而使溶液显红色。今将KCNS加入下列溶液中能否显红色?请说明原因。

(1)铁铵矾$(NH_4)Fe(SO_4)_2$溶液

(2)铁氰化钾$K_3[Fe(CN)_6]$溶液

7. 根据已知条件，判断下列配离子中心原子的杂化类型。

(1) $[Co(CN)_6]^{3-}$（八面体、内轨型） (2) $[Cd(NH_3)_6]^{3+}$（八面体、外轨型）

(3) $[PtCl_4]^{2-}$（平面正方形） (4) $[HgI_4]^{2-}$（正四面体）

8. 什么是螯合物？螯合物的稳定性与哪些因素有关？

9. 取水样 100.0 mL，调节 pH = 10 左右，以铬黑 T 为指示剂，用 0.010 00 $mol \cdot L^{-1}$ 的 EDTA 溶液滴定至终点，消耗 15.47 mL。另取 100.0 mL 水样，调节 pH = 13，使 Mg^{2+} 全部沉淀，以钙指示剂指示终点，消耗 EDTA 溶液 9.80 mL，计算水中 Ca^{2+}、Mg^{2+} 的浓度各是多少？

10. 准确称取分析纯 $CaCO_3$ 0.1000 g，溶解后配成 100.0 mL 溶液。吸取该溶液 20.00 mL 进行滴定，用去 EDTA 溶液 23.45 mL。计算该 EDTA 标准溶液的浓度。

11. 某一定量的 ZnO，与 0.1000 $mol \cdot L^{-1}$ HCl 溶液 20.00 mL 恰能完全反应，当它与 EDTA 完全反应时，需 0.050 00 $mol \cdot L^{-1}$ 的 EDTA 溶液多少毫升？

（董　丽）

第九章　滴定分析法

分析化学(analytical chemistry)是研究物质化学组成的分析方法及有关原理的化学分支学科,它分为定性分析(qualitative analysis)和定量分析(quantitative analysis)。定性分析用于鉴定物质的组成成分,而定量分析的任务是测定各组分的相对含量。定量分析分为化学分析法和仪器分析法。化学分析法是以物质的化学反应为基础的分析方法,它包括重量分析法和滴定分析法。滴定分析法是临床检验和药物分析等工作中重要的分析方法。

第一节　滴定分析法概述

一、滴定分析法及特点

滴定分析法(又称容量分析法)是将一种已知准确浓度的试剂溶液从滴定管中加入到被测物质的溶液中,两者相互反应完全时,根据所加入试剂的浓度和体积计算出被测物质含量的一种分析方法。所用的已知准确浓度的试剂溶液称为标准溶液(standard solution)或滴定剂(titrant)。被测物质称为试样(sample)。将标准溶液由滴定管加到被测试样溶液中的操作过程称为滴定(titration)。当标准溶液与被测定物质按滴定反应式所表示的化学计量关系恰好反应完全时,我们称这一反应点为化学计量点(stoichiometric point),简称计量点,即理论终点。计量点时,反应往往没有明显的外观变化,因此常借助指示剂的颜色变化来指示计量点的到达。在滴定过程中,指示剂发生颜色变化的转变点称为滴定终点(end point of titration)。计量点和滴定终点不一定恰好吻合,由此产生的分析误差称为终点误差。滴定终点与计量点越吻合,终点误差越小。

必须指出,并非所有的化学反应都可用于滴定分析,适用于滴定分析的化学反应必须具备以下条件:①反应必须定量完全地完成,即按照一定的化学反应方程式进行,无副反应,而且反应必须完全或接近完全,这是定量计算的基础。②反应必须迅速完成。若速度较慢,可通过加热或加催化剂等方法加快反应速度。③必须有简便可靠的方法确定计量点。

按照滴定反应性质的不同,滴定分析法分为酸碱滴定法、氧化还原滴定法、配位滴定法和沉淀滴定法。

滴定分析法操作简便、快速,可用于测定许多物质,且有足够的准确度,一般情况下,相对误差约为0.2%。它主要应用于常量组分的测定,即被测组分含量在1%以上,固体试样的用量在1~0.1 g之间，液体试样在10 mL以上。

二、滴定分析法的操作程序

滴定分析法一般包括三个主要步骤，即标准溶液的配制、标准溶液的标定和被测物质含量的测定。

（一）标准溶液的配制

标准溶液的配制方法通常有两种，即直接法和间接法。

标准溶液的配制

1. 直接法　用分析天平准确秤取一定质量的纯物质，溶解后全部移入容量瓶，稀释至刻度。根据秤取物质的质量和溶液的体积，即可计算出该标准溶液的准确浓度。例如，准确秤取分析纯 Na_2CO_3 2.6500 g，溶解后全部转入500 mL容量瓶中，稀释至标线，即得0.05000 mol·L^{-1}的 Na_2CO_3 标准溶液。

能够直接配制标准溶液的物质应符合下列要求：①物质的组成应与化学式完全相符。②要有足够高的纯度，一般要求在99.9%以上。③在一般情况下性质稳定，如干燥时不分解，称量时不吸收空气中的水分和 CO_2，不易被空气氧化等。④试剂参加反应时，应按反应式定量进行，没有副反应。⑤最好有较大的摩尔质量，以减小称量误差。

凡符合上述条件的物质称为基准物质。例如，无水 Na_2CO_3、重铬酸钾（$K_2Cr_2O_7$）、草酸（$H_2C_2O_4 \cdot 2H_2O$）等均可直接配制其标准溶液。

2. 间接法　又称标定法。许多化学试剂不符合基准物质的要求，如NaOH易吸收空气中的 CO_2 和水分，浓盐酸易挥发，$KMnO_4$ 易分解。要配制这些物质的标准溶液，须先配制成接近所需浓度的溶液，然后按照下述方法测定其准确浓度。

（二）标准溶液浓度的标定

经间接法配制的近似浓度的标准溶液，必须选用一种基准物质或另一种已知准确浓度的标准溶液，用滴定的方法测定其准确浓度。这一操作过程称为标定（standardization）。

1. 用基准物质标定　准确秤取一定量的基准物质，溶解后用待标定的溶液滴定，根据基准物质的质量及待标定溶液所消耗的体积，即可计算出该溶液的准确浓度。大多数标准溶液是通过这种方法测定其准确浓度的。

2. 与标准溶液进行比较　准确移取一定量的待标定溶液，用已知准确浓度的标准溶液滴定；或者准确移取一定量的已知准确浓度的标准溶液，用待标定溶液滴定。根据两种溶液所消耗的体积及标准溶液的浓度，计算出待标定溶液的准确浓度。

（三）被测物质含量的测定

标准溶液浓度确定后，即可对被测物质进行含量测定。测定时，须先将试样配成溶液，然后进行滴定，根据消耗标准溶液的量和滴定反应方程式的计量关系计算分析结果。

三、滴定分析中的计算方法

对于任一滴定反应：

$$aA + bB = dD + eE$$

若以 aA 和 bB 作基本单元，达到计量点时，则有如下关系：

$$n(aA) = n(bB)$$

$$c(aA) \cdot V(A) = c(bB) \cdot V(B) \tag{9-1}$$

在实际工作中，常选用 A 和 B 作基本单元。因 $c(aA)=\frac{1}{a}c(A)$、$c(bB)=\frac{1}{b}c(B)$，所以式(9-1)又可写成：

$$\frac{1}{a}c(A) \cdot V(A) = \frac{1}{b}c(B) \cdot V(B) \tag{9-2}$$

若 B 为固体时，上式可写成：

$$\frac{1}{a}c(A) \cdot V(A) = \frac{1}{b} \cdot \frac{m(B)}{M(B)} \tag{9-3}$$

式中 $m(B)$ 为物质 B 的质量，$M(B)$ 为物质 B 的摩尔质量，c，V，m，M 的单位分别为 $mol \cdot L^{-1}$，L，g，$g \cdot mol^{-1}$。式(9-2)、(9-3)是滴定分析中进行结果计算的基本方程式。

例 9-1 称取分析纯无水 Na_2CO_3 1.3350 g 配制成 250.0 mL 溶液，用来标定 HCl 溶液。上述 Na_2CO_3 溶液 20.00 mL 恰与 20.45 mL HCl 溶液完全反应。求此 HCl 溶液的准确浓度。

解：Na_2CO_3 溶液的浓度为：

$$c(Na_2CO_3)=\frac{1.3350\ g/106.0\ g \cdot mol^{-1}}{0.2500\ L}=0.05038\ mol \cdot L^{-1}$$

$$2HCl + Na_2CO_3 = 2NaCl + H_2O + CO_2\uparrow$$

$$\frac{1}{2}c(HCl) \cdot V(HCl) = c(Na_2CO_3) \cdot V(Na_2CO_3)$$

$$\begin{aligned} c(HCl) &= \frac{2c(Na_2CO_3) \cdot V(Na_2CO_3)}{V(HCl)} \\ &= \frac{2\times 0.05038\ mol \cdot L^{-1} \times 0.02000\ L}{0.02045\ L} \\ &= 0.09854\ mol \cdot L^{-1} \end{aligned}$$

四、分析结果的误差

（一）误差产生的原因及校正方法

在定量分析中，测定值与真实值之间的差值称为误差(error)。测定值大于真实值时为正误差，反之为负误差。产生误差的原因很多，一般可分为系统误差和偶然误差两类。

1. 系统误差　系统误差是由某种固定原因造成的，它使测定结果系统地偏高或偏低，在同一条件下重复测定时会重复出现。其来源主要有以下几方面：

(1)方法误差　这种误差是由于分析方法本身不完善所造成的。如在滴定分析中，反应进行不完全，滴定终点与计量点不一致等，都会产生方法误差。

(2)仪器与试剂误差　这种误差主要是由于仪器本身不够准确、试剂不纯或蒸馏水中含有杂质等原因所引起的。例如分析天平两臂不等长，砝码锈蚀，或滴定管、移液管刻度不准，或试剂中含有微量杂质等，都会产生此误差。

(3)操作误差　一般是指正常操作情况下，由工作人员主观原因所造成的误差。例如，滴定速度过快，滴定读数太早，滴定管读数经常偏高或偏低，对滴定终点颜色的判断经常地偏深或偏浅,等等。

系统误差可以通过空白试验、对照实验、校正仪器及制定标准操作规程等方法来校正。

空白试验是在不加待测试样的情况下(一般用蒸馏水代替试样),按照与试样相同的分析手续和条件进行的平行试验,所得到的结果称为空白值。从试样分析结果中扣除空白值,就可以得到比较可靠的分析结果。由试剂和器皿带进的杂质所造成的系统误差,一般可用空白试验来消除。

对照实验是用已知含量的标准试样代替被测试样,在同样的条件下,用同样方法进行测定。根据标准试样的分析结果,就可以判断试样分析结果有无系统误差,也可用来校正方法误差。

在精确的分析中,还必须进行仪器校准,在计算结果时采用校正值,从而消除由仪器不精确带来的误差。同时,分析工作者必须采取认真的科学态度和严密的科学方法,严格遵守操作规程,力求把系统误差减少到最低限度。

2. 偶然误差　偶然误差是由于偶然因素所造成的误差,其大小和正负都不固定。如分析过程中气温、气压、湿度的变化和仪器性能的微小变化等,都可产生偶然误差。在实际工作中,采用"多次测定,取平均值"的方法可以减小偶然误差。

除上述两类误差外,还有过失误差,它是由于操作者不按操作规程工作和粗心大意等原因造成的。若发现是过失误差时,应将该次分析结果弃去。

(二)分析结果的准确度和精密度

1. 准确度与误差　分析结果的准确度(accuracy)是指测定值与真实值接近的程度。准确度的高低用误差来衡量,误差愈小,表示测定结果与真实值愈接近,准确度愈高。误差可用绝对误差(absolute error)和相对误差(relative error)表示,其定义分别为:

$$绝对误差=测定值-真实值$$

$$相对误差=\frac{测定值-真实值}{真实值}$$

例如,用分析天平称量两种物质的质量分别为0.9999 g和0.1001 g,假设两物质的真实质量分别为1.0000 g和0.1000 g,则两者的绝对误差分别为:

$$0.9999\ g-1.0000\ g=-0.0001\ g$$

$$0.1001\ g-0.1000\ g=+0.0001\ g$$

相对误差分别为:

$$\frac{-0.0001\ g}{1.0000\ g}=-1\times10^{-4}$$

$$\frac{+0.0001\ g}{0.1000\ g}=-1\times10^{-3}$$

由上例可知,两者的绝对误差相等,看不出准确度的高低,而称量物质的质量较大时,相对误差较小,测定的准确度就高。这说明相对误差能反映误差在真实值中所占的比例,用相对误差表示测定结果的准确度比用绝对误差表示更为合理和可靠。

2. 精密度与偏差　在实际工作中,被测物质的真实值是未知的,往往在相同条件下,用同一方法对同一试样进行多次平行测定,以多次平行测定结果的平均值来代替真实值。精密度(precision)就是表示几次平行测定结果彼此接近的程度。精密度的高低用偏差来表示，偏差越小，分析结果的精密度就越高。偏差（deviation）有下列几种表示方法：

$$绝对偏差\ (d) = x_i - \bar{x}$$

$$相对偏差 = \frac{x_i - \bar{x}}{\bar{x}} \times 100\%$$

$$绝对平均偏差(\bar{d}) = \frac{|d_1| + |d_2| + \cdots\cdots + |d_n|}{n}$$

$$相对平均偏差(\overline{RMD}) = \frac{\bar{d}}{\bar{x}} \times 100\%$$

上列各式中，x 表示各次测定值，$\bar{x}$ 表示 n 次测定的算术平均值。在实际工作中，常用相对平均偏差来表示分析结果的精密度。

3. 准确度与精密度的关系　准确度和精密度是两个不同的概念，但它们之间又有联系。精密度高，说明测定结果的重现性好，但准确度不一定高。而精密度不高时，所测结果不可靠，也就失去了衡量准确度高低的前提。因此，准确度高必须要求精密度也高；而精密度高，准确度不一定高。

五、有效数字及其运算规则

（一）有效数字

有效数字（significant figure）是实际上能测量到的有实际意义的数字，它包括所有的准确数字和最后一位可疑数字。有效数字是测定结果的大小和精度的真实记录。它的位数取决于测定方法和测量仪器的准确度。例如，常量滴定管可量到±0.01 mL，读数时应记录至小数点后第二位，如 21.50 mL，既不能记为 21.5 mL，也不能记为 21.500 mL，因该数字的前三位是实际上测得的准确数字，最后一位数字“0”是估计的，是可疑数字，其真实体积在 21.49～21.51 mL 之间。再如分析天平能称至±0.0001 g，托盘天平能称至±0.1 g，若用它们分别称量 1 g 物质时，应分别记录为 1.0000 g 和 1.0 g。

在确定有效数字的位数时，数字 1～9 都是有效数字，而“0”则不定。凡在数字（1～9）中间和小数点后末尾的“0”都是有效数字，第一个数字（1～9）前的“0”不是有效数字。如 0.0800、10.1 和 8.10 都是三位有效数字。整数末尾“0”的意义往往不太明确。例如，8.000 后面的几个“0”究竟是起定位作用，还是同时也反映了测量精度，在这里是无法确定的。在记录时可根据测量精度写成 8×10^3（一位有效数字）或 8.0×10^3（两位有效数字）或 8.000×10^3（四位有效数字）等。

化学中常见的 pH 值、pK_a 等对数值，其有效数字的位数仅取决于小数点后数字的位数，因为整数部分只说明该数值的方次。例如 pH＝7.40 这个数的有效数字为两位而不是三位。

一些非测量值如倍数、分数、常数等，可视为无限多位有效数字。

（二）有效数字的运算规则

1. 数字的取舍　当有效数字的位数确定以后，应将有关数据后面多余的数字（所谓尾数）弃去，这一过程称为修约。通常的舍弃原则是“四舍六入五成双”，即当尾数≤4 时，弃去，当尾数≥6 时，进 1；当尾数＝5 时，若 5 后面数字为 0，且尾数前位数为奇数时，进 1，为偶数时，弃去；当尾数 5 后面还有非“0”的数时，则一律进 1。例如，4.5674，5.4326，11.2350，

12.3450 和 250.453 几个数，若均修约为四位有效数字，则分别为4.567，5.433，11.24，12.34 和 250.5。

2.加减法　当几个数相加或相减时，其和或差的有效数字的保留，应以小数点后位数最少(即绝对误差最大)的数字为依据。运算时，先修约再加减。

例 9-2　求 23.45+5.432+0.0350=？

解：以 23.45 为依据，修约后求和为：

$$23.45+5.43+0.04=28.92$$

3.乘除法　当几个数相乘除时，其积或商的有效数字的保留，应以其中有效数字位数最少(即相对误差最大)的数字为依据。运算时，先修约再乘除。

例 9-3　求 2.34×1.2×3.456=？

解：以 1.2 为依据，修约后得：

$$2.3\times1.2\times3.5=9.7$$

对于中间结果的数据可暂时多保留一位有效数字，最后的计算结果再用上述原则将多余的数字弃去。采用计算器连续运算时可能保留过多位数，但最后结果应保留合理的位数。

第二节　酸碱滴定法

酸碱滴定法(acid-base titrations)是以溶液中酸碱间质子传递反应为基础的滴定分析法，又称中和法。酸碱反应的速度通常都很快，反应的完全程度同酸碱的强度及浓度有关。

在酸碱滴定法中，常采用强酸(如 HCl，H_2SO_4 等)或强碱(如 NaOH，KOH 等)作标准溶液，反应的终点一般用酸碱指示剂的颜色变化来确定，因而选择合适的酸碱指示剂是酸碱滴定法的重要环节。

一、酸碱指示剂

酸碱指示剂

酸碱指示剂是一类随着溶液 pH 值的改变而呈现不同颜色的物质。一般的酸碱指示剂都是一些有机弱酸或有机弱碱。作为酸碱指示剂的有机弱酸(酸式)或有机弱碱(碱式)与其共轭碱(碱式)或共轭酸(酸式)的颜色不同。当溶液 pH 值变化时，指示剂给出质子由酸式转化为碱式，或得到质子由碱式转化为酸式，从而引起溶液颜色的变化。

指示剂的酸式 HIn 和碱式 In^- 在水溶液中的质子传递平衡为：

$$\underset{\text{酸(式)色}}{HIn} + H_2O \rightleftharpoons H_3O^+ + \underset{\text{碱(式)色}}{In^-}$$

$$K_{HIn}=\frac{[H_3O^+][In^-]}{[HIn]}$$

式中 K_{HIn} 是指示剂质子传递平衡常数。整理并两边取负对数可得：

$$pH=pK_{HIn}+\lg\frac{[In^-]}{[HIn]} \tag{9-4}$$

指示剂在溶液中的颜色决定于$[In^-]/[HIn]$。由式(9-4)知,此比值又与溶液的 pH 值有关。一般说来,如果$[In^-]/[HIn] \leqslant 1/10$,即 $pH \leqslant pK_{HIn}-1$,肉眼只能看到 HIn 的颜色;$[In^-]/[HIn] \geqslant 10/1$,即 $pH \geqslant pK_{HIn}+1$,只能看到 In^-的颜色;$1/10<[In^-]/[HIn]<10$,即 $pK_{HIn}-1<pH<pK_{HIn}+1$,看到的是 In^-和 HIn 的混合色;$[In^-]/[HIn]=1$,$[In^-]=[HIn]$,此时 $pH=pK_{HIn}$,称为指示剂的理论变色点。当溶液的 pH 值由 $pK_{HIn}-1$ 变化到 $pK_{HIn}+1$,就能明显地看到指示剂由酸式色变为碱式色。因此把 $pH=pK_{HIn}\pm1$ 称为酸碱指示剂的理论变色范围。

由于人眼对各种颜色的敏感程度不同,所以实际观察到的变色范围与理论变色范围有差别,实际变色点也不一定恰好在变色范围的正中间。常用酸碱指示剂的 pK_{HIn}和实际变色范围见表 9-1。

表 9-1　几种常见的酸碱指示剂

指示剂	变色范围(pH 值)	颜色 酸色 过渡 碱色	pK_{HIn}
百里酚蓝(pK_1)	1.7～2.6	红 橙 黄	1.70
甲基橙	3.1～4.4	红 橙 黄	3.4
溴酚蓝	3.0～4.4	黄 紫	4.1
溴甲酚绿	3.8～5.4	黄 绿 蓝	4.9
甲基红	4.4～6.2	红 橙 黄	5.0
溴百里酚蓝	6.0～7.6	黄 绿 蓝	7.3
中性红	6.8～8.0	红 黄 橙	7.4
酚酞	8.0～9.6	无 浅红 红	9.1
百里酚酞	9.4～10.6	无 浅蓝 蓝	10.0

二、酸碱滴定曲线与指示剂的选择

在酸碱滴定过程中,溶液的 pH 值随着酸或碱标准溶液的加入而改变。溶液的 pH 值可以用仪器直接测量,也可以通过计算求得。以所加标准溶液的量为横坐标,溶液的 pH 值为纵坐标作图,所得的曲线叫作滴定曲线(titration curve)。

酸碱指示剂只有在一定的 pH 值范围内才能发生颜色的变化。所以,可以根据指示剂的变色范围和滴定曲线上计量点前后溶液 pH 值的变化情况,选择合适的指示剂。下面分别讨论不同类型的酸碱滴定中溶液 pH 值的变化、滴定曲线和指示剂的选择。

(一)强酸与强碱之间的滴定

这一类型滴定的基本反应为:

$$H_3O^+ + OH^- \longrightarrow 2H_2O$$

现以 $0.1000\ mol \cdot L^{-1}$ NaOH 溶液滴定 20.00 mL $0.1000\ mol \cdot L^{-1}$ HCl 溶液为例,讨论强碱滴定强酸过程中溶液 pH 值的变化。整个滴定过程可分为四个阶段:

1. 滴定前　溶液的 pH 值取决于 HCl 溶液的起始浓度。

$$[H_3O^+]=0.1000\ mol\cdot L^{-1}$$

$$pH=1.00$$

2. 滴定开始至计量点前　这一阶段溶液的 pH 值取决于反应剩余 HCl 的浓度。例如,当滴入 19.98 mL NaOH 溶液时,溶液的酸度为:

$$[H_3O^+]=\frac{0.1000\ mol\cdot L^{-1}\times 0.02000\ L-0.1000\ mol\cdot L^{-1}\times 0.01998\ L}{0.02000\ L+0.01998\ L}$$

$$=5.00\times 10^{-5}\ mol\cdot L^{-1}$$

$$pH=4.30$$

3. 计量点时　滴入 20.00 mL NaOH 溶液,恰与 HCl 完全反应,溶液呈中性。

$$pH=7.00$$

4. 计量点后　这一阶段溶液的 pH 值取决于过量的 NaOH 的浓度。例如,当滴入 20.02 mL NaOH 溶液时,溶液的酸度为:

$$[OH^-]=\frac{0.1000\ mol\cdot L^{-1}\times 0.02002\ L-0.1000\ mol\cdot L^{-1}\times 0.02000\ L}{0.02002\ L+0.02000\ L}$$

$$=5.00\times 10^{-5}\ mol\cdot L^{-1}$$

$$pH=9.70$$

按照上述方法计算出的溶液的 pH 值见表 9-2。利用这些数据可以绘出滴定曲线,见图 9-1曲线 a。

表 9-2　用 NaOH 滴定 HCl 时溶液 pH 的变化($c_{NaOH}=c_{HCl}=0.1000\ mol\cdot L^{-1}$)

$\frac{V(加入\ NaOH)}{mL}$	$\frac{被滴定\ HCl\ 的百分含量}{\%}$	$\frac{V(剩余\ HCl)}{mL}$	$\frac{V(过量\ NaOH)}{mL}$	$\frac{[H_3O^+]}{mol\cdot L^{-1}}$	pH
0	0	20.00		1.00×10^{-1}	1.00
19.00	90.00	2.00		5.26×10^{-3}	2.28
19.80	99.00	0.20		5.02×10^{-4}	3.30
19.98	99.90	0.02		5.00×10^{-5}	4.30 } 突跃范围
20.00	100.0	0.00		1.00×10^{-9}	7.00 } 突跃范围
20.02	100.1		0.02	2.00×10^{-10}	9.70 } 突跃范围
20.20	101.0		0.20	2.01×10^{-11}	10.70

如果用 0.1 mol·L⁻¹HCl 溶液滴定 20.00 mL 0.1000 mol·L⁻¹NaOH 溶液,则得到一条与上述滴定曲线对称的滴定曲线,图 9-1 中曲线 b 即是。

从滴定曲线可以看出，滴定的前段和后段 pH 值变化缓慢，而在计量点附近，曲线近似垂直。加入 NaOH 标准溶液的体积从 19.98 mL 到 20.02 mL，即滴定至距计量点由不足 0.1% 到过量 0.1%，溶液的 pH 值从4.30急剧增加到 9.70。这种在酸碱滴定过程中溶液 pH 值的急剧改变称为滴定突跃，滴定突跃所在的 pH 值范围称为突跃范围（分析化学中，把计量点前后±0.1%相对误差范围内溶液 pH 值之变化称为突跃范围）。显然，最理想的指示剂应该恰好在计量点时变色。但实际上，凡在突跃范围内变色的指示剂，都可以保证有足够的准确度（一次滴定的终点误差不会超过±0.1%）。因此，酸碱滴定中指示剂的选择原则是：使所选指示剂的变色范围全部或部分地落在滴定突跃范围之内。在上例中，滴定的突跃范围为 pH = 4.30 ~ 9.70，所以甲基红（pH 值4.4 ~ 6.2）、酚酞（pH 值8.0 ~ 9.6）、甲基橙（pH 值3.1 ~ 4.4）等均可做这类滴定的指示剂。在实际工作中，强碱滴定强酸常用酚酞做指示剂，终点颜色由无色变为粉红色，而强酸滴定强碱时，则常用甲基橙做指示剂，终点颜色由黄色变为橙色，颜色由浅变深，终点容易确定。

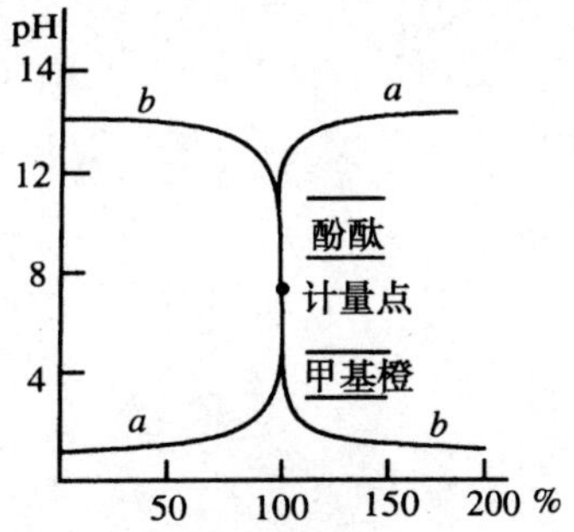

$c_{NaOH} = c_{HCl} = 0.100\,0\ mol \cdot L^{-1}$

图 9-1　NaOH 与 HCl 的滴定曲线

很明显，突跃范围越大，可选用的指示剂越多。滴定突跃范围的大小与溶液的浓度有关。酸、碱浓度越小，突跃范围越小。计算可知，如果用浓度相同的强酸、强碱相互滴定，起始浓度减小 10 倍，则滴定突跃范围减小两个 pH 单位。当酸、碱浓度低于 10^{-4}mol · L^{-1}时，已没有明显的滴定突跃，此时因无法选择指示剂而不能进行准确滴定。酸、碱浓度越大时，尽管滴定突跃范围越大，但在计量点附近多加或少加半滴溶液而引起的误差也越大。实际工作中，酸或碱溶液的浓度以 0.1 ~ 0.5 mol · L^{-1}为宜。

（二）强碱滴定一元弱酸

弱酸只能用强碱来滴定，其基本反应为：

$$OH^- + HB \longrightarrow B^- + H_2O$$

下面以 0.1000 mol · L^{-1}NaOH 溶液滴定 20.00 mL 0.1000 mol · L^{-1}HAc 溶液为例，来讨论这种类型滴定的特点。

1. 滴定前　溶液的 H_3O^+来源于 HAc 与水的质子传递。由式(2-13)得：

$$[H_3O^+] = \sqrt{c(HAc)K_a} = \sqrt{0.1000\ mol \cdot L^{-1} \times 1.75 \times 10^{-5}}$$
$$= 1.32 \times 10^{-3}\ mol \cdot L^{-1}$$

$$pH = 2.88$$

2. 滴定开始至计量点前　溶液中未反应的 HAc 与产物 NaAc 组成缓冲溶液，pH 值可按式(4-3)计算。例如，当滴入 19.98 mL NaOH 溶液时：

$$pH = pK_a + \lg \frac{c(NaOH) \cdot V(NaOH)}{c(HAc) \cdot V(HAc) - c(NaOH) \cdot V(NaOH)}$$
$$= 4.75 + \lg \frac{0.1000\ mol \cdot L^{-1} \times 0.01998\ L}{0.1000\ mol \cdot L^{-1} \times 0.02000\ L - 0.1000\ mol \cdot L^{-1} \times 0.01998\ L} = 7.75$$

3. 计量点时　HAc 全部被中和为 NaAc，Ac^-在溶液中的质子传递反应为：

$$Ac^- + H_2O \longrightarrow HAc + OH^-$$

溶液中的[OH^-]可由下式计算：

$$[OH^-] = \sqrt{K_b \cdot c(NaAc)} = \sqrt{\frac{K_w}{K_a} \cdot c(NaOH)}$$

$$= \sqrt{\frac{1.00\times10^{-14}}{1.75\times10^{-5}} \times \frac{0.1000\ mol \cdot L^{-1}\times0.02000\ L}{0.04000\ L}}$$

$$= 5.35\times10^{-6}\ mol \cdot L^{-1}$$

$$pOH = 5.27$$

$$pH = 8.73$$

4. 计量点后　在这段滴定过程中，溶液的 pH 值取决于过量的 NaOH 的浓度，其计算方法与强碱滴定强酸相同。例如，当滴入 20.02 mL NaOH 溶液时：

$$pOH = 4.30 \qquad pH = 9.70$$

按上述方法计算的溶液的 pH 值见表 9-3。滴定曲线如图 9-2 所示。

表 9-3　用 NaOH 滴定 HAc 时溶液 pH 值的变化（$c_{NaOH} = c_{HAc} = 0.1000\ mol \cdot L^{-1}$）

$V_{加入NaOH}$/mL	被滴定 HAc 的百分含量/%	$V_{剩余HAc}$/mL	$V_{过量NaOH}$/mL	pH 值	算　式
0	0	20.00		2.88	$[H_3O^+] = \sqrt{K_a c(HB)}$
18.00	90.00	2.00		5.47	$[H_3O^+] = K_a \frac{[HAc]}{[AC^-]}$
19.80	99.00	0.20		6.74	
19.98	99.90	0.02		7.75	
20.00	100.0	0	0	8.73	$[OH^-] = \sqrt{\frac{K_w}{K_a} c(B^-)}$
20.02	100.1		0.02	9.70	$[OH^-] = \frac{c_{NaOH} \times V_{过量}(NaOH)}{V_{总}}$
20.20	101.0		0.20	10.70	

从滴定曲线可以看出，滴定开始后，由于生成的 Ac^-抑制了 HAc 的解离，溶液的 pH 值迅速增大。随着滴定的进行，由于溶液中 $HAc-Ac^-$的缓冲作用，使 pH 值升高的幅度又减小。接近计量点时，溶液的缓冲作用减弱，pH 值增高幅度又增大。在计量点附近，pH 值发生迅速变化，产生滴定突跃，其滴定突跃范围为 pH＝7.75～9.70，计量点 pH＝8.72。突跃范围比强碱强酸之间滴定时小得多，且处在碱性范围。酚酞的变色范围为 pH＝8.0～9.6，是这类滴定最合适的指示剂。

强碱滴定一元弱酸的突跃范围，不仅与酸碱的浓度有关，而且与一元弱酸的强弱有关。当一元弱酸的浓度一定时，其酸性越强，突跃范围越大（图 9-3）。当弱酸 $c = 0.1\ mol \cdot L^{-1}$ 和 $K_a \leqslant 10^{-9}$ 时，其滴定已无明显突跃，无法选择合适的指示剂确定终点。实验表明，只有一

元弱酸的 $c \cdot K_a \geqslant 10^{-8}$ 时，才能被强碱准确地进行滴定。

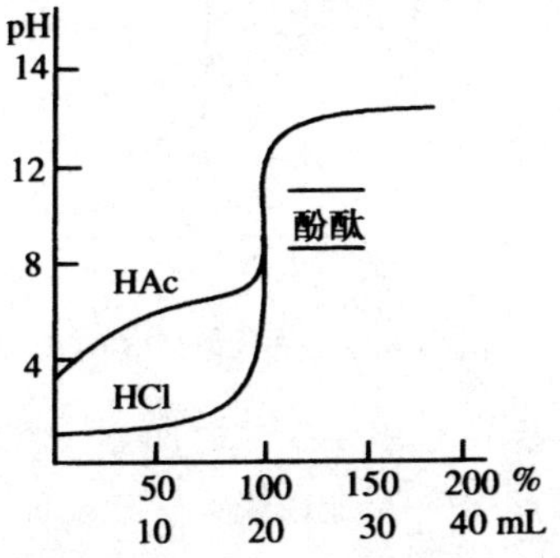

$c_{NaOH} = c_{HAc} = 0.1000\ mol \cdot L^{-1}$

图 9-2　NaOH 滴定 HAc 的滴定曲线

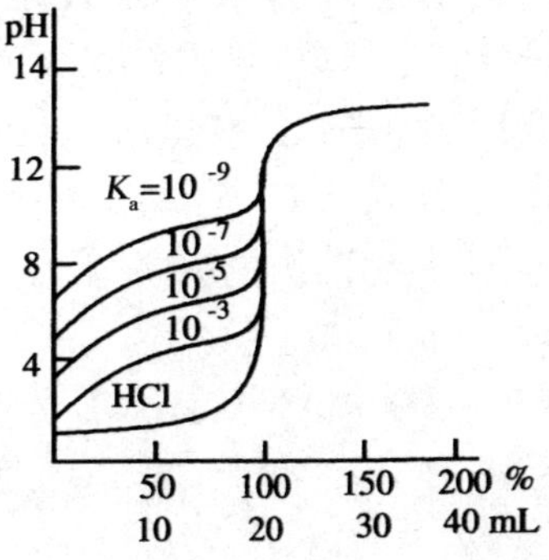

$c_{NaOH} = c_{HB} = 0.1000\ mol \cdot L^{-1}$

图 9-3　NaOH 滴定各种不同强度一元弱酸的滴定曲线

（三）强酸滴定一元弱碱

弱碱只能用强酸来滴定，其基本反应为：

$$H_3O^+ + B \longrightarrow HB^+ + H_2O$$

现以 $0.1000\ mol \cdot L^{-1}$ HCl 溶液滴定 20.00 mL $0.1000\ mol \cdot L^{-1}$ $NH_3 \cdot H_2O$ 为例，讨论这种类型滴定的特点。滴定过程中溶液 pH 值的变化见表 9-4，滴定曲线见图 9-4。

表 9-4　用 HCl 滴定 $NH_3 \cdot H_2O$ 时溶液 pH 值的变化（$c_{HCl} = c_{NH_3 \cdot H_2O} = 0.1000\ mol \cdot L^{-1}$）

$\frac{V_{加入NaOH}}{mL}$	被滴定 $NH_3 \cdot H_2O$ 的百分含量/%	$\frac{V_{剩余NH_3 \cdot H_2O}}{mL}$	$\frac{V_{过量HCl}}{mL}$	pH 值	算　式
0	0	20.00		11.10	$[OH^-] = \sqrt{K_b c(B)}$
18.00	90.00	2.00		8.3	
19.80	99.00	0.20		7.3	$[OH^-] = K_b \frac{[NH_3 \cdot H_2O]}{[NH_4^+]}$
19.98	99.90	0.02		6.30	
20.00	100.0	0.00		5.30	$[H_3O^+] = \sqrt{\frac{K_w}{K_b} c(HB)}$
20.02	100.1		0.02	4.30	$[H_3O^+] = \frac{c_{HCl} \cdot V_{过量HCl}}{V_{总}}$
20.20	101.0		0.20	3.30	

由图 9-4 可知，滴定曲线与强碱滴定一元弱酸的曲线类似，只是滴定过程溶液的 pH 值由大变小。计量点时，因生成 NH_4^+ 使溶液呈酸性，pH = 5.30，突跃范围为 pH = 6.30 ~ 4.30，处在酸性范围内，宜选用甲基橙或甲基红做指示剂。

强酸滴定一元弱碱时，一元弱碱的浓度 c 和碱常数 K_b 也应满足 $c \cdot K_b \geqslant 10^{-8}$ 的条件，才能对其进行准确滴定。

(四)多元酸的滴定

常见的多元酸多为弱酸或中强酸,因多元酸在溶液中的质子传递是分步进行的,故用强碱滴定多元酸时也是分步进行的。判断多元酸能否被直接准确滴定和能否进行分步滴定的原则是:符合 $c \cdot K_a \geqslant 10^{-8}$ 时,该级的$[H_3O^+]$可被准确滴定;当相邻两级的 K_a 之比大于 10^5 时,这两级可分步滴定。

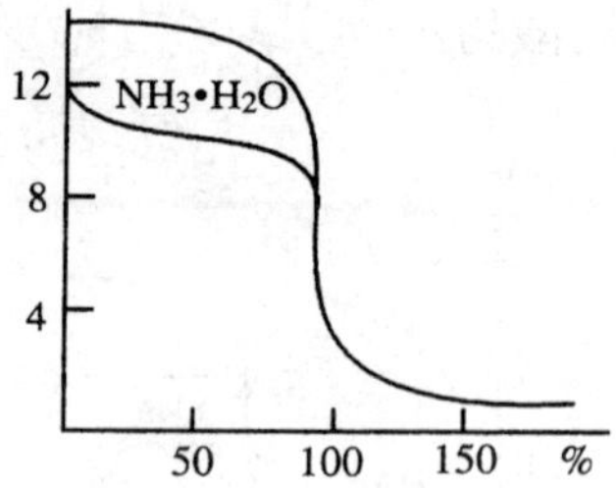

$c_{HCl} = c_{NH_3 \cdot H_2O} = 0.1000\ mol \cdot L^{-1}$

图 9–4　用 HCl 滴定 $NH_3 \cdot H_2O$ 的滴定曲线

例如,用 0.1000 $mol \cdot L^{-1}$ NaOH 溶液滴定 20.00 mL 0.1000 $mol \cdot L^{-1}$ H_3PO_4 溶液。H_3PO_4 是三元酸,其质子传递平衡为:

$$H_3PO_4 + H_2O \longrightarrow H_2PO_4^- + H_3O^+ \quad K_{a1} = 6.9 \times 10^{-3}$$

$$H_2PO_4^- + H_2O \longrightarrow HPO_4^{2-} + H_3O^+ \quad K_{a2} = 6.1 \times 10^{-8}$$

$$HPO_4^{2-} + H_2O \longrightarrow PO_4^{3-} + H_3O^+ \quad K_{a3} = 4.8 \times 10^{-13}$$

根据上述原则,对于 H_3PO_4,由于 $c \cdot K_{a1} = 0.1 \times 6.9 \times 10^{-3} > 10^{-8}$,$K_{a1}/K_{a2} > 10^5$,所以,$H_3PO_4$ 可被准确滴定,生成 $H_2PO_4^-$,出现第一计量点,此时溶液的 pH 值为:

$$pH = \frac{1}{2}(pK_{a1} + pK_{a2}) = \frac{1}{2}(2.16 + 7.21) = 4.685$$

该步滴定可选用溴甲酚绿或甲基红做指示剂。$c \cdot K_{a2} \approx 10^{-8}$,$K_{a2}/K_{a3} > 10^5$,因此,$H_2PO_4^-$ 也可被准确滴定,即 $H_2PO_4^-$ 继续被中和至 HPO_4^{2-},出现第二个计量点,此时溶液的 pH 值为:

$$pH = \frac{1}{2}(pK_{a2} + pK_{a3}) = \frac{1}{2}(7.21 + 12.32) = 9.765$$

第二步滴定可选用百里酚酞或酚酞做指示剂。由于 $c \cdot K_{a3} < 10^{-8}$,故 HPO_4^{2-} 不能被准确滴定。NaOH 滴定 H_3PO_4 的滴定曲线见图 9–5。

(五)多元碱的滴定

多元碱一般是指多元酸与强碱作用所生成的盐,如 Na_2CO_3、$Na_2B_2O_7$ 等。多元碱的滴定与多元酸相似,即 $c \cdot K_b \geqslant 10^{-8}$ 时,该级$[OH^-]$可被准确滴定;当相邻两级的 K_b 之比大于 10^5 时,这两级可分步滴定。

例如,用 0.1000 $mol \cdot L^{-1}$ HCl 溶液滴定 20.00 mL 0.1000 $mol \cdot L^{-1}$ Na_2CO_3 溶液。首先,Na_2CO_3 被中和成 $NaHCO_3$,出现第一个计量点,此时溶液的 pH = 8.31,可选用酚酞做指示剂。$NaHCO_3$ 继续被中和,生成 H_2CO_3($CO_2 + H_2O$),出现第二个计量点,此时溶液 pH = 3.90,可选用甲基橙做指示剂。滴定曲线见图 9–6。

弱酸与弱碱之间的滴定,由于无明显的滴定突跃,无法选择适宜的指示剂,所以无实用意义。

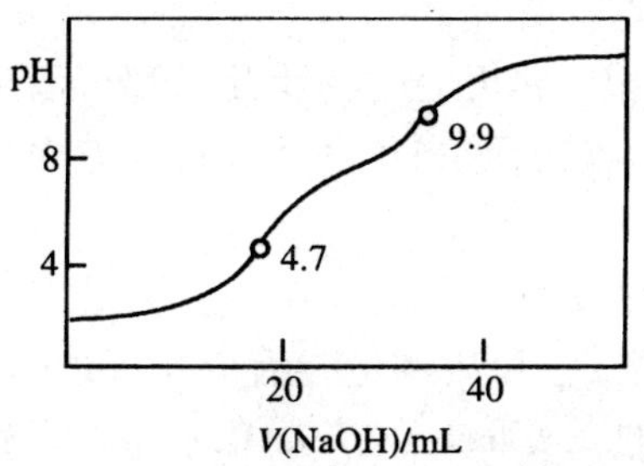

$c_{NaOH} = c_{H_3PO_4} = 0.1000\ mol \cdot L^{-1}$

图 9-5　NaOH 滴定 H_3PO_4 的滴定曲线

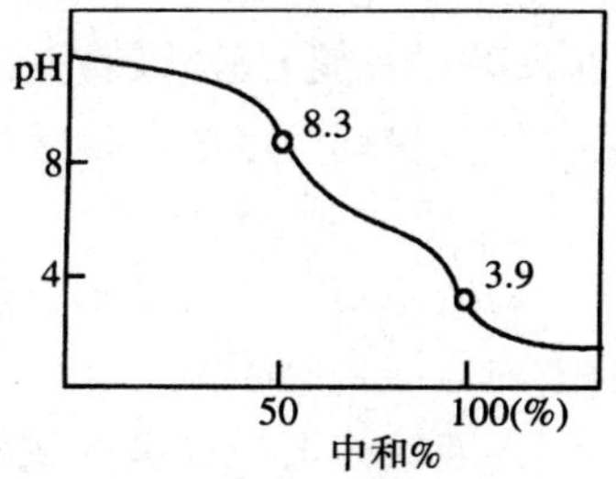

图 9-6　HCl 滴定 Na_2CO_3 的滴定曲线

三、酸碱标准溶液及酸碱滴定法的应用

(一)标准溶液的配制和标定

酸碱标准溶液一般配制成浓度为 $0.1\ mol \cdot L^{-1}$ 的溶液。用来配制酸标准溶液的常为盐酸和硫酸,以盐酸应用最广。浓盐酸具有挥发性,一般采用间接法配制标准溶液,用无水 Na_2CO_3 或纯 $Na_2B_4O_7 \cdot 10H_2O$ 作为基准物质进行标定。Na_2CO_3 价格便宜,易提纯,但摩尔质量小。因其有强烈的吸湿性,须在 270 ~ 300 ℃加热约 1 h 后放入干燥器中冷却备用。

Na_2CO_3 标定 HCl 的反应为:

$$Na_2CO_3 + 2HCl \xlongequal{} 2NaCl + CO_2\uparrow + H_2O$$

计量点时溶液 pH = 3.90,选用甲基橙或甲基红做指示剂。硼砂的摩尔质量较大,因含有结晶水,为避免风化,须保存在相对湿度为 60% 的恒湿器中。标定时的反应为:

$$Na_2B_4O_7 + 2HCl + 5H_2O \xlongequal{} 4H_3BO_3 + 2NaCl$$

计量点时,溶液 pH = 5.1,可选用甲基红为指示剂。

可用来配制碱标准溶液的强碱有氢氧化钠和氢氧化钾。氢氧化钠价格低廉,应用最多。它们均易吸收空气中的水分和二氧化碳,所以也只能用间接法配制标准溶液,然后用邻苯二甲酸氢钾或草酸($H_2C_2O_4 \cdot 2H_2O$)做基准物质进行标定。

邻苯二甲酸氢钾容易纯化,无结晶水,在空气中不吸水,摩尔质量较大,加热不易分解,所以是标定 NaOH 溶液较理想的基准物质。它与 NaOH 的反应为:

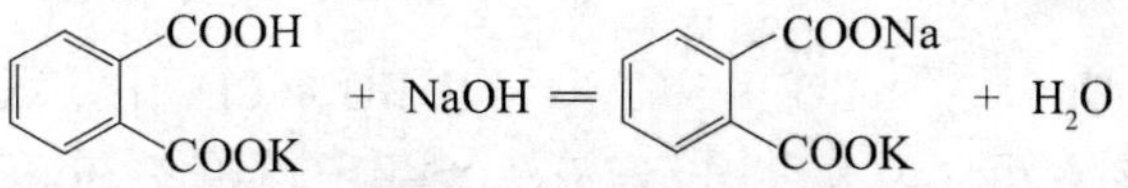

计量点时,溶液 pH 值约为 9.1,可用酚酞做指示剂。草酸相当稳定,相对湿度在 5% ~95% 时不会风化失水,但摩尔质量较小。用草酸标定 NaOH 溶液时,因其 pK_{a1} 与 pK_{a2} 相差不够大,故只有一个滴定突跃,滴定反应式为:

$$H_2C_2O_4 + 2NaOH \xlongequal{} Na_2C_2O_4 + 2H_2O$$

计量点时,溶液的 pH 值约为 8.4,可选用酚酞做指示剂。

也可用标定过的 HCl 标准溶液标定 NaOH 溶液,或用标定过的 NaOH 标准溶液标定 HCl 标准溶液。

（二）酸碱滴定法的应用

一般的酸、碱以及能与酸、碱直接或间接发生质子传递反应的物质几乎都可以用酸碱滴定法测定其含量。酸碱滴定法在临床检验、环境污染监测、药物及食品分析等方面都有广泛应用。

1. 乙酰水杨酸的测定　乙酰水杨酸为解热、消炎、镇痛药，是世界上应用最广的药物之一。其片剂中加有约1%的酒石酸或柠檬酸做稳定剂，中和法测定时有干扰，故采用水解后返滴定法。即先准确称量一定量的试样溶解后，滴加0.1 mol·L^{-1} NaOH溶液，中和乙酰水杨酸和所含的游离酸，消耗的NaOH不计。

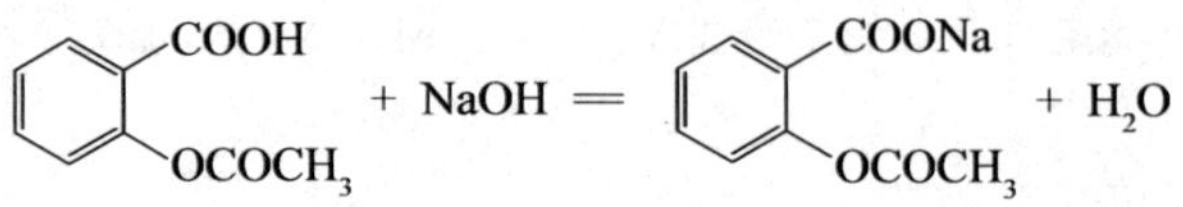

再精确加入过量的NaOH标准溶液，在水浴上加热，使乙酰水杨酸水解，其反应为：

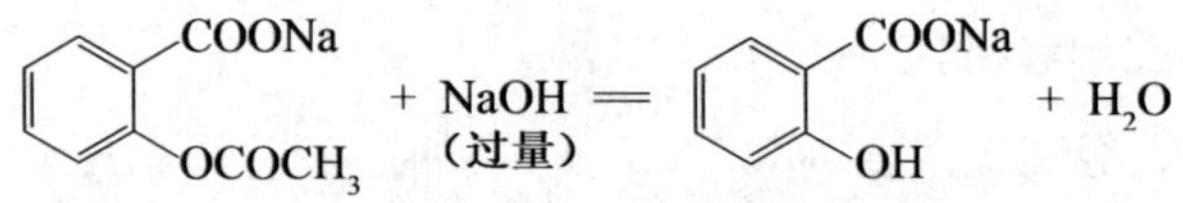

过量的NaOH用0.05 mol·L^{-1}的H_2SO_4标准溶液滴定。

2. 含氮量测定　蛋白质等有机含氮化合物的含量往往以总含氮量表示。测定时秤取一定量的试样，先加浓H_2SO_4和催化剂$CuSO_4$于样品中，加热消化分解，使试样中氮原子转化为NH_4^+，然后加入过量NaOH把NH_3蒸馏出来。将蒸馏出的NH_3吸收于已知浓度的过量的HCl（或H_2SO_4）标准溶液中，生成NH_4Cl。蒸馏完毕后，再以甲基红为指示剂，用NaOH标准溶液返滴定多余的HCl。测定的主要反应为：

$$\text{试样}\xrightarrow[\text{催化剂}]{\text{浓 }H_2SO_4}(NH_4)_2SO_4$$

$$(NH_4)_2SO_4 + 2NaOH(\text{过量}) = Na_2SO_4 + 2H_2O + 2NH_3\uparrow$$

$$NH_3 + HCl = NH_4Cl$$

$$HCl(\text{剩余}) + NaOH = NaCl + H_2O$$

也可将蒸馏出的NH_3吸收于过量的H_3BO_3溶液中，其反应为：

$$NH_3 + H_3BO_3 = NH_4^+ + H_2BO_3^-$$

以甲基红为指示剂，用HCl（或H_2SO_4）标准溶液直接滴定生成的$H_2BO_3^-$：

$$H_2BO_3^- + HCl = H_3BO_3 + Cl^-$$

上述测定氮含量的方法称为Kieldahl定氮法，常用于生化分析和食品分析中。

第三节　氧化还原滴定法

氧化还原滴定法（oxidation reduction titrations）是以氧化还原反应为基础的滴定分析法，是分析化学中又一种重要的且应用广泛的滴定分析方法。由于氧化还原反应常伴随有副反应的发生，且有时反应速度较慢，因此，只有能满足滴定分析反应条件的氧化还原反应，才能应用于氧化还原滴定分析法。

氧化还原滴定法常根据所使用的氧化剂标准溶液的不同，分为高锰酸钾法、碘量法、重铬酸钾法和铈量法等，本节只介绍前两种方法。

一、碘量法

(一)碘量法原理

碘量法(iodimetry)是以 I_2 作氧化剂或以 I^- 作还原剂的氧化还原滴定法，电极反应为：

$$I_2 + 2e \rightleftharpoons 2I^- \qquad \varphi^{\ominus} = 0.5355\ V$$

此电对的 $\varphi^{\ominus}$ 值适中，I_2 是一种较弱的氧化剂，能氧化具有较强还原性的物质，I^- 是一种中等强度的还原剂，可以还原许多具有氧化性的物质。碘量法又分为直接碘量法和间接碘量法两种。

1. 直接碘量法　凡标准电极电势值比碘低的电对，其还原型可用 I_2 标准溶液直接滴定，这种滴定方法称为直接碘量法，亦称碘滴定法。滴定时，棕黄色的 I_2 溶液被还原为无色的 I^-，可利用 I_2 标准溶液自身的颜色变化来指示终点。但在实际滴定中，由于黄色和无色之间的变化不太明显，常使用淀粉溶液做指示剂，过量半滴的 I_2 溶液和淀粉指示剂即可显示非常明显的蓝色。

直接碘量法只能在酸性、中性、弱碱性溶液中进行，决不能在碱性强的溶液中进行，因为在 pH>9 的溶液中，碘会发生下列歧化反应而影响滴定结果：

$$3I_2 + 6OH^- = IO_3^- + 5I^- + 3H_2O$$

即使是在酸性条件下，也只有少数还原能力强且不受 H^+ 浓度影响的物质才能与 I_2 发生定量反应。因此，直接碘量法有一定的局限性。

2. 间接碘量法　凡标准电极电势值比碘高的电对，其氧化型可将溶液中的 I^- 氧化成 I_2，再用 $Na_2S_2O_3$ 标准溶液滴定所生成的 I_2。这种方法称为间接碘量法或称滴定碘法。有的还原性物质，可先使之与过量的 I_2 标准溶液反应，待反应完全后，再用 $Na_2S_2O_3$ 标准溶液滴定剩余的 I_2，这种方法也属于间接碘量法。间接碘量法的基本滴定反应为：

$$I_2 + 2S_2O_3^{2-} = S_4O_6^{2-} + 2I^-$$

此反应须在中性或弱酸性条件下(pH< 9)进行。在强酸性溶液中，用 $Na_2S_2O_3$ 滴定 I_2 时易发生如下副反应：

$$S_2O_3^{2-} + 2H^+ = SO_2\uparrow + S\downarrow + H_2O$$

同时，I^- 在酸性溶液中也易被空气中的 O_2 所氧化：

$$4I^- + 4H^+ + O_2 = 2I_2 + 2H_2O$$

在碱性条件下，I_2 除了发生歧化反应外，还会与 $Na_2S_2O_3$ 发生如下副反应：

$$4I_2 + S_2O_3^{2-} + 10OH^- = 2SO_4^{2-} + 8I^- + 5H_2O$$

间接碘量法常以淀粉为指示剂，以蓝色消失为终点。需要注意的是，淀粉指示剂必须在滴定快到终点即溶液中 I_2 的棕黄色几乎消失时再加入。因为大量的 I_2 会使悬浮的淀粉颗粒凝聚，这样 I_2 就会由于被淀粉牢固吸附而不易与 $Na_2S_2O_3$ 立即反应，致使终点变色迟钝。此外，温度较高时，碘易挥发且可使 I_2 与淀粉的吸附作用降低，从而影响指示剂的灵敏度。

所以,测定时最好使用碘量瓶(有玻璃塞的锥形瓶),并在 I_2 析出后迅速用 $Na_2S_2O_3$ 滴定,以避免误差。

(二)标准溶液的配制与标定

1. I_2 标准溶液　尽管用升华法可以制得纯 I_2,但由于碘的挥发性及其对分析天平有一定的腐蚀作用,故常采用间接法配制溶液。

固体 I_2 在水中的溶解度很小,室温下仅约为 0.001 33 $mol \cdot L^{-1}$。因此,为增大 I_2 在水中的溶解度并减少其挥发损失,常将 I_2 溶解在 KI 溶液中,此时 I_2 以 I_3^- 形式存在。因此,通常所说的 I_2 标准溶液,实际上是由需要量的 I_2 溶于 KI 水溶液中配制而成,I_3^- 和 I_2 在氧化还原过程中性质相同。

配制的 I_2 标准溶液可以用 $Na_2S_2O_3$ 标准溶液标定,也可用基准物质进行标定。常用基准物质为 As_2O_3(本品剧毒!使用时应谨慎!),As_2O_3 难溶于水,但可溶于碱溶液生成 $A_SO_3^{3-}$:

$$As_2O_3 + 6OH^- = 2A_SO_3^{3-} + 3H_2O$$

I_2 与 $A_SO_3^{3-}$ 的反应为:

$$A_SO_3^{3-} + H_2O + I_2 \rightleftharpoons A_SO_4^{3-} + 2I^- + 2H^+$$

该反应是可逆的,在中性或微碱性溶液中(pH 约为 8)反应可定量向右进行,在酸性溶液中则反应向左进行。因此,常加入适量固体 $NaHCO_3$,使溶液 pH 值保持在 7 ~9 之间。

2. $Na_2S_2O_3$ 标准溶液的配制与标定

(1)配制　固体 $Na_2S_2O_3 \cdot 5H_2O$ 易风化、氧化,且含有少量的 S,S^{2-},SO_3^{2-},CO_3^{2-},Cl^- 等杂质,故不能用直接法配制。

配制 $Na_2S_2O_3$ 溶液时应注意如下问题:

►蒸馏水中有 CO_2 时会促使 $Na_2S_2O_3$ 分解:

$$S_2O_3^{2-} + CO_2 + H_2O = HSO_3^- + HCO_3^- + S\downarrow$$

$S_2O_3^{2-}$ 发生歧化反应生成 SO_3^{2-} 和 S。虽然 SO_3^{2-} 也具有还原性,但它与 I_2 的反应却不同于 $S_2O_3^{2-}$:

$$SO_3^{2-} + I_2 + H_2O = SO_4^{2-} + 2I^- + 2H^+$$

此时,1 mol SO_3^{2-} 与 1 mol I_2 作用,而 $Na_2S_2O_3$ 与 I_2 作用时的物质的量比却是 2∶1。因此,这种作用将使 $Na_2S_2O_3$ 对 I_2 的滴定度增大。

►空气中 O_2 氧化 $S_2O_3^{2-}$,使 $Na_2S_2O_3$ 浓度降低:

$$O_2 + 2S_2O_3^{2-} = 2SO_4^{2-} + 2S\downarrow$$

►蒸馏水中嗜硫菌等微生物作用能促使 $Na_2S_2O_3$ 分解:

$$Na_2S_2O_3 \xlongequal{细菌} Na_2SO_3 + S\downarrow$$

此外,蒸馏水中若含有微量的 Cu^{2+},Fe^{3+},也会促使 $Na_2S_2O_3$ 分解。

鉴于上述原因,配制 $Na_2S_2O_3$ 标准溶液时,应使用新煮沸放冷的蒸馏水,这样既可驱除水中残留的 CO_2 和 O_2,又可杀灭微生物。配制时,可加入少量 Na_2CO_3,使溶液呈弱碱性,以抑制细菌生长。配好溶液后放置 7 ~10 天,然后再进行标定。标准溶液放置过程中若出现混浊,应过滤后重新标定或另行配制。

(2)标定　可用已标定好的 I_2 标准溶液准确标定待测的 $Na_2S_2O_3$ 溶液的浓度,也可用基准物质标定。常用的基准物质有 $K_2Cr_2O_7$,KIO_3 等,其中以 $K_2Cr_2O_7$ 基准品最为常用。标定方法为:精密秤取一定量的 $K_2Cr_2O_7$ 基准品(于 105 ℃干燥至恒重),在酸性溶液中与过量的 KI 作用,析出来的 I_2 以待标定的 $Na_2S_2O_3$ 滴定,淀粉为指示剂。根据 $Na_2S_2O_3$ 消耗的体积和 $K_2Cr_2O_7$ 质量,计算 $Na_2S_2O_3$ 浓度。

$$Cr_2O_7^{2-} + 6I^- + 14H^+ = 2Cr^{3+} + 3I_2 + 7H_2O$$

$$I_2 + 2S_2O_3^{2-} = 2I^- + S_4O_6^{2-}$$

$$c(Na_2S_2O_3) = \frac{6 \times m(K_2Cr_2O_7) \times 1000}{M(K_2Cr_2O_7) \times V(Na_2S_2O_3)}$$

(三)应用示例

1. 维生素 C(Vc)含量的测定——直接碘量法

维生素 C 分子中含有二烯醇基,具有较强的还原性,碘可以将二烯醇基氧化为二酮基,其反应为:

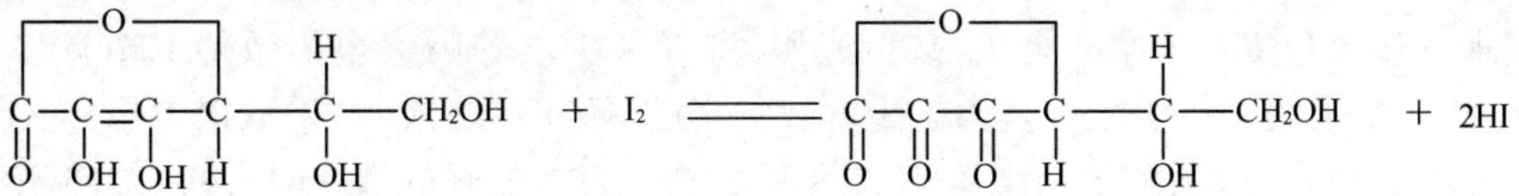

维生素 C 分子与碘分子(I_2)之间的反应的物质量之比为 1∶1。

由于维生素 C 具有很强的还原性,易被空气中的 O_2 所氧化,在碱性溶液中更为严重,应在试样溶液中加入适量的稀 HAc,保证溶液为弱酸性,以减少副反应。

2. 葡萄糖的含量测定——间接碘量法

葡萄糖分子中含有半缩醛结构,具有一定的还原性,可利用间接碘量法测定其含量,滴定反应为

$$I_2+NaOH \rightleftharpoons NaIO+NaI+H_2O$$

$$CH_2OH(CHOH)_4CHO+NaIO+NaOH \rightleftharpoons CH_2OH(CHOH)_4COONa+NaI+H_2O$$

$$3NaIO \rightleftharpoons NaIO_3+2NaI$$

$$NaIO_3+5NaI+3H_2SO_4 \rightleftharpoons 3I_2+3Na_2SO_4+3H_2O$$

根据以上反应可知,有关反应物间化学计量的物质的量比为:

$$Na_2S_2O_3 : I_2 : NaIO : CH_2OH(CHOH)_4CHO = 2 : 1 : 1 : 1$$

由滴定消耗的硫代硫酸钠标准溶液求得剩余 I_2 溶液的物质的量,进而计算葡萄糖的含量。

二、高锰酸钾法

(一)原理

高锰酸钾法(potassium permanganate method)是以高锰酸钾为标准溶液的氧化还原滴定法。$KMnO_4$ 是一种强氧化剂,其氧化能力随酸度不同而有较大差异。在强酸性溶液中与还原剂作用时本身被全部还原为 Mn^{2+}:

$$MnO_4^- + 5e + 8H^+ \longrightarrow Mn^{2+} + 4H_2O \qquad \varphi^{\ominus}_{MnO_4^-/Mn^{2+}} = 1.507\ V$$

在弱酸、弱碱或中性溶液中，MnO_4^- 被还原为褐色的水合二氧化锰沉淀：

$$MnO_4^- + 3e + 2H_2O \longrightarrow MnO_2 + 4OH^- \qquad \varphi^{\ominus}_{MnO_4^-/MnO_2} = 0.595\ V$$

由于高锰酸钾在强酸性溶液中氧化能力较强，在弱酸、弱碱或中性溶液中生成的二氧化锰沉淀影响终点判断，所以滴定通常在酸性溶液中进行。常用硫酸控制酸度，因为盐酸有还原性，硝酸有氧化性，都不宜使用。

高锰酸钾滴定法可以利用高锰酸钾自身的颜色变化指示终点，这是本方法的优点。100 mL水中加入1滴0.02 mol·L^{-1} $KMnO_4$ 溶液就可看出粉红色，而其还原产物 Mn^{2+} 几乎无色。因此，$KMnO_4$ 滴定剂在溶液中稍过量时出现粉红色，即表示终点到达。

用 $KMnO_4$ 滴定较难氧化的还原性物质时，反应较慢，往往需要加热以提高反应速度。在滴定的开始阶段，$KMnO_4$ 溶液的颜色褪去较慢，随着反应的进行，由于生成的 Mn^{2+} 对该反应有催化作用，反应速度逐渐加快。这种由于反应产物引起的催化作用叫作自身催化作用。

（二）$KMnO_4$ 标准溶液的配制与标定

1. 溶液的配制　由于市售高锰酸钾试剂中常含有二氧化锰、硫酸盐、硝酸盐等杂质，加之蒸馏水中常含有微量还原性物质，甚至光照、空气和尘埃等因素也能致使 $KMnO_4$ 溶液改变浓度，故一般采用间接法配制。为了配制较稳定的 $KMnO_4$ 溶液，常采取以下措施：①秤取稍多于理论量的 $KMnO_4$，溶于一定体积的蒸馏水中。②将配好的 $KMnO_4$ 溶液加热至沸，并保持微沸约1 h，然后放置2～3天，以使浓度稳定。③用垂熔玻璃漏斗过滤，去除 MnO_2 沉淀。④过滤后的 $KMnO_4$ 溶液贮存在棕色瓶中，置阴凉干燥处存放，待标定。

2. 标定　标定 $KMnO_4$ 溶液常用的基准物质有 $Na_2C_2O_4$，$H_2C_2O_4 \cdot 2H_2O$ 等。相对于草酸而言，草酸钠不含结晶水，几乎不潮解，容易制得纯品，所以最常用。在酸性溶液中，$KMnO_4$ 与 $C_2O_4^{2-}$ 的反应如下：

$$2MnO_4^- + 5C_2O_4^{2-} + 16H^+ \longrightarrow 2Mn^{2+} + 10CO_2\uparrow + 8H_2O$$

标定 $KMnO_4$ 溶液浓度时应注意以下几个问题：

（1）温度　将溶液加热至70～80 ℃进行滴定。

（2）酸度　溶液的酸度要足够，开始滴定时氢离子浓度为1 mol·L^{-1}，滴定终了时不低于0.5 mol·L^{-1}。

（3）滴定速度　生成的 Mn^{2+} 是该反应的催化剂，开始滴定时由于量较少，反应慢，因此，开始滴定时速度不宜太快，否则会使来不及反应的 $KMnO_4$ 在热溶液中分解。

（三）应用示例

高锰酸钾法可直接滴定的还原性物质很多，如 Fe^{2+}，As（Ⅲ），Sb（Ⅲ），$C_2O_4^{2-}$，H_2O_2 等。有些氧化性物质如 MnO_2，PbO_2，CrO_4^{2-}，ClO_3^- 等，虽然不能用 $KMnO_4$ 直接滴定，但可采用返滴定法。例如测定 MnO_2 含量时，可在 H_2SO_4 溶液中加入一定量过量的 $Na_2C_2O_4$ 标准溶液，待 $C_2O_4^{2-}$ 与 MnO_2 反应完毕后，再用 $KMnO_4$ 标准溶液滴定过量的 $C_2O_4^{2-}$，从而计算 MnO_2 的含量。

双氧水中 H_2O_2 含量的测定：

H_2O_2 可用 $KMnO_4$ 标准溶液在酸性条件下直接进行滴定，反应如下：

$$2MnO_4^- + 5H_2O_2 + 6H^+ \xlongequal{} 2Mn^{2+} + 5O_2\uparrow + 8H_2O$$

市售双氧水中 H_2O_2 含量约为30%，须经适当稀释后在常温下进行滴定。

第四节　配位滴定法

配位滴定法(complex-formation titrations)是以配位反应为基础的滴定分析法，是应用最广泛的滴定分析方法之一，主要用于金属离子的测定。其中最常用的方法是利用多齿配体与金属离子生成螯合物所进行的滴定分析法，称为螯合滴定法(chelatometric titration)。氨羧配位剂几乎能与所有金属离子螯合，且形成的螯合物稳定性高，已被广泛用作滴定分析，其中应用最广泛、最成熟的是乙二胺四乙酸(H_4Y)(ethylene diamine tetraacetic acid)，简称EDTA。本节主要讨论EDTA滴定法。

一、基本原理

(一)滴定剂

1. EDTA在溶液中的性质　乙二胺四乙酸属于氨羧配位剂，分子中氨基N原子和羧基O原子均含有孤对电子，是一个六齿配体。它是一个四元酸，在水溶液中，两个羧基上的H^+转移到具有碱性的氨基N原子上，以两性离子的形式存在：

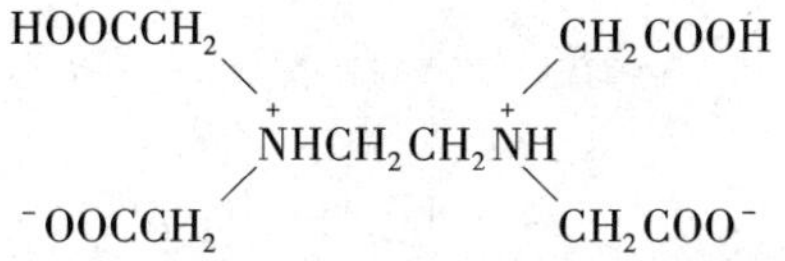

当溶液pH<2时，两个羧酸根还可以接受质子，形成H_6Y^{2+}，因而通常将EDTA看作六元酸，在溶液中同时存在六级质子传递平衡，包含H_6Y^{2+}，H_5Y^+，H_4Y，H_3Y^-，H_2Y^{2-}，HY^{3-}，Y^{4-}七种存在形式。随着溶液pH值的不同，EDTA的主要存在型体也不同：

pH值:	<1	1~1.6	1.6~2	2~2.7	2.7~6.2	6.2~10.2	>10.2
主要型体:	H_6Y^{2+}	H_5Y^+	H_4Y	H_3Y^-	H_2Y^{2-}	HY^{3-}	Y^{4-}

这七种型体中只有Y^{4-}能与金属离子直接配位，故EDTA在碱性溶液中配位能力较强。

2. 金属-EDTA螯合物的特点　①EDTA的螯合能力很强，它能与大多数金属离子形成具有多个五元环的螯合物，配位数为4或6，十分稳定。部分金属-EDTA螯合物的$\lg K_s$值见表9-5。②EDTA与大多数金属离子配位时，不论其氧化数大小，总是一个金属离子与一个EDTA相螯合，形成螯合比为1∶1的螯合物。③金属EDTA螯合物大多带有电荷，易溶于水，且反应迅速，使螯合滴定可以很方便地在水溶液中进行。④形成的螯合物一般没有颜色，有利于用指示剂判断终点。

(二)滴定条件的控制

1. 溶液的酸度　在螯合滴定过程中，溶液酸度的改变能够引起配位平衡的移动，从而影

响螯合物的稳定性。酸度对配位平衡的影响可用下式表示(电荷略去):

$$
\begin{array}{ccc}
M & + & Y \rightleftharpoons MY \\
+ & & + \\
nOH^- & & H^+ \\
\rightleftharpoons & & \rightleftharpoons \\
M(OH)_n\downarrow & & HY \xrightleftharpoons{H^+} H_2Y\cdots\cdots H_5Y \xrightleftharpoons{H^+} H_6Y
\end{array}
$$

溶液酸度升高,会使直接与金属离子配合的 Y 的浓度降低,配位平衡左移,螯合物 MY 发生解离,稳定性降低。这种由于溶液酸度增大而导致配合物稳定性降低的作用称为配位剂的酸效应。当溶液酸度降低时,酸效应减弱,但往往引起过渡金属离子水解,同样可以导致螯合物解离,这种作用称为水解效应。为使螯合物稳定,从酸效应考虑,pH 值越高越好;从水解效应考虑,pH 值越低越好。因此,在 EDTA 滴定中,要综合考虑各种因素,选择合适的 pH 值。在实际工作中,常通过加入一定量的缓冲溶液来调节和控制溶液的酸度。表 9-5 列出了一些金属离子被 EDTA 滴定的最低 pH 值。

表 9-5　一些金属离子被 EDTA 滴定的最低 pH 值

金属离子	最低 pH 值	金属离子	最低 pH 值
Mg^{2+}	9.7	Zn^{2+}	3.9
Ca^{2+}	7.5	Pb^{2+}	3.2
Mn^{2+}	5.2	Ni^{2+}	3.0
Fe^{2+}	5.0	Cu^{2+}	2.9
Al^{3+}	4.2	Hg^{2+}	1.9
Co^{2+}	4.0	Sn^{2+}	1.7
Cd^{2+}	3.9	Fe^{3+}	1.0

2. 其他配位剂的影响　在 EDTA 滴定过程中,若溶液中存在可以与金属离子生成配合物的其他配位剂,也会影响 EDTA 螯合物的稳定性。其影响可用下式表示:

$$
\begin{array}{l}
M + Y \rightleftharpoons MY \\
+ \\
nL \\
\rightleftharpoons \\
ML_n
\end{array}
$$

这种因其他配位剂的存在而使金属-EDTA 螯合物的稳定性降低的现象称为配位效应。ML_n 的 K_s 值越大,配位效应越强。在 EDTA 滴定中要注意配位效应的影响,在加入缓冲溶液或掩蔽剂时应避免引起配位效应。

(三)金属指示剂

在螯合滴定中,使用金属指示剂来确定滴定终点是一种最简单和最常用的方法。金属指示剂是一类能与待测金属离子生成有色配合物的显色剂,属水溶性有机染料。作为金属指示剂应具备下列条件:

(1)指示剂与金属离子所形成配合物的颜色与指示剂本身的颜色有显著差别。

(2)金属-指示剂配合物既要有足够的稳定性,又要比金属-EDTA 螯合物的稳定性小。

(3)显色反应灵敏、迅速,生成的配合物易溶于水。

在滴定开始前,先在待测溶液中加入少量金属指示剂(用 In 表示),溶液中的待测金属离子即与其配合,生成的配合物显示出某种特定的颜色:

$$M + In \rightleftharpoons MIn(\text{甲色})$$

滴定开始后,加入的 EDTA 与溶液中游离的待测离子螯合,当达到反应的化学计量点时,已与指示剂配合的待测离子被 EDTA 夺出,形成更稳定的 MY 螯合物,指示剂被释放,显示出它本身的另一种颜色。溶液颜色的变化指示了滴定终点。

金属指示剂的变色原理

$$MIn(\text{甲色}) + Y \rightleftharpoons MY + In(\text{乙色})$$

常用的金属指示剂有铬黑 T、二甲酚橙、钙指示剂等。使用时要根据滴定条件,选择合适的指示剂。例如,铬黑 T 指示剂,其分子具有弱酸性,指示剂本身的颜色随溶液 pH 值的变化会发生改变:

pH:	<6.3	6.3~11.6	>11.6
铬黑 T:	紫红色	蓝色	橙色

而它与金属离子形成的配合物是红色。为了使终点颜色变化明显,应该控制溶液 pH 值在 9~10.5 范围内,终点时溶液由红色变为蓝色,现象明显,易于判断。

二、标准溶液的配制与标定

在水中 EDTA 的溶解度很小,22 ℃时每 100 mL 水中只能溶解 0.02 g,通常用它的二钠盐 $Na_2H_2Y \cdot 2H_2O$ 配制标准溶液。在 22 ℃时,每 100 mL 水中可溶解 EDTA 二钠盐 11.1 g,溶液的 pH 在 4.4 左右。

根据 2015 版中国药典,EDTA 标准溶液的配制采用间接法,常用 Zn 或 ZnO 为基准物质。

三、应用示例

配位滴定法应用非常广泛,主要应用于测定各种金属离子及与金属离子生成的各类盐的含量。

(一)水硬度的测定

水的硬度是水质的一项重要指标。水的硬度表示方法通常是用每升水中钙、镁离子总量折算成 $CaCO_3$ 毫克数表示。

测定时,加入 NH_3-NH_4Cl 缓冲溶液调节 pH=10,以铬黑 T 为指示剂,用 EDTA 标准溶液滴定至溶液酒红色转变为纯蓝色,即为终点。

(二)血清钙的测定

在临床中,常用 EDTA 滴定法测定血清钙。在碱性溶液中,血清中的 Ca^{2+} 与钙指示剂相结合,形成酒红色的配合物,用 EDTA 滴定血清钙时,溶液有酒红色转变为蓝色为终点。

第五节 沉淀滴定法

沉淀滴定法(precipitation titrations)是以沉淀反应为基础的滴定分析法。能用于沉淀滴定的反应必须具备以下条件:①沉淀的溶解度必须很小(一般小于 10^{-6}g·mL^{-1});②沉淀反应必须迅速、定量地完成;③有适当的方法确定滴定终点;④沉淀的吸附现象不能影响滴定终点的滴定。沉淀反应很多,但能用于沉淀滴定法的却很有限。目前应用广泛的是利用生成难溶性银盐的反应,例如:

$$Ag^+ + X^- \rightleftharpoons AgX\downarrow$$

X:Cl^-、Br^-、CN^-、SCN^-等

这种利用生成难溶性银盐反应的沉淀滴定法,称为银量法(Argentimetry)。银量法可以测定 Cl^-、Br^-、CN^-、SCN^-和 Ag^+等。经处理后定量转化为上述离子的有机物也可用银量法进行测定。除了银量法外,还有一些利用其它沉淀反应的沉淀滴定法,本节只介绍银量法的基本原理及其应用。

银量法按照指示终点的方法不同可分为 Mohr(莫尔)法、Volhard(佛尔哈德)法、Fajans(法扬司)法三种。

一、Mohr 法

以铬酸钾(K_2CrO_4)为指示剂的银量法称为 Mohr 法,又称铬酸钾指示剂法。

以 K_2CrO_4 为指示剂,在中性或弱酸性(pH6.5~10.5)溶液中用 $AgNO_3$ 标准溶液直接滴定 Cl^-(或 Br^-),利用微过量的 Ag^+与 K_2CrO_4 生成砖红色的 Ag_2CrO_4 沉淀以指示终点。

以测定 Cl^-为例讨论其测定原理:

终点前 $Ag^+ + Cl^- \rightleftharpoons AgCl$(白色)$\downarrow$ $K_{sp} = 1.77\times10^{-10}$

终点时 $2Ag^+ + CrO_4^{2-} \rightleftharpoons Ag_2CrO_4$(砖红色)$\downarrow$ $K_{sp} = 1.12\times10^{-12}$

Mohr 法只适用于直接测定 Cl^-、Br^-,不宜用于直接测定 I^-、SCN^-,因为 AgI 沉淀吸附 I^-、AgSCN 沉淀吸附 SCN^-,且两者的吸附能力都很强,尽管剧烈震荡也无法使 I^-和 SCN^-释放出来,从而产生较大的测定误差。

二、Volhard 法

以铁铵矾[$NH_4Fe(SO_4)_2 \cdot 12H_2O$]为指示剂的银量法称为 Volhard 法,又称为铁铵矾指示剂法。本法可分为直接滴定法和返滴定法。

(一)直接滴定法测定银盐

在酸性(0.1~1 mol·L^{-1} HNO_3)溶液中以铁铵矾为指示剂,用 NH_4SCN 或 KSCN 标准溶液直接滴定 Ag^+。当 Ag^+完全沉淀后,稍过量的 SCN^-与 Fe^{3+}生成红色 $Fe(SCN)^{2+}$配离子指示终点到达。

终点前 $Ag^+ + SCN^- \rightleftharpoons AgSCN\downarrow$(白色)

终点时 $Fe^{3+} + SCN^- \rightleftharpoons Fe(SCN)^{2+}$(红棕色)

(二)返滴定法测定卤素离子

先向稀 HNO_3 酸化的含卤离子溶液中加入准确过量的 $AgNO_3$ 标准溶液，使其与卤素离子反应生成卤化银沉淀，然后再以铁铵矾为指示剂，用 NH_4SCN 或 KSCN 标准溶液滴定剩余的 Ag^+，其反应如下：

滴定前　Ag^+(过量) + X^- $\rightleftharpoons$ $AgX\downarrow$

滴定时　Ag^+(剩余) + SCN^- $\rightleftharpoons$ $AgSCN\downarrow$(白色)

终点时　Fe^{3+} + SCN^- $\rightleftharpoons$ $Fe(SCN)^{2+}$(红棕色)

返滴定法可测定 Cl^-、Br^-、I^-、CN^-、SCN^-等离子。

三、Fajans 法

以吸附指示剂指示滴定终点的银量法称为 Fajans 法，又称为吸附指示剂法。

吸附指示剂是一类有机染料，在溶液中解离出的离子呈现某种颜色，当它被沉淀胶粒表面吸附后，其结构发生变化，导致颜色发生改变，从而指示滴定终点。常用的几种吸附指示剂 pH 适用范围见表 9-6。

表 9-6　常用的吸附指示剂

指示剂名称	滴定剂	被测离子	适用 pH 范围
荧光黄	Ag^+	Cl^-	7.0～10.0
二氯荧光黄	Ag^+	Cl^-	4.0～10.0
曙红	Ag^+	Br^-、I^-、SCN^-	2.0～10.0
甲基紫	Ba^{2+}、Cl^-	SO_4^{2-}、Ag^+	1.5～3.5
溴甲酚绿	Ag^+	SCN^-	4.0～5.0
罗丹明 6G	Br^-	Ag^+	酸性环境

以 $AgNO_3$ 标准溶液滴定 Cl^-，荧光黄(HFIn)为指示剂为例。化学计量点前，溶液中存在过量 Cl^-，AgCl 沉淀胶体优先吸附 Cl^-形成 $AgCl\cdot Cl^-$，此时沉淀胶体带负电荷，荧光黄阴离子(FIn^-)不被吸附，溶液呈现 FIn^-的黄绿色。当滴定至稍过化学计量点时，溶液中有过量的 Ag^+，AgCl 沉淀优先吸附 Ag^+，此时沉淀胶体带正电荷 $AgCl\cdot Ag^+$，再吸附 FIn^-，引起 FIn^-结构发生变化而呈粉红色，从而指示滴定终点。

溶液中荧光黄的解离平衡　$HFIn \rightleftharpoons FIn^- + H^+$

终点前　Cl^-(过量)　$AgCl\cdot Cl^- + FIn^-$(黄绿色)

终点后 Ag^+(过量)　$AgCl\cdot Ag^+\cdot FIn^-$(粉红色)

滴定终点颜色变化为：$AgCl\cdot Ag^+ + FIn^-$ $\rightleftharpoons$ $AgCl\cdot Ag^+\cdot FIn^-$

(黄绿色)　　　　　　(粉红色)

用 Cl^-滴定 Ag^+，同样以荧光黄为指示剂，终点的颜色变化恰好相反，为粉红色变为黄绿色。

Fajans 法可用于测定 Cl^-、Br^-、I^-、SCN^-和 Ag^+离子。

四、基准物质与标准溶液

(一)基准物质

1. $AgNO_3$ 基准物质　可选用市售的优级纯或基准 $AgNO_3$。若纯度不够可在稀硝酸中重结晶纯化,避光保存备用。

2. NaCl 基准物质　NaCl 有基准试剂出售,也可用一般试剂规格的 NaCl 精制。NaCl 极易吸潮,应置于干燥器中保存。

(二)标准溶液

1. $AgNO_3$ 标准溶液的配制

(1)直接法配制:精密秤取一定量 $AgNO_3$ 基准物,加水溶解并定容,直接配制成标准溶液。

(2)间接法配制:用分析纯 $AgNO_3$ 试剂配成近似浓度,再用基准 NaCl 标定其准确浓度。$AgNO_3$ 标准溶液见光易分解,故应贮存于棕色瓶,置于暗处。

神奇的酸碱指示剂

2. NH_4SCN(或 KSCN)标准溶液的配制

由于 NH_4SCN 易吸潮,并常含有杂质,很难得到纯品,所以只能用标定法。先配成近似浓度的溶液,再用 $AgNO_3$ 标准溶液以铁铵矾为指示剂进行标定。

习题

1. 选择题

(1)0.1000 mol·L^{-1}NaOH 标准溶液滴定 20.00 mL 0.1000 mol·L^{-1} HAc,滴定突跃为 7.74～9.70,可用于这类滴定的指示剂是(　　)

A. 甲基橙(3.1～4.4)　B. 溴酚蓝(3.0～4.6)　C. 甲基红(4.0～6.2)　D. 酚酞(8.0～9.6)

(2)以下四种滴定反应,突跃范围最大的是(　　)

A. 0.1 mol·L^{-1}NaOH 滴定 0.1 mol·L^{-1}HCl

B. 1.0 mol·L^{-1}NaOH 滴定 1.0 mol·L^{-1}HCl

C. 0.1 mol·L^{-1}NaOH 滴定 0.1 mol·L^{-1}HAc

D. 0.1 mol·L^{-1}NaOH 滴定 0.1 mol·L^{-1}HCOOH

(3)下列各种措施中,可以减小偶然误差的是(　　)

A. 校准仪器　　B. 增加平行测定次数

C. 进行对照实验　　D. 进行空白试验

(4)在定量分析中,精密度与准确度之间的关系是(　　)

A. 精密度高,准确度必然高　　B. 准确度高,精密度必然高

C. 精密度是保证准确度的前提　　D. 准确度是保证精密度的前提

(5)下列物质(均为 0.1 mol·L^{-1}),不能用强酸标准溶液直接滴定的是(　　)

A. NaCN(K_a=6.2×10^{-10})　　B. NaAc(K_a=1.7×10^{-5})

C. HCOONa(K_a=1.8×10^{-4})　　D. CH_3NH_2(K_a=2.3×10^{-11})

(6)使用铬黑 T 指示剂合适的 pH 范围是(　　)

A. 5～7　B. 1～5　C. 7～10　D. 10～12

(7)EDTA 是四元酸,在 pH 2.7～6.2 的溶液中其主要存在的形式是(　　)

A. H_3Y^-　B. H_2Y^{2-}　C. HY^{3-}　D. Y^{4-}

(8)标定 $KMnO_4$ 溶液常选用的基准物是(　　)

A. $K_2Cr_2O_7$　B. As_2O_3　C. $Na_2C_2O_4$　D. $Na_2S_2O_3$

2. 下列数据各含有几位有效数字？

(1)0.03080　(2)2.30　(3)0.01%　(4)1.0×10^{-5}

(5)$pK_{HIn}=6.30$　(6)1000

3. 根据有效数字的运算规则，计算下列各式结果：

(1)$1.276\times4.17+1.7\times10^{-4}-0.0021764\times0.0121$

(2)$0.0325\times5.103\times60.06\div139.8$

4. 何为酸碱指示剂的理论变色范围、变色点？选择指示剂的原则是什么？

5. 下面是对同一批葡萄糖进行六次测定的数据(质量分数)：

0.9645　0.9656　0.9650　0.9643　0.9647　0.9638

请计算相对平均偏差。

6. 称取 Na_2CO_3 和 $NaHCO_3$ 的混合试样 0.6850 g，溶于适量水中，以甲基橙为指示剂，用 0.2000 mol·L^{-1} HCl 溶液滴定至终点时，消耗 50.00 mL，试样中 Na_2CO_3 和 $NaHCO_3$ 各是多少？若改用酚酞为指示剂，用上述 HCl 溶液滴定至终点时，需消耗 HCl 多少毫升？

7. 用基准物质 Na_2CO_3 标定 HCl 溶液时，下列情况会对 HCl 的浓度产生何种影响(偏高，偏低，无影响)？

(1)滴定速度太快，附在滴定管上的 HCl 来不及流下来就读取滴定体积；

(2)称取 Na_2CO_3 时，试剂质量为 0.1238 g，记录时误记为 0.1248 g；

(3)在将 HCl 标准溶液倒入滴定管之前，没有用 HCl 溶液淋洗滴定管；

(4)使用的 Na_2CO_3 中含有少量的 $NaHCO_3$。

8. 欲配制 0.1 mol·L^{-1} HCl 溶液 500 mL，应取 6 mol·L^{-1} 盐酸多少毫升？为标定该 HCl 溶液，称取硼砂($Na_2B_4O_7\cdot10H_2O$)0.4710 g，用 HCl 溶液滴定至化学计量点时，消耗 25.20 mL，求 HCl 溶液的浓度。

9. 称取含铁试样 0.3100 g，溶于酸，并把铁全部还原为 Fe^{2+}，用 0.02000 mol·L^{-1} $K_2Cr_2O_7$ 溶液滴定，用去 21.00 mL，计算试样中 Fe_2O_3 质量分数。

10. 血清钙测定时，准确量取 4.00 mL 血清样品，加一定量的蒸馏水和 $(NH_4)_2C_2O_4$ 溶液，使其中 Ca^{2+} 完全转化为 CaC_2O_4 沉淀，分离出的沉淀 CaC_2O_4 溶解于酸后，在滴定条件下，用 0.00100 mol·L^{-1} 的 $KMnO_4$ 标准溶液滴至终点，用去 4.50 mL，求每 100 mL 血清中含钙多少毫克。

11. 仅含有纯的 NaBr 和 NaI 的混合物 0.2500 g，用 0.100 mol·L^{-1} 的 $AgNO_3$ 滴定，消耗 22.01 mL，可使沉淀完全，求样品中 NaBr 和 NaI 的质量分数。

12. 称取葡萄糖酸钙试样 0.5500 g，溶解后，在 pH=10 的氨性缓冲溶液中用 EDTA 进行滴定，铬黑 T 为指示剂，滴定消耗浓度为 0.04985 mol·L^{-1} 的 EDTA 标准溶液 24.50 mL，试计算葡萄糖酸钙的含量。已知 $M(C_{12}H_{22}O_{14}Ca\cdot H_2O)=448.4\ g\cdot mol^{-1}$。

(于　洁　吴宏伟)

第十章　紫外-可见分光光度法

紫外-可见分光光度法(ultraviolet and visible spectrophotometry)是根据物质分子对紫外及可见光具有选择性吸收的特性而建立的分析方法。在紫外光区(200~400 nm)测定称为紫外分光光度法;在可见光区(400~760 nm)测定称为可见分光光度法。本章主要讨论可见分光光度法。

紫外-可见分光光度法测定的灵敏度较高,一般可达 $10^{-6} \sim 10^{-4}$ g · mL^{-1},测定准确度一般为0.5%,仪器操作简单,广泛应用于药物分析、食品分析、生命科学、环境监测等领域。

第一节　紫外-可见分光光度法的基本原理

一、光的基本性质

光是一种电磁辐射(又称电磁波),具有波动性和粒子性。光的波动性可用波长 λ 或频率 v 来表征,粒子性用每个光子具有的能量 $\boldsymbol{E}$ 来表征,它们之间的关系为:

$$\boldsymbol{E}=hv=\frac{hc}{\lambda} \tag{10-1}$$

式中 $\boldsymbol{E}$ 为光子能量(J),v 为频率(Hz),c 为光速(在真空中约为 3×10^{8} m · s^{-1}),λ 为波长(nm),h 为 Plank 常数。

从式(10-1)可知,不同波长的光,其能量不同,波长越短,则能量越大。理论上,将仅具有某一波长的光称为单色光,单色光由具有相同频率的光子所组成。由不同波长的光组成的光称为复合光。

二、物质对光的选择性吸收

在日常生活中我们看到各种溶液呈现不同的颜色,这是与它们对可见光的选择性吸收有关。眼睛能够感觉到的光称为可见光,它只是电磁波中的一个很小的波段(400~760 nm),如日常所见的日光、白炽光,是由红、橙、黄、绿、青、蓝、紫七种不同色光按一定比例组合而成的复合光。另外,两种适当颜色的光按一定强度比例混合也可以成为白光,这两种颜色的光称为互补色光。

物质对光的吸收是物质和光相互作用的一种形式,物质对光的吸收是具有选择性的。

当一束白光通过一有色溶液，该溶液会选择性地吸收某些波长的色光而让未被吸收的色光透射过去，溶液呈现透射光的颜色。如 $KMnO_4$ 溶液强烈地吸收绿色光，对其他颜色的光吸收很少或不吸收，所以溶液呈现紫红色；$CuSO_4$ 溶液选择性吸收白光中的黄色光而呈现蓝色。物质呈现颜色与吸收光颜色的互补关系如表 10-1。

表 10-1　物质颜色与吸收光颜色的互补关系

物质颜色	吸收光	
	颜色	波长/nm
黄绿	紫	400～450
黄	蓝	450～480
橙	绿蓝	480～490
红	蓝绿	490～500
紫红	绿	500～560
紫	黄绿	560～580
蓝	黄	580～600
绿蓝	橙	600～650
蓝绿	红	650～760

通常用吸收曲线来描述物质对不同波长光的选择性吸收。其方法是将不同波长的光依次通过一定浓度的某一物质溶液，测出溶液对各种波长光的吸收程度（用吸光度 A 表示），以波长为横坐标，吸光度为纵坐标作图绘制的曲线称为该溶液的吸收曲线（又称吸收光谱）。图 10-1 是不同浓度 $KMnO_4$ 溶液的吸收曲线。由图可见，$KMnO_4$ 溶液对波长 525 nm 处的绿色光吸收最强，故溶液呈现绿色光的互补色光——紫红色。吸收曲线中光吸收程度最大处的波长，称为最大吸收波长，用 λ_{max} 表示。同一物质的不同浓度溶液，其吸收曲线形状相似，λ_{max} 相同，而吸光度随浓度的增大而增大。一般在 λ_{max} 处测定吸光度，以便提高测定灵敏度。因此，吸收曲线是分光光度法中选择测定波长的重要依据。

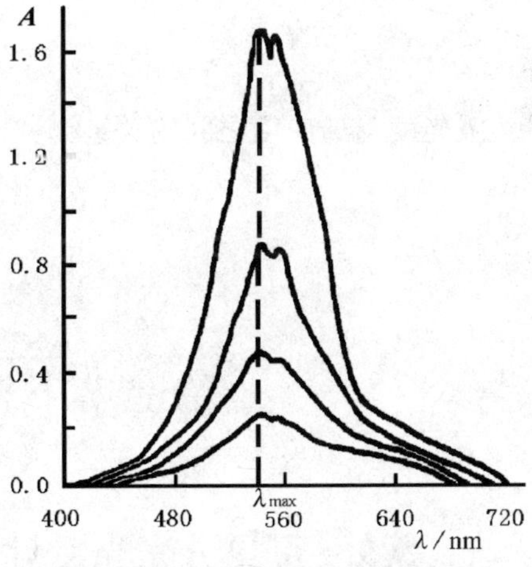

图 10-1　$KMnO_4$ 的吸收曲线

紫外可见分光光度法的基本原理

三、Lambert-Beer（朗伯-比尔）定律

一束强度为 I_0 的平行单色光通过浓度为 c，液层厚度为 b 的吸光溶液时，一部分光被吸收，另一部分光透过溶液，透过光强度为 I，如图 10-2 所示，实验表明，它们之间的关系为：

$$\lg\frac{I_0}{I}=Kbc \qquad (10-2)$$

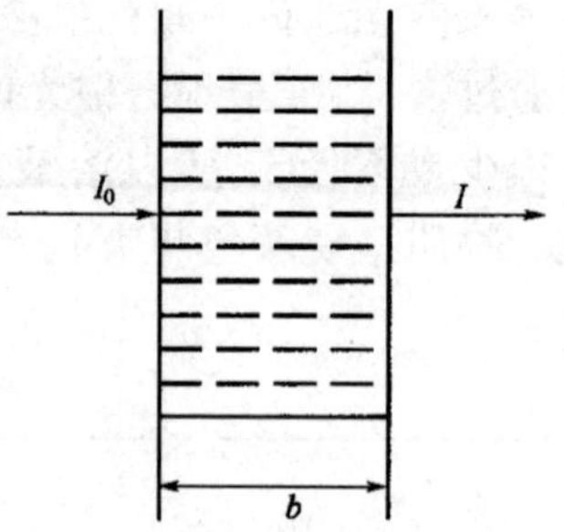

图 10-2　光吸收

式(10-2)中，$\lg I_0/I$ 称为吸光度 A，上式可写为：

$$A=Kbc \qquad (10-3)$$

式(10-3)是 Lambert－Beer 定律的数学表达式。它表明：当一束平行的单色光通过含有吸光物质的溶液时，其吸光度与溶液浓度及液层厚度成正比。这是各类分光光度法定量分析的理论基础。

式中 K 为比例常数，它与吸光物质性质、入射光波长、溶剂及温度等因素有关。K 是物质的特性常数，表示物质对某一特定波长光的吸收能力，K 值越大，吸收能力越强，测定灵敏度越高。

比例常数有两种表示方法：

1. 摩尔吸光系数　当浓度 c 单位符号为 $mol\cdot L^{-1}$，液层厚度 b 以厘米(cm)为单位时，比例常数 K 称为摩尔吸光系数，用 ε 表示，单位符号为 $L\cdot mol^{-1}\cdot cm^{-1}$。

2. 吸光系数　当浓度 c 单位为 $g\cdot L^{-1}$，液层厚度 b 以厘米为单位时，比例常数 K 称为吸光系数，用 a 表示，单位符号为 $L\cdot g^{-1}\cdot cm^{-1}$。

吸光系数与摩尔吸光系数可以互相转换，其关系式为：

$$\varepsilon=aM \qquad (10-4)$$

式中 M 为吸光物质的摩尔质量。

在实际应用中，透过光强度与入射光强度之比，称为透光度或透光率，用 T 表示：

$$T=\frac{I}{I_0} \qquad (10-5)$$

吸光度与透光度之间的关系为：

$$A=\lg\frac{I_0}{I}=\lg\frac{1}{T} \qquad (10-6)$$

第二节　测量仪器和测定方法

一、紫外－可见分光光度计

紫外－可见分光光度计是在紫外－可见光区可任意选择不同波长的光测定吸光度的仪器。紫外－可见分光光度计类型很多，但基本组成相似，其基本结构如图 10-3 所示。

光源 → 单色器 → 吸收池 → 检测器 → 显示器

图 10-3　分光光度计组成

测定原理是光源发射的复合光经单色器分光而获得所需的单色光，再通过吸收池中的含有吸光物质的溶液，透射光照射到检测器上，所产生的光电流大小与透射光的强度成正比。通过测量光电流的大小即可得到待测溶液的透光率或吸光度，从而求得待测溶液的浓度。

（一）光源

光源能在所需的光谱区提供足够强度和稳定的连续光谱。可见光区测定时一般用钨灯或卤钨灯作光源，其辐射波长范围约 320～2500 nm，卤钨灯通过在灯泡内引入碘和溴的低压蒸汽，具有更大的发光强度和更长的使用寿命。近紫外区光源一般采用氢灯或氘灯，发射 150～400 nm 的连续光谱，氘灯辐射强度和使用寿命均比氢灯大，现在仪器多用氘灯。另外，电压对灯的发光强度影响很大，为保持光源的稳定性，通常采用稳压装置稳定电压。

（二）单色器

单色器是将光源发出的复合光分解为单色光的光学装置。单色器一般由棱镜或光栅等色散元件以及狭缝和透镜等光学元件组成，其关键部分是色散元件。图 10-4 是以棱镜为色散元件的单色器结构原理示意图，光束通过入射狭缝，经准直透镜使其成为平行光后通过棱镜，因棱镜对不同波长光的折射率不同，从而将复合光分成按波长顺序排列的单色光，然后通过会聚透镜及出射狭缝。通过转动棱镜或移动出射狭缝的位置，使所需波长的光通过出射狭缝进入吸收池。棱镜由玻璃或石英制成，玻璃棱镜吸收紫外光，只能用于可见光区的分析测定，在紫外光区必须用石英棱镜。

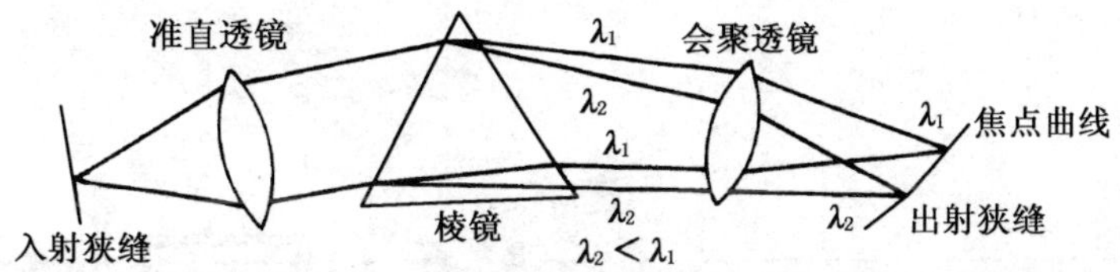

图 10-4　棱镜单色器

光栅是一种在高度抛光的表面上刻有许多等宽度等间距的平行条痕狭缝的色散元件。利用光的衍射和干涉原理将复合光色散为单色光。

（三）吸收池

吸收池（又称比色皿）由玻璃或石英玻璃制成，用于盛放试液。玻璃吸收池只能用于可见光区，而石英吸收池既可用于可见光区，也可用于紫外光区。每台仪器都配有厚度为 0.5 cm，1.0 cm，2.0 cm，3.0 cm 等一套规格的吸收池。同一厚度的吸收池之间的透光率误差应小于 0.5%。使用时应注意保持吸收池的清洁、透明，避免磨损透光面。

（四）检测器

检测器是利用光电效应将光信号转变为电信号的部件，常用的有光电管或光电倍增管等。光电管结构如图 10-5 所示，光电管是由一个阳极和一个光敏阴极组成的真空（或充有少量惰性气体）二极管，阴极表面镀有碱金属或碱金属氧化物等光敏材料，当足够强度的光照射光敏阴极时，阴极能发射电子并被阳极收集，因而在电路中形成电流，称为光电流。电流的大小与照射到阴极上的光强度的大小成正比，光越强，发射的电子越多，电流就越大，该电流经放大器放大后输入显示器。

光电倍增管是在光电管中引入具有二次电子发射特性的倍增电极，可以将光电流放大，因而灵敏度比光电管更高。

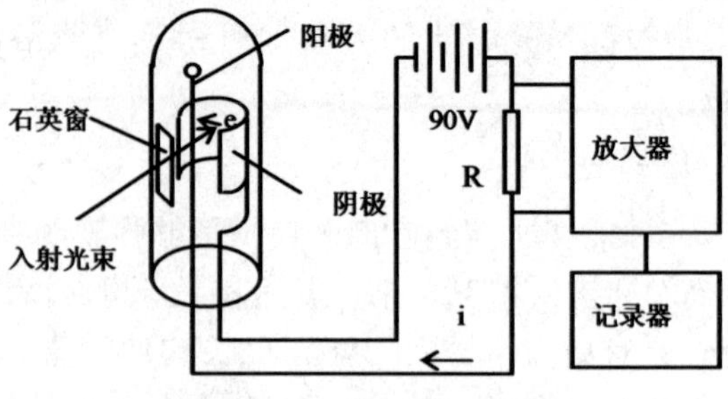

图 10-5　光电管工作电路

(五) 显示器

光电流经过放大后输入显示器，以适当方式将测定结果显示出来。常用的显示器有电表指示、数字显示、荧光屏显示、结果打印等，一般都可以显示吸光度和透光率。现代的分光光度计采用荧光屏显示，吸收曲线、操作条件和结果均可在屏幕上显示，并利用微机进行仪器自动控制和结果处理，提高了仪器的自动化程度和测量精度。

国产 721 型分光光度计是实验室普遍使用的简易型可见分光光度计，其光学系统如图 10-6 所示。光源发射的连续光，经聚光透镜和平面反射镜转 90°经入射狭缝进入单色器内，狭缝正好位于准直镜的焦面上，照射到准直镜上的入射光经准直镜发射后，以一束平行光射到背面镀铝的棱镜上被色散，色散后的光再经准直镜会聚在出射狭缝上，再经过聚光镜聚光后进入吸收池，经溶液吸收后的透过光在光门打开时照到光电管上产生电流，经放大后在显示器上读出吸光度或透光率。

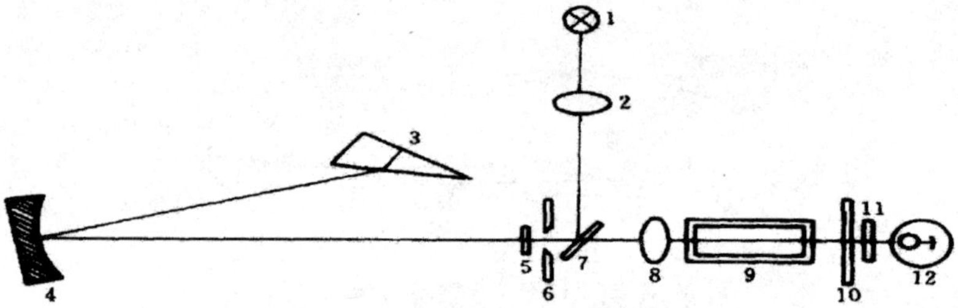

图 10-6　721 型分光光度计光学系统

1. 光源　2,8. 聚光透镜　3. 棱镜　4. 准直镜　5,11. 保护玻璃

6. 狭缝　7. 反射镜　9. 吸收池　10. 光门　12. 光电管

二、测定方法

紫外-可见分光光度法主要应用于定量分析，Lambert-Beer 定律是进行定量分析的理论基础。根据 Lambert-Beer 定律，物质在一定波长处的吸光度与浓度是呈线性关系的，因此，只要在测定波长处测定溶液的吸光度，即可求出浓度。常用的定量方法有标准曲线法和直接比较法。

(一) 标准曲线法

这是实际分析工作中最常用的一种方法。配制一系列不同浓度的标准溶液，以不含被测组分的空白溶液作参比，在测定条件相同的条件下，分别测定其吸光度，然后以标准溶液浓度为横坐标，以相应的吸光度为纵坐标，绘制 $A-c$ 曲线，根据 Lambert-Beer 定律可获得一条通过原点的直线，该直线称为标准曲线(图 10-7)。用同样方法配制被测样品的溶液，在相同条件下测定被测溶液的吸光度，从标准曲线上找出与之对应的被测溶液的浓度。

绘制标准曲线时，一般用5个浓度的标准溶液。

(二)直接比较法

在同样条件下，配制标准溶液 c_s 与被测试液 c_x，在测定波长处，分别测其相应的吸光度为 A_s 和 A_x，根据 Lambert-Beer 定律：

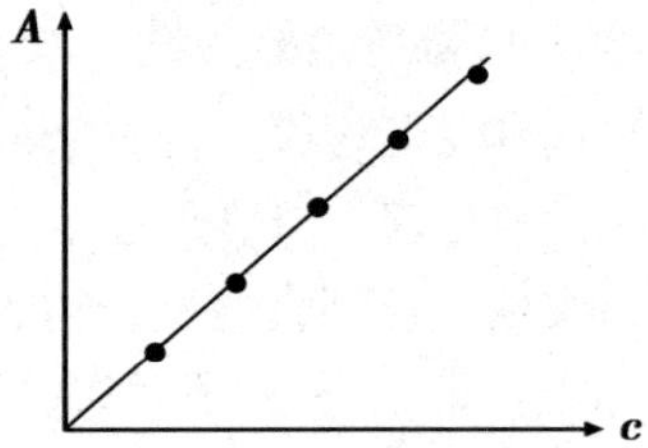

图 10-7 标准曲线

$$A_s = Kb_s c_s$$
$$A_x = Kb_x c_x$$

由于同种物质、同台仪器及同一波长测定，故 K 和 b 相等，所以：

$$\frac{A_s}{A_x} = \frac{c_s}{c_x}$$

$$c_x = \frac{A_x}{A_s} \cdot c_s$$

应当注意，只有当 c_x 与 c_s 相近时，结果才可靠，否则将有较大误差。

第三节 显色反应及其影响因素

一些物质本身在紫外、可见光区没有吸收或虽有吸收但吸光系数很小，因此不能直接利用紫外-可见分光光度法测定，但通过选择适当的试剂与它发生化学反应，从而转化为吸光系数较大的有色物质就可以利用可见分光光度法进行测定，此反应称为显色反应，所用的试剂称为显色剂。显色反应主要是氧化还原反应和配位反应，而配位反应是最常用的显色反应。

一、对显色反应的要求

(1)被测物质与生成的有色物质必须有确定的定量关系方能通过反应产物的吸光度求出被测物质的含量。

(2)灵敏度高，即在被测物质含量很低时仍能测定。灵敏度的高低可根据显色后有色物质的摩尔吸光系数 ε 判断，当 ε 值大于 10^4 时，则可认为此显色反应灵敏度较高。

(3)选择性好，即在选定的反应条件下，显色剂只与一个组分或极少数组分发生显色反应。只与一种物质发生反应的显色剂称为特效显色剂。这种显色剂很难找到，但针对具体试样，宜选择干扰少或者干扰易消除的显色剂。

(4)反应产物必须有足够的稳定性，以保证在测定过程中吸光度基本不变，否则将影响吸光度测定的准确度和重现性。

(5) 反应产物颜色与显色剂颜色必须有明显的差别，一般要求显色剂与反应产物两者最大吸收波长之差 $\Delta\lambda_{max}$ 大于 60 nm，这样试剂空白较小，可以提高测定的准确度。

二、显色反应的影响因素

显色反应受显色剂用量、体系的酸度、显色反应温度、显色反应时间、干扰离子等因素影响。了解和利用这些因素的影响，可以提高分析的灵敏度和选择性。

(一)显色剂的用量

为使显色反应进行完全,一般需要加入过量的显色剂。但显色剂不是越多越好,有时过多的显色剂会使配合物的组成改变,影响测定。此外,有些显色剂本身有颜色,过量的显色剂会使空白值增高。适宜的显色剂用量,可通过实验确定。其方法是保持被测组分浓度及其他条件不变,仅改变显色剂用量,分别测定其吸光度,以显色剂浓度为横坐标,以吸光度为纵坐标,绘制吸光度与显色剂用量关系曲线。图10-8为吸光度与显色剂用量关系曲线常见的一种情况。由图可见,随着显色剂浓度的增加,试液的吸光度增大,当显色剂浓度达到一定数值,吸光度趋于稳定,出现ab平坦部分,说明显色剂用量足够了,因此适宜的显色剂用量在a~b之间选择。

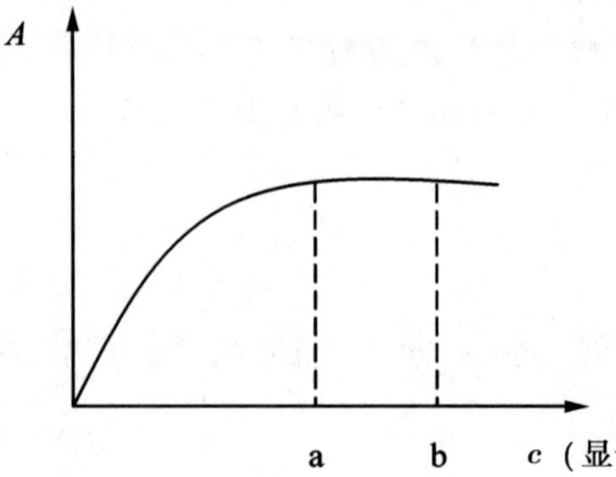

图10-8　吸光度与显色剂浓度的关系曲线

(二)溶液的酸度

酸度对显色反应的影响是多方面的。许多显色剂本身就是有机弱酸或弱碱,酸度的变化会影响显色剂的存在形式,从而影响配合物的稳定性;有些显色剂本身具有酸碱指示剂的性质,溶液的pH值不同,显色剂呈现不同的颜色,它可能干扰测定;另外,金属离子存在状态以及某些配合物的组成可能随酸度而改变。如Fe^{3+}与磺基水杨酸的显色反应,当pH=1.8~2.5时,生成1∶1的紫红色配合物;当pH=4~8时,生成1∶2的橙红色配合物;当pH=8~11.5时,生成1∶3的黄色配合物;当pH>12时,生成棕红色的$Fe(OH)_3$沉淀。

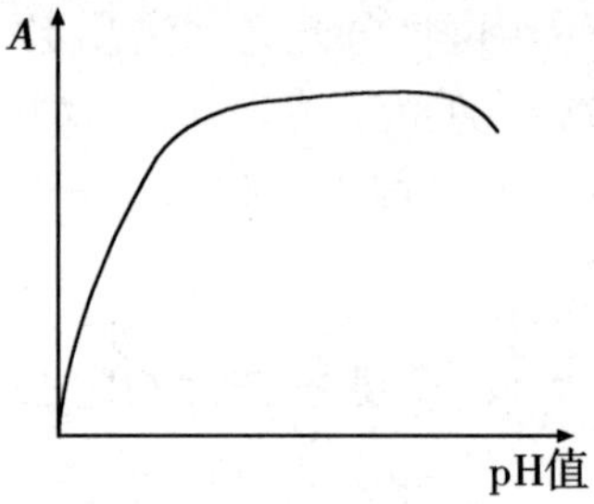

图10-9　吸光度与pH值的关系

适宜的酸度,可通过实验确定。其方法是固定其他实验条件,仅改变显色溶液的pH值,分别测定显色溶液的吸光度,做吸光度与pH值的关系曲线,如图10-9所示。适宜酸度可在吸光度较大且恒定的区域所对应的pH值范围中选择。

(三)显色温度

多数显色反应在室温下就能迅速地进行,但有些反应室温下反应很慢,须加热至一定温度才能进行完全。有些反应在高温下不稳定,反应物和产物易分解。合适的显色温度,可通过实验确定。其方法是固定其他实验条件,仅改变显色温度,分别测定其吸光度,做吸光度与显色温度的关系曲线,选择吸光度较大时的显色温度。

(四)显色时间

各种显色反应速度不同,反应完全所需时间不同。有些显色反应瞬间完成,溶液颜色很快达到稳定状态,并在较长时间内保持不变;有些显色反应进行缓慢,溶液颜色需经一段时间后才稳定。有些有色配合物放置一定时间后,其颜色由于空气氧化或光分解等因素而褪色,因此必须选择适宜的显色时间。合适的显色时间可以通过绘制吸光度与显色时间的关系曲线确定，选择在吸光度较大且稳定的时间内进行。

（五）干扰离子

在光度分析中，待测体系内存在的干扰离子本身有颜色或与显色剂形成有色配合物，在测定条件下也有吸收，使吸光度增加，引起正干扰；在显色条件下，干扰离子水解，析出沉淀使溶液混浊，致使吸光度的测定无法进行；干扰离子与待测离子或显色剂形成更稳定的配合物，使显色反应不能进行完全，引起负干扰。

消除干扰离子的方法主要有：控制溶液的酸度，使干扰离子不与显色剂反应；加入化学试剂使其与干扰离子生成无色化合物；加入氧化剂或还原剂改变干扰离子价态；分离干扰离子。例如，用磺基水杨酸做显色剂测定 Fe^{3+} 时，试液中的 Cu^{2+} 可以与显色剂生成黄色配合物干扰测定，若控制溶液的 pH 值在 2.5，Cu^{2+} 不与显色剂发生反应，从而消除干扰。

第四节　紫外-可见分光光度法的应用

一、定性分析

利用紫外-可见分光光度法对有机化合物进行定性分析时，需将待测试样和标准样品用相同的溶剂配成浓度相近的溶液，以相同的条件分别测定他们的吸收光谱，然后比较两者吸收光谱图的一些特征，比如吸收峰的数目和形状、最大吸收波长、吸光度的比值等，若两者非常一致，就可以基本上认为他们是同一物质。如果找不到标准品，也可以与文献上的标准图谱进行对照、比较，但要注意其测定条件必须一致。例如：《中华人民共和国药典》（2015 年版）规定维生素 B_{12} 在 278 nm、361 nm 及 550 nm 波长处有三个吸收峰，其吸光度比值应为

$$\frac{A_{361}}{A_{278}} = 1.70 \sim 1.88\,; \qquad \frac{A_{361}}{A_{550}} = 3.15 \sim 3.45$$

需要说明的是有机化合物的紫外吸收光谱的吸收带宽而平坦，并且数目也不多，利用紫外-可见分光光度法对化合物进行定性分析是有一定局限性。当吸收光谱相同时，也有可能不是同一种化合物，此时需借助其他方法进一步鉴别证实。若两个化合物吸收光谱不同时，则可以肯定这两个化合物不是同一化合物。

二、定量测定

在近紫外区，光的吸收仍符合 Lambert-Beer 定律，其定量测定方法与可见分光光度法相同，但是可见-紫外分光光度计比一般的可见分光光度计精密度更高。因此在医药卫生领域中应用相当广泛，如用于大气、食品、药物、生物材料等样品的分析等。

例如，利血生是广泛应用于防治各种原因引起的白细胞减少、再生障碍性贫血、癌症患者放疗和化疗后理想的促进白细胞增生的药物。利血生在强碱性介质中的分解产物 α-甲酰基-苯乙酸乙酯在 300 nm 处有最大吸收，通过测定分解产物的吸光度可以间接测定利血生的含量。

再例如二硫腙法测定尿中微量镉。镉不是人体必需的的微量元素，婴儿出生时体内并

没有镉，而是成长过程中从空气、饮水和食物中摄取微量镉。有文献报道，人体内镉的总量约有 30 mg，其中三分之一积于肾脏。健康人尿液每升中含镉量少于 12.7 mg。接触镉化合物者，尿液及血液中镉含量增加，在急性镉中毒时，镉含量可显著增加。尿液和血液中镉含量的检测，可以作为镉中毒参考数据之一。测定时要先将尿液标本处理，于碱性溶液中应用二硫腙三氯甲烷溶液与镉离子反应，生成红色二硫腙镉配合物。二硫腙镉不溶于水，可溶于三氯甲烷中，故用三氯甲烷萃取后在有机相中进行分光光度法测定。用本法测定尿镉干扰较少，但应严格控制溶液酸度，从反应式中可以看出，酸性增强，将促进配合物解离，影响测定结果。

三、结构分析

紫外光谱是由物质分子中生色基团引起的，并不能反映整个物质分子的特征，但对分析化合物中的共轭结构和芳环结构还是有一定价值的。根据紫外吸收峰的强弱、数目可预测化合物中可能存在的取代基团的位置、种类、数目等。如化合物在 200 ~800 nm 范围内无吸收，则不含直链共轭体系或环状共轭体系；在 210 ~250 nm 有吸收，可能含有两个共轭单位；250 ~300 nm 有弱吸收表示羰基存在等。又如水合氯醛（由三氯乙醛溶于水而得）的结构可推测如下：

将三氯乙醛溶于己烷，测定吸收光谱，发现最大吸收波长为 290 nm，摩尔吸光系数 ε(290 nm) = 33 L · mol^{-1} · cm^{-1}，这与羰基在 250 ~300 nm 处有弱吸收特征相符，说明三氯乙醛在己烷中的结构仍为 CCl_3CHO。但三氯乙醛的水溶液（水合氯醛）在 290 nm 处无吸收，由此可推测水中的三氯乙醛已无羰基，而是将水分子加到羰基上，形成了水合氯醛的新结构，即：

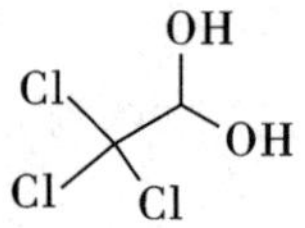

紫外线照射的危害

习题

1. 选择题

(1) 符合 Lambert-Beer 定律的有色溶液稀释的时候，其最大吸收峰的波长位置(　　)

A. 向短波方向移动　　B. 向长波方向移动

C. 不移动，但峰高降低　　D. 不移动，但峰高变高

(2) 某药物的吸光系数很大，则表明(　　)

A. 该药物溶液的浓度很大　　B. 光通过该药物溶液的光程很长

C. 该药物对某波长的光吸收很弱　　D. 测定该药物的灵敏度高

(3) 在比色法中，不是显色反应应选择的条件有(　　)。

A. 显色时间　　B. 入射光波长

C. 显色温度　　D. 显色剂的用量

(4) 有 A、B 两份不同浓度的有色溶液，A 溶液用 1.0 cm 吸收池，B 溶液用 3.0 cm 吸收池，在同一波长下测得的吸光度相等，则它们的浓度关系为(　　)。

A. A 是 B 的 1/3　　B. A 等于 B

C. B 是 A 的 3 倍　　D. B 是 A 的 1/3

2. 什么叫互补色？与物质的颜色有什么关系？

3. 什么叫单色光？复合光？哪一种光适用于 Lambert-Beer 定律？

4. 卡巴克洛(安络血)的摩尔质量为236，将其配成每100 mL含0.4962 mg的溶液，盛于1 cm吸收池中，在λ_{max}为355 nm处测得A值为0.557，求卡巴克洛(安络血)的ε值。

5. 有一化合物在醇溶液中的λ_{max}为240 nm，其ε为1.7×10^4，摩尔质量为314.47 $g\cdot mol^{-1}$。试问配制什么样浓度$g\cdot(100\ mL)^{-1}$测定含量最为合适。已知A的适宜范围：0.2～0.8。

6. 有一浓度为$2.00\times10^3\ mol\cdot L^{-1}$的有色溶液，在一定波长处，于0.5 cm的吸收池中测得其吸光度为0.300，如果在同一波长处，于同样的吸收池中测得该物质的另一溶液的透光率为20%，则此溶液的浓度为多少？

(吴宏伟　于　洁)

第十一章　烃

仅由碳和氢两种元素组成的有机化合物称为烃(hydrocarbon)。烃是组成最简单的有机化合物,是一切有机化合物的母体,其他各类有机化合物都可看作是烃的衍生物(derivatives)。

根据烃分子中碳原子相互连接方式的不同,可将烃分为链烃(chain hydrocarbon)和环烃(cyclic hydrocarbon)两大类。链烃可进一步分为饱和烃(saturated hydrocarbon)和不饱和烃(unsaturated hydrocarbon),烷烃(alkane)是饱和烃,烯烃(alkene)和炔烃(alkyne)是不饱和烃;环烃分为脂环烃(alicyclic hydrocarbon)和芳香烃(arene)。

烃类化合物广泛存在于自然界中,主要用作燃料及化工和医药产品的原料。本章将讨论各类烃的结构、命名和理化性质,为其他有机化合物及相关课程的学习奠定基础。

第一节　烷　烃

一、烷烃的结构

烷烃的结构

烷烃分子结构的特征是:分子中的碳原子均为 sp^3 杂化,各原子之间都以 σ 键相连,分子中的键角均接近 109°28′,碳氢键平均键长为 109 pm,碳碳键平均键长为 154 pm。由于 σ 键电子云沿键轴呈圆柱形对称分布,所以两个成键原子可绕键轴"自由"旋转,而不会影响成键轨道的重叠程度。

甲烷是最简单的烷烃,分子中的碳原子以 4 个 sp^3 杂化轨道分别与 4 个氢原子的 1s 轨道沿键轴方向重叠,形成 4 个碳氢 σ 键,空间构型呈正四面体,碳原子位于正四面体的中心,4 个碳氢键分别伸向正四面体的 4 个顶点,如图 11-1 所示。

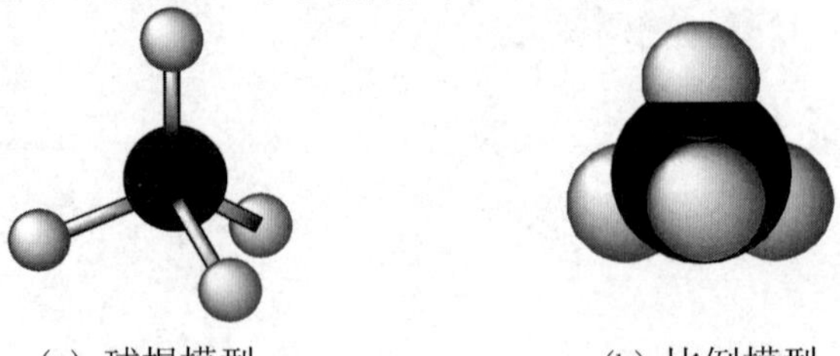

(a) 球棍模型　　(b) 比例模型

图 11-1　甲烷分子的结构

乙烷分子中 2 个碳原子各以 1 个 sp^3 杂化轨道相互重叠形成碳碳 σ 键，余下的 sp^3 杂化轨道分别与氢原子的 1s 轨道重叠形成 6 个碳氢 σ 键，如图 11-2 所示。

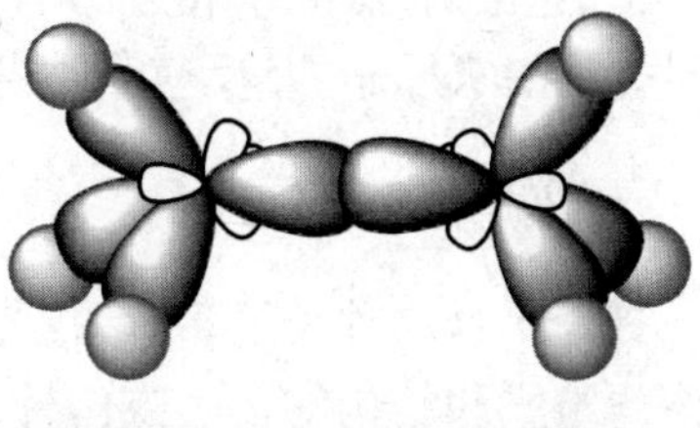

图 11-2　乙烷分子的结构

烷烃中每增加一个碳原子，同时需增加两个氢原子，因此烷烃的通式为 C_nH_{2n+2}。具有相同的分子组成通式和结构特征，并在组成上相差一个或几个 CH_2 的一系列化合物称为同系列（homologous series），同系列中的化合物互为同系物（homolog），CH_2 称为同系列的系列差。同系物的结构相似，化学性质相近，物理性质随着碳原子数的递增呈规律性的变化。因此，只要掌握同系列中少数几种化合物的性质，就能了解这一类化合物的主要性质。

二、同分异构现象

具有相同的分子组成而分子结构不同的现象称为同分异构现象（isomerism），简称异构现象，这样的化合物互称为同分异构体（isomer），简称异构体。烷烃不仅有构造异构，也有立体异构，本节仅讨论烷烃的构造异构。

构造异构（constitutional isomer）是指分子式相同，分子中原子间相互连接的次序和方式不同而形成不同化合物的现象。甲烷、乙烷和丙烷分子中原子间的连接顺序和方式都只有一种，它们均没有构造异构体。而分子式为 C_4H_{10}的烷烃有 2 种异构体，分子式为C_5H_{12}的烷烃有 3 种异构体：

C_4H_{10}　　$CH_3CH_2CH_2CH_3$　　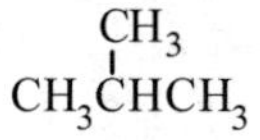

正丁烷　　异丁烷

C_5H_{12}　　$CH_3CH_2CH_2CH_2CH_3$　　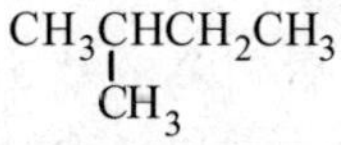　　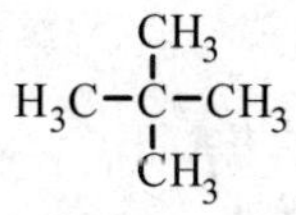

正戊烷　　异戊烷　　新戊烷

具有相同分子式，仅由于碳链结构不同而产生的同分异构现象称为碳链异构（carbon chain isomer）。碳链异构是构造异构中的一种。随着组成烷烃的碳原子数目的增加，异构体的数目也随之增加。例如，己烷（C_6H_{14}）有 5 种异构体，癸烷（$C_{10}H_{22}$）有 75 种异构体，十五烷（$C_{15}H_{32}$）有 4 347 种异构体。

烷烃（除甲烷）中的碳原子按与其直接相连的碳原子数目的不同，分为伯、仲、叔、季碳原子四种类型，又分别称为一级、二级、三级和四级碳原子，分别用 1°、2°、3°和 4°表示。伯碳原子（primary carbon）只与 1 个碳原子直接相连；仲碳原子（secondary carbon）与 2 个碳原子直接相连；叔碳原子（tertiary carbon）与 3 个碳原子直接相连；季碳原子（quaternary carbon）与 4 个碳原子直接相连。例如：

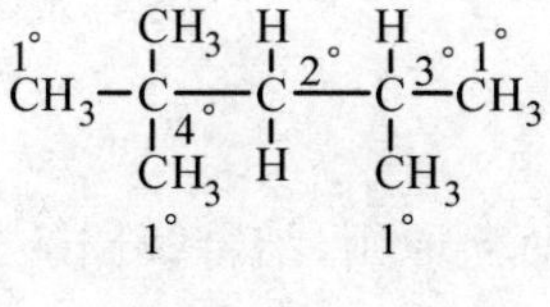

与伯、仲、叔碳原子相连的氢分别称为伯(1°)氢原子、仲(2°)氢原子和叔(3°)氢原子。不同类型的氢原子,其反应活性各不相同。

三、烷烃的命名

有机化合物种类繁多、结构复杂,又存在同分异构现象,须有能准确而简便地反映出化合物的组成和结构的命名方法才不致造成混乱。烷烃的命名是有机化合物命名的基础,可采用普通命名法(common nomenclature)和系统命名法(systematic nomenclature)。

(一)普通命名法

直链烷烃按碳原子数称为"正某烷"。10 个碳原子以下的烷烃,采用天干(甲、乙、丙、丁、戊、己、庚、辛、壬、癸)代表碳原子数,11 个碳原子以上的烷烃用小写中文数字表示碳原子数。例如:

CH_4	CH_3CH_3	$CH_3CH_2CH_2CH_3$	$CH_3(CH_2)_6CH_3$	$CH_3(CH_2)_{14}CH_3$
甲烷	乙烷	(正)丁烷	(正)辛烷	(正)十六烷

在不会引起误解时,"正"字可省去。n-也可用来表示"正"的意思,如 n-辛烷。

端基为 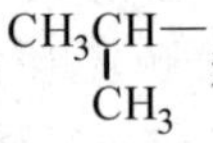 和 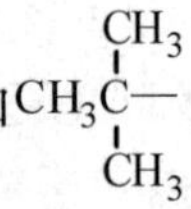 且无其他侧链的烷烃,则根据碳原子总数分别叫作"异某烷"和"新某烷",常分别用 iso-和 neo-表示。例如:

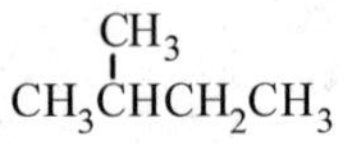

异戊烷(iso-戊烷)

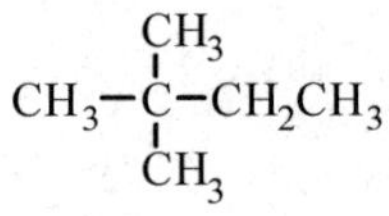

新己烷(neo-己烷)

烃分子中去掉 1 个氢原子后剩余的基团叫烃基,烷烃分子中去掉不同类型的氢原子后生成不同的烷基。常见烷基的结构和名称如下:

$CH_3—$ 甲基(Me)

$CH_3CH_2—$ 乙基(Et)

$CH_3CH_2CH_2—$ 正丙基(n-Pr)

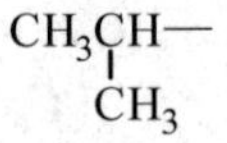 异丙基(i-Pr)

$CH_3CH_2CH_2CH_2—$ 正丁基(n-Bu)

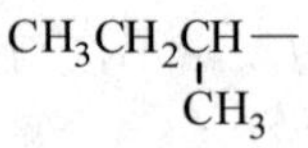 仲丁基(s-Bu)

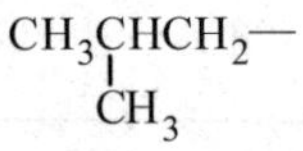 异丁基(i-Bu)

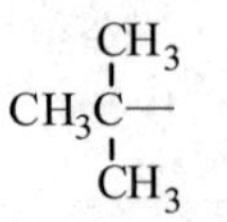 叔丁基(t-Bu)

普通命名法仅适用于一些直链烷烃和 5 个碳原子以下的烷烃异构体。对于结构比较复杂的烷烃,必须采用系统命名法。

(二)系统命名法

系统命名法是根据 IUPAC 的命名原则,结合我国的文字特点,由中国化学会制定的一种命名方法。直链烷烃的系统命名法与普通命名法相同，只是省去“正”字。对于带有支链的烷烃按下列原则进行命名：

1. 选主链　选择结构中最长碳链作主链，根据主链碳原子数称为某烷；若有几条等长碳链可供选择时，应选择含取代基最多的碳链作主链。

2. 为主链编号　主链上有取代基时，需对主链碳原子进行编号，以确定取代基的位次。从靠近取代基的一端开始，依次用阿拉伯数字为主链上的碳原子编号。两个相同的取代基位于相同位次时，应使第三个取代基的位次尽可能小。两个不同的取代基位于相同位次时，应使次序规则（见本章第二节）中排列小的取代基具有较小的编号。例如：

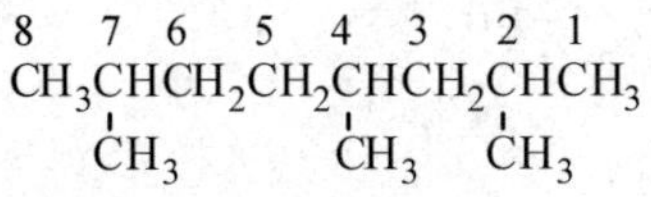

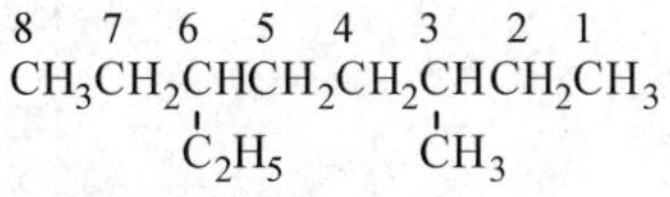

3. 书写名称　将取代基的位次、数目、名称写在母体名称前。相同取代基合并，并在取代基名称前用小写中文数字表示其数目，各取代基位次的阿拉伯数字间用“，”隔开；不同取代基列出的先后顺序按次序规则，优先基团后列出；取代基的位次与汉字之间用“-”半字线连接。例如：

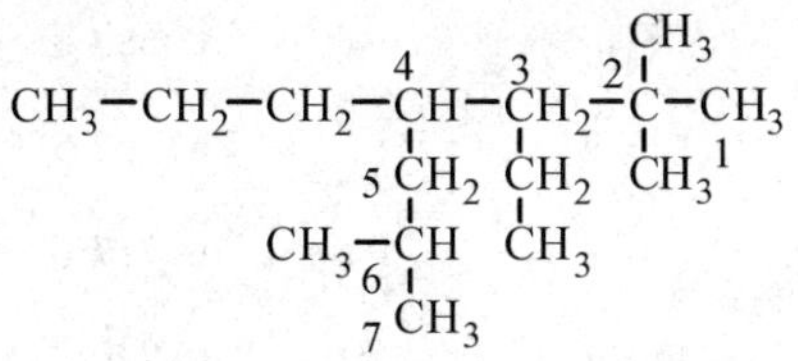

2,2,6-三甲基-3-乙基-4-正丙基庚烷

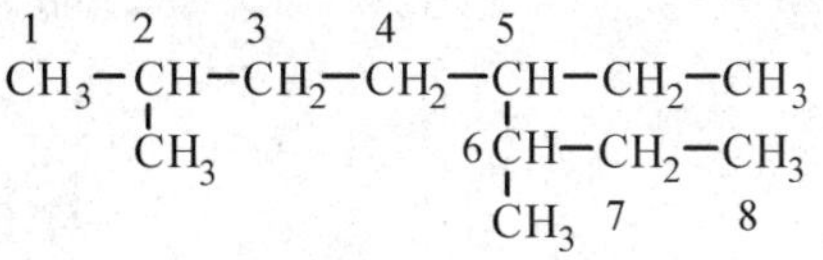

2,6-二甲基-5-乙基辛烷

四、烷烃的物理性质

物理性质是有机化合物性质的重要一面，如状态、熔点、沸点、密度、溶解度、折光率等，都可以作为鉴定有机化合物的常规数据。烷烃的物理性质常随碳原子数的增加而呈有规律的变化。表 11-1 列出了常见正烷烃的一些物理常数。

在室温和常压下，4 个碳原子以下的正烷烃是气体，5～16 个碳原子的正烷烃是液体，17 个碳以上的正烷烃是固体。

正烷烃的沸点随着分子中碳原子数的增加呈现出有规律性的升高。烷烃分子中含有的碳原子越多，分子间作用力越大，使其沸腾就必须提供更高的能量，所以沸点就越高。在含有支链的烷烃分子中，支链的增加减少了分子间的有效接触程度，使分子间的作用力减弱，因此沸点降低。对于碳原子数相同的烷烃异构体，直链异构体比含支链异构体的沸点高，支链越多，沸点越低。例如，正戊烷的沸点是 36.1 ℃；异戊烷的沸点是 28 ℃；新戊烷的沸点是 9.5 ℃。

正烷烃的熔点也是随着分子中碳原子数的增加而升高，但与沸点的升高有所不同。偶数碳原子的烷烃比奇数碳原子的烷烃熔点升高的幅度大一些，形成一条锯齿形的熔点曲线。在烷烃异构体中，熔点的高低顺序与沸点也不相同。这是因为熔点高低不仅与分子间的作用力有关，还与分子在晶格中堆积的紧密程度有关，分子越对称，在晶格中的排列越紧密，熔点就越高。例如，正戊烷的熔点是-129.7 ℃；对称性最差的异戊烷的熔点是-160 ℃；而对称性最好的新戊烷的熔点是-17 ℃。

正烷烃的密度随着分子中碳原子数的增加而增大，一般在0.6~0.8 g·cm^{-3}之间。烷烃是密度最小的一类有机化合物。

烷烃是非极性或弱极性分子，因此不溶于水和其他强极性溶剂，而易溶于苯、氯仿、四氯化碳、石油醚等非极性或极性很小的有机溶剂。

表11-1 常见正烷烃的物理常数

名 称	分子式	熔点/℃	沸点/℃	密度/g·cm^{-3}
甲烷	CH_4	-182.6	-161.7	—
乙烷	C_2H_6	-183.3	-88.6	—
丙烷	C_3H_8	-187.1	-42.1	0.500 5
丁烷	C_4H_{10}	-138.4	-0.5	0.578 8
戊烷	C_5H_{12}	-129.7	36.1	0.626 2
己烷	C_6H_{14}	-95.0	68.9	0.660 3
庚烷	C_7H_{16}	-90.6	98.4	0.683 8
辛烷	C_8H_{18}	-56.8	125.7	0.702 5
壬烷	C_9H_{20}	-53.7	150.8	0.717 6
癸烷	$C_{10}H_{22}$	-29.7	174.1	0.729 8
十一烷	$C_{11}H_{24}$	-25.6	195.9	0.740 2
十二烷	$C_{12}H_{26}$	-9.6	216.3	0.748 7
十三烷	$C_{13}H_{28}$	-6.0	235.4	0.756 4
十四烷	$C_{14}H_{30}$	5.5	251.0	0.763 8
十五烷	$C_{15}H_{32}$	10.0	268.0	0.768 8
十六烷	$C_{16}H_{34}$	18.2	280.0	0.774 9
十七烷	$C_{17}H_{36}$	22.0	303.0	0.776 7
十八烷	$C_{18}H_{38}$	28.2	308.1	0.776 8
十九烷	$C_{19}H_{40}$	32.0	329.7	0.777 6
二十烷	$C_{20}H_{42}$	36.4	343.0	0.777 7

五、烷烃的化学性质

(一)稳定性

烷烃是饱和烃，分子中只存在牢固的碳碳σ键和碳氢σ键，具有高度的化学稳定性。在室温下，烷烃与常见的强酸、强碱、强氧化剂、强还原剂一般都不发生反应。

医药上利用烷烃稳定性的例子很多。呈软膏状半固体的凡士林(18~22 个碳原子的烷烃混合物)因其不被皮肤吸收,与软膏中的药物不发生反应,医药上常用作软膏的基质;液状石蜡(18~24 个碳原子的烷烃的混合物)在体内不被吸收,常用作肠道润滑的缓泻剂或滴鼻剂的溶剂;固体石蜡(25~34 个碳原子的烷烃混合物)常用作蜡疗、切片的包埋、中成药的密封材料等。

(二)卤代反应

烷烃(有机化合物)分子中的氢原子被其他原子或基团取代的反应称为取代反应(substitution reaction)。其中氢原子被卤素取代的反应称为卤代反应(halogenation reaction)。例如,在紫外光照射或温度在 250 ~400 ℃时,甲烷能和氯气发生剧烈反应,生成氯化氢和四种氯代甲烷的混合物。

烷烃的卤代反应

$$CH_4 + Cl_2 \xrightarrow{h\nu} \underset{\text{一氯甲烷}}{CH_3Cl} + HCl$$

$$CH_3Cl + Cl_2 \xrightarrow{h\nu} \underset{\text{二氯甲烷}}{CH_2Cl_2} + HCl$$

$$CH_2Cl_2 + Cl_2 \xrightarrow{h\nu} \underset{\text{三氯甲烷}}{CHCl_3} + HCl$$

$$CHCl_3 + Cl_2 \xrightarrow{h\nu} \underset{\text{四氯化碳}}{CCl_4} + HCl$$

甲烷的氯代反应很难停留在一元取代阶段。如果用超过量的甲烷和氯气反应,可得到以一氯甲烷为主的产物。随着烷烃分子中碳原子数的增加,卤代反应的情况更为复杂。卤素与烷烃反应的活性顺序为:氟>氯>溴>碘,氟代反应十分剧烈难以控制,碘代反应非常缓慢,故烷烃的卤代反应常指氯代反应和溴代反应。

(三)氧化反应

烷烃在空气和氧气存在下完全燃烧生成二氧化碳和水,并放出大量的热。如在燃烧时供氧不足,会产生有毒的一氧化碳或煤烟状的碳而污染环境。

甲烷主要存在于自然界,是天然气、石油气的主要成分;汽油、柴油、煤油等燃料的主要成分也都是烷烃。因此烷烃是人类利用的重要能源之一。

第二节 烯 烃

分子中含有碳碳双键的碳氢化合物称为烯烃,是不饱和烃的一种。含有一个碳碳双键的开链烯烃比同碳数的烷烃少两个氢原子,故其通式为 C_nH_{2n}。碳碳双键(烯键)是烯烃的官能团(functional group)。

一、烯烃的结构

乙烯是最简单的烯烃。乙烯分子中的碳原子均为 sp^2 杂化,2 个碳原子各用 1 个 sp^2 杂

烯烃结构

化轨道沿轴向重叠形成1个碳碳σ键，每个碳原子上剩余的2个 sp^2 杂化轨道分别与氢原子的1s轨道重叠形成2个碳氢σ键，5个σ键在同一个平面上，键角接近于120°。每个碳原子上还各有一个未参与杂化的p轨道，它们都垂直于5个σ键所在的平面，进行侧面（肩并肩）重叠形成π键，π电子云分布在平面的上方和下方。由于π键的形成，增加了两碳原子之间的电子云密度，致使两个碳原子之间的距离更近，因此碳碳双键的键长（134 pm）比碳碳单键的键长（154 pm）短。碳碳双键不能像σ键那样沿键轴自由旋转，如果旋转势必破坏双键，因此，双键碳上连接的原子和基团具有固定的空间排列。乙烯分子的结构如图11-3所示。

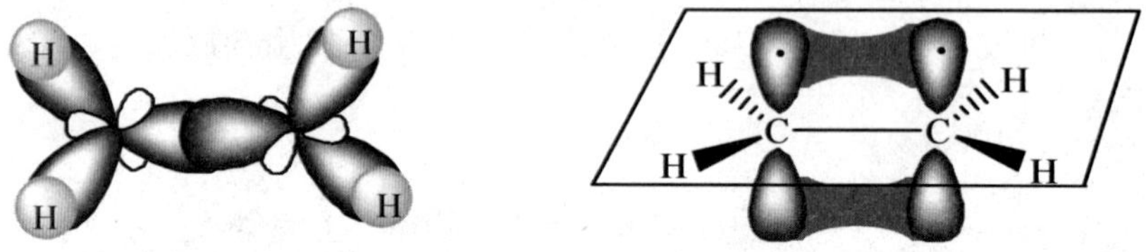

（a）C—C 和C—Hσ键的形成　　（b）π键的形成

图11-3　乙烯分子的结构

碳碳双键是由一个σ键和一个π键组成，碳碳双键的键能为610.28 $kJ \cdot mol^{-1}$，比碳碳单键的键能（346.94 $kJ \cdot mol^{-1}$）大，但小于单键键能的2倍。由此推断，π键的键能小于σ键的键能，π键不如σ键牢固，比较容易断裂，是发生化学反应的主要部位。

二、烯烃的同分异构现象和命名

（一）烯烃的同分异构现象

由于烯烃分子中存在碳碳双键，因此它们的同分异构现象比烷烃的复杂，不仅存在碳链异构，还存在双键的位置异构（positional isomer），此外，烯烃还有顺反异构（cis-trans isomerism）。

1. 构造异构　烯烃与同碳原子数的烷烃相比，其构造异构体的数目更多。例如，戊烷只有3种异构体，而戊烯则有以下5种烯烃异构体：

$CH_2{=}CHCH_2CH_2CH_3$ （i）　　$CH_3CH_2CH{=}CHCH_3$ （ii）

$CH_2{=}\underset{}{\overset{CH_3}{\overset{|}{C}}}CH_2CH_3$ （iii）　　$CH_3\overset{CH_3}{\overset{|}{C}}{=}CHCH_3$ （iv）　　$CH_3\overset{CH_3}{\overset{|}{C}}HCH{=}CH_2$ （v）

其中，（i）或（ii）与（iii）、（iv）、（v）之间属于碳链异构。而（i）与（ii）之间或（iii）、（iv）、（v）之间虽碳骨架相同，但双键的位置不同，这种异构现象叫作官能团的位置异构，是构造异构的一种。

2. 顺反异构　烯烃分子中由于π键的存在，使得以双键相连的两个碳原子不能沿着碳碳双键键轴自由旋转，导致双键碳原子所连接的原子或基团在空间有两种固定的排列方式。例如，2-丁烯有两种异构体：

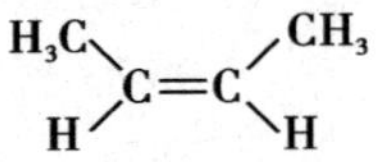

顺式

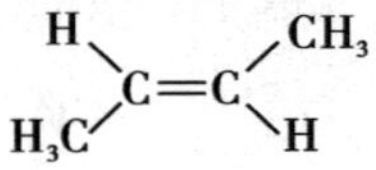

反式

两个相同的原子或基团位于双键键轴同侧的称为顺式异构体(cis isomer),位于双键键轴异侧的则称为反式异构体(trans isomer)。这种异构现象称为顺反异构,属于立体异构的范畴。

产生顺反异构必须具备的两个条件是:①分子中存在着限制原子自由旋转的因素;②两个不能自由旋转的原子上分别连接不同的原子或基团。

例如,下列结构的烯烃都具有顺反异构体:

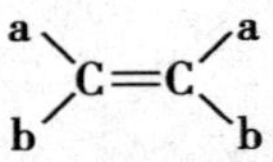

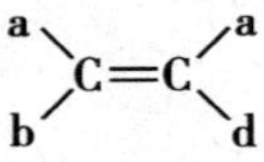

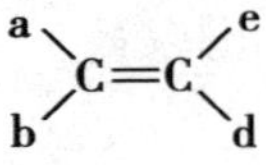

其中 a,b,d 和 e 分别代表不同的原子或基团。当分子中含有两个或两个以上的双键时,随着双键数目的增加,顺反异构体的数目也随之增加。

(二)烯烃的命名

烯烃的命名类似于烷烃,简单烯烃常用普通命名法命名,例如:

$CH_2{=}CH_2$ 乙烯

$CH_2{=}CHCH_3$ 丙烯

$CH_2{=}C(CH_3)_2$ 异丁烯

结构较复杂的烯烃则采用系统命名法,其命名原则为:

1. 选择含有双键在内的最长碳链作为主链,依主链碳原子的数目命名为某烯,超过 10 个碳原子的烯烃用小写中文数字加“碳烯”表示。

2. 从靠近双键的链端开始,用阿拉伯数字依次为主链碳原子编号。双键的位次以两个双键碳原子中编号较小的表示。若双键位于主链中间,应从距取代基近的一端开始编号。

3. 把双键的位次写在烯烃母体名称之前,用半字线“-”隔开;取代基的位次和名称写在双键位次之前用“-”隔开。例如:

$CH_3CH_2CH{=}CH_2$ 1-丁烯

$CH_3CH{=}CHCH_2CH_3$ 2-戊烯

$CH_3(CH_2)_{11}CH{=}CHCH_2CH_2CH_3$ 4-十七碳烯

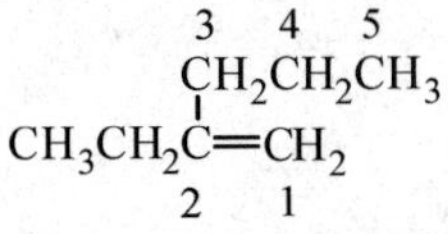

2-乙基-1-戊烯

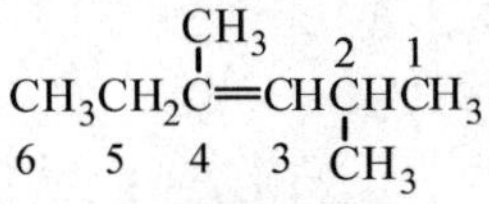

2,4-二甲基-3-己烯

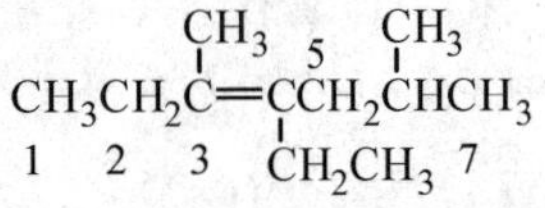

3,6-二甲基-4-乙基-3-庚烯

二烯烃命名时应选择含有两个双键在内的最长碳链为主链,根据主链碳原子数目称为某二烯,并把双键的位次置于某二烯前面。例如:

$CH_3CH{=}C{=}CH_2$ 1,2-丁二烯

$CH_2{=}CH{-}CH{=}CHCH_3$ 1,3-戊二烯

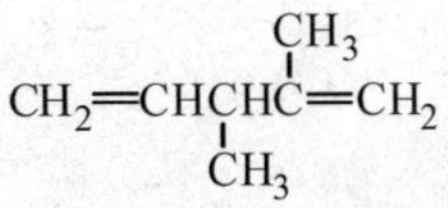

2,3-二甲基-1,4-戊二烯

烯烃分子中去掉一个氢原子剩余的基团称为烯基，常见的烯基有：

$CH_2{=}CH—$	$CH_2{=}CHCH_2—$	$CH_3CH{=}CH—$
乙烯基	烯丙基	丙烯基

4. 顺反异构的命名除了遵照烯类化合物的命名规则外，同时还必须标出其构型。有两种命名方法：一种是顺/反构型命名法，另一种是 *Z*/*E* 构型命名法。

顺反异构体命名

►顺/反构型命名法：适合于两个双键碳原子上连接有相同原子或基团的烯烃。命名时只需在烯烃的名称前加上表示构型的"顺"和"反"即可。例如：

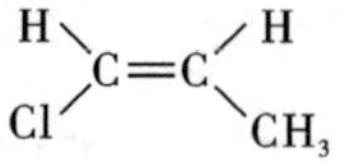

顺-1-氯丙烯

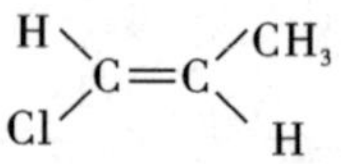

反-1-氯丙烯

►*Z*/*E* 构型命名法：如果双键的两个碳原子上连接的四个原子或基团都不相同时，无法简单地用顺反构型命名法命名，需要用 *Z*/*E* 构型命名法命名。为了确定 *Z*/*E* 构型，首先要按照"次序规则"分别确定每一个双键碳原子上所连接的两个原子或基团的优先次序，当两个较优的原子或基团位于双键键轴的同侧时，称为 *Z* 构型；当两个较优的原子或基团位于双键键轴的异侧时，称为 *E* 构型。假定下面结构式中：a>b，d>e，则：

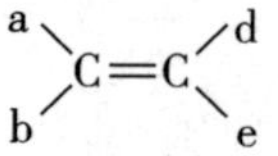

Z 构型

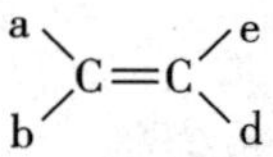

E 构型

次序规则是各种基团按照优先顺序排列的规则，主要内容如下：

(1)将与双键碳原子直接相连的两个原子按原子序数的大小排列，原子序数大的排在前面(或称较优基团)。同位素原子，其相对原子质量大的优先。常见原子的优先次序为：I>Br>Cl>S>P>F>O>N>C>D>H

(2)若与双键碳原子直接相连的两个原子相同时，则比较与该原子相连的其他原子，原子序数较大者优先，若所有第二个原子都相同，则比较第三个原子，以此类推。按此规则，常见烷基的优先次序为：$—C(CH_3)_3 > —CH(CH_3)_2 > —CH_2CH_2CH_3 > —CH_3 > —H$

(3)当取代基中有不饱和键时，可以把双键或三键看作是连接两个或三个相同的原子。例如，—CHO可以看作是 C 原子与两个 O 原子和一个 H 原子相连；—C≡N 可以看作是 C 原子与三个 N 原子相连。烃基优先次序为：

$$—C{\equiv}CH > —C(CH_3)_3 > —CH{=}CH_2 > —CH(CH_3)_2 > —CH_2CH_2CH_3 > —CH_3$$

用 *Z*/*E* 构型标记法命名顺反异构体时，*Z* 或 *E* 写在小括号内，放在烯烃名称之前，并用半字线相连。例如：

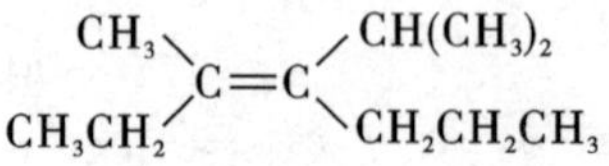

(*E*)-3-甲基-4-异丙基-3-庚烯

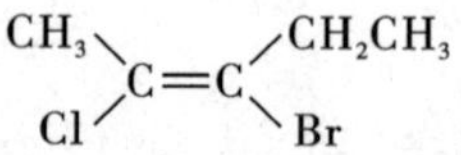

(*Z*)-2-氯-3-溴-2-戊烯

Z/*E* 构型命名法适用于所有顺反异构体的烯烃的命名，需要指出的是顺反构型命名法

和Z/E构型命名法是两种不同的命名方法，目前两种方法同时并用，但二者之间没有必然的对应关系。例如：

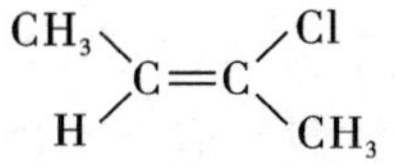

(*Z*)-2-氯-2-丁烯
(反-2-氯-2-丁烯)

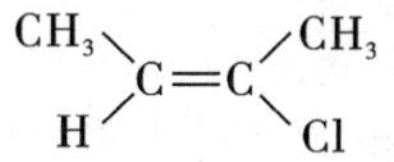

(*E*)-2-氯-2-丁烯
(顺-2-氯-2-丁烯)

顺反异构体属于不同的化合物，不仅理化性质不同，而且生理活性也不相同。一些有生理活性的物质也常有特定的构型。例如，合成的代用品己烯雌酚，反式异构体生理活性较大，顺式则很低；维生素*A*的结构中具有四个双键，全部都是反式构型；具有降血脂作用的亚油酸和花生四烯酸则全部为顺式构型。造成顺反异构体性质差异的原因，是由于分子中某些原子或基团在空间的排列及距离不同，使得它们之间的相互作用力不一样，在生物体中则造成与受体表面作用的强弱不同，其生理活性是有所差别的。

三、烯烃的物理性质

在常温常压下，含4个碳原子以下的烯烃是气体，5~18个碳原子的烯烃是液体，高级(19个碳原子以上)烯烃是固体。烯烃的密度均小于1 $g \cdot cm^{-3}$，不溶于水，能溶于苯、乙醚、四氯化碳等非极性有机溶剂。直链烯烃的沸点比支链烯烃异构体的高，由于顺式异构体极性较大，通常顺式异构体的沸点高于反式异构体，而反式异构体比顺式异构体有较高的对称性，其在晶格中排列更为紧密，所以反式异构体的熔点较高。常见烯烃的物理常数见表11-2。

表11-2　常见烯烃的物理常数

名　称	结　构　式	熔点/℃	沸点/℃	密度/$g \cdot cm^{-3}$
乙烯	$CH_2=CH_2$	-169.2	-103.7	0.519
丙烯	$CH_2=CHCH_3$	-185.3	-47.7	0.579
2-甲基丙烯	$CH_2=C(CH_3)_2$	-140.4	-6.90	0.590
1-丁烯	$CH_2=CHCH_2CH_3$	-183.4	-6.50	0.625
1-戊烯	$CH_2=CH(CH_2)_2CH_3$	-165.2	30.1	0.643
1-己烯	$CH_2=CH(CH_2)_3CH_3$	-139.8	63.5	0.673
1-庚烯	$CH_2=CH(CH_2)_4CH_3$	-119.0	93.6	0.697
顺-2-丁烯	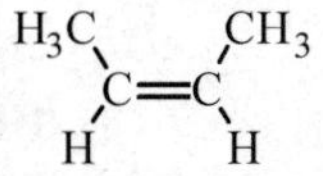	-138.9	3.50	0.621
反-2-丁烯	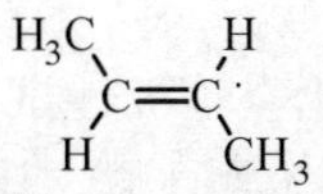	-105.6	0.88	0.604

四、烯烃的化学性质

碳碳双键是烯烃的官能团,烯烃所体现出的化学性质都与碳碳双键有关。碳碳双键是由一个σ键和一个π键组成,其中π键的键能较小,电子云分布于双键平面的上下方,受原子核的束缚力弱,容易受外电场的影响而发生极化,当受到反应试剂的进攻时,π键断裂生成较稳定的两个σ键,这种反应称为加成反应(addition reaction)。加成反应是烯烃典型的化学反应。

(一)催化加氢

在无催化剂的情况下烯烃与氢很难发生反应。在催化剂的作用下,烯烃与氢加成生成相应的烷烃,所以加氢反应常叫催化加氢。常用的催化剂有镍、铂、钯、铑等金属。

$$RCH{=}CH_2 + H_2 \xrightarrow{\text{催化剂}} RCH_2CH_3$$

烯烃和氢分子首先被吸附在催化剂表面,在催化剂的作用下,产生活泼的氢原子,再与活化的烯烃反应得到加成产物。

催化加氢反应是一个定量反应,可通过反应所吸收氢气的量来确定分子中所含的双键数目。因此烯烃的催化加氢在有机合成和有机化合物的结构确证中有十分重要的用途。

(二)与卤素加成

烯烃的亲电加成反应

烯烃能与卤素发生加成反应,其中氟与烯烃的反应非常剧烈,常伴随其他副反应的发生,需在特殊的条件下来完成反应;碘不活泼,很难与烯烃发生加成反应。因此,常用氯或溴与烯烃反应来制备邻二卤代物。

$$CH_3CH{=}CH_2 + Br_2 \xrightarrow{CCl_4} CH_3\underset{}{\overset{Br}{\overset{|}{C}}}H\overset{Br}{\overset{|}{C}}H_2$$

将烯烃加入溴的四氯化碳溶液中,溴的红棕色很快褪去,生成无色的邻二溴代物。反应易发生,操作简单,现象明显,是实验室鉴别烯烃最常用的方法。

(三)与卤化氢加成

烯烃与卤化氢发生加成反应生成一卤代烷。卤化氢与烯烃反应的活性顺序与其酸性大小顺序一致:HI>HBr>HCl>HF,碘化氢和溴化氢很容易和烯烃加成,氯化氢与烯烃反应的速率较慢,氟化氢与烯烃难以发生加成反应。

$$CH_2{=}CH_2 + HCl \longrightarrow CH_3CH_2Cl$$

对称烯烃(如乙烯)与卤化氢加成时,只得到一种产物。不对称烯烃(双键碳上的取代基不同)与卤化氢加成时,理论上可能生成两种加成产物。如1-丁烯与氯化氢的反应为:

$$CH_3CH_2CH{=}CH_2 + HCl \longrightarrow \underset{(\text{i})}{CH_3CH_2\overset{Cl}{\overset{|}{C}}HCH_3} + \underset{(\text{ii})}{CH_3CH_2CH_2CH_2Cl}$$

产物(i)是反应的主要产物。当不对称烯烃和卤化氢等极性试剂发生加成反应时,试剂中的氢原子总是优先加在含氢较多的双键碳原子上,卤素原子或其他原子(基团)加在含氢较少的双键碳原子上,这个经验规律称为Markovnikov(马尔可夫尼可夫)规则,简称马氏规则。应用马氏规则能够预测不对称烯烃与极性试剂发生加成反应的主要产物。

应该指出的是,在光照或过氧化物存在时,HBr 与不对称烯烃加成主要得到反马氏加成产物。

$$CH_3CH{=}CH_2 + HBr \xrightarrow{ROOR} CH_3CH_2CH_2Br$$

烯烃的自由基加成

(四)与硫酸加成

烯烃在 0 ℃左右就能与硫酸发生加成反应,加成产物符合马氏规则。

$$CH_2{=}CH_2 \xrightarrow{H_2SO_4(98\%)} \underset{\text{硫酸氢乙酯}}{CH_3CH_2OSO_2OH} \xrightarrow[\triangle]{H_2O} CH_3CH_2OH + H_2SO_4$$

$$CH_3CH{=}CH_2 \xrightarrow{H_2SO_4(80\%)} \underset{\text{硫酸氢异丙酯}}{CH_3\overset{OSO_2OH}{\overset{|}{C}}HCH_3} \xrightarrow[\triangle]{H_2O} CH_3\overset{OH}{\overset{|}{C}}HCH_3 + H_2SO_4$$

硫酸氢酯与水一起加热可水解得到醇类化合物,这是制备醇的方法之一,称为烯烃的间接水合法(indirect hydration)。另外,硫酸氢酯能溶于硫酸,在实验室常利用此反应除去有机化合物(不溶于硫酸,如烷烃、卤代烃等)中少量的烯烃杂质。

烯烃也可在酸催化下直接水合转变成醇。例如乙烯和水在磷酸催化下,在 300 ℃和 7 MPa压力下水合成乙醇。

$$CH_2{=}CH_2 + H_2O \xrightarrow[300℃,\ 7\ MPa]{H_3PO_4} CH_3CH_2OH$$

这种制醇的方法称为烯烃的直接水合法(direct hydration),是工业上制备乙醇的重要方法。

(五)氧化反应

由于烯烃分子中存在双键,所以烯烃很容易被高锰酸钾等氧化剂氧化。反应条件对氧化反应的产物有直接的影响。烯烃用稀、冷的中性或碱性高锰酸钾溶液氧化,产物为邻二醇。

$$RCH{=}CHR' \xrightarrow[\text{室温,中性或碱性}]{H_2O/KMnO_4} \underset{OH}{\underset{|}{RCH}}-\underset{OH}{\underset{|}{CHR'}} + MnO_2\downarrow + KOH$$

高锰酸钾溶液的紫色褪去,并有 MnO_2 沉淀生成。此反应是鉴别烯烃的常用方法之一。

如用热、浓的高锰酸钾溶液或酸性高锰酸钾溶液氧化烯烃,会发生碳碳双键的断裂,生成酮、羧酸、二氧化碳或它们的混合物。

$$RCH{=}CH_2 + KMnO_4 \xrightarrow{H^+} RCOOH + CO_2\uparrow + H_2O$$

$$\begin{matrix}R'\\R''\end{matrix}\!\!>C{=}CHR + KMnO_4 \xrightarrow{H^+} \begin{matrix}R'\\R''\end{matrix}\!\!>C{=}O + RCOOH$$

氧化产物取决于烯烃的结构。连有两个氢原子的双键碳原子,氧化断裂的产物为二氧化碳;连有一个氢原子和一个烷基的双键碳原子,氧化断裂的产物为羧酸;连有两个烷基的双键碳原子,氧化断裂的产物为酮。因此可根据氧化产物来推测烯烃的结构。

五、二烯烃

结构中含有两个或两个以上碳碳双键的不饱和烃称为多烯烃，其中含有两个碳碳双键的不饱和烃称为二烯烃(diene)。

(一)二烯烃的分类

开链二烯烃的通式为 C_nH_{2n-2}，根据二烯烃中两个碳碳双键的相对位置可将其分为：

累积二烯烃(cumulative diene)：两个双键共用一个碳原子，即双键聚集在一起的二烯烃。例如，丙二烯($CH_2=C=CH_2$)。中间碳原子为 sp 杂化，两端碳原子为 sp^2 杂化，三个碳原子所形成的两个 π 键相互垂直。这类化合物稳定性较差，制备困难，应用较少。

隔离二烯烃(isolated diene)：两个双键之间间隔两个或多个单键的二烯烃。例如，1,4-戊二烯($CH_2=CH—CH_2—CH=CH_2$)。在隔离二烯烃中，两个碳碳双键距离较远，π 键之间的相互影响较小，因此，隔离二烯烃的性质与单烯烃基本相同。

共轭二烯烃(conjugated diene)：两个双键之间间隔一个单键，即单、双键交替排列的二烯烃。例如，1,3-丁二烯($CH_2=CH—CH=CH_2$)。共轭二烯烃除具有单烯烃的性质外，分子中的两个双键相互影响，还有一些特殊的性质。下面以 1,3-丁二烯为例，讨论共轭二烯烃的结构特点和性质。

(二)共轭二烯烃

1. 共轭二烯烃的结构　最简单的共轭二烯烃是 1,3-丁二烯。在 1,3-丁二烯分子中，4 个碳原子均是 sp^2 杂化，每个碳原子均用 3 个 sp^2 杂化轨道与相邻碳原子的 sp^2 杂化轨道及氢原子的 1s 轨道“头碰头”重叠形成 3 个碳碳 σ 键和 6 个碳氢 σ 键，所有 σ 键都在同一个平面上。每个碳原子还有一个未参与杂化的 p 轨道，这 4 个 p 轨道均垂直于 σ 键所在的平面，可以侧面平行重叠。不仅 C_1 和 C_2、C_3 和 C_4 之间侧面重叠形成 π 键，而且 C_2 和 C_3 之间的 *p* 轨道也有一定程度的重叠，所以 C_2 和 C_3 之间并不是一个单纯的 σ 键，而是具有部分双键的性质，如图 11-4 所示。这样重叠的结果把两个孤立的 π 键连在一起，形成了一个大 π 键或共轭 π 键。分子中 π 电子的运动范围不再局限在某两个原子之间，而是发生了离域(delocalization)，在整个共轭大 π 键体系中运动。π 电子的离域使键长平均化，分子内能降低，体系更加稳定。

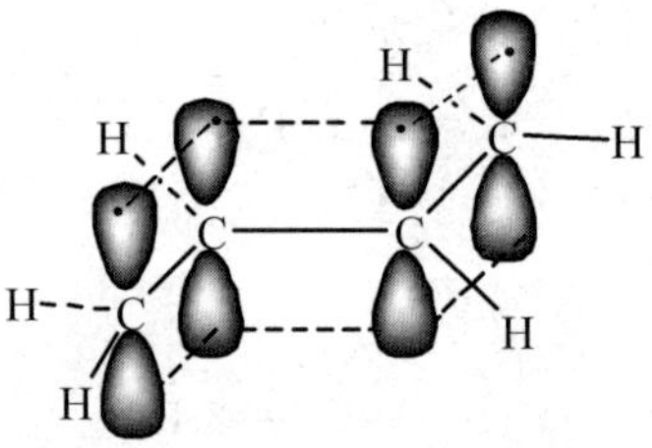

图 11-4　1,3-丁二烯的结构

2. 1,3-丁二烯的化学性质　共轭二烯烃具有单烯烃的性质，可以发生加成反应、氧化反应等，但由于共轭双键的存在，还可以发生一些特殊的反应——1,4-加成反应。

1,3-丁二烯与溴、氯化氢等试剂发生加成反应时，除了生成有一个双键参与反应的 1,2-加成产物外，还有共轭双键共同参与反应的 1,4-加成产物。例如：

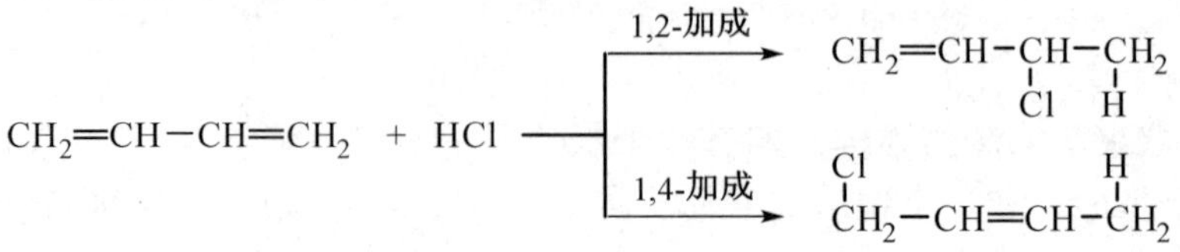

试剂的两部分分别加在共轭体系的两端碳原子上，原来的双键消失，而在 C_2 和 C_3 之间形成一个新的双键，这种加成方式称为 1,4-加成，通常又叫作共轭加成。

1,2-加成产物和 1,4-加成产物的比例主要取决于共轭二烯烃的结构、试剂的性质、反应温度、产物的相对稳定性等因素。一般在较高的温度下以 1,4-加成产物为主，在较低的温度下以 1,2-加成产物为主。

六、有机反应中的电子效应

有机物分子中原子、基团或化学键之间的相互影响是有机化学中普遍存在且极为重要的现象。对其学习和研究可以帮助我们更好地理解分子结构和反应性能之间的关系。一般把原子（基团或化学键）间的相互影响归结为电子效应（electric effect）和空间效应（stereo effect）。电子效应是指分子中原子（基团或化学键）间的相互影响使分子中的电子云密度分布发生变化，对有机化合物的性质有较大的影响。电子效应分为诱导效应（inductive effect）和共轭效应（conjugative effect）。

（一）诱导效应

1. 诱导效应　由于分子中成键原子或基团电负性不同，导致分子中电子云密度分布发生改变，并通过静电诱导沿分子链传递，这种通过静电诱导传递的电子效应称为诱导效应，用“I”表示。诱导效应所引起的主要是极性变化，不会使成键电子对单独属于某一个原子。

诱导效应

诱导效应的大小一般以 C—H 键作为比较标准。若电负性 X>H>Y，当 H 被 X 取代后，则 C—X 键间的电子云偏向 X，与 H 相比 X 具有吸电性，称为吸电子基团，所引起的诱导效应称为吸电子诱导效应（-I 效应）；同理，由 Y 所引起的诱导效应称为给电子诱导效应（+I 效应），Y 为给电子基团。通常用“⟶”表示 σ 电子云偏移的方向，用“↷”表示 π 电子云偏移的方向。

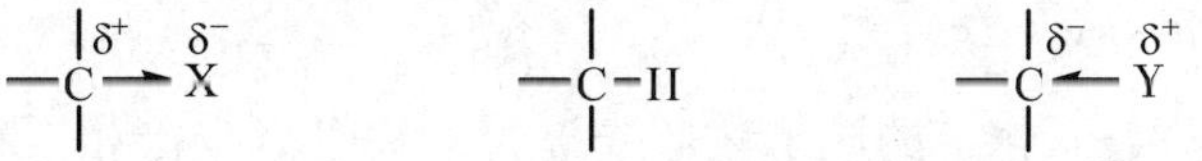

吸电子诱导效应（-I）　　标准　　给电子诱导效应（+I）

根据实验结果，一些常见原子或基团的电负性次序如下：

$—NO_2 > —COOH > —F > —Cl > —Br > —OCH_3 > —NHCOCH_3 > —C_6H_5 >$

$—CH{=}CH_2 > —H > —CH_3 > —C_2H_5 > —CH(CH_3)_2 > —C(CH_3)_3$

诱导效应是永久存在的电子效应，这种效应沿着分子链由近及远传递下去并逐渐减弱，一般经过 3 个碳原子后，诱导效应的影响可以忽略不计。例如，1-氯丁烷的诱导效应：

$$\overset{\delta\delta\delta^+}{CH_3CH_2} \rightarrow \overset{\delta\delta^+}{CH_2} \rightarrow \overset{\delta^+}{CH_2} \rightarrow \overset{\delta^-}{Cl}$$

因为氯原子的电负性大于碳，诱导效应的结果使得氯原子带有部分负电荷（δ^-），C_1 上带有部分正电荷（δ^+），C_2 上带有比 C_1 更少一些的正电荷（$\delta\delta^+$），以此下去，C_3 上带有的正电荷比 C_2 还少（$\delta\delta\delta^+$），C_4 上带有的正电荷可以忽略不计。

2. Markovnikov 规则的解释　马氏规则用于推测不对称烯烃与极性试剂发生加成反应的产物，这个规则可以用诱导效应来解释。以丙烯和卤化氢的加成反应为例：

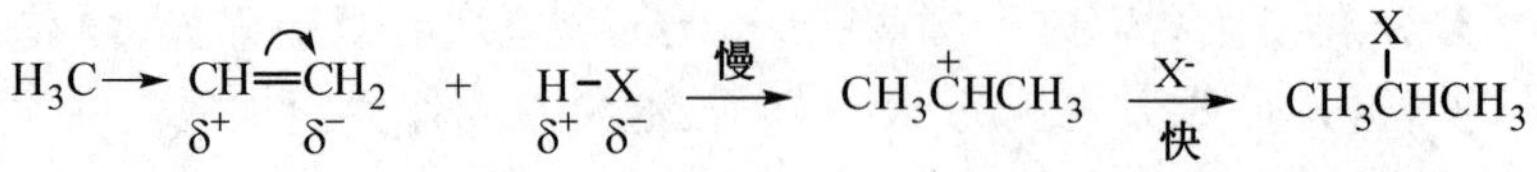

甲基的给电子诱导效应使双键的 π 电子云发生偏移，结果使含氢较多的双键碳原子带上部分负电荷，含氢较少的双键碳原子上带有部分正电荷。当丙烯与 HX 发生加成反应时，HX 中带正电荷的 H^+ 首先进攻带部分负电荷的双键碳原子，形成碳正离子中间体，然后 X^- 再与带正电荷的碳结合得到加成产物。

马氏规则的适用范围是双键碳上有给电子基团的烯烃，若双键碳上有吸电子基团（$—CF_3$，—CN，—COOH，$—NO_2$ 等）时，得到反马氏的加成产物，但仍符合电性规律，需要从原理上进行具体分析。

（二）共轭效应

共轭效应

1. 共轭效应　具有 1,3-丁二烯结构中共轭 π 键的体系称为共轭体系（conjugation system）。形成共轭体系的原子必须在同一平面上，且有若干个可以实现平行重叠的 p 轨道和一定数目供成键的 p 电子。在共轭体系中，由于轨道的相互交盖，产生电子离域，导致共轭体系中电子云密度分布发生变化，这种电子效应称为共轭效应。共轭体系因原子（基团）电负性的差别或在外电场的影响下，将发生正、负电荷交替传递的现象，并可沿整个共轭链一直传递下去，其强度不因共轭链的增长而减弱。共轭体系中 π 电子的离域使键长平均化，分子内能降低，因此，共轭体系比相应的非共轭体系稳定，且共轭体系越大，π 电子的运动范围越大，体系越稳定。共轭效应分为 π-π 共轭、p-π 共轭和 σ 超共轭（σ-π 和 σ-p 超共轭）。

（1）π-π 共轭　单键和不饱和键交替出现的体系称为 π-π 共轭体系。组成 π-π 共轭体系的不饱和键可以是双键，也可以是三键；组成该体系的原子也不是仅限于碳原子，还可以是氧、氮等其他原子。例如 1,3-丁二烯、丙烯醛等分子中均存在 π-π 共轭。

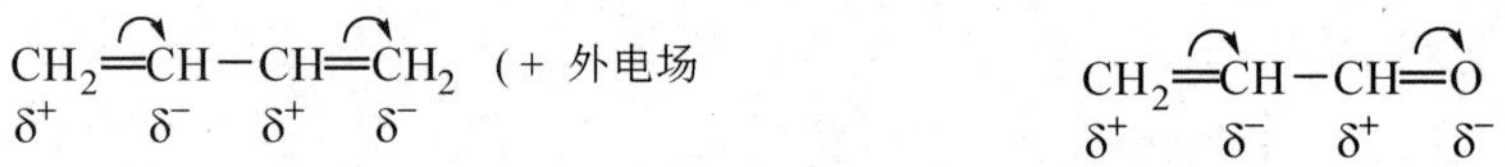

（2）p-π 共轭　具有 p 轨道的原子和形成 π 键的原子以单键相连时，p 轨道与 π 轨道平行重叠形成的共轭体系称为 p-π 共轭体系（图 11-5）。根据参与共轭体系的轨道数和电子数不同，p-π 共轭分为多电子 p-π 共轭、等电子 p-π 共轭和缺电子 p-π 共轭。

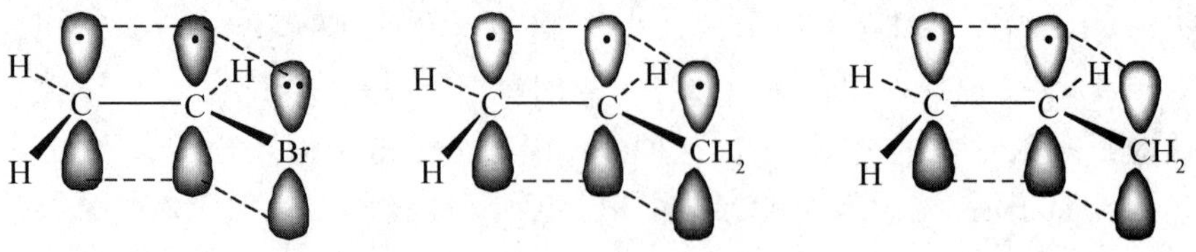

a. 多电子 p-π 共轭　　b. 等电子 p-π 共轭　　c. 缺电子 p-π 共轭

图 11-5　p-π 共轭体系

多电子 p-π 共轭是指参与共轭体系的电子数比 p 轨道数多。例如溴乙烯中溴原子孤对电子占据的 p 轨道与 π 键平行重叠便形成多电子 p-π 共轭体系，如图 11-5(a) 所示。离域化的结果：溴的孤对电子向双键方向转移使得碳溴键的极性降低、键长缩短。因此连在双键碳上的溴原子比较稳定。

等电子 p-π 共轭是指参与共轭体系的 p 轨道数和电子数相等。例如,烯丙基自由基($H_2C=CH—CH_2·$)形成的就是等电子 p-π 共轭体系,如图 11-5(b)所示。

缺电子 p-π 共轭是指参与共轭体系的 p 轨道数比电子数多。例如,烯丙基碳正离子($H_2C=CH—\overset{+}{C}H_2$)形成的就是缺电子 p-π 共轭体系,如图 11-5(c)所示。

(3)σ 超共轭　碳氢键的 σ 轨道与相邻的 π 键或 p 轨道发生非平行重叠所形成的 σ-π 或 σ-p 共轭体系统称为 σ 超共轭。这种体系之所以称为超共轭是因为 σ 轨道与 π 键或 p 轨道并不平行,轨道之间重叠的程度较小,其作用结果比 π-π 共轭和 p-π 共轭弱得多。例如在丙烯分子中,甲基除了有斥电子诱导效应外,甲基上的 3 个碳氢 σ 键还与 π 键形成 σ-π 超共轭,使碳氢键的 σ 电子云部分地离域到 π 键上。

共轭效应是一类重要的电子效应,它和诱导效应在产生原因和作用方式上是不同的。诱导效应是建立在定域键基础上,所以是短程作用,出现单向极化。而共轭效应是建立在离域的基础上,所以是远程作用,出现交替极化现象,但只能存在于共轭体系中。一个分子可同时存在这两种电子效应,分子的极化由这两种电子效应的总和决定。

2. 共轭加成的解释　1,3-丁二烯与氯化氢的反应可用共轭效应来解释。首先是氯化氢异裂的 H^+ 进攻 1,3-丁二烯,当 H^+ 靠近共轭双键时,产生动态共轭效应,使整个共轭体系的单、双键出现交替极化现象。H^+ 优先与共轭体系末端带部分负电荷的碳原子结合生成较稳定的碳正离子中间体。

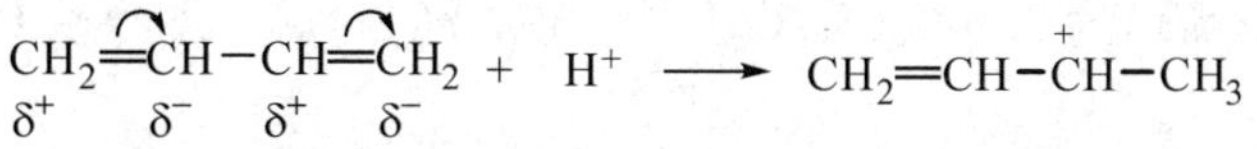

该碳正离子是烯丙基型碳正离子,存在 p-π 共轭体系,由于 π 电子的离域,使正电荷分散,结果 C_2 和 C_4 上都带有微量的正电荷。

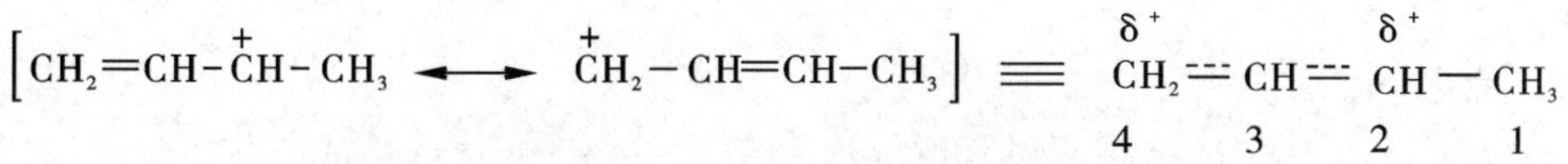

然后氯离子快速与带部分正电荷的碳原子结合得到加成产物。

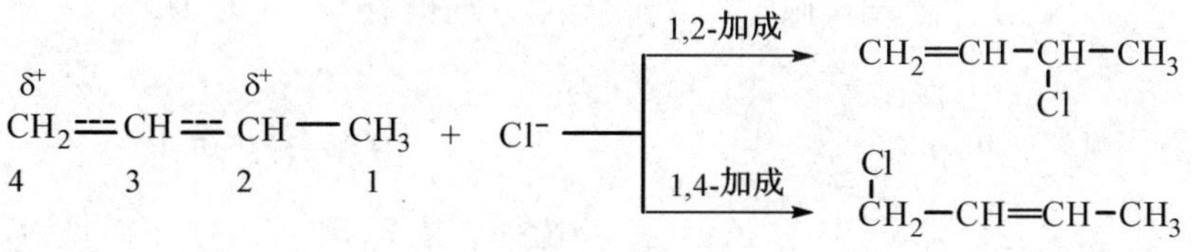

β-胡萝卜素和维生素 A

第三节　炔　烃

结构中含有碳碳三键的不饱和烃称为炔烃,它比同碳数的烯烃还少两个氢原子,其通式为 C_nH_{2n-2}。碳碳三键(炔键)是炔烃的官能团。

一、炔烃的结构

最简单的炔烃是乙炔,分子式为 C_2H_2。杂化轨道理论认为:乙炔分子中的碳原子是 sp 杂化。在形成乙炔分子时,2 个碳原子各以 1 个 sp 杂化轨道沿轴向相互重叠形成 1 个碳碳

炔烃的结构和命名

σ 键；又各用另一个 sp 杂化轨道分别与氢原子的 1s 轨道形成 2 个碳氢 σ 键，3 个 σ 键共线。每个碳原子上还剩余 2 个未杂化的 p 轨道，4 个 p 轨道两两平行重叠，形成 2 个相互垂直的 π 键，所以碳碳三键是由 1 个 σ 键和 2 个 π 键组成。2 个相互垂直的 π 键进一步相互作用，使 π 电子云呈圆柱状分布在碳碳 σ 键周围。乙炔的分子结构如图 11-6 所示。

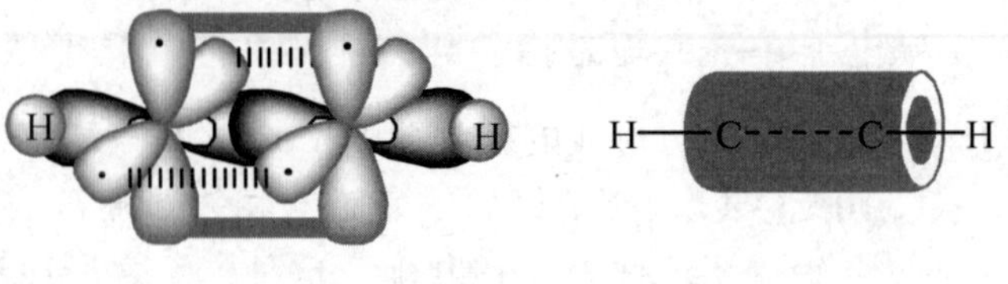

图 11-6　乙炔分子的结构

由于碳碳三键中 2 个 sp 杂化碳原子共用三对电子，核间的电子云密度较高，对两原子核有较大的吸引力，使成键两原子核更加靠近，因此，碳碳三键的键长为 120 pm，比碳碳双键和碳碳单键的键长短，三键碳原子与氢原子所形成的碳氢键键长为 106 pm，也短于烯烃和烷烃碳氢键的键长。碳碳三键的键能是 836 kJ · mol^{-1}，大于碳碳双键和碳碳单键的键能。

二、炔烃的同分异构现象和命名

(一) 炔烃的同分异构现象

根据炔烃的结构知道，它没有顺反异构体，另外三键碳上不能出现支链，因此炔烃的同分异构体的数目比相应烯烃的少。例如，戊烯有 6 种烯烃异构体，而戊炔只有下面 3 种炔烃异构体：

$HC\equiv C(CH_2)_2CH_3$　　$CH_3C\equiv CCH_2CH_3$　　$CH_3\underset{\underset{CH_3}{|}}{C}HC\equiv CH$

(二) 命名

炔烃的系统命名法与烯烃相似，只需将“烯”改为“炔”即可，例如：

$CH_3\underset{\underset{CH_3}{|}}{C}HC\equiv CCH_3$　　$CH_3\underset{\underset{CH_2CH_3}{|}}{C}HC\equiv CCH_2CH_3$

4-甲基-2-戊炔　　5-甲基-3-庚炔

当化合物中既含有双键，又含有三键时，应选择含有双键、三键在内的最长碳链作为主链，称为“某烯炔”。编号时应首先考虑使双键、三键的位次和最小，若编号有选择时，应给双键以较小的编号。若含有取代基，将取代基的位次、名称置于主碳链名称之前。例如：

$CH_3CH=CHC\equiv CH$　　$\overset{1}{C}H_3\overset{2}{C}H=\overset{3}{C}H\overset{4}{C}H_2\underset{\underset{CH_3}{|}}{\overset{5}{C}}H\overset{6}{C}\equiv\overset{7}{C}\overset{8}{C}H_3$

3-戊烯-1-炔　　5-甲基-2-辛烯-6-炔

三、炔烃的物理性质

室温下，4 个碳原子以下的炔烃是气体，5～15 个碳原子的炔烃是液体。简单炔烃的熔点、沸点及密度等比相同碳原子数的烷烃和烯烃高一些。炔烃的密度均小于 1 g · cm^{-3}，难溶于水，易溶于石油醚、四氯化碳、苯、乙醚等有机溶剂中。常见炔烃的物理常数见表11-3。

表11-3 常见炔烃的物理常数

名　称	结　构　式	熔点/℃	沸点/℃	密度/g·cm^{-3}
乙炔	HC≡CH	-81.8	-83.4	0.6179
丙炔	$HC\equiv CCH_3$	-102.7	-23.2	0.6714
1-丁炔	$HC\equiv CCH_2CH_3$	-125.7	8.6	0.6682
2-丁炔	$CH_3C\equiv CCH_3$	-32.0	27.0	0.6937
1-戊炔	$HC\equiv CCH_2CH_2CH_3$	-98.0	39.7	0.6950
2-戊炔	$CH_3C\equiv CCH_2CH_3$	-101	55.5	0.7127
1-己炔	$HC\equiv C(CH_2)_3CH_3$	-124	71	0.7195
2-己炔	$CH_3C\equiv CCH_2CH_2CH_3$	-88	84	0.7305
3-己炔	$CH_3CH_2C\equiv CCH_2CH_3$	-105	82	0.7255

四、炔烃的化学反应

碳碳三键与碳碳双键一样，是一个反应活性很高的官能团，许多能与烯烃发生反应的试剂也能与炔烃反应。由于三键碳原子为sp杂化，使炔烃的化学性质有别于烯烃，还能发生一些独特的化学反应。

（一）加成反应

炔烃可以发生加成反应，但由于原子轨道的杂化方式对碳原子的电负性有一定的影响（$sp>sp^2>sp^3$），使三键碳原子对π电子云有较大的约束力，不容易与试剂结合，因此，炔烃的加成反应活性比烯烃要低。

1. 催化加氢　在常用金属催化剂（Ni，Pt，Pd等）的作用下，炔烃与氢发生加成反应生成烷烃。

$$RC\equiv CH + H_2 \xrightarrow{Pt} RCH{=}CH_2 \xrightarrow[H_2]{Pt} RCH_2CH_3$$

反应难以停留在生成烯烃的一步。若使用一些催化活性较低的特殊催化剂，如Lindlar催化剂（将金属钯的细粉沉淀在碳酸钙上，再用醋酸铅溶液处理制成）可使反应停留在烯烃阶段。

$$RC\equiv CH + H_2 \xrightarrow{Lindlar} RCH{=}CH_2$$

2. 加卤素　炔烃与卤素（Br_2或Cl_2）加成首先生成邻二卤代烯，再进一步加成得四卤代烷。

$$RC\equiv CH \xrightarrow{Br_2} \underset{Br}{RC}{=}\underset{Br}{CH} \xrightarrow{Br_2} RCBr_2CHBr_2$$

反应能使溴的四氯化碳溶液褪色,常用于鉴别不饱和三键的存在。

3. 加卤化氢　炔烃与卤化氢发生加成反应时,先与等物质的量的卤化氢加成生成卤代烯烃,然后再进一步加成生成二卤代烷烃。不对称炔烃与卤化氢的反应产物仍符合马氏规则。

$$RC\equiv CH \xrightarrow{HBr} RC(Br)=CH_2 \xrightarrow{HBr} RCBr_2CH_3$$

4. 加水　炔烃在汞盐和稀硫酸的催化下先得到加成产物烯醇,然后立即转变成羰基化合物,此反应也称为炔烃的水合反应。

$$RC\equiv CH + H_2O \xrightarrow[H_2SO_4]{HgSO_4} [\,RC(OH)=CH_2\,] \rightleftharpoons R-\overset{\overset{\displaystyle O}{\|}}{C}-CH_3$$

炔烃的水合产物符合马氏规则,乙炔的水合生成乙醛,其他的炔烃水合后得到酮类化合物。

(二)金属炔化物的生成

由于 sp 杂化碳原子的电负性比 sp^3 和 sp^2 杂化碳原子大,所以与 sp 杂化碳原子相连的氢比较活泼,具有一定的酸性,能被一些重金属离子取代。例如,将乙炔通入银氨溶液或氯化亚铜的氨溶液中,则分别生成灰白色的乙炔银和砖红色的乙炔亚铜沉淀。

$$HC\equiv CH + 2[Ag(NH_3)_2]^+ \longrightarrow \underset{\text{乙炔银(白色)}}{AgC\equiv CAg\downarrow} + 2NH_4^+ + 2NH_3\uparrow$$

$$HC\equiv CH + 2[Cu(NH_3)_2]^+ \longrightarrow \underset{\text{炔亚铜(砖红色)}}{CuC\equiv CCu\downarrow} + 2NH_4^+ + 2NH_3\uparrow$$

此反应既快速又灵敏,现象也很明显,是鉴别乙炔或端基炔烃(R—C≡CH)的常用方法。反应生成的重金属炔化物在溶液中相对稳定,干燥后受热、震动或撞击会发生爆炸,所以在实验结束后,应立即用稀硝酸使其分解,以免发生危险。

(三)氧化反应

炔烃经高锰酸钾氧化,三键断裂,生成羧酸、二氧化碳等产物。

$$RC\equiv CH \xrightarrow[H_3O^+]{KMnO_4} RCOOH + CO_2\uparrow$$

$$R'C\equiv CR'' \xrightarrow[H_3O^+]{KMnO_4} R'COOH + R''COOH$$

与烯烃一样,根据氧化反应产物的结构可以推测原炔烃的结构;根据高锰酸钾溶液颜色的变化可以鉴别炔烃。

第四节　脂环烃

具有环状骨架结构的碳氢化合物称为环烃(或闭链烃),脂环烃是化学性质与脂肪烃相似的环烃。脂环烃及其衍生物广泛存在于自然界中。一些结构复杂的脂环化合物如甾体化合物、萜类化合物、环酮等,其中很多具有生理活性和特定的药效。

一、脂环烃的分类和命名

(一)脂环烃的分类

脂环烃根据环中是否存在不饱和键,分为环烷烃、环烯烃和环炔烃,其中环炔烃较少见。也可根据分子中碳环数目的多少分为单环脂环烃和多环脂环烃。单环脂环烃按成环碳原子数分为小环(3~4 个碳原子)、常见环(5~6 个碳原子)、中环(7~12 个碳原子)和大环(12 个碳原子以上)脂环烃;多环脂环烃按环的结合方式不同分为集合环烃、桥环烃和螺环烃。本节只介绍单环脂环烃。例如:

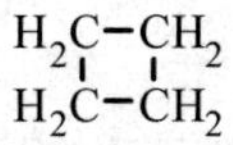
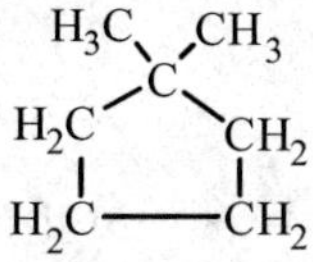
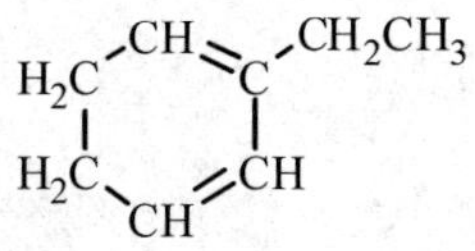
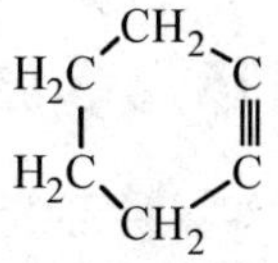

上面的结构式可分别用下列简化式表示,即将碳及氢都省略,短线的交点及端点各代表一个碳原子。这种结构式叫键线式(bond-line formula),是有机化学中表示结构式的常用方法。

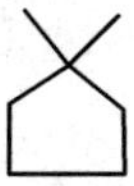
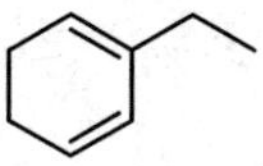
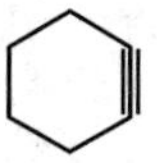

(二)脂环烃的命名

饱和脂环烃按成环碳原子数目称为环某烷。若环上有取代基,取代基编号尽可能小。若有不同取代基,要用较小的数字表示较小取代基的位次。例如:

环丙烷

环丁烷

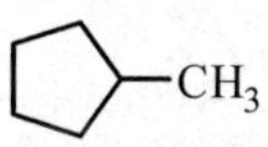
甲基环戊烷

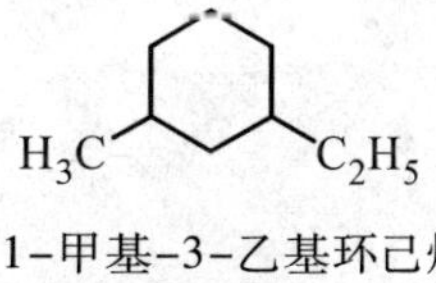
1-甲基-3-乙基环己烷

不饱和脂环烃以不饱和键为主要考虑因素,使不饱和键的编号最小,称为环某烯(炔)。例如:

环丁烯

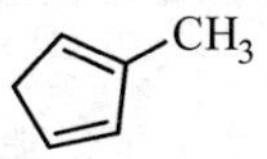
2-甲基-1,3-环戊二烯

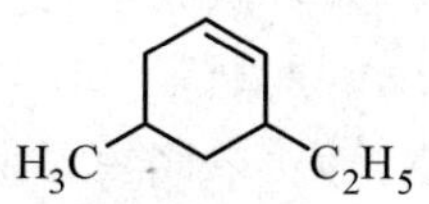
5-甲基-3-乙基环己烯

若环上取代基较复杂时,则以碳链为母体将环看作取代基命名。例如:

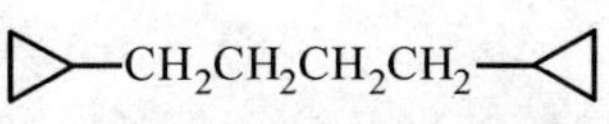
1,4-二环丙基丁烷

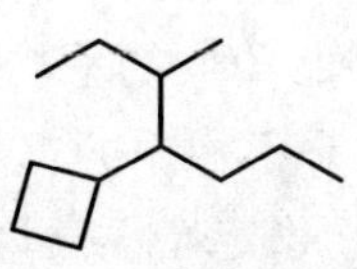
3-甲基-4-环丁基庚烷

在脂环化合物中，由于环的存在，限制了环上碳碳单键的自由旋转，当成环的两个环碳原子上的氢被其他原子或基团取代后，就有可能产生不同的空间取向，即产生顺反异构。碳环化合物的顺反异构体则用顺/反构型命名法。两个环碳原子所连接的相同原子或基团位于环骨架平面同侧的用“顺”表示，位于异侧的用“反”表示。“顺”或“反”写在化合物名称之前并加“-”隔开。例如：

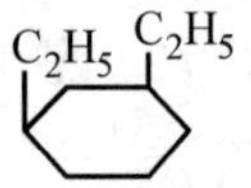

顺-1,3-二乙基环己烷

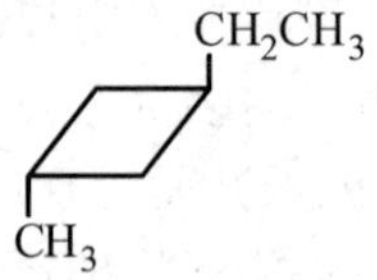

反-1-甲基-3-乙基环丁烷

二、脂环烃的结构和稳定性

脂环烃的稳定性

为了解释各种环的反应活性，现代价键理论认为：环烷烃分子中的碳原子都是 sp^3 杂化，当键角为 109°28′时，碳原子的杂化轨道才能达到最大重叠，形成牢固的共价键。按几何学的要求，环丙烷的 3 个碳原子必须在同一平面上，且两条碳碳键的键角为 60°，因此，环丙烷中的碳碳键不能像开链烷烃那样沿键轴方向进行最大程度的重叠，而是形成了一种弯曲键(俗称香蕉键)，如图 11-7 所示。这种弯曲键没有正常的 σ 键稳定，导致分子内存在着很大的角张力使其具有达到最大重叠的趋势，因此环丙烷稳定性较差，很容易开环形成稳定的链状化合物。

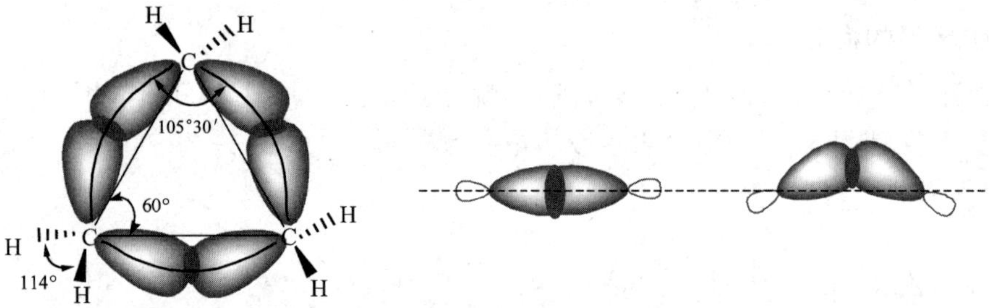

图 11-7　环丙烷分子中的“弯曲键”

从环丁烷开始，环碳原子已不完全在同一平面上。环丁烷的碳碳键也是弯曲键，但弯曲程度比环丙烷小，因此稳定性比环丙烷大一些。环戊烷碳碳键的弯曲程度很小，接近于沿键轴方向的最大重叠，所以比较稳定。环己烷分子中的碳碳键达到了最大程度的重叠，与正常的 σ 键同样牢固，有较好的稳定性。

通过对环烷烃燃烧热数据(表 11-4)的比较可得出与上述一致的结论。燃烧热是指 1 mol 有机物完全燃烧生成二氧化碳和水时所放出的热量。其数值大小可衡量分子内能的高低。开链烷烃每个 CH_2 的平均燃烧热为 658.6 kJ · mol^{-1}，而在不同的环烷烃分子中，每个 CH_2 的平均燃烧热是不相同的。从环丙烷到环己烷每个 CH_2 的平均燃烧热逐渐降低，说明分子内能逐渐降低，稳定性逐渐增高，其中环己烷的数据与开链烷烃一致，说明其稳定性与开链烷烃相似，这正是天然或合成化合物中广泛存在六元环的原因。

表 11-4　环烷烃的燃烧热/kJ · mol^{-1}

名 称	每个 CH_2 的平均燃烧热	名 称	每个 CH_2 的平均燃烧热
环丙烷	697.1	环辛烷	664.2
环丁烷	686.2	环壬烷	664.4
环戊烷	664.0	环癸烷	663.6
环己烷	658.6	环十一烷	662.3
环庚烷	662.3	环十二烷	658.8

三、脂环烃的物理性质

在常温常压下，小环环烷烃为气态，常见环环烷烃为液态，中环及大环环烷烃为固态。环烷烃和烷烃一样不溶于水。环烷烃分子由于环的存在，限制了单键自由旋转，使分子具有一定的对称性和刚性，因此环烷烃的沸点、熔点和密度都比相对应的烷烃高。一些环烷烃的物理常数见表 11-5。

表 11-5　常见环烷烃的物理常数

名　称	分子式	熔点/℃	沸点/℃	密度/g · cm^{-3}
环丙烷	C_3H_6	-127.6	-32.9	0.720(-79 ℃)
环丁烷	C_4H_8	-80.0	12.0	0.703(0 ℃)
环戊烷	C_5H_{10}	-94	49.3	0.745
环己烷	C_6H_{12}	6.5	80.8	0.779
环庚烷	C_7H_{14}	-12.0	117.0	0.810
环辛烷	C_8H_{16}	11.5	148.5	0.836

四、脂环烃的化学性质

环烷烃和烷烃都是饱和烃，它们的性质有相似之处，如在常温下与常见的强酸、强碱、强氧化剂、强还原剂都不发生反应；在一定条件下可发生取代反应。小环环烷烃由于环的不稳定性容易发生开环反应，生成链状化合物。

(一)取代反应

在光照或高温的作用下，常见环、中环和大环环烷烃可与卤素发生取代反应。

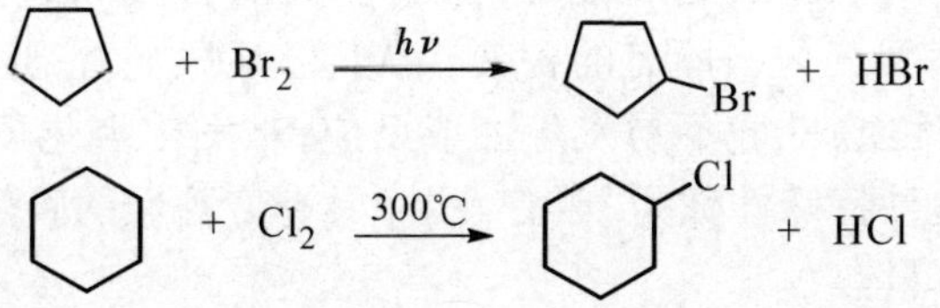

(二)开环反应

1. 与氢反应　在催化剂存在下,环丙烷、环丁烷和环戊烷与氢气发生开环反应,生成链状烷烃,环己烷及高级环烷烃一般不发生催化加氢反应。

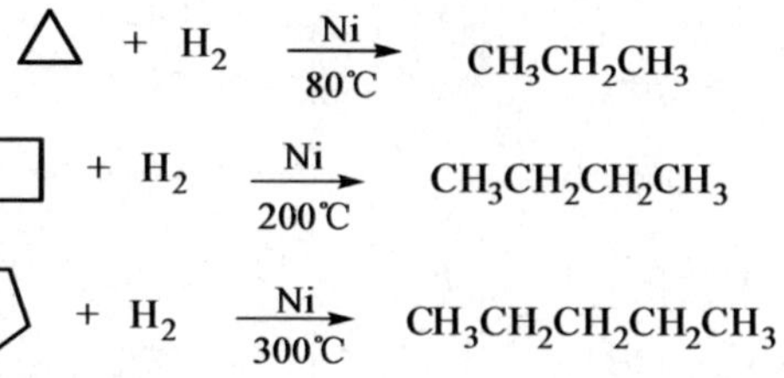

2. 与卤化氢反应　环丙烷及其烷基衍生物与卤化氢作用时易发生开环反应。例如:

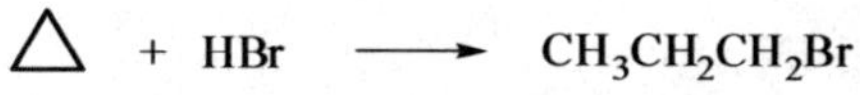

烷基环丙烷与卤化氢发生开环反应时,碳环中键的断裂总是发生在连接氢原子最多和连接氢原子最少的两个碳原子之间,且氢原子加在含氢较多的碳原子上,卤原子加在含氢较少的碳原子上(产物遵循马氏规则)。例如:

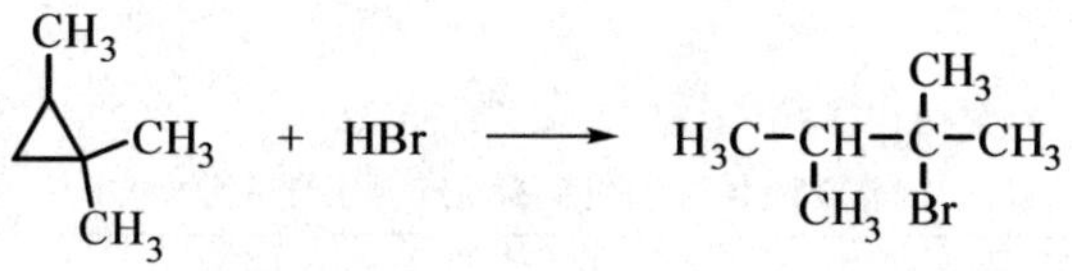

3. 与卤素反应　环丙烷在室温下即可与卤素发生开环反应,而环丁烷必须在加热下才能进行反应。例如:

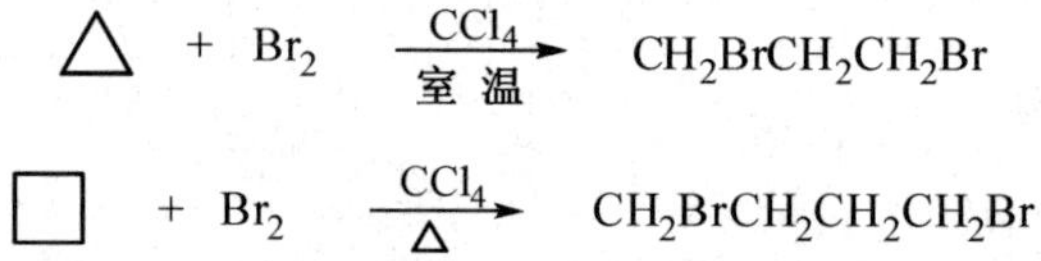

因此,不能利用溴的四氯化碳溶液区别小环环烷烃和不饱和烃。

环烯烃的化学性质与烯烃的化学性质相似,容易与氢气、卤素和卤化氢等发生加成反应,也可被高锰酸钾等氧化剂氧化。

第五节　芳香烃

在有机化学发展初期,化学家把从植物中提取的具有芳香气味的一类物质统称为芳香族化合物。在研究这些化合物时发现:此类化合物的分子结构中都含有苯环,因此人们将苯和含有苯环结构的化合物称为芳香族化合物。随着研究的深入,发现许多含有苯环结构的化合物不但没有芳香气味,甚至具有特别难闻的气味,而有香味的化合物又不一定含有苯环,所以"芳香族"这一术语已失去原有的含义。从化学性质上看,此类化合物与不饱和的脂肪族化合物有着不同的性质,一般不易发生加成反应,难发生氧化反应,易发生取代反应而环不被破坏的特殊性,这种特殊性称为"芳香性"。具有芳香性的碳氢化合物称为芳香烃,芳香烃是芳香族化合物的母体。

一、芳香烃的分类和命名

根据分子中是否含有苯环,芳香烃分为苯型芳香烃(benzenoid arene)和非苯型芳香烃(non-benzenoid arene)。在苯型芳香烃中,根据分子中所含苯环的数目分为单环芳香烃和多环芳香烃,后者又根据苯环的连接方式不同分为联苯类、多苯代脂肪烃和稠环芳香烃。

(一)单环芳香烃的命名

苯是最简单也是最重要的芳香烃。其他的单环芳香烃可看做是苯的烃基取代物。苯的一烃基取代物命名时,若烃基为简单的烷基,通常以苯为母体,烷基为取代基,称为某(烷基)苯;若烃基是较复杂的烷基或不饱和烃基时,将苯环作为取代基,侧链作为母体进行命名。例如:

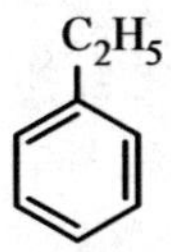

乙苯

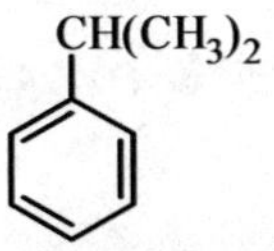

异丙苯

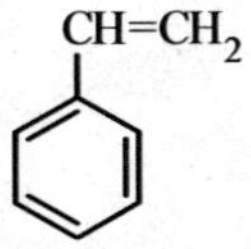

苯乙烯

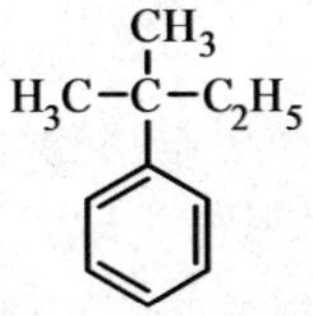

2-甲基-2-苯基丁烷

苯的二烃基取代物由于两个烃基在苯环上的相对位置不同存在三种异构体,命名时要用阿拉伯数字标明各烃基的位次,也可用邻或 o-(ortho)、间或 m-(meta)、对或 p-(para)表示。例如:

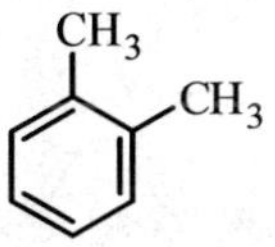

1,2-二甲苯
邻二甲苯(o-二甲苯)

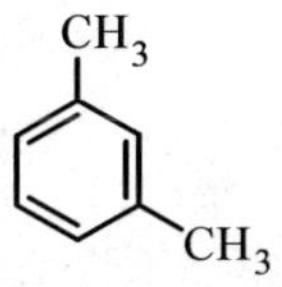

1,3-二甲苯
间二甲苯(m-二甲苯)

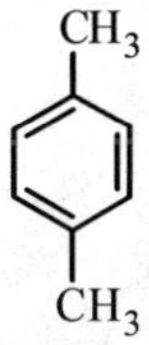

1,4-二甲苯
对二甲苯(p-二甲苯)

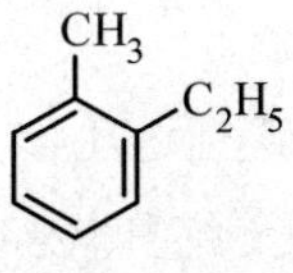

1-甲基-2-乙基苯
邻甲乙苯(o-甲乙苯)

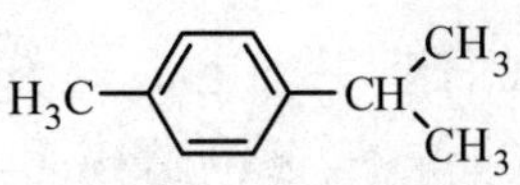

1-甲基-4-异丙基苯
对甲基异丙苯(p-甲基异丙苯)

若苯环上有三个相同的烃基时也存在三种异构体,命名时用连、偏、均来表示烃基的相对位置,也可用1,2,3-;1,2,4-;1,3,5-等表示。例如:

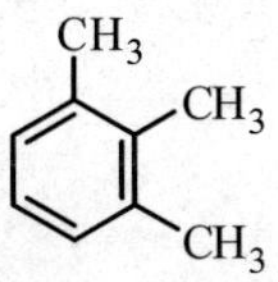

1,2,3-三甲苯
连三甲苯

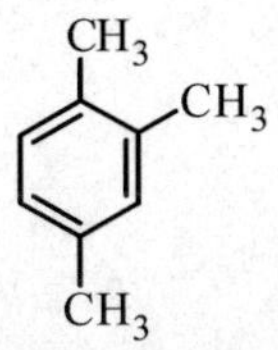

1,2,4-三甲苯
偏三甲苯

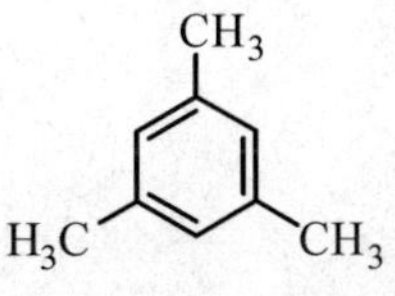

1,3,5-三甲苯
均三甲苯

苯分子中去掉一个氢原子后剩余的基团(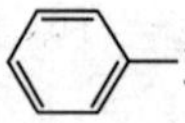—或 C_6H_5—)称为苯基(phenyl),可简写为 Ph-;甲苯分子中去掉一个甲基氢原子后剩余的基团(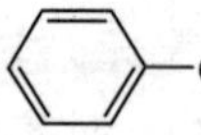CH_2—或 $C_6H_5CH_2$—)称为苯甲基或苄基(benzyl)。

(二)多环芳香烃的命名

联苯类化合物是两个或多个苯环通过单键相连接的芳烃。按苯环数命名为联某苯。例如:

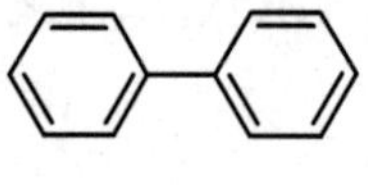

联苯

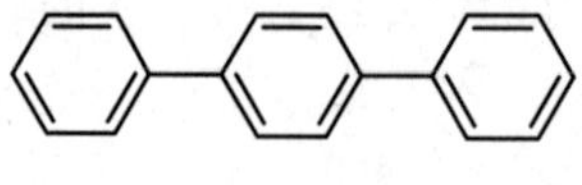

对联三苯

多苯代脂肪烃是指链烃分子中的氢原子被两个或多个苯基取代的化合物。命名时以链烃作为母体,苯基作为取代基。例如:

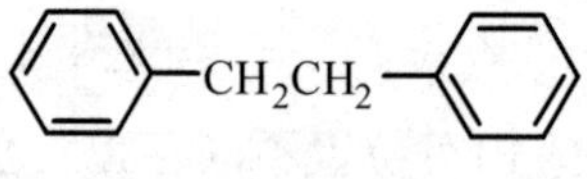

1,2-二苯基乙烷

$$C_6H_5-\underset{\displaystyle C_6H_5}{\underset{|}{C}H}-C_6H_5$$

三苯甲烷

稠环芳香烃是两个或多个苯环共用两个邻位碳原子的化合物。这类化合物有特殊的名称和编号。例如:

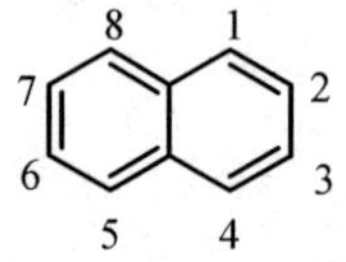

萘

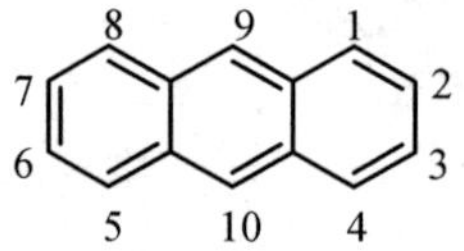

蒽

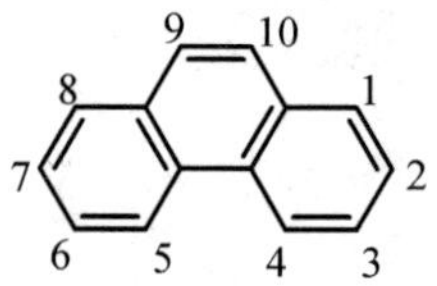

菲

二、苯的结构

19 世纪初期发现了苯,并确定了其分子式为 C_6H_6。按碳氢之比,苯应是一个不饱和程度很高的化合物。但实际上,苯的结构非常稳定,不易发生不饱和烃典型的加成和氧化反应,却能发生类似饱和烃的取代反应,且一元取代物只有一种。苯的性质如此异常,那么它的结构究竟是怎样的呢?历史上化学家对苯的结构提出了多种假设,其中被公认和至今仍使用的是 1865 年德国的化学家 Kekulé A(凯库勒)提出的结构式。苯是由 6 个碳原子组成的、单双键交替的环状六边形平面结构,每一个碳原子还连着一个氢原子。后来人们称此结构式为 Kekulé 结构式。

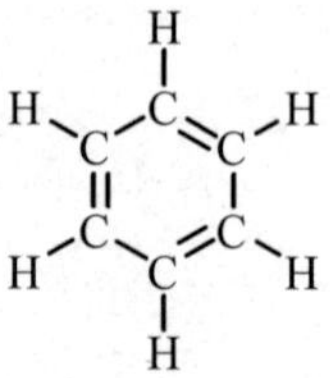

可简写为

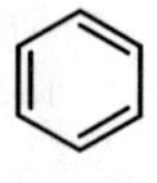

苯的 Kekulé 结构式也存在一些缺陷。诸如苯环这样一个高度不饱和化合物不易发生加成反应却易发生取代反应等实验事实不能得到合理的解释。随着价键理论的发展，人们对苯的结构逐渐有了比较充分的认识。

近代物理方法证明：苯分子中的 6 个碳原子和 6 个氢原子都在同一平面上，6 个碳原子组成一个正六边形碳环，碳碳键的键长都是 140 pm，碳氢键的键长均为 108 pm，所有的键角均为 120°。

根据杂化轨道理论，苯分子中的碳原子都是 sp^2 杂化，每个碳原子都以 3 个 sp^2 杂化轨道分别与相邻的 2 个碳原子的 sp^2 杂化轨道和一个氢原子的 1s 轨道形成 2 个碳碳 σ 键和 1 个碳氢 σ 键，6 个碳原子和 6 个氢原子在同一平面上，并且键角均为 120°。每个碳原子上未参与杂化的 p 轨道由于都垂直于碳环平面而相互平行，每个 p 轨道都可以与 2 个相邻碳原子的 p 轨道侧面重叠，形成一个闭合的“大 π 键”即“环状的闭合共轭体系”。如图 11-8 所示。

苯分子中闭合共轭体系的存在，使得 π 电子不再局限于两个碳原子之间，而是离域在整个环状体系中，电子云均匀对称地分布在环平面的上下方，因此苯分子中没有单键和双键的区别。苯的结构式除用 Kekulé 式表示外，也常用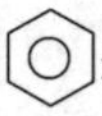表示，中心的圆圈表示离域的大 π 键。

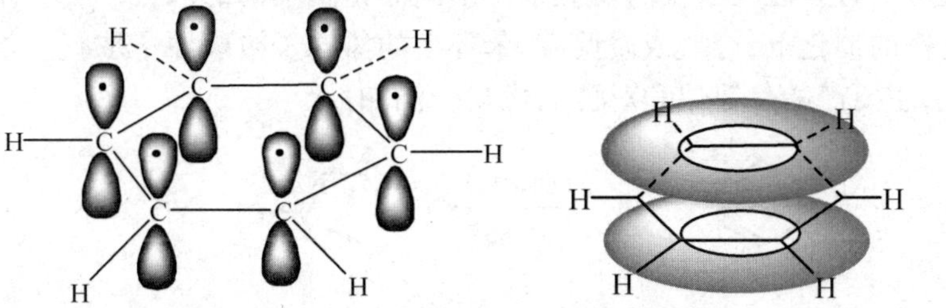

图 11-8　苯分子中的 p 轨道和大 π 键

三、单环芳香烃的物理性质

苯及其同系物多数为液体，比水轻，不溶于水，易溶于石油醚、四氯化碳等有机溶剂。一般都有毒性，尤其是苯，长期吸入苯蒸气，能引起肝损伤及造血器官和神经系统损坏，并能导致白血病。苯及其同系物的物理常数见表 11-6。

表 11-6　苯及其同系物的物理常数

名　称	熔点/℃	沸点/℃	密度/$g \cdot cm^{-3}$
苯	5.5	80.0	0.879
甲苯	-95.0	110.6	0.866
乙苯	-95.0	136.2	0.867
苯乙烯	-31.0	145.0	0.906
邻二甲苯	-25.2	144.4	0.880

续表 11-6

名 称	熔点/℃	沸点/℃	密度/g·cm^{-3}
对二甲苯	13.3	138.3	0.861
间二甲苯	-47.9	139.1	0.864
连三甲苯	-25.0	176.0	0.894
均三甲苯	-44.1	168.7	0.889
偏三甲苯	-45.0	165.0	0.864

四、单环芳香烃的化学性质

苯环是单环芳香烃的基本结构，由于苯环结构的特殊性，使芳香烃在化学性质上与不饱和烃及饱和烃显著不同，具有独特的“芳香性”，即苯环具有较大的稳定性，容易发生取代反应，难以进行氧化反应和加成反应。

（一）取代反应

取代反应是芳香烃苯环上的主要化学反应，主要包括以下几种：

芳环的亲电取代反应

1. 卤代反应　芳香烃的卤代因反应条件不同而得到不同的取代产物。苯及其同系物在铁粉或三卤化铁的催化下，与氯或溴反应，苯环上的氢原子被卤原子取代。烷基苯比苯易于发生卤代反应，主要产物是邻位和对位取代物。例如：

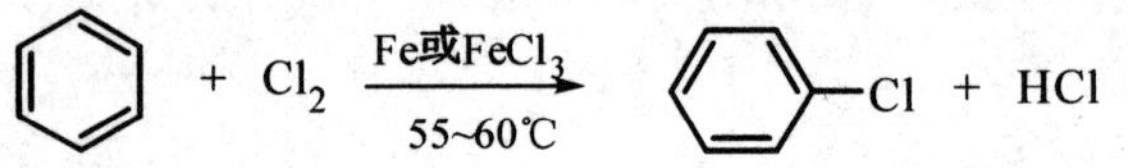

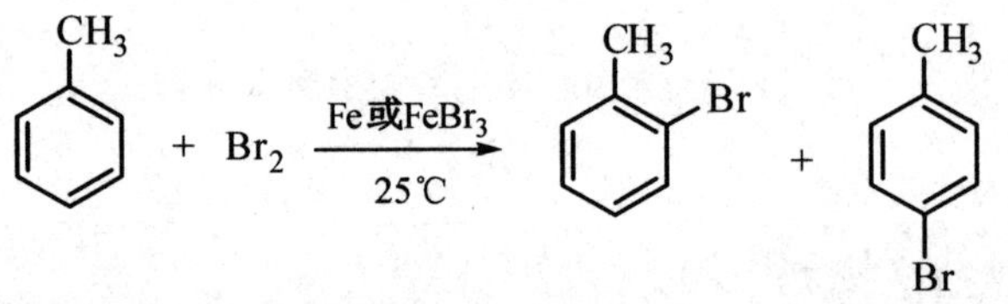

烷基苯在光照、加热或过氧化物存在下进行卤代反应时，侧链上的氢原子被卤素取代。当侧链是比甲基复杂的烷基时，卤原子主要取代活泼的 α-氢原子。例如：

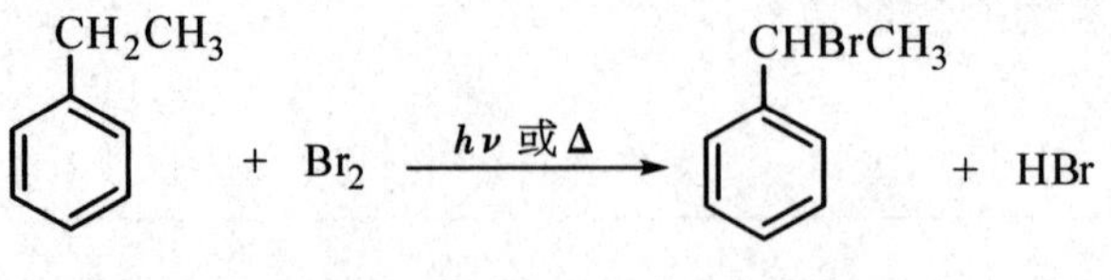

2. 硝化反应　苯与浓硝酸和浓硫酸的混合物（混合酸）作用，反应的结果是苯环上的氢被硝基取代生成硝基苯。

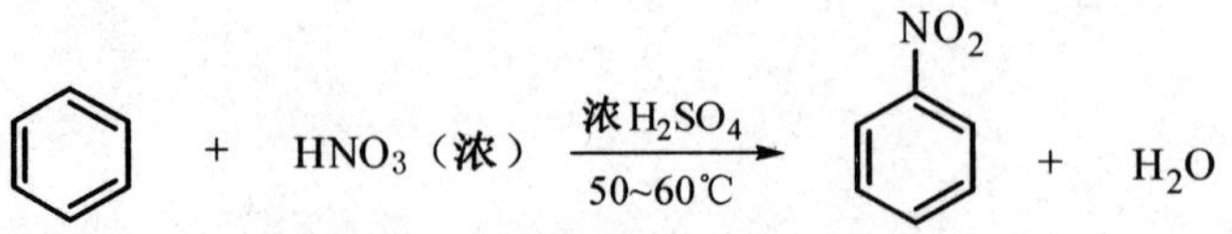

硝基苯不易继续硝化。但在更高的温度及发烟硝酸和浓硫酸的作用下，硝基苯可转化

成间二硝基苯。

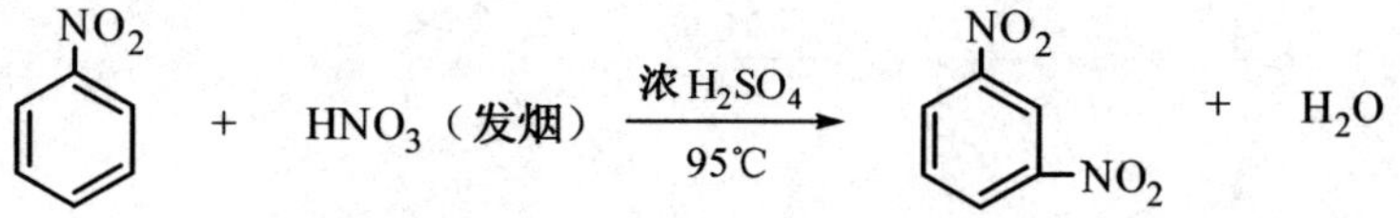

烷基苯与混酸作用，温度控制在 30 ℃就可反应，主要得到邻位取代物和对位取代物。例如：

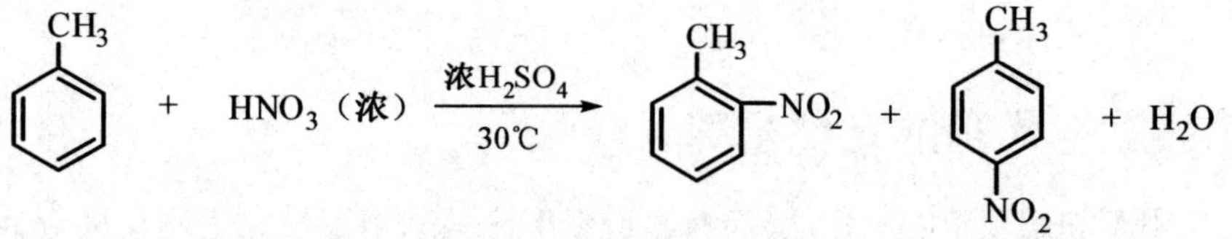

以上三个反应说明：甲苯比苯容易硝化，而硝基苯比苯难以硝化。硝化反应是一个十分有用的取代反应。例如，强心急救药间羟胺（阿拉明）的原料、烈性炸药 TNT（2,4,6-三硝基甲苯）等都是通过硝化反应制备的。

3. 磺化反应　苯与浓硫酸共热或与发烟硫酸（SO_3 和硫酸的混合物）作用，苯环上的氢原子被磺酸基取代生成苯磺酸。

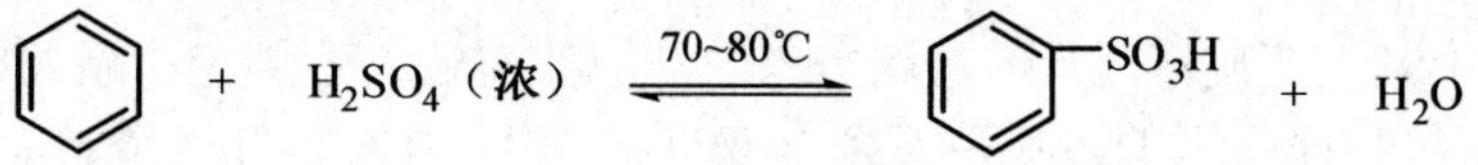

磺化反应是可逆反应，在有机合成上常利用磺化反应保护苯环上的某一位置，待进一步发生某一反应后，再通过磺化反应的逆反应除去磺酸基，得到更高产率的所需化合物。另外，苯磺酸是有机强酸，易溶于水，而有些芳香族化合物的药物难溶于水，可通过磺化反应增加其水溶性，以使其得到更广泛的使用。

4. 烷基化反应　苯和卤代烷在三氯化铝等催化剂的作用下，苯环上的氢原子被烷基取代生成烷基苯。

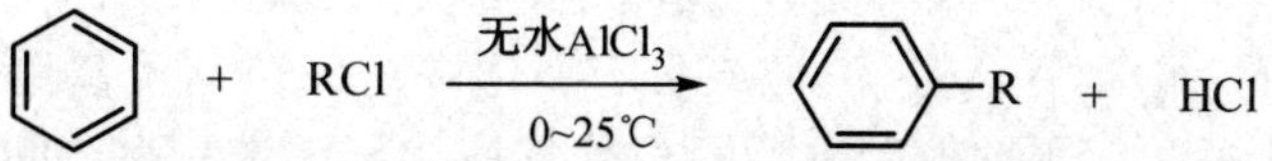

该反应是由 Friedel（傅瑞德尔）和 Crafts（克拉夫茨）共同发现，因此称为 Friedel-Crafts 烷基化反应，简称傅-克烷基化反应。尽管傅-克烷基化反应是有机合成上的一个重要反应，但也存在一定的局限性：当苯环上连有吸电子基（硝基、磺酸基等）时，反应不能进行；另外，烷基含有三个碳原子以上时，常发生碳链异构化。例如：

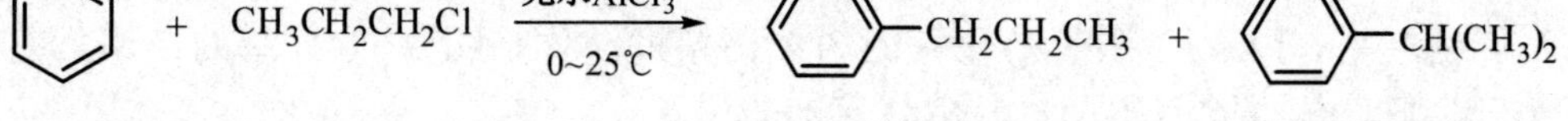

丙苯（30%）　　　　异丙苯（70%）

（二）氧化反应

苯环比较稳定，很难被高锰酸钾或重铬酸钾等强氧化剂氧化。而苯的同系物容易被氧化，反应主要发生在侧链上，而且侧链不论长短，只要与苯环直接相连的碳原子连有氢，均可被氧化生成苯甲酸。若与苯环直接相连的碳原子上没有氢原子，侧链不被氧化。例如：

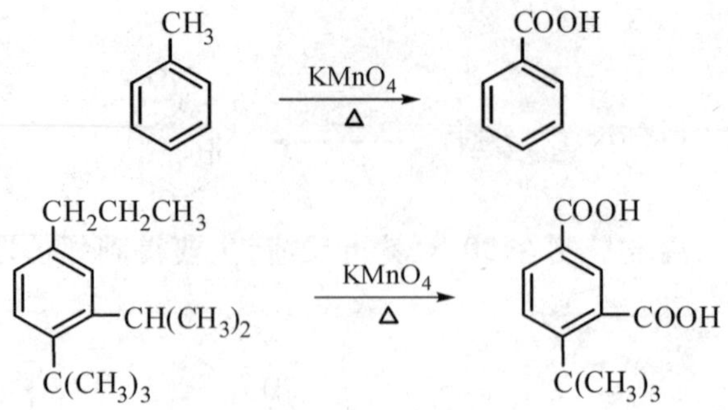

五、苯环上取代基的定位规律

苯的亲电取代反应

前面讨论甲苯和硝基苯的硝化反应时，知道甲苯比硝基苯容易发生硝化反应，产物中硝基进入苯环的位置也因甲基和硝基性质的不同而不同。因此，一元取代苯进行取代反应时，苯环上原有的取代基将影响取代反应的活性并支配着第二个取代基进入苯环的位置。苯环上原有的取代基称为定位基（orienting group），定位基的这种“支配作用”称为定位效应（orienting effect）。取代基的定位效应与取代基的诱导效应、共轭效应、超共轭效应等电子效应有关。根据定位效应的不同，把取代基分为邻、对位定位基（第一类定位基）和间位定位基（第二类定位基）两类。

邻、对位定位基主要使新引入的基团进入其邻位和对位。这类定位基的结构特征是：定位基中与苯环直接相连的原子多数是不含有双键或三键，具有饱和性或含有未共用电子对的原子或基团。邻、对位定位基（除卤素外）通过电子效应使苯环上各碳原子的电子云密度增加，尤其是邻、对位碳原子的电子云密度增加得更多，使苯环活化。取代反应比苯容易进行并主要发生在邻位和对位。属于这类定位基的有：

$$—NR_2 \quad —NH_2 \quad —OH \quad —OR \quad —NHCOR \quad —OCOR \quad —CH_3(—R) \quad —Ar \quad —X(Cl,\ Br,\ I)$$
$$\xrightarrow{\hspace{12em}}$$

邻、对位定位效应依次减弱

间位定位基主要使新引入的基团进入其间位。这类定位基的结构特征是：定位基中与苯环直接相连的原子一般含有双键、三键或带有正电荷。间位定位基通过电子效应使苯环上各碳原子的电子云密度降低，使苯环钝化，取代反应比苯困难。由于间位电子云密度相对降低得较少，取代反应主要发生在间位。常见的间位定位基有：

$$—\overset{+}{N}R_3 \quad —NO_2 \quad —CN \quad —SO_3H \quad —CHO \quad —COR \quad —COOH$$
$$\xrightarrow{\hspace{12em}}$$

间位定位效应依次减弱

二元取代苯的定位效应比较复杂，主要决定于已有基团的性质、它们的相对位置及反应条件等，归纳起来有以下规律：①活化基团的作用超过钝化基团；②取代基的作用具有加和性；③第三个取代基一般不进入1,3-取代苯的2位。

在有机合成或药物合成中，利用取代基的定位效应可推测芳环取代反应的主要产物及设计合理的合成方案来提高产物中所需化合物的含量。

六、致癌芳香烃

致癌芳香烃是一类由四个以上苯环稠合而成的多环芳香烃，它们多为蒽或菲的衍生物，是煤炭、木材、石油、烟草等有机物不完全燃烧的产物，在一些焦化、烘烤、烟熏食品中常含有这类化合物。例如：

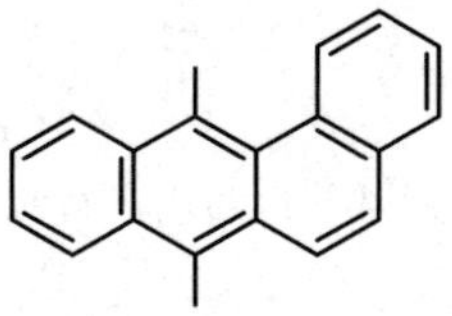

9,10-二甲基-1,2-苯并蒽

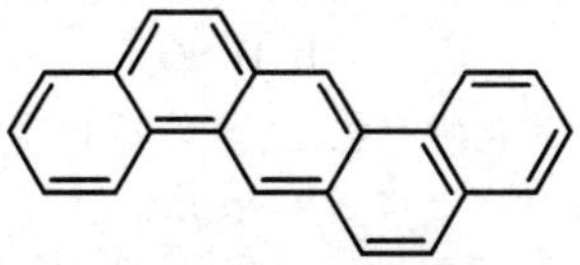

1,2,5,6-二苯并蒽

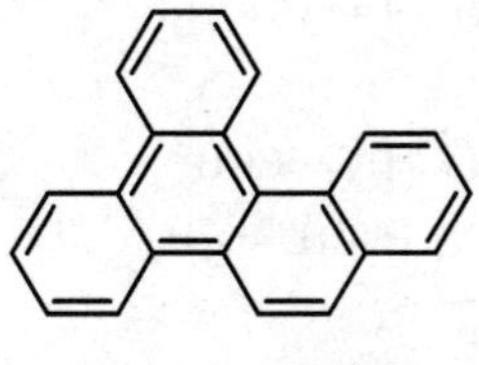

1,2,3,4-二苯并菲

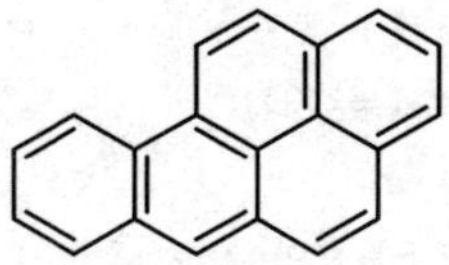

3,4-苯并芘

其中9,10-二甲基-1,2-苯并蒽是目前已知致癌性多环芳香烃中作用最快、活性最大的皮肤致癌物之一；3,4-苯并芘为特强致癌物，容易诱发肺癌和唇癌。

碳的同素异形体

习题

1. 选择题

(1) 下面结构式中2,5和6号碳原子的杂化状态分别是(　　)

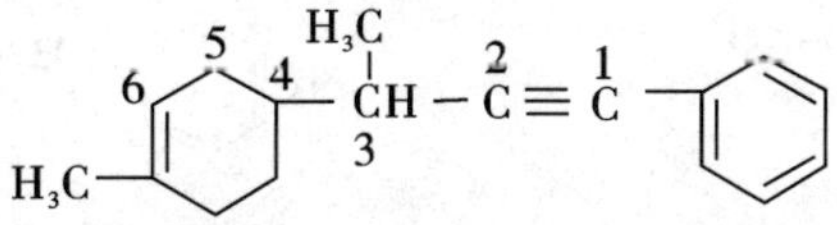

A. sp^3, sp^2 和 sp　　B. sp^2, sp^3 和 sp　　C. sp, sp^2 和 sp^3　　D. sp, sp^3 和 sp^2

(2) 下列化合物分子中含有伯、仲、叔碳原子的是(　　)

A. 2,2,3-三甲基丁烷　　B. 2,3,4-三甲基戊烷

C. 2,4,4-三甲基-2-戊烯　　D. 4,6,6-三甲基-1-庚烯

(3) 下列环烷烃中沸点最高的是(　　)

A. 环丙烷　　B. 环丁烷　　C. 环戊烷　　D. 环己烷

(4) 下列有机化合物有顺反异构体的是(　　)

A. CH_3CH_3　　B. $CH_2{=}CCl_2$

C. $CH_3CH{=}CF_2$　　D. $CCl_3CH{=}CFCH_3$

(5) 根据次序规则判断下列基团，其中“最优”的基团是(　　)

A. —CN　　B. —COOH　　C. $—C_6H_5$　　D. —OH

(6) 下列基团按“次序规则”排列，它们的优先性顺序正确的是(　　)

①$—CH(CH_3)_2$　②$—CH_2CH_2CH_3$　③$—C(CH_3)_3$　④$—CH(CH_3)CH_2CH_3$

A. ①>②>③>④　　B. ③>④>①>②

C. ④>②>③>①　　D. ④>②>①>③

(7) 下列碳正离子中最稳定的是(　　)

A. $(CH_3)_2\overset{+}{C}CH_2CH_3$　　B. $CH_3\overset{+}{C}HCH_2CH_3$　　C. $CH_2{=}CH\overset{+}{C}HCH_3$　　D. $\overset{+}{C}H_2CH_3$

(8)化合物 $CH_2=CHCH=CH_2CH_2Cl$ 中存在的电子效应有(　　)

A. 诱导效应和 p-π 共轭效应　　B. 诱导效应和 π-π 共轭效应

C. π-π 和 p-π 共轭效应　　D. 仅有 π-π 共轭效应

(9)加入下列哪种物质可将庚烷中的丙烯杂质除去(　　)

A. HBr　　B. H_2SO_4　　C. Br_2　　D. H_2

(10)在光照或过氧化物存在时,能与不对称烯烃加成主要得到反马氏加成产物的是(　　)

A. HF　　B. HCI　　C. HBr　　D. HI

(11)下列烯烃与酸性高锰酸钾溶液反应,生成乙酸和丙酮的是(　　)

A. $(CH_3)_2C=CHCH_2CH_3$　　B. $(CH_3)_2C=C(CH_3)_2$

C. $(CH_3)_2C=CHCH_3$　　D. $CH_3CH=CHCH_3$

(12)下列物质能与银氨溶液反应产生白色沉淀的是(　　)

A. $CH_2=CHCH=CH_2$　　B. $CH_3CH_2C\equiv CCH_3$

C. $CH_3CH_2C\equiv CH$　　D. $CH_3CH_2CH=CH_2$

(13)甲基环丙烷与 5% $KMnO_4$ 水溶液或 Br_2/CCl_4 反应,现象是(　　)

A. $KMnO_4$ 和 Br_2 都褪色　　B. $KMnO_4$ 褪色,Br_2 不褪色

C. $KMnO_4$ 不褪色,Br_2 褪色　　D. $KMnO_4$ 和 Br_2 都不褪色

(14)下列化合物进行硝化反应速率最快的是(　　)

A. 溴苯　　B. 苯酚　　C. 硝基苯　　D. 苯甲酸

(15)下列物质用铁催化与氯发生反应时,最可能取代的位置是(　　)

A. 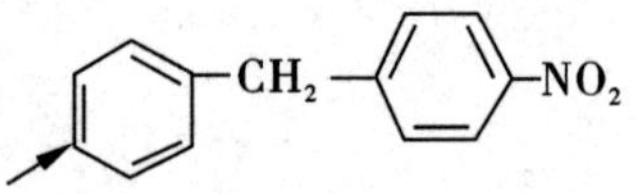

B. 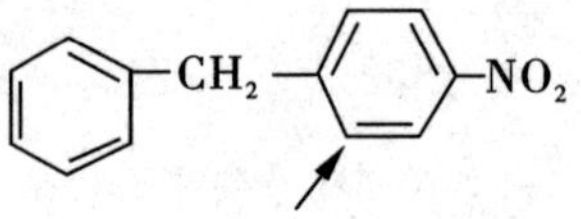

C. 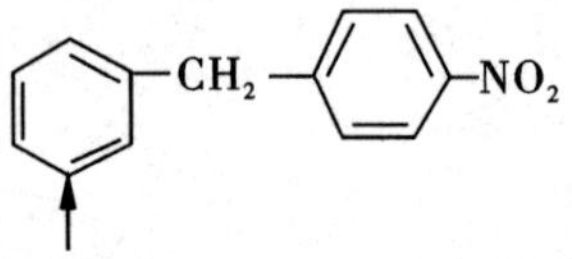

D. 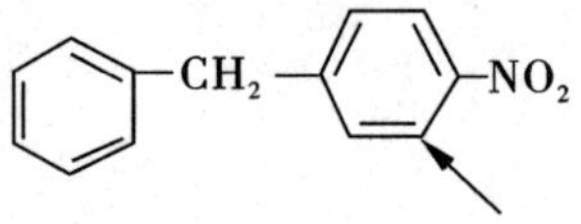

2. 用系统命名法命名下列化合物。

(1) 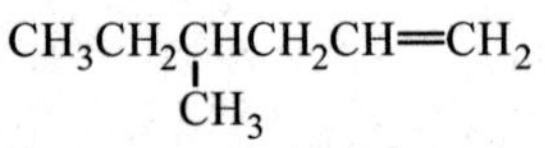

(2) $CH\equiv CCH(CH_3)_2$

(3) $CH_2=CHCH=C(CH_3)_2$

(4) 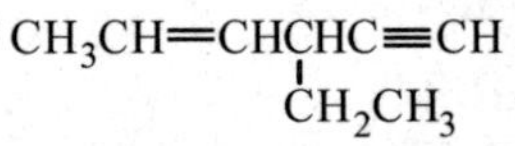

(5) 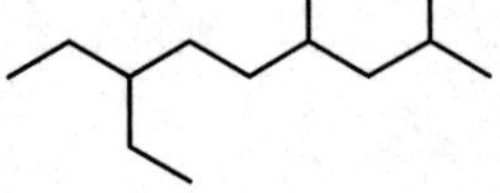

(6) 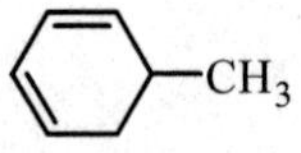

(7) 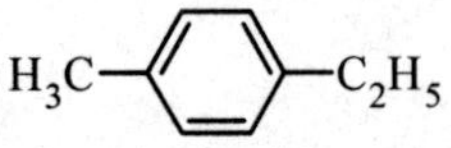

(8) 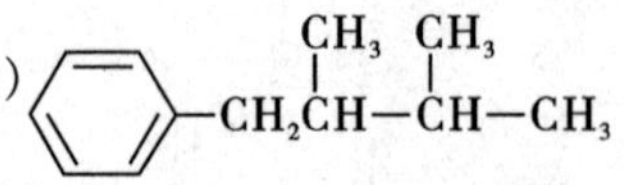

(9) 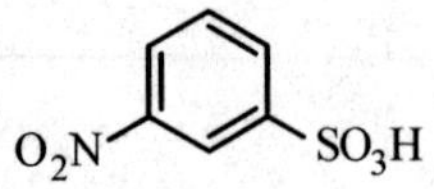

(10) 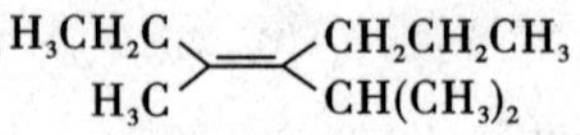

(11) 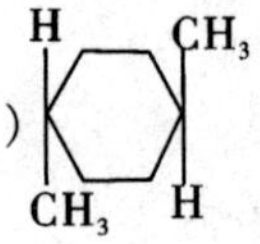

3. 写出下列化合物的结构式。

(1)3-甲基-3-乙基-5-丙基-4-异丙基辛烷　　(2)3-甲基环己烯

(3)3,3-二甲基-1-己炔　　(4)3-甲基-1-戊烯-4-炔

(5)3-甲基-4-己烯-1-炔　　(6)顺-4-甲基-2-戊烯

(7)邻硝基甲苯　　(8)1,6-二甲基萘

(9)2,3-二甲基-4-苯基-1-己烯

4. 写出下列反应的主要产物。

(1) 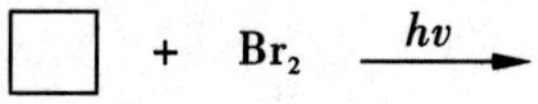

(2) 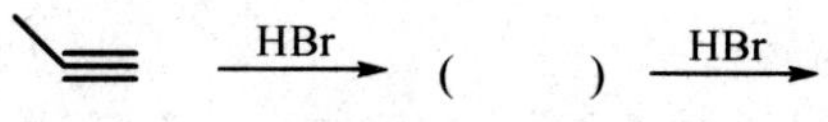

(3) 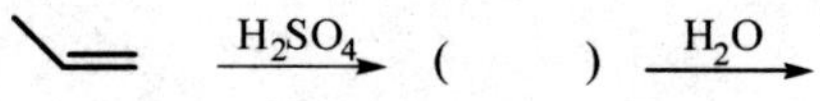

(4) 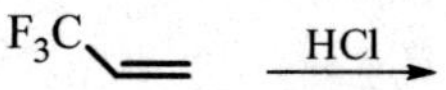

(5) 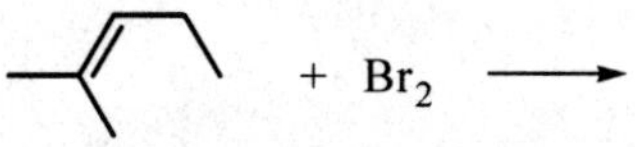

(6) $CH_3CH_2C\equiv CH + [Ag(NH_3)_2]^+ \longrightarrow$

(7) $H_3C-C\equiv CH + [Cu(NH_3)_2]^+ \longrightarrow$

(8) $\underset{\displaystyle CH_3}{CH_3CH_2CHC\equiv CH} + H_2O \xrightarrow[\text{稀}H_2SO_4]{HgSO_4}$

(9) $CH_3CH_2CH_2C\equiv CH \xrightarrow[H_3O^+]{KMnO_4}$

(10) 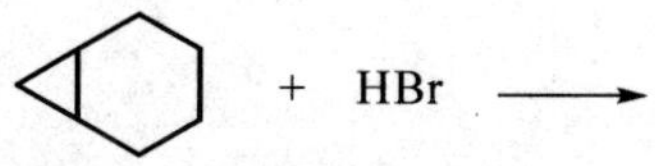

(11) 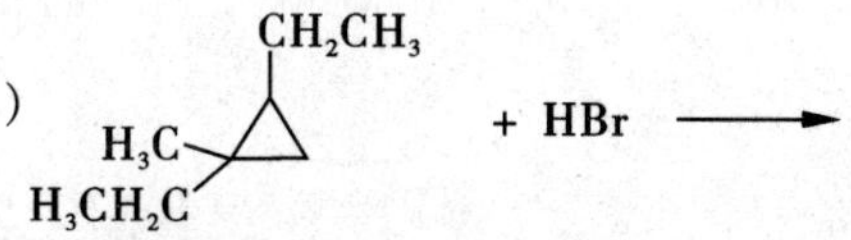

(12) 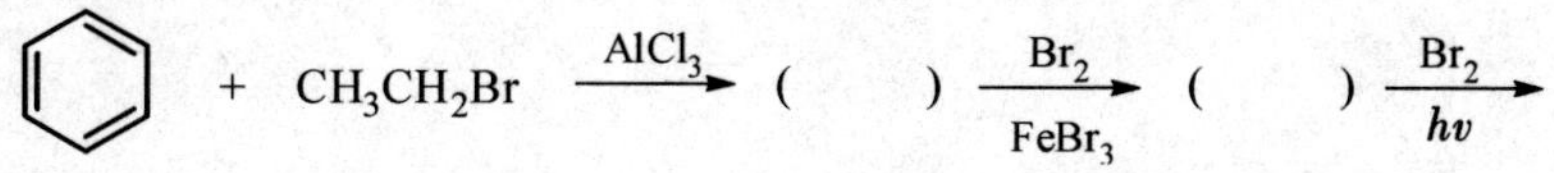

(13) 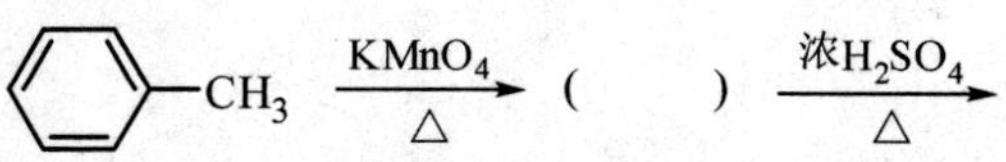

5. 用化学方法鉴别下列各组化合物。

(1)1-庚炔　1,3-己二烯　庚烷　　(2)环己烯　苯　乙苯

(3)1-丁炔　2-丁炔　1,3-丁二烯　甲基环丙烷

6. 经高锰酸钾氧化后得到下列产物,试写出原烯烃的结构式。

(1) CO_2 和 HOOC—COOH　　(2) $CH_3\overset{\displaystyle O}{\overset{\|}{C}}CH_2CH_3$ 和 CH_3CH_2COOH

(3) $CH_3CH_2COCH_3$　　(4) $HOOCCH_2CH_2CH_2CH_2COOH$

7. 按要求写出下列化合物可能的构造式。

(1) C_5H_{12}仅含有伯氢没有仲氢和叔氢

(2)含一个侧链和分子量为84的烯烃

(3)分子量为100同时含有伯、叔、季碳原子的烷烃

(4)分子式为 C_5H_{10}且只有一个伯碳原子的环烷烃

8. 指出下列化合物有无顺反异构体，若有，则写出它们的异构体，并用顺、反法和 *Z*、*E* 法表示其构型。

(1)2,4-二甲基-2-戊烯　(2)2-苯基-2-戊烯　(3)2-甲基丙烯酸

(4)2-丁烯酸　(5)2,4-庚二烯

9. 由苯及其他无机试剂制备下列化合物。

(1)间硝基苯甲酸　(2)对硝基苯甲酸

(3)间硝基苯磺酸　(4)4-甲基-3-硝基苯磺酸

10. 具有相同分子式的两种化合物，分子式为 C_5H_8，经氢化后都可以生成2-甲基丁烷。它们可以与两分子溴加成，但其中一种可使硝酸银氨溶液产生白色沉淀，另一种则不能。试推测这两个异构体的结构式，并写出各步反应的反应式。

11. 分子式为 C_8H_{10} 的化合物A，被高锰酸钾氧化得分子式为 $C_8H_6O_4$ 的化合物B，将B进行硝化时，只得到一种一硝基化合物C。试写出A，B和C的结构。

（刘丽霞　胡亚平）

第十二章　对映异构

同分异构在有机化学中是极为普遍的现象，在第十一章中已经学习了构造异构和顺反异构。构造异构是指分子中原子间连接次序或方式不同产生的异构现象，碳链异构、位置异构、官能团异构和互变异构均属于构造异构。立体异构(stereo isomersim)是指分子构造相同但分子中的原子或基团在空间的排列不同产生的异构现象，顺反异构属于立体异构。本章将介绍另外一种立体异构——对映异构(enantiomerism)。

第一节　概　述

对映异构又称旋光异构或光学异构(optical isomerism)。此类异构体具有一种特殊的物理性质，即能够使平面偏振光的振动方向发生偏转。

一、旋光性

(一)平面偏振光与旋光性

光是一种电磁波，它的振动方向与传播方向垂直，有无数个振动平面。图 12-1(a)表示一束光线朝着我们的眼睛直射过来，它包含了在各个平面上(如 A,B,C,D…)振动的光线。将普通单色光通过一个 Nicol 棱镜，一部分光线就被阻挡不能通过，只有振动方向和棱镜晶轴平行的光线(如 A)才能完全通过。这种只在一个振动平面振动的光叫平面偏振光(plane polarized light)，简称偏振光。图 12-1(b)表示通过棱镜后的光线是仅含有在箭头所示平面上振动的偏振光。

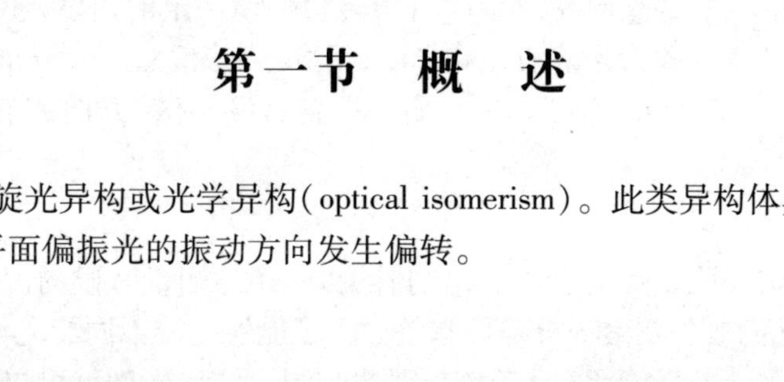

图 12-1　普通光与平面偏振光原理

当偏振光通过某些化合物或其溶液(如葡萄糖水溶液)时，振动方向会发生一定的旋转，如图 12-1(c)所示。物质使偏振光的振动面发生旋转的能力称为旋光性,具有旋光性的物质称为旋光性物质或光学活性物质。

(二)旋光仪和旋光度

旋光仪的工作原理

检测旋光性的仪器叫旋光仪。普通的旋光仪主要组成部分包括光源、起偏镜(固定不动)、样品管、检偏镜(随刻度盘一起旋转)、刻度盘,如图 12-2 所示。

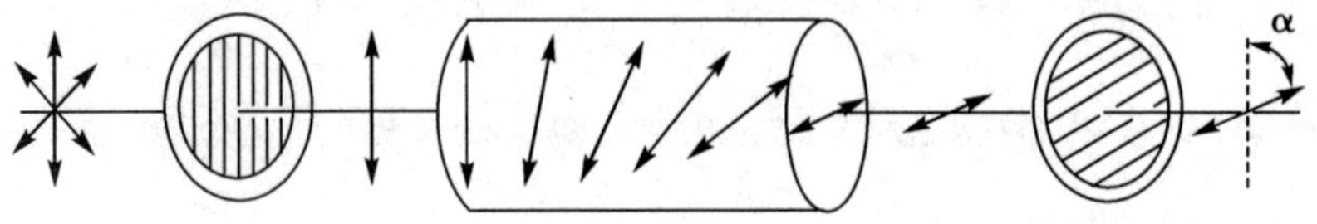

图 12-2　旋光仪组成

当产生的偏振光通过某些非旋光性物质(如水、乙醇等)时,偏振光的振动平面不发生改变,在检偏镜(其晶轴与起偏镜晶轴互相平行)后光线全部通过,观察视场最亮。当偏振光通过旋光性物质(如葡萄糖水溶液)时,光线振动平面发生一定的旋转,检偏镜后只有部分光线透过,要再次使视场最亮,必须向左或者向右旋转检偏镜一定的角度,使其晶轴和光线的振动方向平行。旋转的角度即为该溶液的旋光度,用“α”表示。正对着光的传播方向看,使偏振光振动平面顺时针方向旋转称为右旋,用“+”表示;逆时针方向旋转称为左旋,用“-”表示。

(三)比旋光度

物质的旋光度大小除了和物质本身结构有关外,还与测量时候的温度、溶液浓度、样品管长度、所用单色光的波长及溶剂等条件有关。为了能够比较不同旋光性物质的旋光能力,如果能把结构以外的所有影响因素都固定,则此时测出的旋光度就可以成为一个旋光性物质所特有的常数。为此提出了比旋光度(specific rotation)的物理量概念。通常规定:一定温度下,溶液浓度为 1 $g \cdot mL^{-1}$时,在 1 dm 长的样品管中,用波长为 589.3 nm 的钠光(D 线)所测得的物质的旋光度,称为比旋光度,用“$[\alpha]_D^t$”表示。比旋光度$[\alpha]_D^t$和旋光度 α 有以下关系:

$$[\alpha]_D^t = \frac{\alpha}{C \times L}$$

α 为仪器测量的旋光度;t 表示测量时候的温度(℃),D 表示测量时的波长(589.3 nm 的钠光 D 线);C 为被测物质的浓度,单位符号为 $g \cdot mL^{-1}$(纯物质时为密度 d);L 是样品管的长度,单位:dm。有时候溶剂也会影响物质的旋光度大小,因此需予以注明。

比旋光度是旋光性物质特有的一个物理常数,像熔点、沸点、折光率一样,测定比旋光度可以用来鉴别物质,确定旋光性物质的纯度、含量等。例如,20 ℃时用钠光 D 线测得某物质水溶液的比旋光度为右旋 52.5°,表示为:$[\alpha]_D^{20} = +52.5°$(水)。则可以初步断定该物质很可能是葡萄糖。

二、手性与分子结构的对称因素

(一)手性、手性分子与旋光性

人的左手和右手是不能同向重合的，其手指的排列正好相反，如图 12-3 所示。如果把左手放在一面镜子前，镜子里所成的像恰好与右手相同，如图 12-4 所示。这种类似左右手互为实物与镜像关系，彼此又不能完全重叠的特性称为手性(chirality)。

对映异构

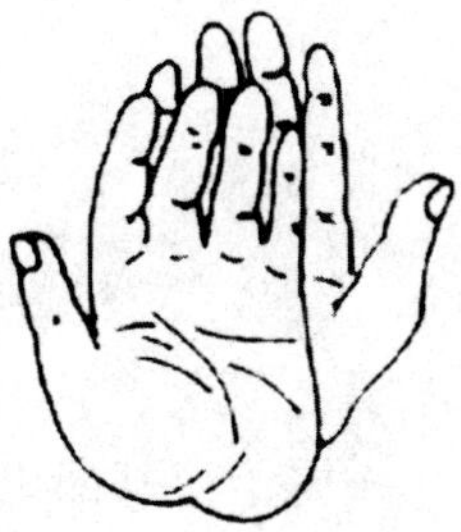

图 12-3　左、右手不能重合

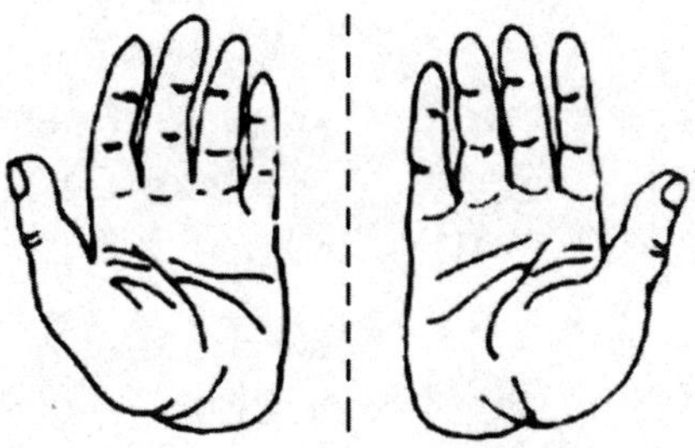

图 12-4　左、右手互为镜像关系

手性是宇宙中普遍存在的现象，宏观世界中，除人的左右手之外，人的耳朵、脚、四肢，鸟的翅膀，蜗牛外壳等都具有手性。微观世界中的某些有机分子同样也存在手性，例如，乳酸(2-羟基丙酸)就具有手性。如果用球棍模型表示乳酸分子的结构，则有两种立体结构，如图 12-5 所示。

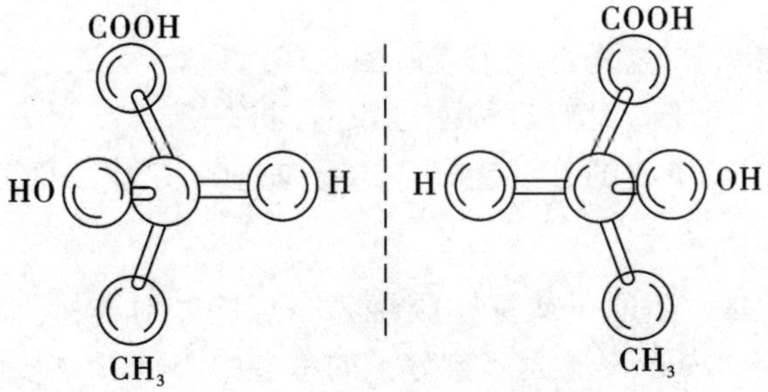

图 12-5　乳酸分子的立体结构模型

两种乳酸分子的形状相似，但无论如何摆放，二者都不能完全叠合到一起，正像人的左右手，互为实物与镜像关系，又不能重叠。这种不能与其镜像重叠的分子称为手性分子，手性分子都有旋光性。不具有手性的分子为非手性分子，没有旋光性。因此，手性是物质具有旋光性的充要条件。

(二)判断手性分子的依据

根据实物与镜像能否重合来判断一个分子(特别是复杂分子)是否具有手性是极不方便的。由于引起分子手性的本质是分子内部结构缺少某些对称因素，因此可以通过判断分子的对称因素来确定分子是否具有手性。通常考察的对称因素有两个：对称面和对称中心。

1. 对称面　设想分子中有一个平面，它可以把分子切成互为实物和镜像的两部分，这个面就称为该分子的对称面（symmetric plane），用“σ”表示。一个分子可能有多个对称面。有对称面的分子是非手性分子。

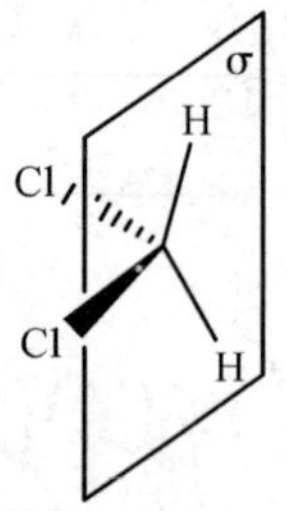

二氯甲烷
（有两个对称面）

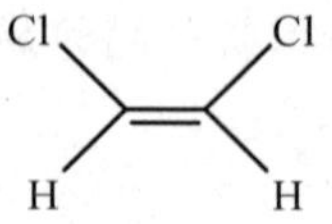

（Z）-1，2-二氯乙烯
（有两个对称面）

$HC\equiv CH$

乙炔
（有无数个对称面）

2. 对称中心　设想分子中有这样一个点，从分子中任一原子或基团出发画通过该点的直线，若此直线上与该点等距离的两端为相同的原子或基团，则这个点就称为该分子的对称中心（symmetric center），用“ *i* ”表示。一个分子只可能有一个对称中心。有对称中心的分子是非手性分子。

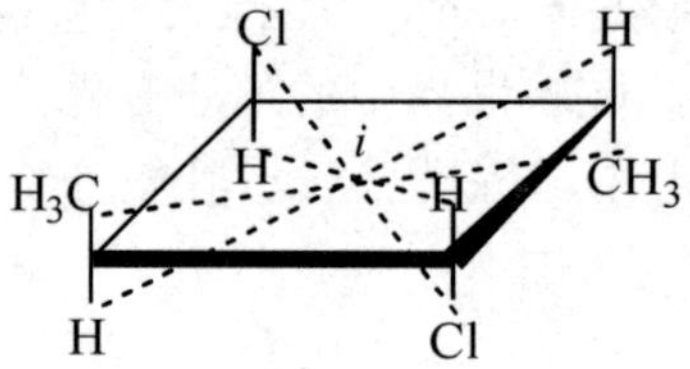

在考察分子的对称因素时，是将原子或基团看成球形。

一般来讲，如果一个分子既没有对称面也没有对称中心，该分子就是手性分子，具有旋光性；具有对称面或者对称中心的分子能够与其镜像重合，是非手性分子。

（三）手性碳原子

如果分子中的手性是由于原子或基团围绕某一点的非对称排列而产生的，这一点就是该分子的手性中心（chiral center）。大多数分子的手性中心是不对称碳原子。把和四个不相同的原子或基团相连接的碳原子称为不对称碳原子或手性碳原子（chiral carbon），常用“ * ”标记。手性碳原子都是 sp^3 杂化的饱和碳原子。

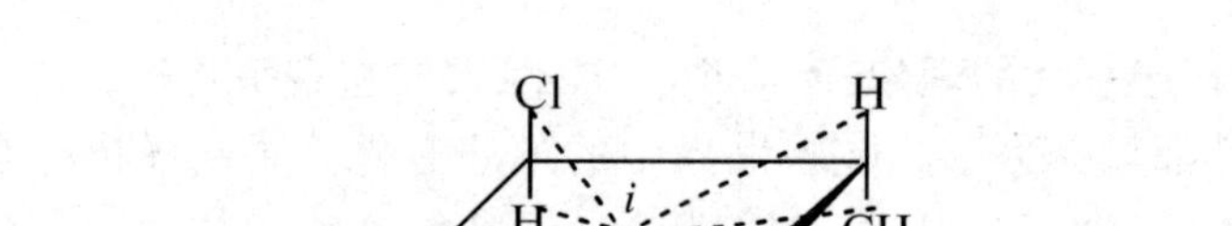

无手性中心的对映异构

寻找手性碳原子是判断分子是否具有手性的最简单的方法。含一个手性碳原子的分子肯定是手性分子，当分子中含有两个或者两个以上手性碳原子时，则可能会有例外出现（内消旋体）。

第二节　对映异构和非对映异构

一、含一个手性碳原子的化合物

(一)对映体和外消旋体

含一个手性碳原子的物质都可以写出两种也只能写出两种构型,它们代表两种不同的分子,互为实物和镜像,但不能重合。这种互为实物和镜像又不能重合的分子互称为对映异构体,简称对映体(enantiomer)。产生对映体的现象称为对映异构现象,对映异构现象在有机化合物中非常常见。例如,乳酸分子中,手性碳原子分别连接 —OH、—COOH、—CH_3 和 —H 四个互不相同的基团,它们在空间有两种不同的排列方式:

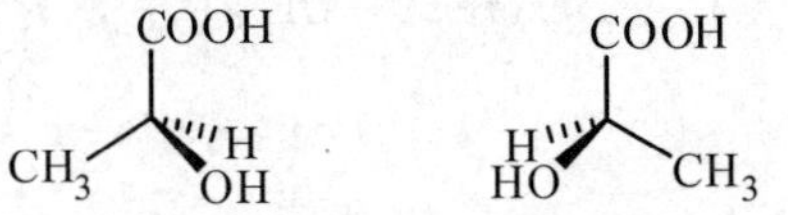

外消旋乳酸

(+)-乳酸	(-)-乳酸	(±)-乳酸
mp 53℃	mp 53℃	mp 18℃
$[\alpha]_D^{15}=+3.82°$	$[\alpha]_D^{15}=-3.82°$	$[\alpha]_D^{15}=0°$

肌肉过度疲劳产生的是右旋乳酸——(+)-乳酸,乳酸杆菌使葡萄糖发酵后所产生的是左旋乳酸——(-)-乳酸。这两种空间构型不同的分子就是一对对映体。它们旋光能力(比旋光度大小)相等,但方向相反。

一对对映体的等量混合物称为外消旋体(racemate),外消旋体可以用(±)来表示。例如,从酸牛奶中分离得到的乳酸,没有旋光性,实验证明,它是等量左旋和右旋乳酸的混合物(旋光性互相抵消),可以拆分成左旋体和右旋体。

(二)Fischer 投影式

一对对映体的构造式相同空间构型不同。显然用球棍模型来表示分子的立体结构式是非常清晰的,但是并不方便。1891 年德国化学家 Fischer(费歇尔)最早建议的投影式(即 Fischer 投影式)至今还是表达立体构型最常用的一种方法。它是基于将一个分子的立体结构投影到一个平面上,用平面结构来表示立体构型。例如,*S*-(+)-乳酸可以按下面的过程画出 Fischer 投影式。

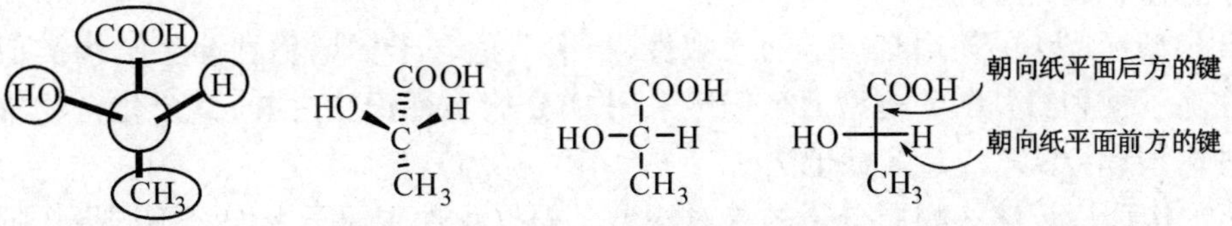

球棍模型　　立体透视式　　一般投影式　　Fishcher 投影式

书写 Fischer 投影式要符合以下规定:①碳链要尽量放在竖直方向上,编号最小的碳放在最上方,与手性碳原子结合的其他原子或基团放在水平方向上;②垂直方向上的碳链应伸向纸面后方,水平方向上的基团应伸向纸面前方,即“横前竖后”;③水平线和竖直线交叉点表示手性碳原子，位于纸平面上。

按照上述要求得到的投影式是最严格（标准）的 Fischer 投影式，在判断手性碳原子的构型时非常方便。目前很多图书杂志在书写时往往忽略了主碳链放在竖直方向的规定，但是这并不影响手性碳原子的构型。无论 Fischer 投影式怎样书写，必须遵守“横前竖后”的原则。书写好的 Fischer 投影式只能在纸平面上旋转 180°或者其整数倍，构型保持不变。不允许旋转 90°及其奇数倍，或者离开纸面翻转，否则手性碳原子构型将发生改变。而且投影式中基团两两交换的次数只能是偶数次，才能保证构型不变，如果基团交换奇数次，分子构型将发生改变。

（三）对映异构体的构型命名法

1. D/L 构型标记法　分子中一个手性碳原子上的四个原子或基团在空间的真实排列称为绝对构型（absolute configuration）。在 1951 年以前就已经知道有左旋、右旋两种甘油醛，但它们的绝对构型是不清楚的，于是人为地规定了甘油醛的构型：在甘油醛的标准 Fischer 投影式中，—OH 在右侧的记为 D 构型（拉丁文 Dexcro）；—OH 在左侧的记为 L 构型（拉丁文 Leavo）。它们的标准 Fischer 投影式如下：

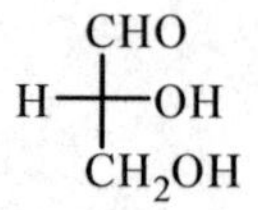

D-(+)-甘油醛

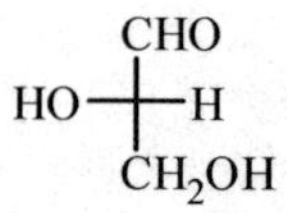

L-(-)-甘油醛

其他旋光性化合物的构型以甘油醛为参照物进行比较，在标准 Fischer 投影式中，手性碳原子上的取代基（通常为—OH 或者—NH_2）在右侧的称为 D 构型，在左侧的称为 L 构型。例如：

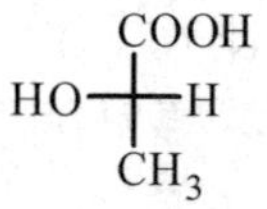

L-乳酸

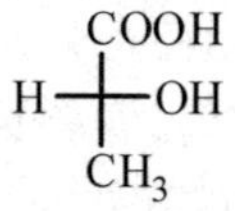

D-乳酸

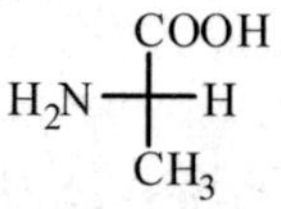

L-丙氨酸

这种以甘油醛的构型为参照标准而确定的构型称为相对构型（relative configuration）。1951 年，Bijvoet J M（拜捷沃特）用 X-衍射技术测定了（+）-酒石酸铷钾盐的绝对构型之后，证实了先前人为规定的 D-(+)-甘油醛的构型刚好和它的真实构型相吻合。当然以甘油醛为标准物质所确定的其他化合物的构型，自然也是绝对构型了。

一对对映体中，若一个是 D 构型，则另一个必为 L 构型。若 D 构型是左旋体，则 L 构型一定是右旋体，反之亦然。

D/L 构型标记法的使用有一定的局限性，一般只适合于标记和甘油醛结构类似的化合物。现在除了糖和氨基酸的构型命名仍然采用 D/L 构型标记法之外，其余化合物常用的是另外一种构型标记法——*R/S* 标记法。

2. *R/S* 构型标记法　物质分子的绝对构型是根据手性碳原子上四个不同原子或基团在空间真实排列的相对位置来确定的，需要用 *R/S* 标记法标记。*R/S* 构型标记法的要点如下：

（1）按照“次序规则”，首先确定手性碳原子上的四个不同原子或基团的大小次序（优先次序），如 a >b >c >d。

（2）将最小的原子或基团（如 d）置于离观察者眼睛最远的地方，此时观察其他三个原子或基团的大小次序(由大到小,也可以认为是由高优先到低优先)的旋转方向。如果 a→ b→ c 为顺时针方向,则该手性碳原子的构型为 *R* 构型(拉丁文 Rectus);如果为逆时针方向,则为 *S* 构型(拉丁文 Sinister)。

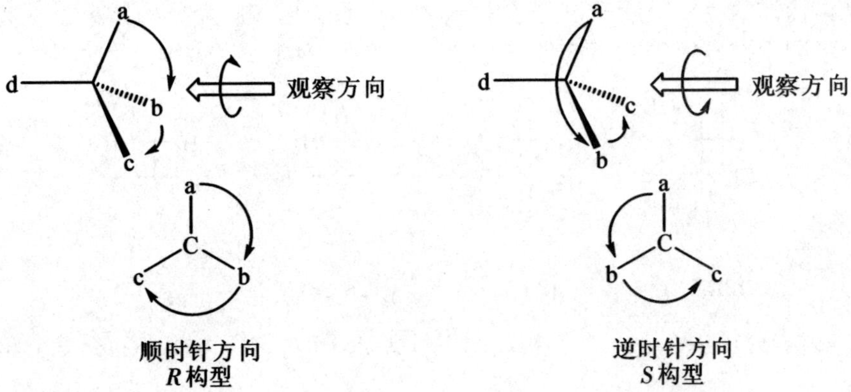

用 *R/S* 标记手性碳原子构型时,将 *R* 或 *S* 写在括号内(括号有时候可以省略),放在化合物名称之前。例如:

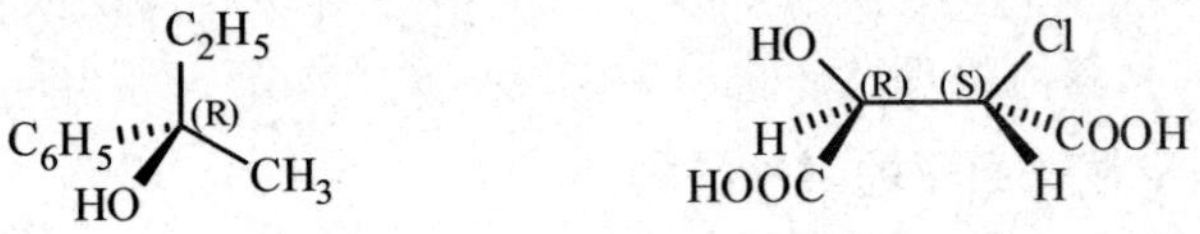

(*R*)-2-苯基-2-丁醇　　(2*R*,3*S*)-2-羟基-3-氯丁二酸

根据 Fischer 投影式可以直接判断手性碳原子的构型,主要分为两种情况:

最小基团在竖键方向(即上或下)时,只需要在纸面上沿最优→次优→再次优基团画圆弧,走向顺时针的为 *R* 构型,走向逆时针的为 *S* 构型。例如:

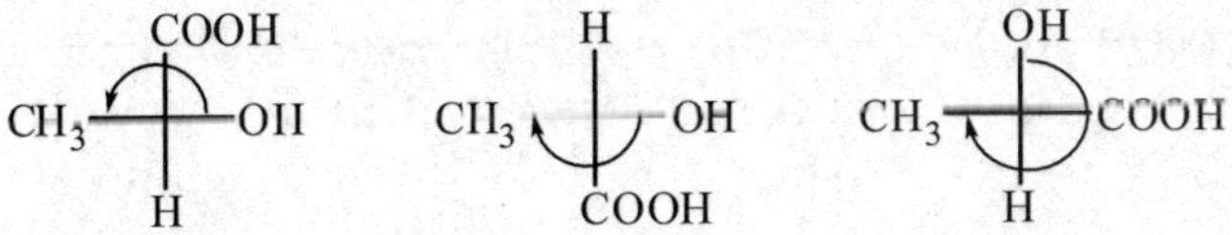

(*S*)-乳酸　　(*R*)-乳酸　　(*R*)-乳酸

最小基团在横键方向(即水平)时,依然在纸面上沿最优→次优→再次优画圆弧,走向顺时针的为 *R* 构型,走向逆时针的为 *S* 构型,最后把结果反过来就行了。这是因为最小基团此时处于靠近观察者的位置,与命名规则规定的观察方向相反,所以要将判断结果反过来。例如:

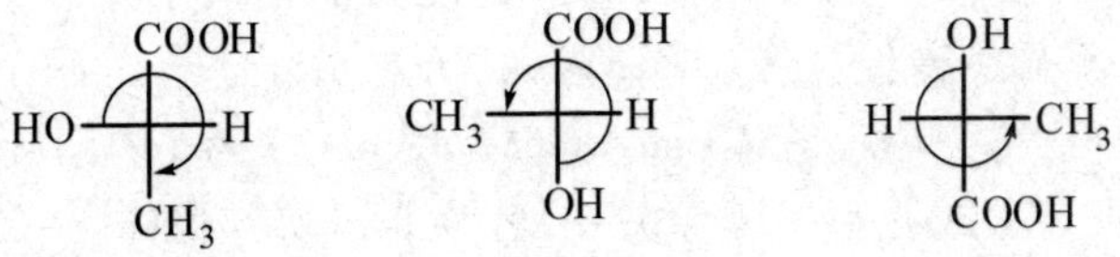

(*S*)-乳酸　　(*R*)-乳酸　　(*R*)-乳酸

和 D/L 标记法一样,在一对对映体中,一个为 *R* 构型,则另一个必为 *S* 构型;若 *R* 构型为左旋,则 *S* 构型必为右旋,反之亦然。手性碳原子的 *R*,*S* 构型和 D,L 构型与分子的旋光方向之间没有任何必然的联系,前两者是不同的构型标记方法,而旋光方向只能借助仪器来判断。

二、含两个手性碳原子的对映异构

(一)含两个不同手性碳原子的对映异构

1. 旋光异构体数目　一般来讲分子中不对称碳原子越多旋光异构体数目就越多。分子中含有两个不同手性碳原子则可产生:*RR*、*SS*、*RS*、*SR* 4 种旋光异构体。

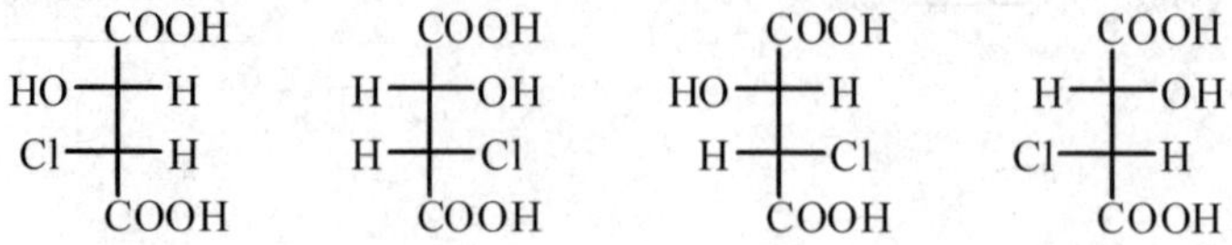

Ⅰ (2*R*,3*R*)　Ⅱ (2*S*,3*S*)　Ⅲ (2*R*,3*S*)　Ⅳ (2*S*,3*R*)

推理可知:当分子中含有 n 个不相同的手性碳原子时,它所可能有的光学异构体的数目为 2^n。

2. 非对映异构　在上述四个分子中,Ⅰ与Ⅱ、Ⅲ与Ⅳ互为镜像关系,不能重合,各为一对对映体;Ⅰ与Ⅲ或Ⅳ、Ⅱ与Ⅲ或Ⅳ,不存在对映关系,称为非对映异构体(diastereoisomer)。当分子中含有两个或者两个以上手性碳原子时,就会有非对映异构现象存在。非对映异构体之间不仅旋光性能不同,其他物理性质也有差异。

(二)含两个相同手性碳原子的对映异构

酒石酸分子中含有两个相同的手性碳原子,两个手性碳原子连接的四个基团均是—OH,—COOH,—CHOHCOOH,—H,按照 2^n 原则应该有 4 个旋光异构体,但实际上它只有 3 个旋光异构体。

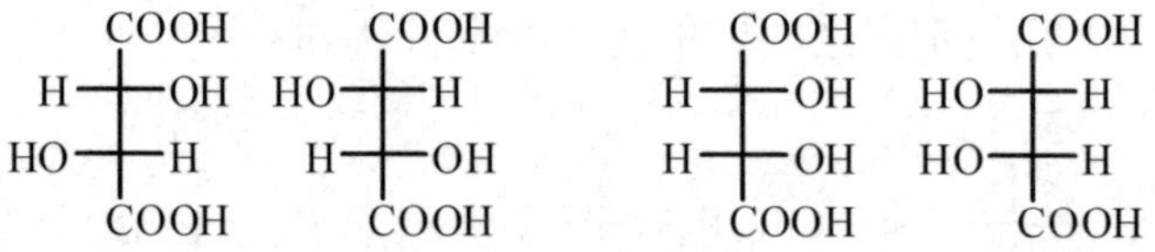

Ⅰ (2*R*,3*R*)　Ⅱ (2*S*,3*S*)　Ⅲ (2*R*,3*S*)　Ⅳ (2*S*,3*R*)

其中Ⅰ和Ⅱ互为镜像关系,不能重合,是一对对映体;Ⅲ和Ⅳ也互为镜像关系,但是若将其中之一在纸面上旋转 180°,则会与另一个重合,因此Ⅲ和Ⅳ是同一化合物。从分子结构来看,Ⅲ或Ⅳ中有一个对称面,因而它是非手性分子,无旋光性,因为在分子内部有两个相同的手性碳原子,一个为 *R* 构型,一个为 *S* 构型,它们的旋光能力大小相同,但方向相反,旋光性在分子内部抵消,对外不显旋光性。像(2*R*,3*S*)-酒石酸分子这样含两个(或多个)手性碳原子而没有旋光性的化合物称为内消旋体(mesomer),用 m-表示。内消旋体是单一的化合物,不能拆分。内消旋体Ⅲ与Ⅰ或Ⅱ不呈镜像关系,互为非对映异构体。

三、对映异构体的性质

(一)理化性质

一对对映异构体,除了旋光方向相反外,其他物理性质如熔点、沸点、溶解度以及比旋光度大小等都完全相同,内消旋体、外消旋体、非对映异构体的物理性质是完全不同的。例如,酒石酸各种异构体的物理性质见表 12-1。

表 12-1　酒石酸的物理性质

酒石酸	熔点(℃)	$[\alpha]_D^{25}(H_2O)$	溶解度($g \cdot 100\ mL^{-1}$水)	pK_{a1}	pK_{a2}
(+)-	170	+12°	139	2.96	4.16
(-)-	170	-12°	139	2.96	4.16
(±)-	204	0	20.6	2.96	4.16
m-	140	0	125	3.11	1.80

(二)生理活性

在生物体内具有重要生理意义的有机化合物绝大多数都是旋光性物质。例如人体所需要的糖大多是 D 型的,组成蛋白质的氨基酸都是 L 型的,生物体内的酶及酶的受体都是手性的。因此手性分子在生物界有极为重要的作用。而起活性作用的往往是对映体中的一种。所以对映体除旋光方向相反外,最重要的区别在于它们生理活性的不同。例如,右旋多巴[2-氨基-3-(3,4-二羟基)苯基丙酸]没有生理活性,而左旋体则被广泛用于治疗帕金森综合征。

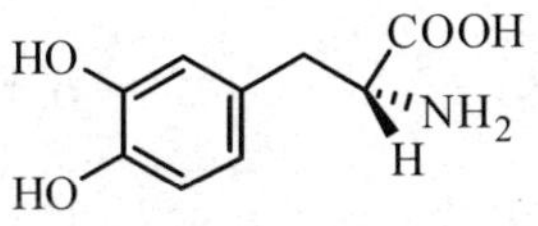

右旋多巴

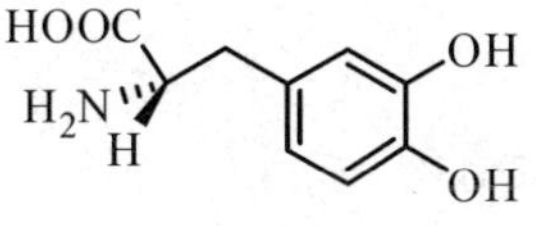

左旋多巴

为什么一对对映体在生理活性上会有这么大的差别?这是因为在生物体内的反应,一般是通过化学物质作用于细胞的专一特定部位,这些部位大多是具有手性的蛋白质,只有当一个手性分子的立体结构和蛋白质的特定手性结构相吻合时,才能体现出相应的生理活性,正如一把钥匙开一把锁。

反应停——手性药物的悲剧

习题

1. 选择题

(1)下列化合物中为 *R*-构型的是(　　)

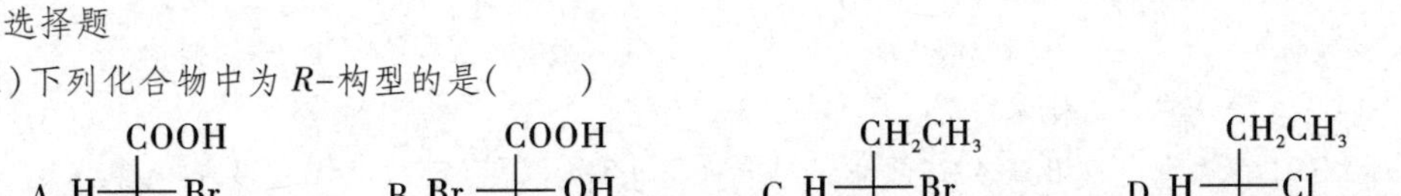

(2)下列四个 Fischer 投影式中,互为对映异构体的是(　　)

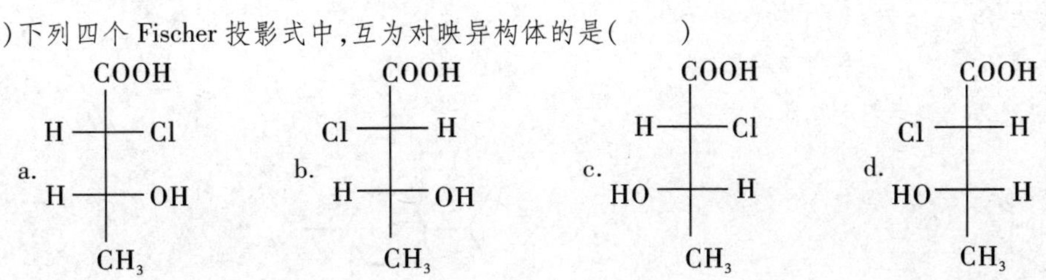

A. (a)和(c)　　B. (b)和(c)　　C. (b)和(d)　　D. (a)和(b)

(3)下列化合物与(*R*)-2-羟基丁醛互为对映异构体的是(　　)

A. 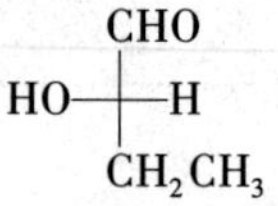　B. 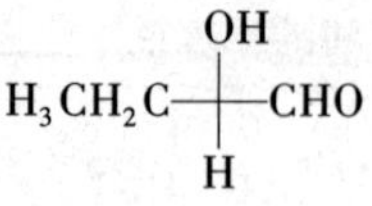　C. 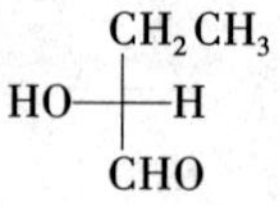　D. 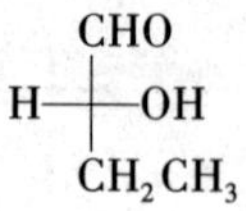

(4)下列化合物中,没有旋光性的是(　　)

A. 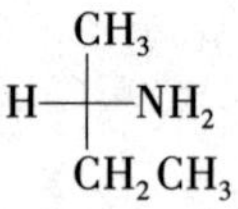　B. 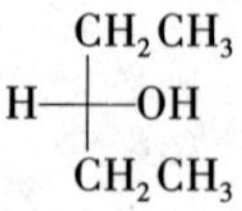　C. 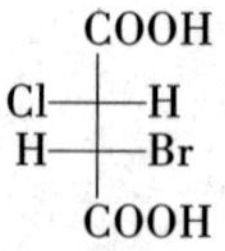　D. 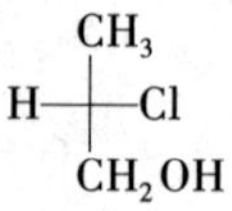

(5)下列化合物中,既能产生顺反异构又能产生旋光异构的是(　　)

A. $CH_3CBr{=}CBrCH_3$　　B. $CH_3CHBrC(CH_3){=}CH_2$

C. $CH_3CHBrCH{=}CHCH_3$　　D. $CH_3CH_2CBr{=}CHCH_3$

(6)下列化合物中,既存在顺反异构又存在对映异构的是(　　)

A. 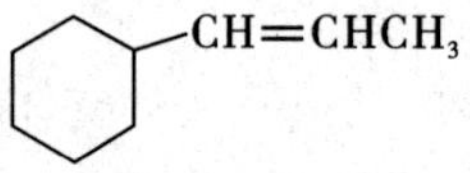　B. 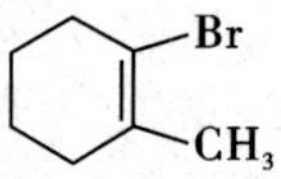

C. 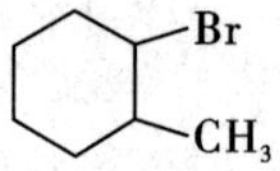　D. 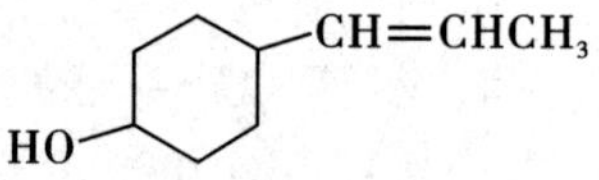

(7)化合物 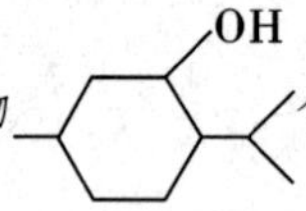 含有几个手性碳原子(　　)

A. 1 个　　B. 2 个　　C. 3 个　　D. 4 个

(8)下列叙述中错误的是(　　)

A. 与镜像不能重合的分子叫手性分子。

B. 手性分子具有旋光性,一定有对映体存在。

C. 对映体的比旋光度大小相等,旋光方向相反。

D. 具有手性碳原子的分子必定具有手性。

(9)Fischer 投影式 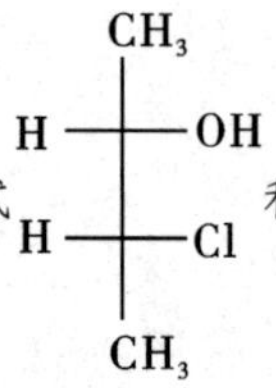 和 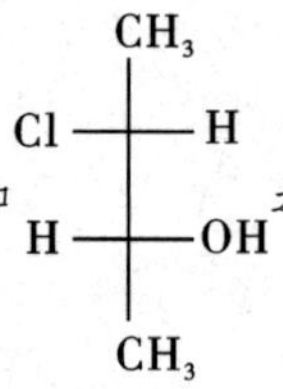 之间的关系是(　　)

A. 对映体　　B. 非对映体　　C. 同一物质　　D. 外消旋体

(10)下列化合物没有内消旋体的是(　　)

A. 2,3-二氯戊烷　　B. 2,4-二氯戊烷　　C. 2,3-二氯丁烷　　D. 2,3,4-三氯戊烷

2. 名词解释。

(1)比旋光度　　(2)手性碳原子　　(3)手性分子　　(4)对映体

(5)外消旋体　　(6)非对映体　　(7)内消旋体

3. 指出下列化合物中的手性碳原子。

(1) 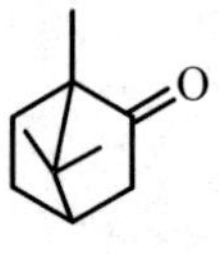　　(2) 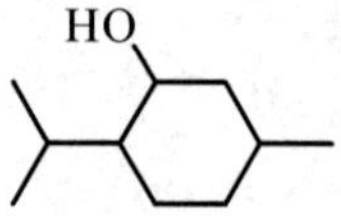

(3) 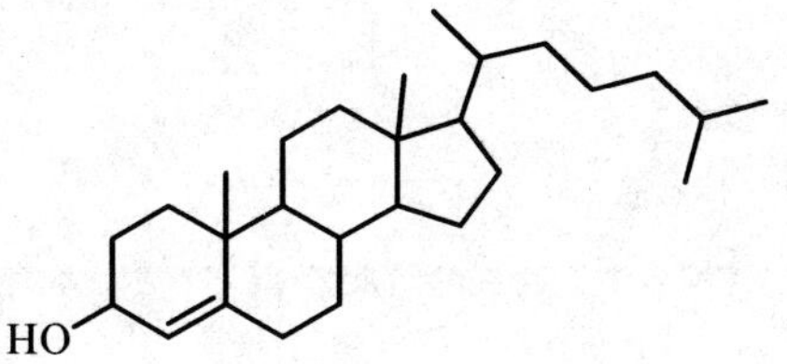　　(4) 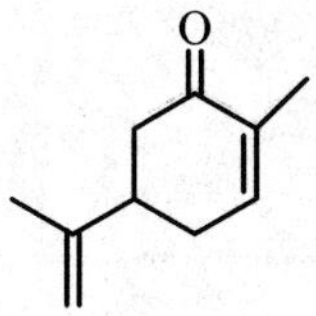

4. 写出下列化合物的 Fischer 投影式。

(1)(*R*)-2-丁醇　　(2)(2*R*,3*R*)-2,3-二羟基丁酸

(3)(2*R*,3*S*)-2-羟基-3-溴丁二酸　　(4)(2*S*,3*R*)-3-羟基-2-溴丁酸

(5)(m)-酒石酸　　(6)(m)-2,3,4-三羟基戊二酸

5. 命名下列化合物,有立体异构时要标明构型。

(1) 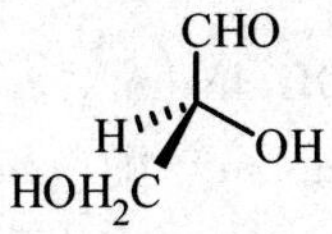　　(2) 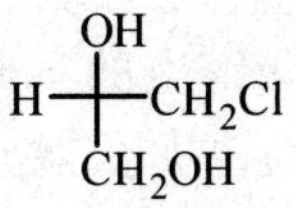　　(3) 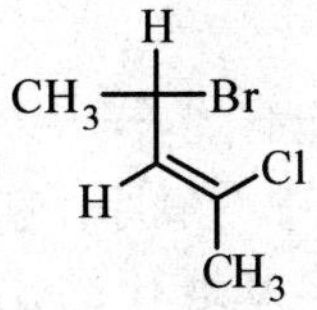

(4) 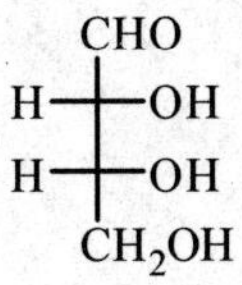　　(5) 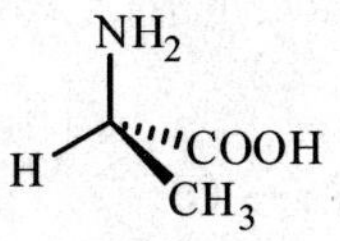

6. 下列化合物有无对映体,如有请写出。

(1) 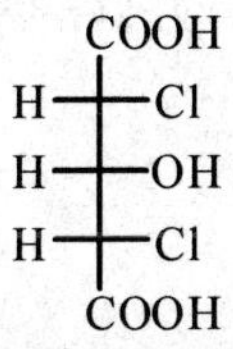　　(2) 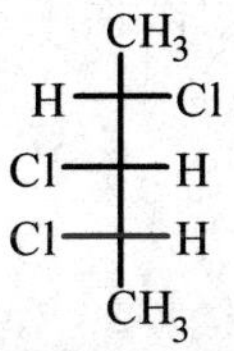　　(3) 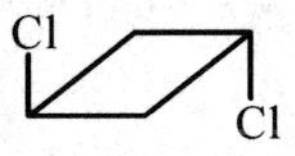　　(4) 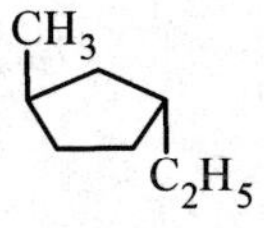

(5) $CH_2=CHCH(CH_3)CH_2CH_3$　　(6) $HOOCCH_2CHOHCOOH$

7. 化合物(+)-丙氨酸和(-)-丙氨酸在下列哪些性质上有差别?

(1)比旋光度大小　　(2)溶解度　　(3)旋光方向　　(4)熔点

(5)沸点　　(6)密度　　(7)生物活性

8. 分子式为 C_5H_7Cl 的链状化合物 A 具有旋光性,经完全催化加氢后得到的化合物 B 仍然具有旋光性。试写出 A 和 B 所有可能的结构式。

9. 将 1.5 g 的物质 A 溶解在 50.00 mL 乙醇中配成溶液。

(1)假如在 20 ℃时,用 10 cm 的旋光管测得该溶液的旋光度为+2.79°,试求出 20 ℃时钠光(D 线)下 A 的比旋光度。

(2)如果将旋光管换成 5 cm 长,则所测得的旋光度是多少?

(3)若将溶液稀释到 150.0 mL,并且在 10 cm 的旋光管中进行测量,旋光度会是多少?比旋光度呢?

(张　金　刘丽霞)

第十三章　醇、酚、醚

醇(alcohol)是脂肪烃分子中或芳香烃侧链上的氢原子被羟基(—OH，hydroxyl group)取代的化合物，醇羟基中的氧原子被硫原子取代的化合物称为硫醇(mercaptan)；酚(phenol)是芳环上的氢原子被羟基取代的化合物；醚(ether)是醇或酚分子中羟基上的氢原子被烃基(—R′或—Ar′)取代的化合物，也可以看作是水分子中的两个氢原子分别被两个烃基取代的产物。它们的通式如下：

R—OH	Ar—OH	R—O—R′
醇	酚	醚

醇、酚和醚是重要的基本有机化合物。在医药上常用作临床药物、消毒剂、麻醉剂、溶剂等，在工业上是药物合成和其他有机合成的常用原料。

第一节　醇

一、醇的分类和命名

根据分子中羟基所连接碳原子的类型不同，醇可以分为伯(1°)醇、仲(2°)醇和叔(3°)醇。

$R-CH_2OH$　　伯(1°)醇

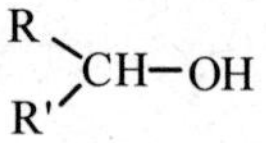

仲(2°)醇

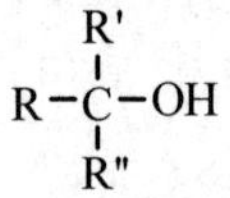

叔(3°)醇

根据分子中烃基的种类不同，可将醇分为饱和醇、不饱和醇和芳香醇等。

$R-CH_2OH$	$RCH=CHCH_2OH$	$Ar-CH_2OH$
饱和醇	不饱和醇	芳香醇

根据分子中所含羟基数目的多少，醇可分为一元醇、二元醇、三元醇等，含两个以上羟基的醇又称为多元醇。

CH_3CH_2OH 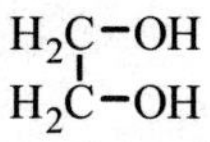 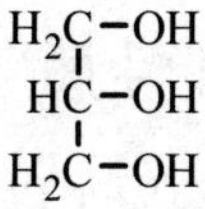

一元醇　二元醇　三元醇

结构简单的醇多用普通命名法命名，即在“醇”前面加上烃基的名称，“基”字省略。例如：

CH_3CH_2OH 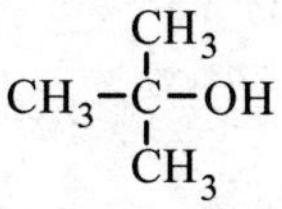 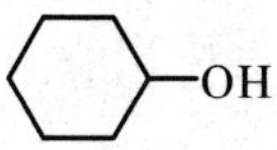 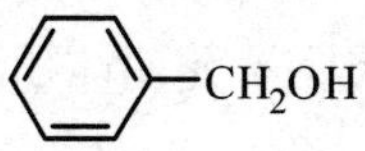

乙醇　叔丁醇　环己醇　苄醇

结构较复杂的醇通常采用系统命名法，其命名原则为：

(1)选择连有羟基在内的最长碳链作为主链，根据主链碳原子数称为某醇，从离羟基最近的一端开始编号，在“某醇”前用阿拉伯数字标出羟基的位次，再把侧链或其他取代基的位次、数目、名称依次写在羟基位次之前。

(2)多元醇的命名应尽可能选择含有多个羟基在内的碳链作为主链，按所含羟基数称为某二醇、某三醇等，并在醇的名称前标明各羟基的位次。

(3)不饱和醇的命名应选择含有羟基及不饱和键在内的最长碳链作为主链，从离羟基最近的一端开始编号，根据主链碳原子数称为某烯醇或某炔醇，不饱和键和羟基的位置分别标在“某烯或炔”和“醇”字之前。

(4)含芳环的醇命名时，把芳环作为取代基。例如：

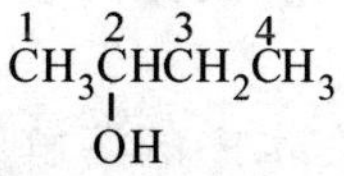 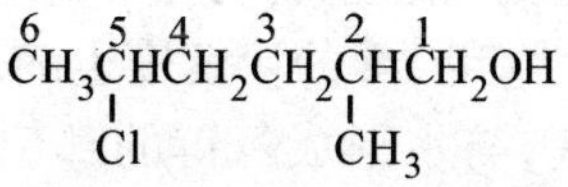 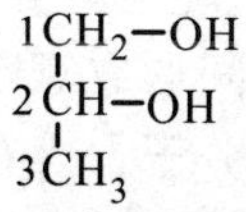

2-丁醇　2-甲基-5-氯-1-己醇　1,2-丙二醇

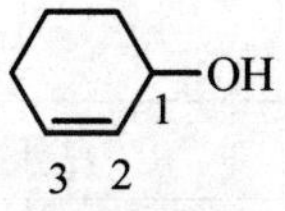 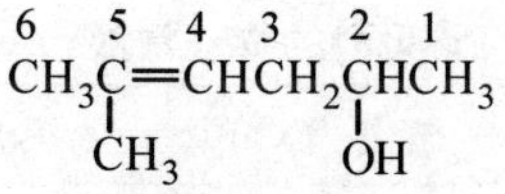 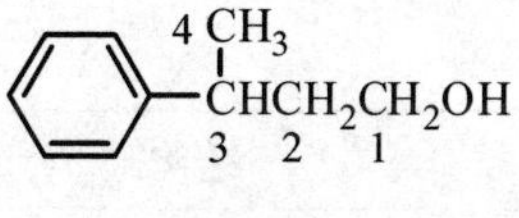

2-环己烯-1-醇　5-甲基-4-己烯-2-醇　3-苯基-1-丁醇

二、醇的结构

醇的结构特征是羟基(—OH)键合在饱和碳原子上。醇羟基中的氧原子为不等性的 sp^3 杂化，氧原子用 2 个 sp^3 杂化轨道分别与氢原子的 1s 轨道和烃基中碳原子的 sp^3 杂化轨道形成O—H键和 C—O 键，其余 2 个杂化轨道各为一对未共用电子对所占。甲醇的结构如图 13-1 所示。

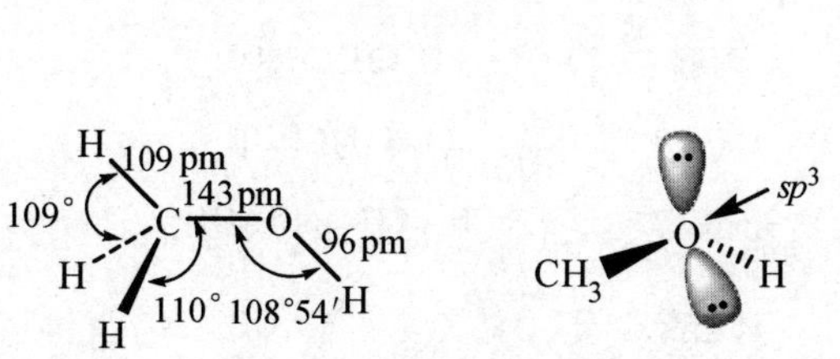

图 13-1　甲醇的结构

经测定，甲醇分子中 C—O—H 的键角为 108°54′，很接近正四面体结构的键角(109°28′)。

三、醇的物理性质

在室温下，4个碳原子以下的低级醇为无色液体，5～11个碳原子的醇为油状黏稠液体，12个碳原子以上的醇则为蜡状固体。

低分子量醇的沸点比相应的烷烃高得多。例如，甲醇的沸点比甲烷高229 ℃，乙醇的沸点比乙烷高167 ℃。醇类化合物沸点较高的原因是液态的醇分子间可以通过氢键发生缔合。要使缔合的液态醇变成气体，除要克服分子间的Van der Waals引力外，还需要提供更多的能量去破坏氢键，所以醇的沸点比相应的烷烃高得多。

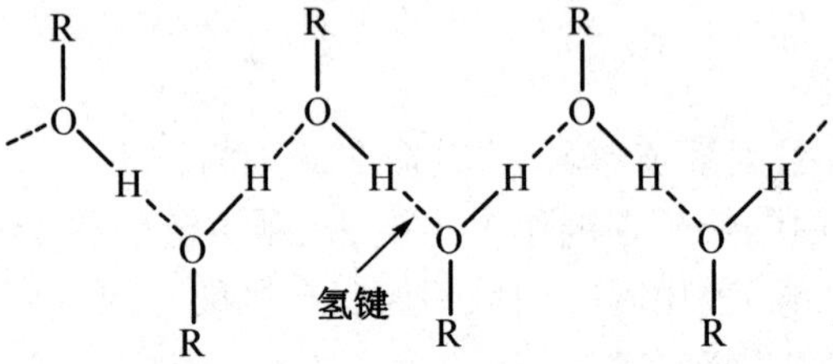

液态醇分子间形成的氢键

随着分子量的增大，烃基增大，阻碍了氢键的形成，烃基在分子中所占比例增大，醇分子间的氢键缔合程度减弱，而沸点也与相应烃的沸点越来越接近。例如，正十二醇比正十二烷的沸点仅高25 ℃。

同样，醇分子和水分子之间也能形成氢键。因此，低级醇（如甲醇、乙醇等）能以任何比例与水混溶，随着醇分子中烃基部分的增大，分子中亲水的羟基所占的比例减小，并且醇分子与水分子间形成氢键的能力也降低，醇的溶解度也随之降低。

多元醇分子中含有多个羟基，与水形成氢键的部位较多，故在水中的溶解度更大，甚至具有吸湿性。常见醇的物理常数见表13-1。

表13-1　常见醇的物理常数

名　称	结构式	熔点/℃	沸点/℃	密度/g·cm^{-3}
甲醇	CH_3OH	-97.8	64.7	0.792
乙醇	C_2H_5OH	-117.3	78.4	0.789
丙醇	$CH_3CH_2CH_2OH$	-126.0	97.2	0.804
异丙醇	$(CH_3)_2CHOH$	-88.5	82.3	0.786
正丁醇	$CH_3(CH_2)_2CH_2OH$	-90.0	117.8	0.810
环己醇	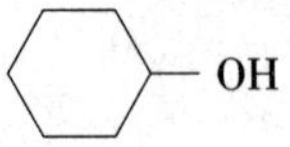	24.0	161.5	0.962
苯甲醇	$C_6H_5CH_2OH$	-15.0	205.0	1.046
乙二醇	$HOCH_2CH_2OH$	-12.6	197.0	1.113
甘油	$HOCH_2CH(OH)CH_2OH$	18.0	290.0	1.261

四、醇的化学性质

醇的化学性质主要表现在官能团羟基上。由于氧原子的电负性较大，吸电子能力较强，所以醇分子中的C—O键和O—H键都有明显的极性，容易受外来试剂的进攻而断裂，从而发生羟基或羟基上的氢被取代的反应。另外，由于羟基的吸电子诱导效应(-I)，α-碳原子上的C—H键极性增强，使得α-氢原子比较活泼，容易被氧化脱去。

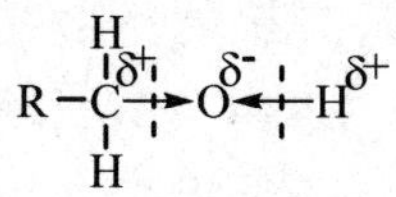

(一)与活泼金属的反应

醇与水一样，能与金属钠反应，生成醇钠，并放出氢气。例如：

$$2CH_3CH_2OH + 2Na \longrightarrow 2CH_3CH_2ONa + H_2\uparrow$$

醇与钠的反应没有水与钠反应剧烈，这是因为醇羟基中氢原子的活泼性比水中的氢低得多。从结构上看，醇是水的烃基衍生物，由于烃基的斥电子作用，使羟基中氧原子上的电子云密度增加，降低了氧原子吸引氢氧间电子对的能力，从而降低了氢氧键的极性。

$$H—O{:}H \qquad R\rightarrow O{:}H$$

由于上述诱导效应的存在，使得醇羟基中的氢活泼性降低，不易成为离子，所以反应也较缓和。由此可见，烃基的斥电子能力愈强，醇羟基中氢原子的活泼性愈低，与金属钠的反应就愈缓慢。因此不同类型的醇与金属钠反应时，反应速率由快到慢的顺序为：

甲醇 ＞ 伯醇 ＞ 仲醇 ＞ 叔醇

醇钠是白色固体，能溶于过量的醇中，遇水即水解生成醇和氢氧化钠，因此醇钠的碱性比NaOH还强。

$$CH_3CH_2ONa + H_2O \longrightarrow CH_3CH_2OH + NaOH$$

除金属钠外，醇也可与钾、镁、锂等活泼金属反应，生成相应醇的金属化合物，这类化合物统称为醇淦。

(二)脱水反应

醇在某些酸性催化剂存在下，根据反应条件不同，可以进行分子内或分子间两种脱水反应。

醇的脱水反应

1. 分子内脱水　醇在浓硫酸的催化下C—O键断裂，发生β-消除生成烯烃。

$$CH_3CH_2OH \xrightarrow[170℃]{浓H_2SO_4} CH_2{=}CH_2 + H_2O$$

醇脱水成烯的反应遵守Saytzeff(查依采夫)规则，即主要产物是双键上连有较多烃基的烯烃。例如：

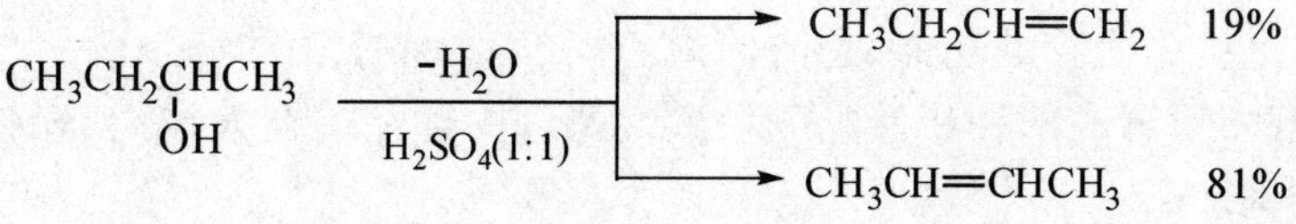

不同结构的醇，其分子内脱水的难易程度是不同的：叔醇最容易脱水，仲醇次之，伯醇最难。醇的脱水反应也常见于人体的代谢过程，某些含有醇羟基的化合物在酶的作用下，发生分子内脱水，形成含有双键的化合物。

2. 分子间脱水　两分子醇也可以分子间脱去一分子水生成醚。例如：

$$2CH_3CH_2OH \xrightarrow[140℃]{\text{浓}H_2SO_4} CH_3CH_2{-}O{-}CH_2CH_3 + H_2O$$

反应涉及 R—OH 和 RO—H 两种键的断裂，情况要复杂些。但分子间脱水反应一般都遵循如下规律：伯醇最容易分子间脱水，仲醇次之，叔醇最难。

醇的分子内脱水和分子间脱水都是在酸的存在下进行的，是并存和相互竞争的反应。反应方向与醇的结构和反应条件有关，伯醇易发生分子间脱水生成醚，而叔醇易发生分子内脱水生成烯；在较低温度下反应有利于分子间脱水，而在较高温度下反应有利于分子内脱水。若控制好反应条件，可使其中一种产物为主。但叔醇易发生分子内脱水生成烯烃，很难发生分子间脱水生成醚。

（三）卤代反应

醇与氢卤酸作用时，醇中的羟基可被卤素取代，生成卤代烃和水。这是制备卤代烃的重要方法。

$$R{-}OH + HX \rightleftharpoons R{-}X + H_2O$$

反应是可逆的，可通过使其中一种反应物过量或移去其中一种产物使平衡右移，提高卤代烃的产率。

醇的卤代反应速率与醇的类型有关，其活性顺序为：叔醇>仲醇>伯醇。

醇与盐酸的反应比较困难，常在无水氯化锌的催化下进行反应。浓盐酸和无水氯化锌的混合溶液称为Lucas（卢卡斯）试剂。6个碳以下的醇能溶于Lucas试剂，反应生成的卤代烃不溶于Lucas试剂而使溶液浑浊，根据出现浑浊的时间快慢，可用于区别6个碳以下的伯醇、仲醇和叔醇。

$$\left.\begin{array}{l}\text{叔醇}\\ \text{仲醇}\\ \text{伯醇}\end{array}\right\} \xrightarrow[\text{室温}]{\text{Lucas 试剂}} \left\{\begin{array}{l}\text{立即浑浊}\\ \text{数分钟后浑浊}\\ \text{无明显现象，加热后浑浊}\end{array}\right.$$

（四）成酯反应

醇与酸（有机酸和无机酸）作用，可生成相应的酯。醇与有机酸之间脱水生成有机酸酯（见第十五章）；醇与无机含氧酸（如硝酸、硫酸和磷酸等）作用，生成无机酸酯。例如，甘油与硝酸反应生成三硝酸甘油酯（glyceryl trinitrate），临床上称为硝酸甘油。

$$\begin{array}{l}H_2C{-}OH\\ \ \ HC{-}OH\\ H_2C{-}OH\end{array} + 3HONO_2 \longrightarrow \begin{array}{l}H_2C{-}ONO_2\\ \ \ HC{-}ONO_2\\ H_2C{-}ONO_2\end{array} + 3H_2O$$

三硝酸甘油酯

硝酸甘油具有扩张血管的功能，是防治冠心病、心绞痛常用的特效药品之一。

硫酸是二元酸，可形成两种硫酸酯——酸性酯和中性酯。在人体内，软骨中的硫酸软骨质含有硫酸酯结构。

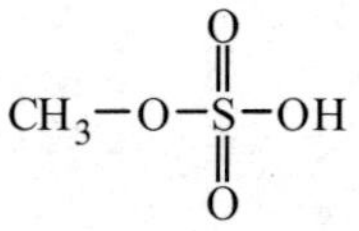

硫酸氢甲酯(酸性酯)

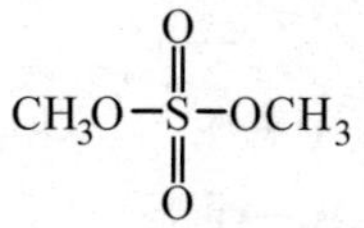

硫酸二甲酯(中性酯)

磷酸是三元酸,以磷酸酯(phosphate ester)的形式广泛存在于生物体中,具有重要的生物功能,例如,细胞的重要组成物质磷脂、遗传物质 DNA、RNA 及重要的供能物质——三磷酸腺苷(ATP)都含有磷酸酯结构。

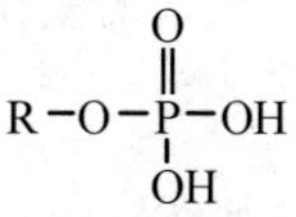

烷基一磷酸酯

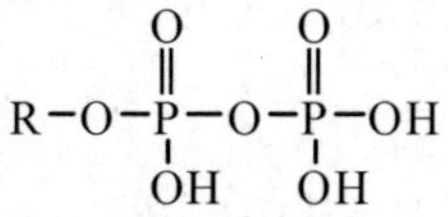

烷基二磷酸酯

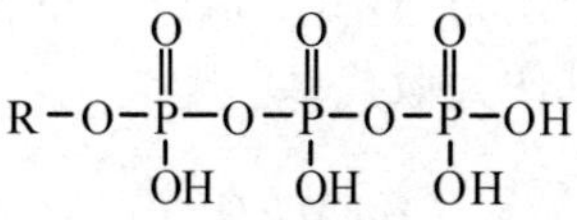

烷基三磷酸酯

(五)氧化反应

在有机反应中,加上氧原子或脱去氢原子的反应称为氧化反应(oxidation),脱去氧原子或加上氢原子的反应称为还原反应(reduction)。

醇的氧化实质上是脱去两个氢原子,一个是羟基上的氢,另一个是与羟基相连的碳上的氢。氧化的产物取决于醇的类型和反应条件。不同类型的饱和一元醇,在用酸性高锰酸钾或重铬酸钾氧化时,可生成不同的氧化产物。伯醇氧化生成醛,醛很容易进一步氧化成羧酸;仲醇氧化生成酮,酮比较稳定,通常不会继续被氧化;叔醇由于与羟基相连的碳上没有氢,一般不能被氧化。

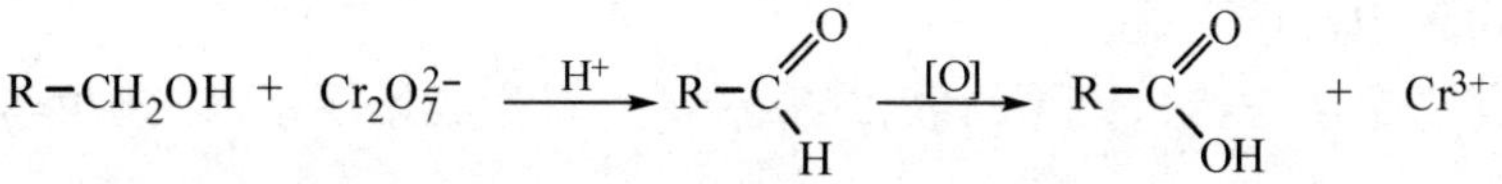

橙红色　　绿色

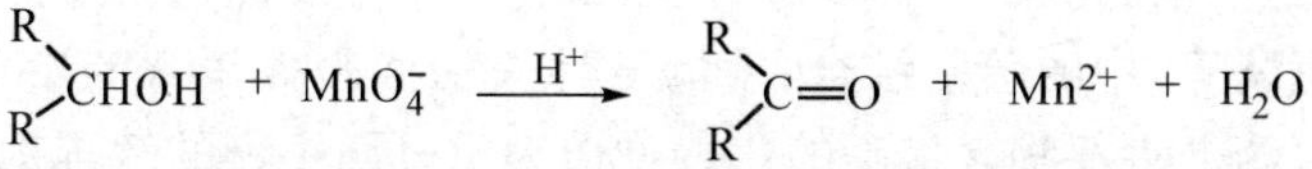

紫红色　　无色

因此可根据氧化前后颜色的变化,将伯醇、仲醇与叔醇区别开。酒中的乙醇与铬酸试剂反应,将会使原来橙色的试剂转变为绿色。检查司机是否酒后驾驶所使用的呼吸分析仪就是根据这一原理制成的。

$$CH_3CH_2OH + Cr_2O_7^{2-} \longrightarrow CH_3COOH + Cr^{3+}$$

欲使伯醇氧化停留在醛的阶段,则通常在无水条件下,采用以 CH_2Cl_2 为溶剂的三氧化铬-吡啶配合物[$CrO_3 \cdot (C_5H_5N)_2$]为氧化剂来实现。在工业上,醇可在 Cu,Ag 等金属催化下,经高温脱氢而生成相应的醛和酮。

(六)多元醇的特性反应

具有两个相邻羟基的多元醇(如乙二醇、丙三醇等)能使新制的氢氧化铜沉淀溶解,生成一种深蓝色的甘油铜溶液,此反应可用来鉴别具有两个相邻羟基结构的化合物。

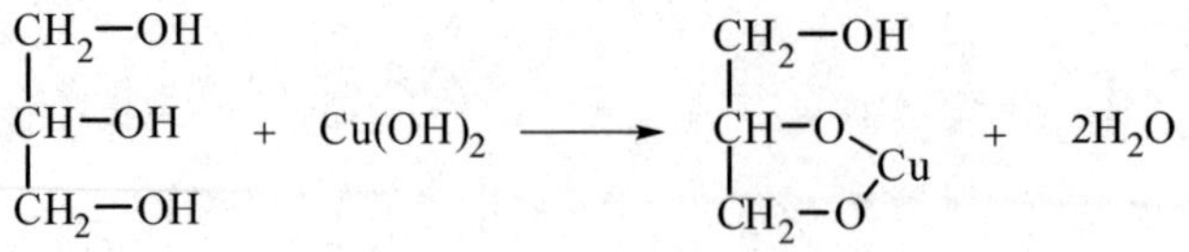

蓝色沉淀　　　甘油铜（深蓝色）

五、硫醇

硫醇（mercaptan）可以看成是醇分子中的氧原子被硫原子取代的产物，通式为R—SH，硫醇的官能团为巯基（—SH）。命名时在相应的醇名称中加上“硫”字，含有巯基的复杂化合物可将巯基作为取代基。

硫醇

CH_3CH_2SH	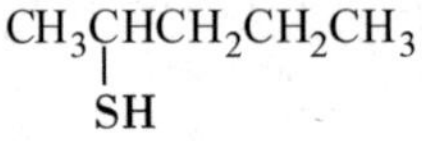	$HSCH_2CH_2OH$
乙硫醇	2-戊硫醇	2-巯基乙醇

硫醇容易被氧化，生成二硫化合物。二硫化合物在还原剂的作用下，又能被还原成硫醇。

$$2R-SH \underset{[H]}{\overset{[O]}{\rightleftharpoons}} R-S-S-R$$

在生物体内，二硫键（S—S）对于维持蛋白质的空间结构起着重要作用，并且 S—S 键与巯基之间的氧化还原是一个重要的生理过程。如胰岛素就是利用由胱氨酸提供的S—S键将两条多肽链连接起来的。半胱氨酸氧化生成胱氨酸，胱氨酸还原又生成半胱氨酸，此反应在氨基酸的代谢过程中占重要地位。

硫醇可以与重金属汞、银、铅等的氧化物或盐反应，生成不溶于水的硫醇盐。例如：

$$2R-SH + Pb(Ac)_2 \longrightarrow (R-S)_2Pb\downarrow + 2HAc$$

许多重金属盐之所以能引起人畜中毒，是由于这些重金属能与机体内的许多酶（如琥珀酸脱氢酶、乳酸脱氢酶等）中的巯基结合，使酶变性失活而丧失正常的生理功能所致。根据硫醇的这一性质，医药上将某些含巯基的化合物作为重金属中毒的解毒剂。例如：

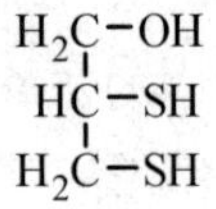

二巯基丙醇（BAL）

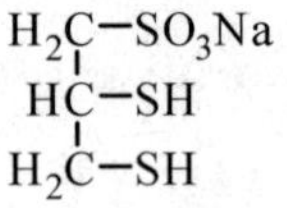

二巯基丙磺酸钠

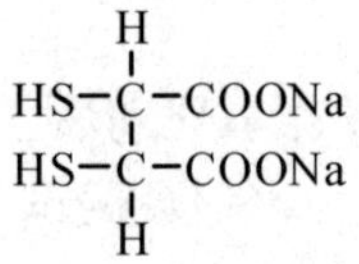

二巯基丁二酸钠

这些解毒剂能与进入体内的重金属离子结合生成稳定的无毒配合物，通过尿液排出体外。例如：

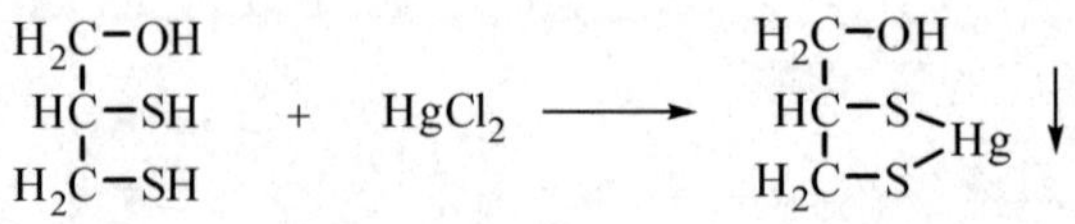

由于这些解毒剂与金属离子有很强的亲和力，还能夺取已经与酶或蛋白质结合的重金属离子，使它们的活性恢复，从而达到解毒目的。但若酶或蛋白质分子中的巯基与重金属离子结

合过久，它们的活性则难以恢复，故重金属中毒需尽早用药，及时抢救。

六、重要的醇

（一）甲醇

甲醇最初由木材干馏制得，故俗名木精或木醇。甲醇为无色透明液体，沸点64.7 ℃，能与水及多数有机溶剂混溶。甲醇有较强的毒性，对人体的神经系统和血液系统影响最大，它经消化道、呼吸道或皮肤摄入都会产生毒性反应，甲醇蒸气能损害人的呼吸道黏膜和视力。目前甲醇主要用作溶剂和化工原料。甲醇还可作为防冻剂，严冬时节在汽车水箱中添加适量甲醇，能使水箱中的循环冷却水不结冰。

（二）乙醇

乙醇是酒的主要成分，故俗名酒精。乙醇为无色透明液体，沸点 78.4 ℃，乙醇用途广泛，是一种重要的有机合成原料和溶剂。临床使用70% ~75% 的乙醇水溶液作外用消毒剂。长期卧床病人用 50% 乙醇溶液涂擦皮肤，有收敛作用，并能促进血液循环，可预防褥疮。在医药上常用乙醇配制酊剂，如碘酊，俗称碘酒，就是碘和碘化钾的乙醇溶液。

（三）丙三醇

丙三醇俗名甘油（glycerol），为无色、吸湿性强、有甜味的黏稠液体，沸点 290 ℃，能与水或乙醇混溶。甘油有润肤作用，但它的吸湿性很强，会对皮肤产生刺激，所以在使用时须先用适量水稀释。由于甘油对无机盐及一些药物的盐有较好的溶解性能，使得甘油在药物制剂及化妆品行业中得到了广泛的应用。在医药上甘油可用作溶剂，如酚甘油、碘甘油等。对便秘患者，常用甘油栓剂或 50% 甘油溶液灌肠，它既有润滑作用，又能产生高渗压，可引起排便反射。三硝酸甘油酯（俗称硝酸甘油）既是缓解心绞痛药物，又因它受到震动或撞击能猛烈分解引起爆炸，也可用作炸药。

（四）山梨醇和甘露醇

山梨醇和甘露醇都是六元醇，二者是异构体，其构型式为：

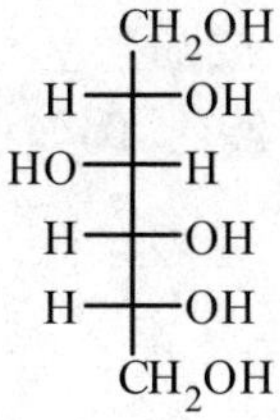

山梨醇

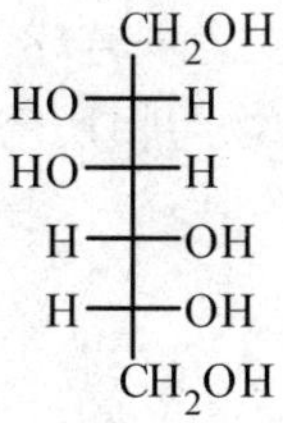

甘露醇

它们都是白色结晶粉末，味甜，广泛存在于水果及蔬菜等植物中。山梨醇和甘露醇均易溶于水。它们的 20% 或 25% 的高渗溶液，在临床上用作渗透性利尿药，能降低颅内压，消除脑水肿，对治疗脑水肿与循环衰竭有效。

（五）苯甲醇

苯甲醇又名苄醇，常以酯的形式存在于植物香精油中，为无色液体，有芳香味，沸点 205 ℃，微溶于水，易溶于乙醇、乙醚等有机溶剂。苯甲醇具有微弱的麻醉作用和防腐功能，某些针剂中加入少量苄醇可减轻疼痛。临床上使用的青霉素稀释液就是 2% 的苄醇灭菌液，称为“无痛水”。10%的苄醇软膏或洗剂可用作局部止痒剂。

(六)龙脑

龙脑又名冰片或2-莰烷醇。它是透明或半透明片状结晶，熔点204 ℃，通过蒸馏艾纳香的新鲜叶子而得，有特异香气。药用的冰片是用化学方法合成的。

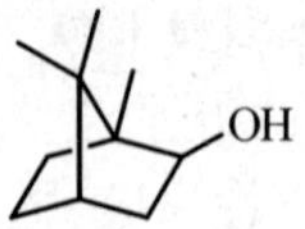

它具有止痛消肿的作用，是人丹、冰硼散等中成药的成分之一。

第二节 酚

酚是羟基直接连在芳环上的化合物，酚中的羟基称为酚羟基，是酚类化合物的官能团。虽然醇和酚分子中都含有羟基，但由于羟基的化学环境不同，使醇和酚在性质上有很大的差异。

一、酚的分类和命名

根据芳香基的不同，酚可分为苯酚、萘酚等，其中萘酚因羟基的位置不同，有α-萘酚和β-萘酚之分；根据芳环上的羟基数目，酚可以分为一元酚、二元酚、三元酚等，含有两个以上酚羟基的统称为多元酚。

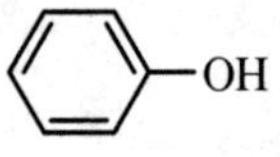

苯酚

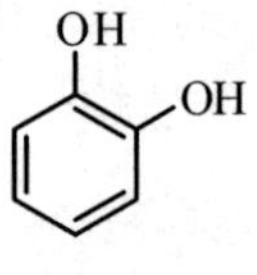

邻苯二酚

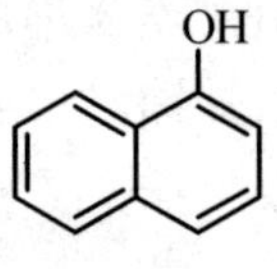

α-萘酚

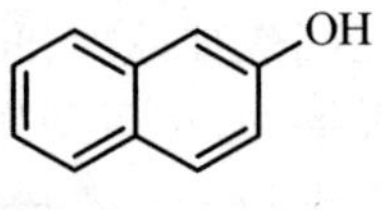

β-萘酚

酚类命名时，常以酚为母体，其他基团作为取代基；多元酚命名时应在酚名前标明羟基的位置，并使其编号之和最小；若芳环上的侧链较复杂，或酚羟基不作主官能团时，则将羟基作为取代基；有些酚类化合物习惯用俗名(括号内为俗名)。例如：

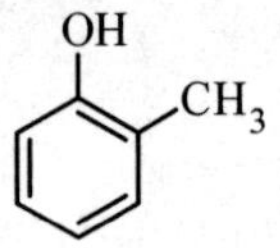

邻甲基苯酚

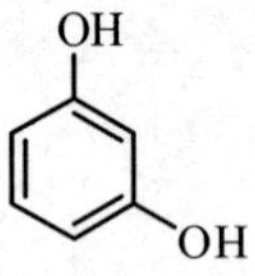

1,3-苯二酚
(间苯二酚)

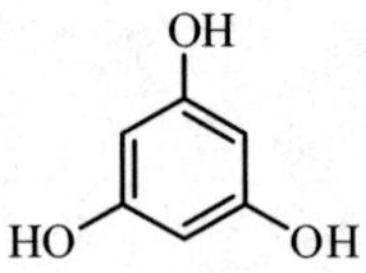

1,3,5-苯三酚
(均苯三酚)

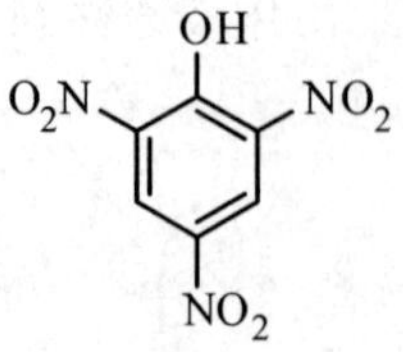

2,4,6-三硝基苯酚
(苦味酸)

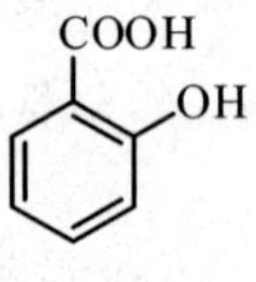

邻羟基苯甲酸
(水杨酸)

二、酚的结构

酚的结构特点是羟基直接和芳环相连，彼此相互影响。与醇羟基不同，酚羟基中氧原子为 sp^2 杂化，2 个杂化轨道分别与芳环碳原子和氢原子形成 2 个 σ 键，两个未共用电子对，一对占据剩余的 sp^2 杂化轨道，另一对占据未参与杂化的 p 轨道，此 p 轨道垂直于苯环并与环上的大 π 键进行侧面重叠，形成 p-π 共轭体系。这个共轭体系是由苯环上 6 个碳原子的 6 个 p 电子和氧原子的一对 p 电子共同组成的。苯酚的结构如图 13-2 所示。

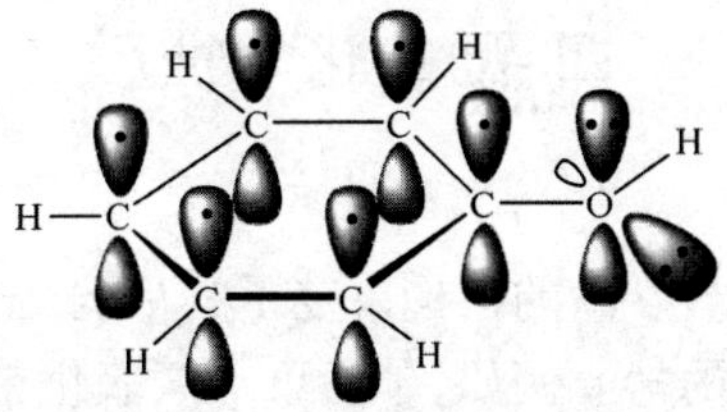

图 13-2　苯酚的结构

p-π 共轭作用的结果使氧原子上的 p 电子云向苯环偏移，降低了氧原子的电子云密度，增加了 O—H 键的极性，有利于氢原子的解离，使酚的酸性比醇强；同时降低了 C—O 键的极性，使酚分子中的 C—O 键比醇分子中的 C—O 键牢固，所以酚羟基很难被取代；另外，p-π 共轭使苯环上的电子云密度相对增高，苯环的反应活性增加。由于羟基的邻、对位上的电子云密度增加的较多，所以酚易在邻、对位上发生取代反应。

三、酚的物理性质

酚类化合物在室温下多为固体，少数烷基取代的酚为液体。酚类化合物和醇一样，能形成分子间氢键，所以沸点比分子量相当的烃类高得多。酚羟基也能与水形成氢键，但由于烃基（疏水性）部分较大，游离的酚类化合物在水中的溶解度都比较小。一些常见酚类化合物的物理常数见表 13-2。

表 13-2　常见酚类的物理常数

名　称	熔点/℃	沸点/℃	溶解度/g · 100 mL^{-1} 水	pK_a
苯酚	43.0	181.8	9.3	10.00
邻甲苯酚	30.9	191.0	2.5	10.20
间甲苯酚	11.0	203.0	2.6	10.09
对甲苯酚	33.5	201.0	2.3	10.26
邻氯苯酚	8.0	174.9	2.8	8.11
间氯甲酚	33.0	214.0	2.6	8.80
对氯甲酚	43.0	220.0	2.7	9.20
邻硝基苯酚	45.0	217.0	0.2	7.17
间硝基甲酚	96.0	—	1.4	8.28
对硝基甲酚	114.0	279.0	1.7	7.15
2,4-二硝基苯酚	133.0	分解	0.56	3.96
2,4,6-三硝基苯酚	122.0	分解	1.40	0.38

纯净的酚是无色的，由于易氧化往往带有红色至褐色。酚毒性很大，杀菌和防腐作用是酚类化合物的重要用途之一。

四、酚的化学性质

（一）弱酸性

酚的酸性

酚的结构决定了酚呈弱酸性，酚羟基的氢除能被金属取代外，还能与强碱溶液作用生成酚盐。例如，苯酚可与氢氧化钠反应生成易溶于水的苯酚钠。

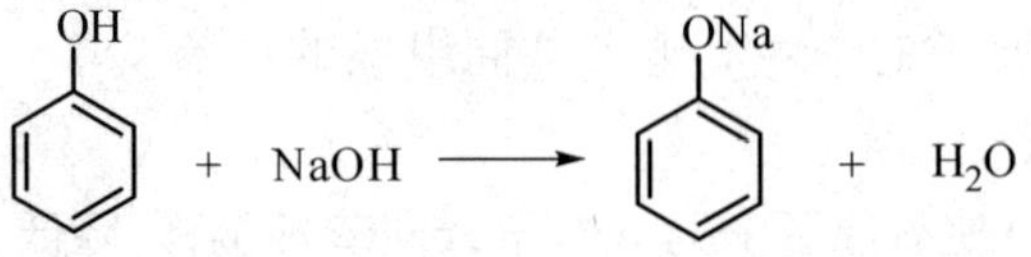

苯酚的酸性比碳酸（$pK_a=6.35$）弱，若向苯酚钠的水溶液中通入二氧化碳，苯酚就会游离出来。

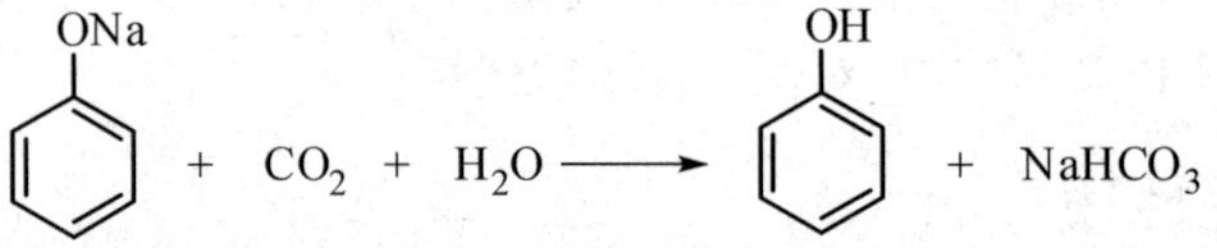

绝大多数的酚类化合物不溶或微溶于水，但能溶于强碱的水溶液，又能被酸从碱溶液里游离出来，因此可利用这一性质分离和提纯酚类化合物。

（二）取代反应

酚羟基是一个邻、对位定位基，能使苯环活化，因此，苯酚易发生卤代、硝化和磺化等取代反应。

1. 卤代反应　在室温下苯酚和溴水可立即发生反应，生成 2,4,6-三溴苯酚的白色沉淀，此反应灵敏，现象明显且定量反应，少量的苯酚（10 mg · L^{-1}）也能检出。因此，常用于酚类化合物的定性和定量分析。

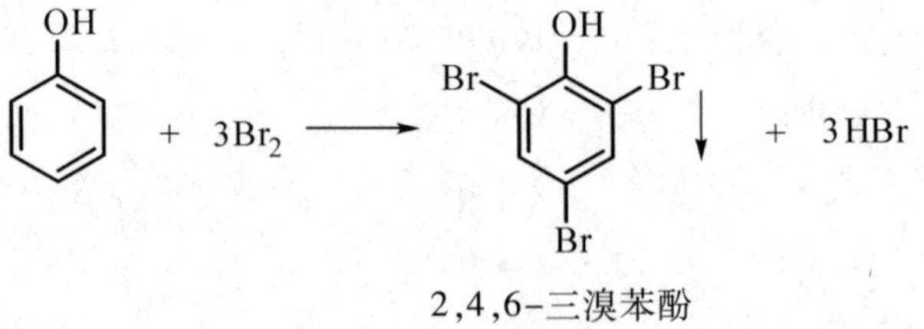

2,4,6-三溴苯酚

2. 硝化反应　苯酚在室温下就很容易与稀硝酸反应，生成邻硝基苯酚和对硝基苯酚。

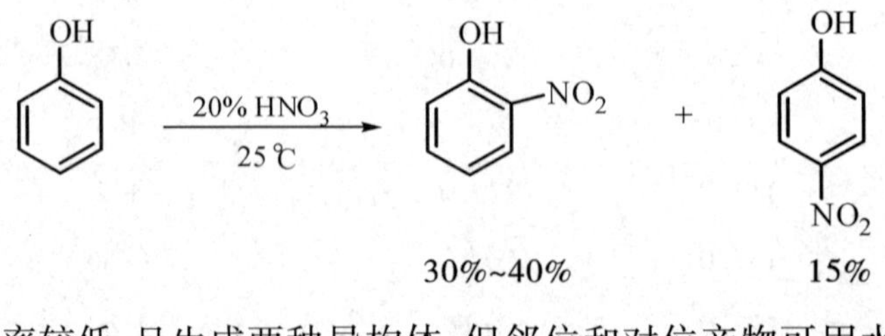

30%~40%　　15%

虽然该反应产率较低，且生成两种异构体，但邻位和对位产物可用水蒸气蒸馏法分离。因为邻位异构体可形成分子内氢键，挥发性大，可随水蒸气蒸出；而对位异构体可通过分子间氢键形成缔合体，挥发性小，不易随水蒸气蒸出，因此该反应在合成上仍有重要意义。

3. 磺化反应　苯酚与浓硫酸反应，在 25 ℃时主要生成邻羟基苯磺酸；在 100 ℃主要生成对羟基苯磺酸。

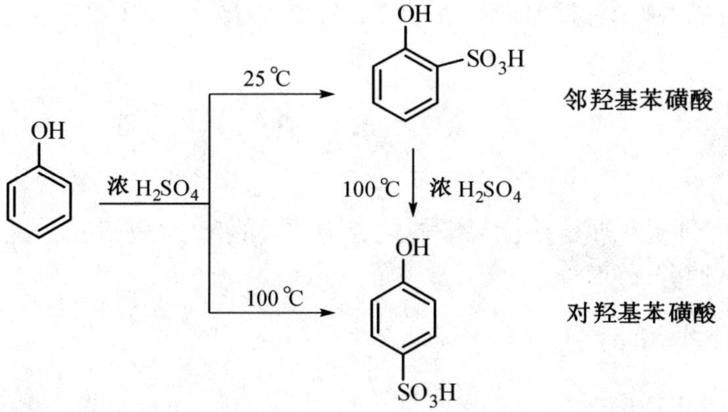

(三) 显色反应

当羟基连在双键碳原子上时就形成烯醇，实际上酚类化合物就是一种特殊的烯醇结构：

烯醇结构

大多数具有烯醇式结构的化合物都可与三氯化铁水溶液发生显色反应，不同的酚遇三氯化铁显不同的颜色。例如，苯酚、间苯二酚、1,3,5-苯三酚遇三氯化铁溶液作用均显紫色；甲苯酚呈蓝色；邻苯二酚、对苯二酚呈绿色；1,2,3-苯三酚呈红色。酚与三氯化铁的显色反应一般认为可能是生成了带有颜色的配位化合物。

$$6ArOH + FeCl_3 \longrightarrow [Fe(OAr)_6]^{3-} + 6H^+ + 3Cl^-$$

由于该反应现象明显且很灵敏，常用于酚类化合物的鉴别。

五、重要的酚

(一) 苯酚

苯酚俗称石炭酸，是一种有特殊气味的无色结晶，熔点 43 ℃，沸点 181.8 ℃，易溶于乙醇、乙醚、氯仿、苯等有机溶剂，微溶于水。苯酚能凝固蛋白质，有杀菌能力，其 3% ~5% 的水溶液用于外科手术器械的消毒剂。苯酚对皮肤有强烈的腐蚀性。苯酚易被氧化，故应避光存于棕色瓶内。苯酚还是制造塑料、染料及药物的重要原料。

(二) 甲苯酚

甲苯酚(cresols)可由煤焦油得到，俗称煤酚，有邻、间、对三种异构体。由于三者的沸点相近，不易分离，实际上常使用它们的混合物，它们都有苯酚气味，杀菌力比苯酚强。医药上常用的消毒剂煤酚皂液就是含 47% ~53% 的三种甲苯酚混合物的肥皂水溶液，又称来苏尔(lysol)，它的稀溶液常用于皮肤、器械以及病人排泄物的消毒。

(三)萘酚

萘酚有α-萘酚和β-萘酚两种异构体。α-萘酚为黄色结晶,熔点 96 ℃,能与 $FeCl_3$ 作用生成紫色沉淀。β-萘酚为无色结晶,熔点 122 ℃,和 $FeCl_3$ 作用生成绿色沉淀。这两种化合物都是合成染料的原料,β-萘酚还具有抗细菌、霉菌和寄生虫的作用。

第三节　醚

醚是两个烃基通过氧原子连接起来的化合物。醚的化学性质稳定,有些醚常用作有机溶剂、香精、冷却剂和麻醉剂等。

一、醚的分类和命名

醚分子中与氧相连的两个烃基相同称为单醚(simple ether),两个烃基不同称为混醚(complex ether);烃基可以是脂肪烃基、脂环烃基或芳香烃基。醚分子中含有芳香烃基的称为芳香醚(aromatic ether);氧原子和碳原子结合成的环状化合物,通常称为环醚(cyclic ether);含有多个氧的大环醚因形如皇冠而被称为冠醚(crown ether)。

单醚命名时先写出烃基的名称,省略"二"字,然后加上"醚"字即可。混醚命名时较小的烃基名称放在前面;芳香醚命名时,一般将芳香基放在脂肪烃基前面。例如:

$CH_3CH_2-O-CH_2CH_3$	$C_6H_5-O-C_6H_5$	$H_3C-O-C(CH_3)_3$	$CH_3-O-C_6H_5$
(二)乙醚	(二)苯醚	甲基叔丁基醚	苯甲醚

结构较复杂的醚用系统命名法命名。以小基团烷氧基作为取代基,较长的烃基为母体来命名;环醚命名时以"环氧"作词头,写在母体烃名之前;冠醚命名为 x-冠-y,其中 x 表示环上的原子(碳和氧)总数,y 表示氧原子数。例如:

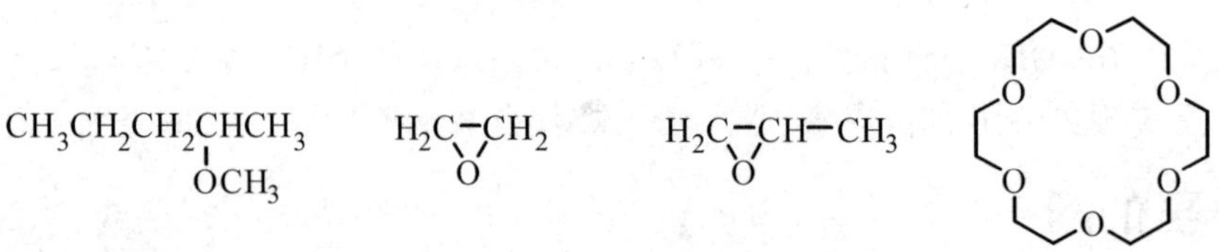

2-甲氧基戊烷　　环氧乙烷　　1,2-环氧丙烷　　18-冠-6

二、醚的结构

醚键中的氧原子为 sp^3 杂化,其中 2 个杂化轨道分别与两个碳形成 2 个 σ 键,余下 2 个杂化轨道各被一对未共用电子对占据。与水分子结构相似,醚分子结构呈 V 字形,分子中 C—O—C 键角约为 112°。甲醚的结构如图 13-3 所示。

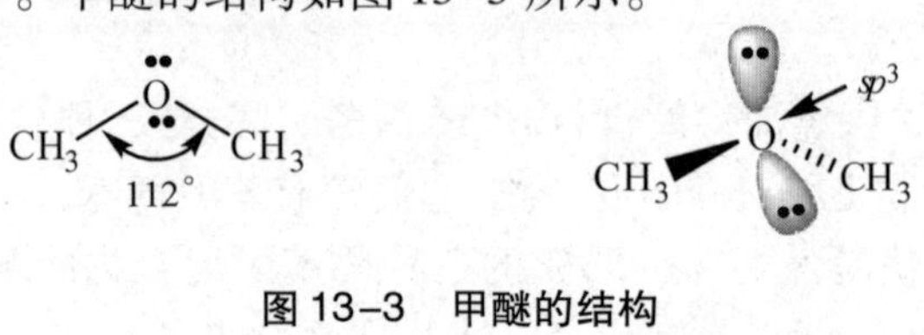

图 13-3　甲醚的结构

三、醚的物理性质

多数醚是易挥发、易燃的液体。由于醚分子间不能形成氢键，所以醚的沸点比分子量相同的醇的沸点低得多，如甲醚的沸点为-24.9 ℃，而乙醇的沸点则为 78.5 ℃。醚分子中的氧可与水分子形成氢键，所以醚在水中有一定的溶解度。

四、醚的化学性质

(一) 鉾盐的生成

醚的化学性质比较稳定。醚与金属钠不反应，对碱及还原剂相当稳定。但由于醚键上的氧原子具有未共用电子对，可以作为 Lewis(路易斯)碱，与浓硫酸、浓盐酸等强酸作用生成鉾盐(oxonium salt)。

$$R-O-R + H_2SO_4 \longrightarrow R-\overset{H}{\underset{+}{O}}-R + HSO_4^-$$

醚的化学性质

醚由于能形成鉾盐，可溶于冷的浓硫酸中，这种鉾盐不稳定，遇水即分解，恢复成原来的醚，而烷烃或卤代烃与冷浓硫酸不反应，也不溶于其中。利用这一性质可以分离、提纯醚，并可用来鉴别醚与烃或卤代烃。

(二) 过氧化物的生成

低级醚在放置过程中，因为与空气接触，会慢慢地被氧化成过氧化物。

$$\underset{\text{乙醚}}{CH_3CH_2-O-CH_2CH_3} + O_2 \longrightarrow \underset{\text{过氧化乙醚}}{CH_3CH_2-O-\underset{\displaystyle O-O-H}{\underset{|}{C}}HCH_3}$$

过氧化物(peroxide)不稳定，遇热容易分解，发生强烈爆炸。在蒸馏醚时应避免蒸干，以免发生爆炸事故。检验醚中是否有过氧化物的简便方法是：取少量醚与酸性碘化钾溶液一起振摇，如有过氧化物存在，则无色的 I^- 会被氧化成棕色的 I_2，其遇到淀粉试纸呈蓝色。醚在蒸馏之前，加入适量 $FeSO_4$ 或 Na_2SO_3 等还原剂可除去过氧化物。储存醚时，应放在棕色瓶中。

五、重要的醚

(一) 乙醚

乙醚为无色液体，沸点 34.5 ℃，极易挥发、燃烧，故使用时要特别小心，防止接近明火。

乙醚是一种应用很广泛的有机溶剂，在提取中草药中某些脂溶性的有效成分时，常使用乙醚作溶剂。纯净乙醚在外科手术中是一种吸入全身麻醉剂，但乙醚易燃、易爆，麻醉苏醒后常有恶心、呕吐等副作用。目前已有不少新型的吸入全身麻醉药如氟烷($F_3C—CHClBr$)、甲氧氟烷($Cl_2CH—CF_2—OCH_3$)应用于临床。

(二) 环氧乙烷

环氧乙烷是最重要、也是最简单的环氧化合物。由于三元环的存在，它的化学性质非常活泼，遇酸、碱都容易开环。

环氧乙烷常温下为气体，沸点11 ℃。临床上主要用作气体杀菌剂，穿透力强，可杀灭各种微生物，属高效灭菌剂，主要用于医疗器械、内窥镜及一次性使用的医疗用品消毒。

饮酒与健康

习题

1. 选择题

(1)下列各醇与金属钠反应速率最快的是(　　)

A. $(CH_3)_3COH$　　B. CH_3OH　　C. CH_3CH_2OH　　D. $(CH_3)_2CHOH$

(2)下列试剂不可用于仲醇和叔醇鉴定的是(　　)

A. 卢卡斯试剂　　B. 高锰酸钾溶液　　C. 新制氢氧化铜　　D. 铬酸钾溶液

(3)下列化合物按酸性由强到弱排序正确的是(　　)

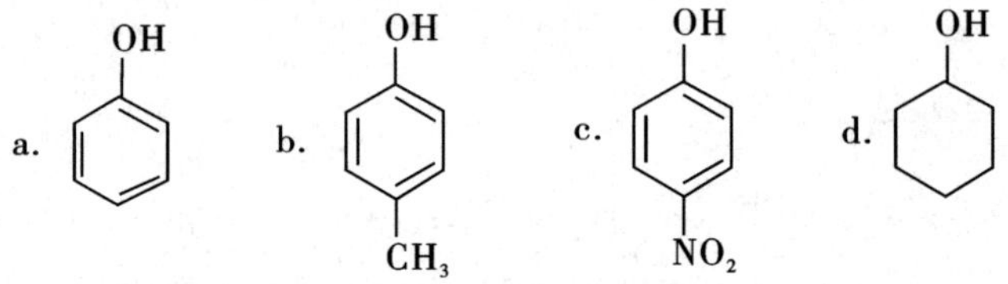

A. b >a >c >d　　B. a >b >c >d　　C. d >c >b >a　　D. c >a >b >d

(4)与醇相比，下列对酚的性质描述错误的是(　　)

A. O–H 键更易断裂　　B. O–H 键的极性增加

C. C–O 键不易断裂　　D. 酚羟基易被取代

(5)下列化合物能用于人体重金属中毒解毒剂的是(　　)

A. Lucas 剂剂　　B. 水杨酸　　C. 二巯基丁二酸钠　　D. 甘油

(6)不能使新制 $Cu(OH)_2$ 沉淀溶解并产生深蓝色溶液的是(　　)

A. 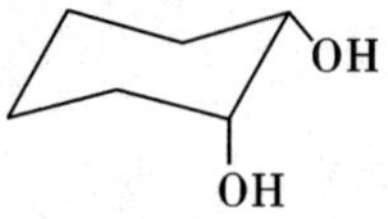

B. 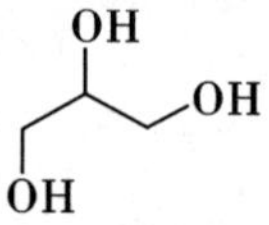

C. 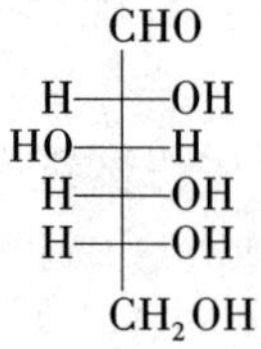

D. 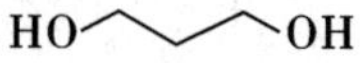

2. 写出下列化合物的结构式。

(1)(*Z*)-3-己烯-2-醇　　(2)4-甲基-1,2-戊二醇　　(3)异丙基硫醇

(4)水杨酸　　(5)均苯三酚　　(6)硝酸甘油

(7)3-甲基环己醇　　(8)5-甲基-2-异丙基苯酚　　(9)环氧乙烷

3. 用系统命名法命名下列化合物。

(1) $(CH_3)_3CCH_2OH$

(2) 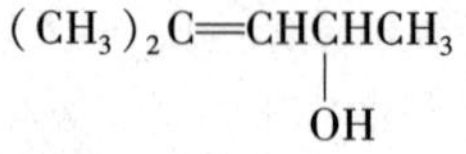

(3) 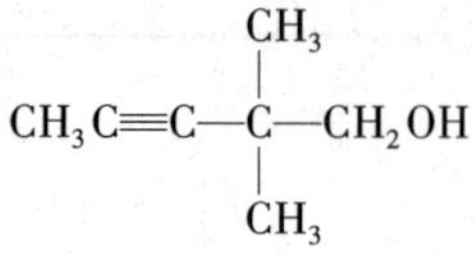

(4) $HSCH_2CH_2CH_2OH$

(5) $CH_3CH_2—O—C(CH_3)_3$

(6) 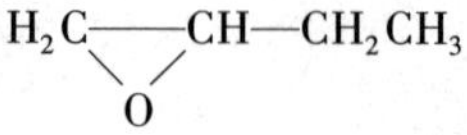

(7) 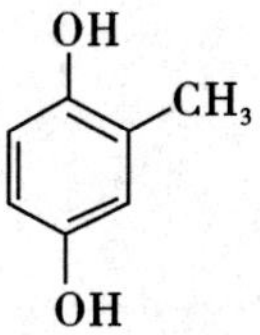　　(8) 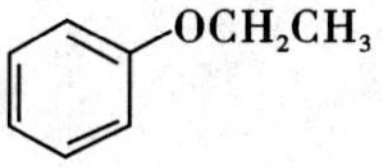

(9) 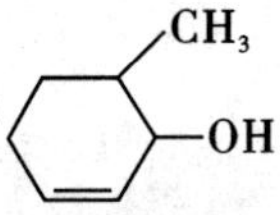　　(10) 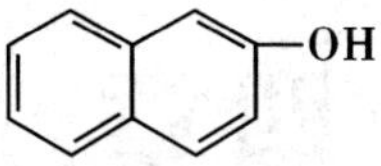

4. 写出下列反应的主要产物。

(1) 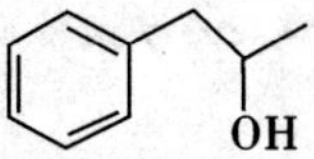 + H_2SO_4 $\xrightarrow{\Delta}$

(2) 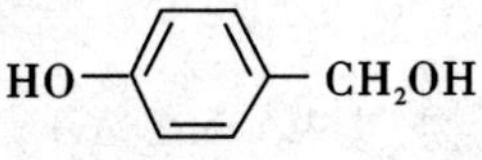 + NaOH $\longrightarrow$

(3) $(CH_3)_2C{=}CHCH_2OH \xrightarrow{KMnO_4, H^+}$

(4) 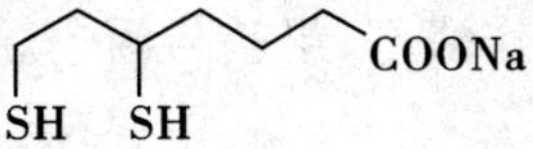 + Hg^{2+} $\longrightarrow$

(5) 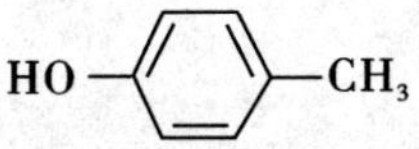 + Br_2 $\longrightarrow$

(6) 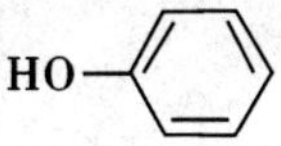 $\xrightarrow[100℃]{浓H_2SO_4}$

(7) $C_6H_5SH + NaOH \longrightarrow$

(8) $(CH_3)_2CHCH(OH)CH_3 + K_2Cr_2O_7 \longrightarrow$

5. 写出1-丁醇与下列试剂反应的主要产物。

(1) Na　　(2) H_2SO_4, 170 ℃　　(3) H_2SO_4, 140 ℃

(4) $ZnCl_2$, 浓 HCl　　(5) $KMnO_4$, 加热　　(6) $(C_5H_5N)_2 \cdot CrO_3/CH_2Cl_2$, 25 ℃

6. 用化学方法区别下列各组化合物。

(1) 正丁醇、仲丁醇、叔丁醇　(2) 己烷、正丁醇、苯酚、丁醚

7. 试说明为什么苯酚的酸性比乙醇强？

8. 分子式为 $C_5H_{12}O$ 的化合物 A 与金属钠反应放出 H_2，与 Lucas 试剂室温下立即浑浊，与浓 H_2SO_4 共热得烯烃 B，B 氧化后得丙酮和乙酸，B 与 HBr 反应的产物 C。试推测 A，B 和 C 的结构式。

（倪天军）

第十四章　醛和酮

醛(aldehyde)和酮(ketone)是分子中含有羰基官能团的有机物,羰基(carbonyl group)是碳原子和氧原子以双键相连的基团。羰基与一个烃基和一个氢原子相连的化合物称为醛(甲醛中的羰基与两个氢相连),通常表示为 RCHO,—CHO 叫作醛基;羰基与两个烃基相连的化合物称为酮,通常表示为 RCOR′,酮中的羰基叫作酮基。

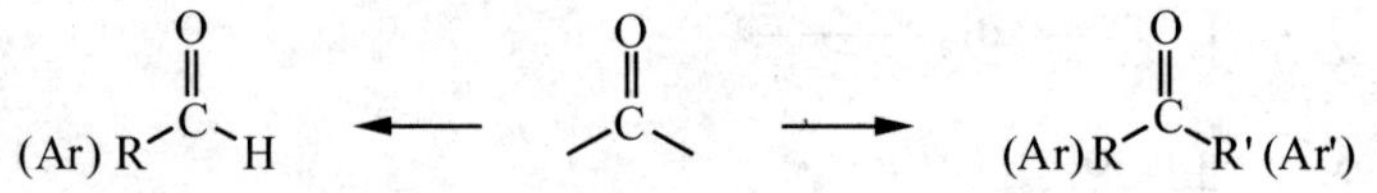

醛　　　　羰基　　　　酮

醛、酮是一类重要的基本有机化合物,它们不仅在自然界广泛存在,在工业生产和实验室合成中也是重要的原料和试剂,其中有些化合物本身就有实用价值。

第一节　醛、酮的分类和命名

根据与羰基相连的烃基的种类,醛、酮可分为脂肪醛、酮和芳香醛、酮;饱和醛、酮和不饱和醛、酮。根据分子中所含羰基的数目,醛、酮又可分为一元醛、酮,二元醛、酮等。例如:

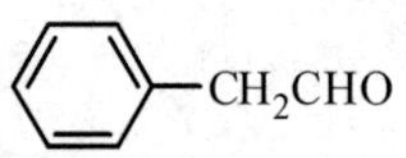

脂肪醛

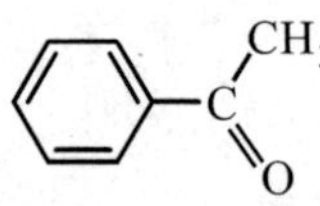

芳香酮

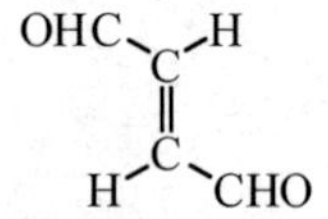

不饱和醛(二元醛)

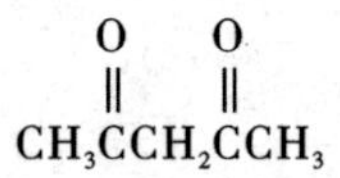

脂肪酮(二元酮)

简单的醛、酮常用普通命名法命名。醛按分子中碳原子的数目称为某醛;酮可按羰基所连的两个烃基命名,简单烃基在前,复杂烃基在后,然后加“酮”字。例如:

$HCHO$　　$CH_2{=}CHCHO$

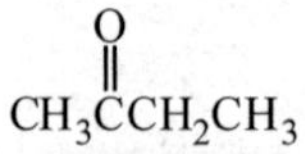

甲醛　　丙烯醛　　甲(基)乙(基)酮

结构较复杂的醛、酮多用系统命名法命名,其命名原则为:

(1)选择含有羰基的最长碳链作为主链,醛类从醛基碳开始编号,酮则从靠近羰基的一端开始编号,并把支链或取代基的位次和名称写在母体名称之前。酮类需标出羰基的位次。

不饱和醛、酮命名时，应使羰基的编号最小，并标明不饱和键和羰基的位次。例如：

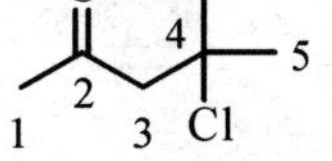

4-甲基-4-氯-2-戊酮

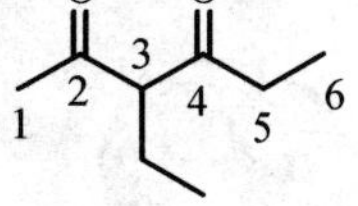

3-乙基-2,4-己二酮

$CH_3CH{=}CHCHO$

4 3 2 1

2-丁烯醛

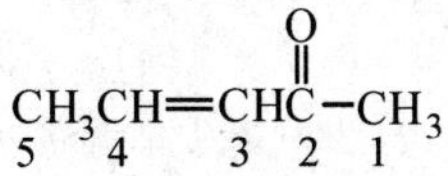

3-戊烯-2-酮

(2)命名含有脂环的醛、酮时，羰基在环内时称环某酮；羰基在环外时，则将环作为取代基。含有芳香烃基的醛、酮命名时，常把芳香烃基看作取代基。例如：

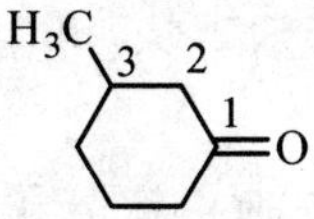

3-甲基环己酮

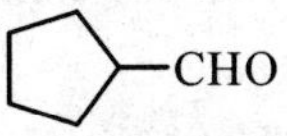

环戊基甲醛

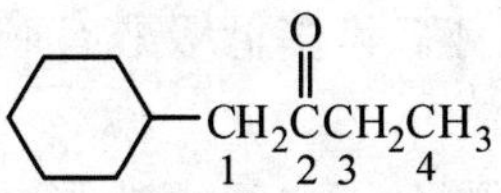

1-环己基-2-丁酮

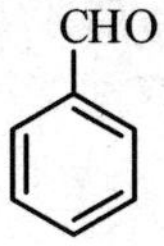

苯甲醛

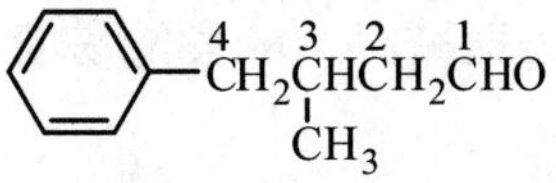

3-甲基-4-苯基丁醛

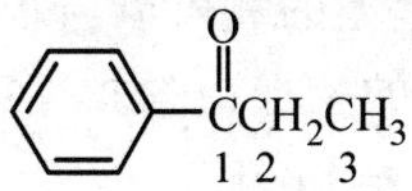

1-苯基-1-丙酮

许多天然的醛、酮都有俗名。例如，麝香酮是天然麝香的主要香气成分，视黄醛是与视觉有关的重要物质等。

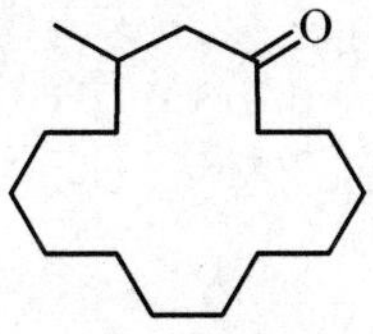

麝香酮

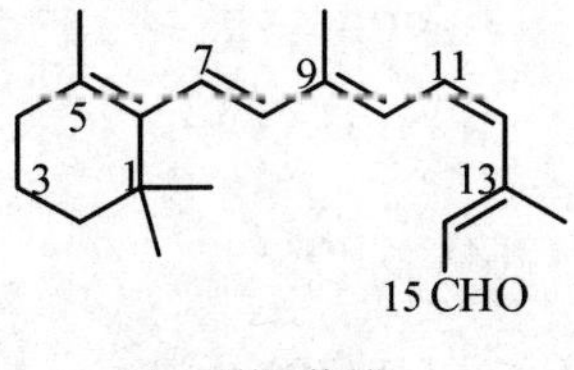

11-顺视黄醛

第二节　醛、酮的结构

在醛、酮分子中，羰基碳原子为 sp^2 杂化，分别与氧原子及 2 个其他原子形成 3 个 σ 键，这 3 个 σ 键处于一个平面，羰基碳原子未参与杂化的 2p 轨道与氧原子的一个 2p 轨道均与 3 个 σ 键所在的平面垂直，彼此平行重叠形成 π 键。因此，羰基的碳氧双键是由一个 σ 键和一个 π 键组成的。羰基的结构如图 14-1 所示。

在羰基的碳氧双键中，由于氧原子的电负性比碳原子大，成键的电子云偏向于氧原子，使羰基碳原子带有部分正电荷，而氧原子则带有部分负电荷，所以羰基双键是极性不饱和键。

图 14-1　羰基的结构

第三节　醛、酮的物理性质

在常温下，除甲醛是气体外，12 个碳原子以下的脂肪醛、酮都是液体，高级脂肪醛、酮和芳香酮多为固体。许多低级醛有刺鼻臭味。某些天然醛、酮具有特殊香味，可用于化妆品和食品行业。

由于醛或酮分子之间不能形成氢键，没有缔合现象，故它们的沸点比分子量相近的醇低。但由于羰基的极性，增加了分子间的引力，因此醛、酮沸点较相应的烷烃和醚高。

醛、酮羰基上的氧可以与水分子中的氢形成氢键，因而低级醛、酮易溶于水，但随着分子中碳原子数目的增加，它们的溶解度则迅速减小。醛和酮易溶于有机溶剂。一些常见醛、酮的物理常数见表 14-1。

表 14-1　常见醛、酮的物理常数

名称	结构式	熔点/℃	沸点/℃	溶解度/g · 100 mL^{-1}水
甲醛	HCHO	-92	-21	易溶
乙醛	CH_3CHO	-121	21	16
丙醛	CH_3CH_2CHO	-81	49	7
丁醛	$CH_3CH_2CH_2CHO$	-99	76	微溶
乙二醛	OHCCHO	15	50.4	溶
苯甲醛	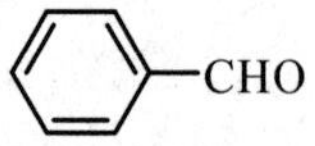	-26	178	0.3
丙酮	CH_3COCH_3	-95	56	∞
丁酮	$CH_3COCH_2CH_3$	-86	80	26
环己酮	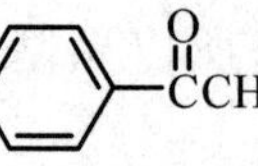	-45	155	2.4
苯乙酮		21	202	不溶

第四节　醛、酮的化学性质

醛、酮的化学性质主要决定于羰基。由于结构上的共同特点，使这两类化合物具有许多相似的化学性质。但是醛与酮的结构并不完全相同，它们在反应性能上也表现出一些差异。一般说来，醛比酮活泼，有些反应醛可以发生，而酮则不能。

一、加成反应

醛、酮分子中有碳氧双键，可以发生加成反应。反应时试剂中带负电荷的部分加到羰基中带部分正电荷的碳原子上，试剂中带正电荷的部分加到羰基中带部分负电荷的氧原子上。醛、酮发生加成反应的难易除了与试剂的性质有关外，主要取决于醛、酮的结构，即羰基碳上连接的原子或基团的电子效应和空间位阻。通常酮发生加成反应的活性比醛小，因为酮的羰基碳与两个烷基相连，烷基具有斥电子诱导效应，使羰基碳原子的正电性降低；同时两个烃基使反应的空间位阻增大，不利于试剂的进攻。

亲核加成反应及影响因素

（一）与氢氰酸的加成

醛、脂肪族甲基酮及少于 8 个碳原子的环酮与氢氰酸加成生成 α-羟基腈（即氰醇）。

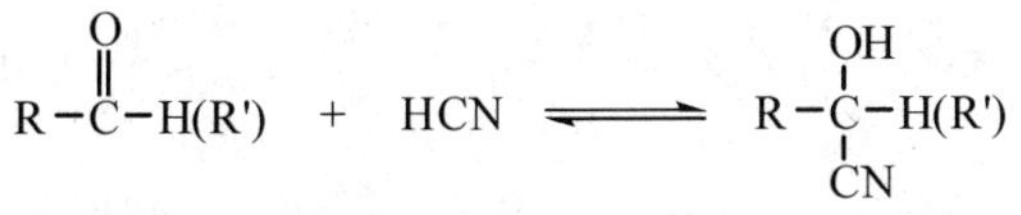

α-羟基腈

加成后的生成物比反应物增加了一个碳原子，因此这个反应常用来增长化合物的碳链。

实验表明，有碱存在时，醛、酮与氢氰酸的加成反应速率明显加快；反之，有酸存在时，反应速率明显减慢，在大量酸存在时，反应几乎不能进行。这是因为氢氰酸是一个弱酸，碱可增加 CN^- 离子浓度，而酸则降低 CN^- 离子浓度，可见在醛、酮与 HCN 加成反应中，CN^- 起着决定反应速率的作用。反应中首先是 CN^- 向羰基进攻，然后氧负离子接受 H^+ 生成氰醇。

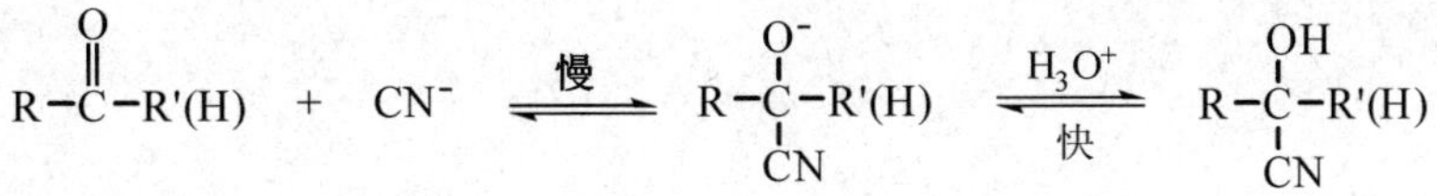

在实际工作中，因 HCN 易挥发，毒性太大，直接使用比较危险，故多采用 NaCN 或 KCN 逐滴加入 H_2SO_4，使之边产生 HCN 边进行反应。

（二）与亚硫酸氢钠的加成

醛、脂肪族甲基酮及少于 8 个碳原子的环酮都能与饱和亚硫酸氢钠溶液发生加成反应，生成 α-羟基磺酸钠白色沉淀。

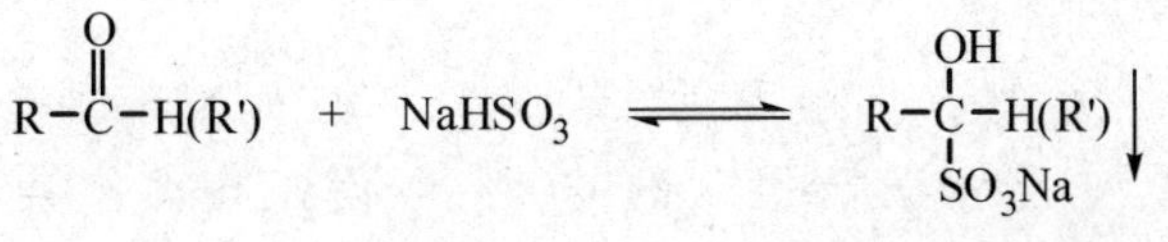

α-羟基磺酸钠

由于反应是可逆的，为使反应完全，常加入过量的饱和亚硫酸氢钠溶液，促使反应向右移动。加成产物α-羟基磺酸钠是一个盐，不溶于饱和的亚硫酸氢钠溶液和乙醚，易溶于水，常形成良好的晶体，所以可以利用这个反应把醛、酮从其他不溶于水的有机物中分离出来；同时α-羟基磺酸钠与酸或碱（如稀 HCl 或 Na_2CO_3）共热，能分解成原来的醛或酮，也常用这个反应来精制醛或酮。

醛、酮与亚硫酸氢钠的加成反应不仅可用于分离、提纯醛、酮，在实验中还可以用来定性鉴定化合物中是否含有醛、酮。

（三）与醇的加成

醛酮与醇的加成反应

在干燥氯化氢的催化下，醛与醇发生加成反应，可生成半缩醛（hemiacetal），分子中的羟基称为半缩醛羟基。开链半缩醛不稳定，能继续与另一分子醇作用，失去一分子水生成缩醛（acetal）。

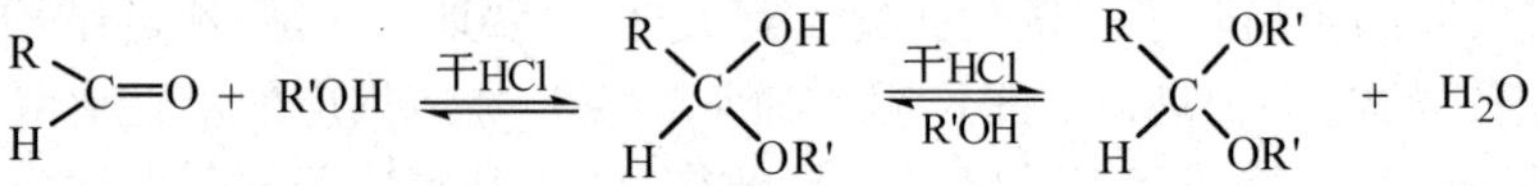

半缩醛　　缩醛

与醛相比，酮与醇反应生成缩酮（ketal）的反应较困难，但是环状的缩酮比较容易生成。例如：

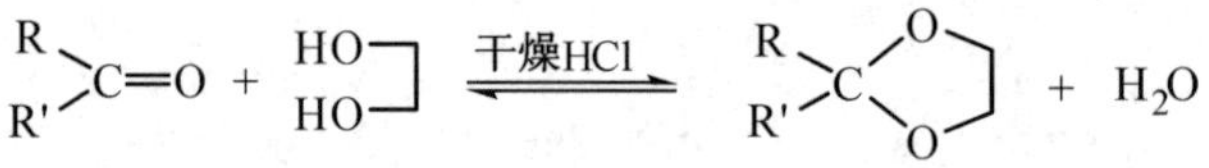

缩醛和缩酮性质与醚相似，对氧化剂、还原剂及碱性试剂都很稳定，遇稀酸则可分解生成原来的醛（酮）和醇。在有机合成中，为了保护性质活泼的羰基，常将醛或酮转化为缩醛或缩酮，待氧化或其他反应完成后，再用稀酸将其分解释放出原来的羰基。

若在同一分子中既含有羰基又含有羟基，并且两者位置合适，如γ-或δ-羟基醛（酮），则容易自发地进行分子内加成，且主要以稳定的五元或六元环状半缩醛（酮）的形式存在。例如：

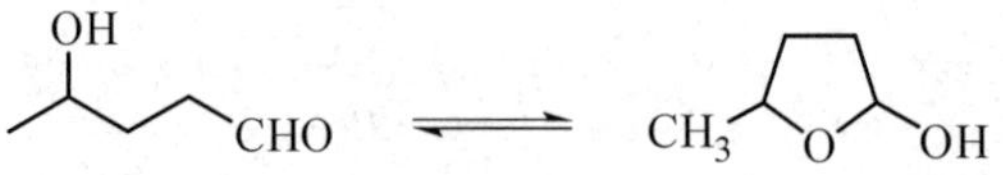

11%　　89%

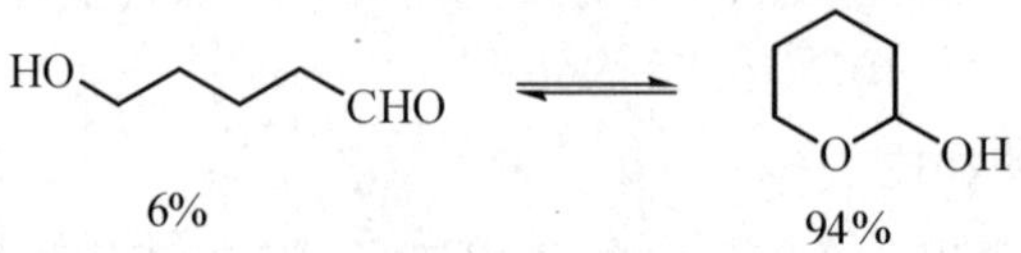

6%　　94%

正是由于这样的原因，许多单糖分子都含有这种环状半缩醛（酮）结构。

（四）与氨的衍生物加成

醛、酮能与氨的多种衍生物（如羟胺、肼、苯肼、2,4-二硝基苯肼等）发生加成反应生成醇胺，然后脱去一分子水，形成含碳氮双键的 *N*-取代亚胺类化合物（schiff 碱）。若用 $H_2N—G$ 代表氨的衍生物，该反应的通式可表示如下：

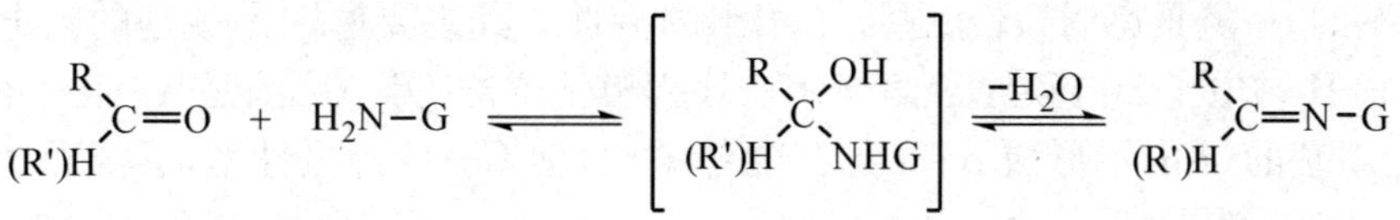

表 14-2 列出了氨的衍生物与醛、酮加成产物的名称和结构式。这些 *N*-取代亚胺大都是具有一定熔点的晶体,容易鉴别。其中 2,4-二硝基苯肼与醛、酮缩合生成的 2,4-二硝基苯腙是橙黄色或橙红色结晶,反应现象明显,应用最广泛。由于氨的衍生物可用来鉴别醛、酮,有机分析中常把它们称为羰基试剂(carbonyl reagent)。

由于上述 *N*-取代亚胺容易通过结晶进行纯化,经酸水解又可得到原来的醛或酮,所以这些羰基试剂也可用来分离和精制醛、酮。

生物体内许多生化过程就涉及羰基与氨基作用形成亚胺的反应。例如,视觉感光细胞中的感光色素视紫红质就是由 11-顺视黄醛和视蛋白的氨基缩合生成的 Schiff 碱。当视紫红质吸收光子后立即引起 11-顺视黄醛 C_{11} 双键构型翻转,即 11-顺视黄醛转化成全反式视黄醛,导致视蛋白分子构象发生变化,并进一步与视蛋白分离,再经过一系列复杂的信息传递到达大脑形成视觉。

表 14-2 氨的衍生物及其与醛、酮反应的产物

氨的衍生物 $H_2N—G$		加成缩合产物	
名称	结构式	结构式	名称
伯胺	$H_2N–R$	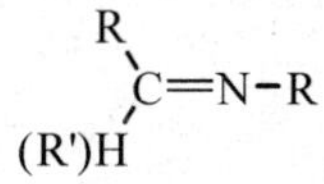	Schiff 碱
羟胺	$H_2N–OH$	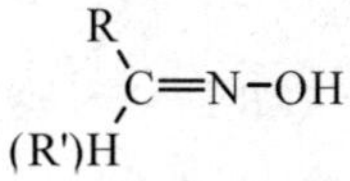	肟
肼	$H_2N–NH_2$	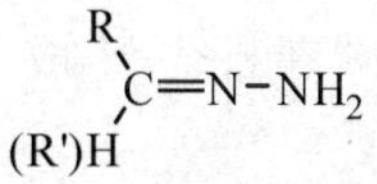	腙
苯肼	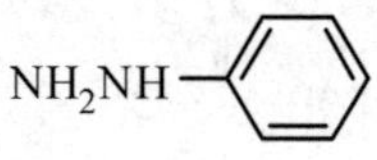	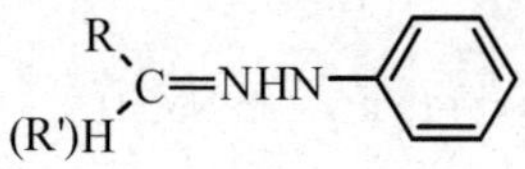	苯腙
2,4-二硝基苯肼	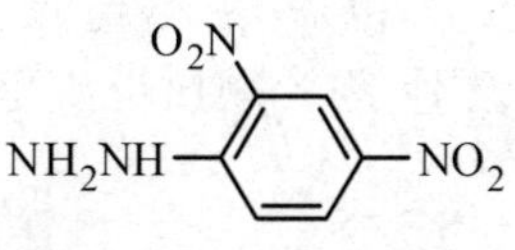	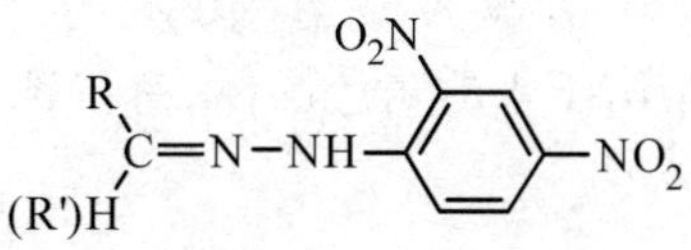	2,4-二硝基苯腙
氨基脲	$H_2N–NHCONH_2$	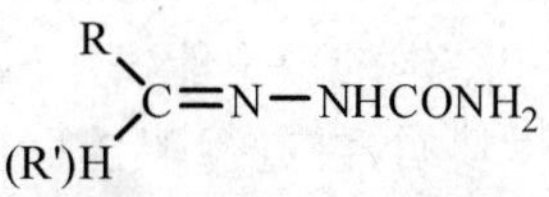	缩氨脲

二、α-氢的反应

醛、酮分子中与羰基直接相连的碳原子称为 α-碳原子,α-碳原子上所连的氢原子称为

α-氢。醛、酮的α-氢具有弱酸性，显示了相当的活性。其主要原因是羰基的吸电子诱导效应(-I)使C—H键电子云向碳原子偏移，C—H键极性增加；另一原因是α-碳上的C—H键的σ电子与羰基的π电子形成σ-π超共轭体系，也使C—H键极性增大，氢原子有变为质子的趋势而显得活泼起来。

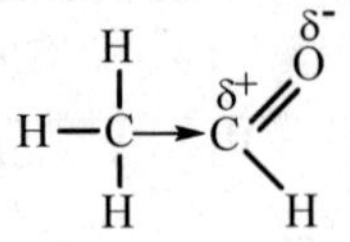

羰基的-I效应

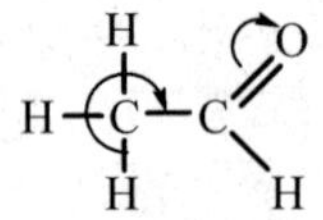

σ-π超共轭效应

由α-氢所引起的反应，常见的有以下两类：

(一)卤代反应

在酸或碱的催化下，醛、酮的α-氢能被卤原子取代。在酸催化下，可得到一卤代物；而在碱性条件下，当一个卤原子引入α-碳之后，其余的氢更容易被取代，所以反应很难停留在一卤代阶段。例如：

$$RCH_2-\overset{\overset{O}{\|}}{C}-H(R') + X_2 \xrightarrow{OH^-} R-\overset{\overset{X}{|}}{C}H-\overset{\overset{O}{\|}}{C}-H(R') \xrightarrow[OH^-]{X_2} R-\underset{\underset{X}{|}}{\overset{\overset{X}{|}}{C}}-\overset{\overset{O}{\|}}{C}-H(R')$$

结构式为$CH_3-\overset{\overset{O}{\|}}{C}-H(R')$的醛或酮与次卤酸钠或卤素的碱液作用时，甲基上的三个氢原子可都被取代。

$$X_2 + NaOH \longrightarrow NaOX + NaX + H_2O$$

$$CH_3-\overset{\overset{O}{\|}}{C}-H(R') + 3NaOX \longrightarrow CX_3-\overset{\overset{O}{\|}}{C}-H(R') + 3NaOH$$

在生成的三卤代物分子中，卤原子的吸电子性使羰基碳原子的正电性显著增大，在碱性条件下不稳定，易发生碳碳键断裂，生成三卤甲烷(又称卤仿)和羧酸盐，该反应又称为卤仿反应(haloform reaction)。

$$CX_3-\overset{\overset{O}{\|}}{C}-H(R') + NaOH \longrightarrow CHX_3\downarrow + (R')H-\overset{\overset{O}{\|}}{C}-ONa$$

进行卤仿反应常用碘的碱溶液，产物之一为碘仿，所以称为碘仿反应(iodoform reaction)。碘仿是难溶于水的黄色晶体，有特殊气味，容易识别，因此碘仿反应可以用来鉴别乙醛和甲基酮。

具有$CH_3-\overset{\overset{OH}{|}}{C}H-H(R')$结构的醇也能发生碘仿反应，因为次碘酸盐是一种强氧化剂，可以使这类醇氧化成乙醛或甲基酮，再进行碘仿反应。所以碘仿反应也能鉴别具有上述结构的醇类，如乙醇、异丙醇等也能发生碘仿反应。

(二)羟醛缩合反应

在稀碱溶液的作用下，含有α-氢的醛可以发生自身的加成反应，生成β-羟基醛(醇醛)，这个反应称为羟醛缩合或醇醛缩合(aldol condensation reaction)。值得注意的是，这个反应不是醇与醛进行缩合，而是指反应产物为既含有羟基又含有醛基的化合物。

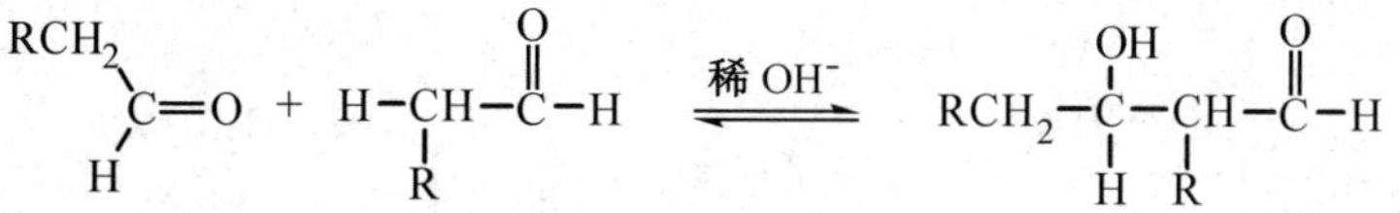

羟醛缩合反应

反应是可逆的，首先是碱与 α-氢结合，生成碳负离子（carbanion），碳负离子是很强的亲核试剂，它立即进攻另一分子醛的羰基碳，生成氧负离子，氧负离子从水中夺取一个氢原子生成 β-羟基醛。β-羟基醛容易脱水生成 α，β-不饱和醛。例如：

$$2CH_3CHO \xrightarrow[\Delta]{稀OH^-} CH_3CH{=}CHCHO + H_2O$$

酮也能发生类似反应，生成 β-羟基酮，但反应比较缓慢。羟醛缩合反应也是一种增长碳链的方法，在有机合成中具有重要的应用价值。

三、氧化还原反应

（一）氧化反应

醛和酮化学性质的主要区别之一是对氧化剂敏感性上的差异。醛的羰基碳上连有氢原子，极容易被氧化成羧酸，即使是弱氧化剂也可以使之氧化。而酮一般不易被氧化。

Tollens 试剂和 Fehling 试剂是两种最常用的碱性弱氧化剂，可以氧化醛，但不能氧化酮，是区别醛和酮常用的方法。

Tollens 试剂是硝酸银的氨水溶液，它与醛共热时，醛被氧化成含有同数碳的羧酸，而 Ag^+ 被还原成金属银析出，沉积在试管壁上形成银镜，故称银镜反应。

$$RCHO + 2Ag(NH_3)_2^+OH^- \xrightarrow{\Delta} RCOONH_4 + 2Ag\downarrow + 3NH_3 + H_2O$$

Fehling 试剂包括两部分，一是硫酸铜溶液，二是酒石酸钾钠的氢氧化钠溶液，使用时取等体积混合，它含有二价铜络离子。脂肪醛与 Fehling 试剂共热即被氧化成羧酸，Cu^{2+} 被还原为砖红色的氧化亚铜沉淀析出。

$$RCHO + 2Cu(OH)_2 + NaOH \xrightarrow{\Delta} RCOONa + Cu_2O\downarrow + 3H_2O$$

Fehling 试剂不能与芳香醛反应，所以，可用其鉴别脂肪醛和芳香醛。

（二）还原反应

醛和酮都可以被还原。用不同的还原剂，可把羰基还原成羟基，或者还原成亚甲基（$—CH_2—$）。

醛、酮除能被催化氢化外，还能被氢化铝锂（$LiAlH_4$）、硼氢化钠（$NaBH_4$）等金属氢化物还原。金属氢化物还原剂的最大优点是具有选择性，即只还原碳氧双键，不还原碳碳双（叁）键；而催化氢化，则羰基和碳碳双（叁）键同时被还原。例如：

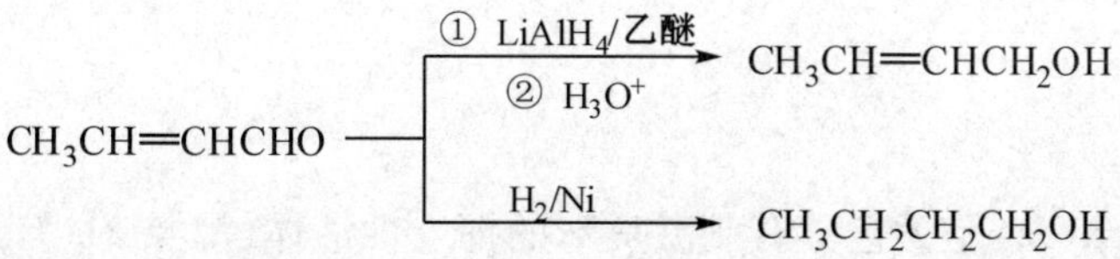

醛、酮在强还原条件下，羰基可被还原成亚甲基，生成相应的烃类，常用的方法有两种：

一种是以锌汞齐和浓盐酸为还原剂的 Clemmensen(克莱门森)还原法,此法只适用于对酸稳定的化合物。例如:

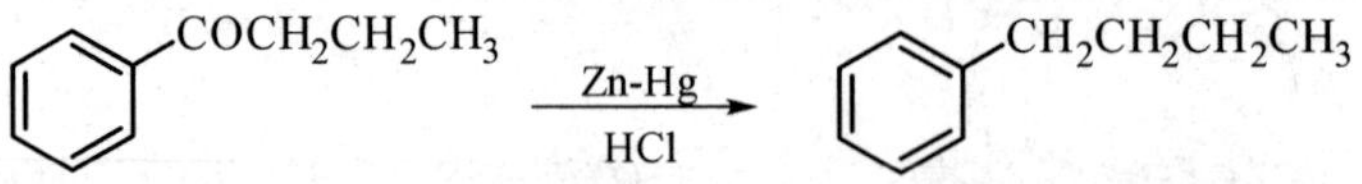

另一种是 Wolff-Kishner-Huang Minglong(乌尔夫-凯惜纳-黄鸣龙)还原法。以缩乙二醇为溶剂,利用肼、浓碱为还原剂,常压加热,羰基被还原成亚甲基。

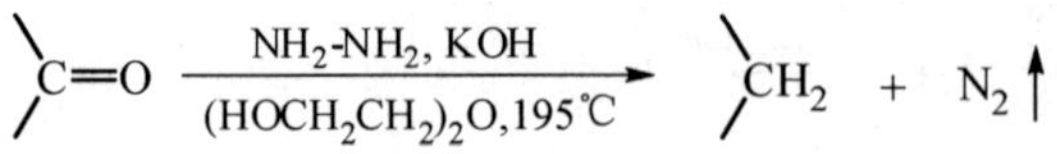

我国化学家黄鸣龙对原有方法做了改进,其优点是可在较低温度下反应,产率提高,反应时间缩短,因此该反应简称为黄鸣龙还原法。

(三)歧化反应

不含 α-H 的醛在浓碱作用下发生分子间的氧化还原反应——歧化反应(dismutation reaction),即一分子醛被氧化成羧酸,另一分子被还原成醇,此反应称为 Cannizzaro(康尼查罗)反应。酮没有此反应。例如:

$$2HCHO + NaOH \longrightarrow CH_3OH + HCOONa$$

当甲醛与等量其他无 α-H 的醛混合后与氢氧化钠共热,则发生交叉的 Cannizzaro 反应,甲醛总是被氧化为甲酸,而其他醛被还原成醇。例如:

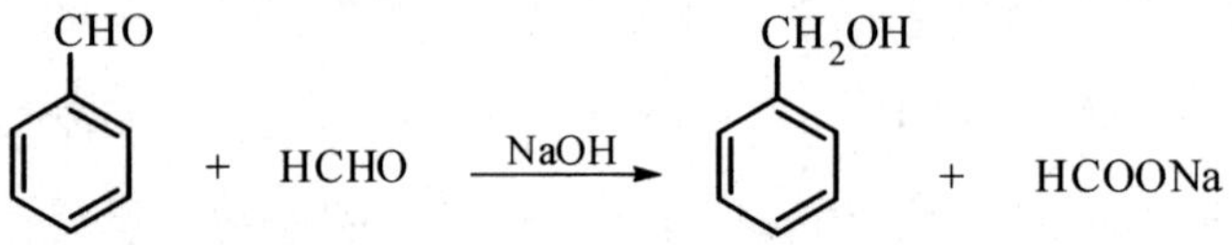

第五节 重要的醛、酮

一、甲醛

甲醛(formaldehyde)俗称蚁醛,是一种重要的化工原料,其衍生物已达上百种。甲醛的沸点为-21 ℃,常温下为无色气体,具有强烈的刺激性气味,易溶于水。40% 的甲醛水溶液俗称福尔马林(formalin),是医药上常用的消毒剂和防腐剂。

甲醛与氨反应生成环六亚甲基四胺,商品名称为乌洛托品。乌洛托品为无色晶形固体,熔点 263 ℃,易溶于水,有甜味。医药上用作利尿剂、治疗风湿痛的药物;国防上把它装入防毒面具,可解光气之毒。

二、乙醛

乙醛(ethyl aldehyde)是无色具有刺激臭味的挥发性液体,沸点 21 ℃,易溶于水、乙醚和乙醇,乙醛在酸的催化下可聚合成三聚乙醛(副醛)。

三聚乙醛是无色液体，有强烈的臭气，沸点 124 ℃，能溶于水，易溶于乙醚和乙醇。三聚乙醛在医药上又称为副醛，具有催眠作用，是比较安全的催眠药，无蓄积作用，不影响心脏和血管运动中枢，缺点是其有强烈的特殊臭气和不适味，且经肺排出时臭气难闻。

向乙醛中通入氯气，则生成三氯乙醛，它易与水加成得到无色的水合三氯乙醛晶体，简称水合氯醛，它也是比较安全的催眠、镇静药，不易引起蓄积中毒，但味道不好，对胃有刺激性。

三、丙酮

丙酮（acetone）是最简单的酮类化合物，是无色液体，沸点 56 ℃。丙酮不仅极易溶于水，而且几乎能与所有有机溶剂混溶，故广泛用作溶剂。

正常人血液中丙酮含量极低，糖尿病患者由于糖代谢紊乱，体内常有过量丙酮产生，从尿中排出或随呼吸呼出。丙酮的临床检验，可用碘仿反应，也可用亚硝酰铁氰化钠［$Na_2Fe(CN)_5NO$］溶液和氨水来检查，如尿中有丙酮存在，则会呈现鲜红色。

四、樟脑

樟脑（camphor）是一类脂环状的酮类化合物，学名为 2-莰酮，其结构式如下：

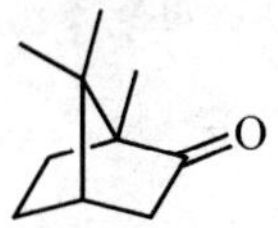

樟脑是无色半透明晶体，具有强烈的樟木气味和辛辣的味道，有清凉感，熔点 176～177 ℃，易升华。不溶于水，能溶于醇等。樟脑在医学上用途很广，如用作呼吸循环兴奋药的樟脑油注射剂（10% 樟脑的植物油溶液）和樟脑磺酸钠注射剂（10% 樟脑磺酸钠的水溶液）；用作治疗冻疮、局部炎症的樟脑醑（10% 樟脑酒精溶液）；中成药清凉油、十滴水和消炎镇痛膏等均含有樟脑。樟脑也可用于驱虫防蛀。

五、麝香酮

麝香酮（muscone）为油状液体，具有麝香香味，是麝香的主要香气成分。沸点 328 ℃，微溶于水，能与乙醇互溶。麝香酮的构造为一个含 15 个碳原子的大环，环上有一个甲基和一个羰基，属脂环酮。香料中加入极少量的麝香酮可增强香味，因此许多贵重香料常用它作为定香剂。人工合成的麝香广泛应用于制药工业。

室内杀手甲醛

习题

1. 选择题

（1）下列关于碳碳双键和碳氧双键说法错误的是（　　）

A. 都是由一个 σ 键和一个 π 键组成

B. π 键键能小，电子云外露，易受试剂进攻

C. C═C 双键是非极性的，而 C═O 是极性双键

D. 都易发生亲电加成反应

（2）下列化合物不能发生碘仿反应的是（　　）

A. 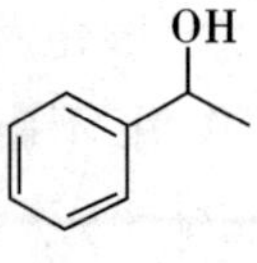 B. 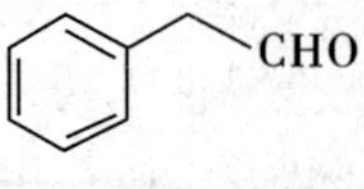 C. 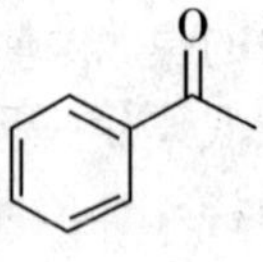 D. 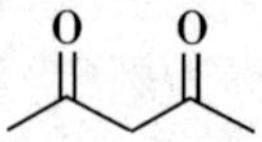

(3)下列不能氧化苯甲醛的试剂是(　　)

A. Tollens 试剂　　B. Fehling 试剂　　C. $KMnO_4$　　D. $K_2Cr_2O_7$

(4)下列醛酮按其加成反应的活性顺序排列正确的是(　　)

a. 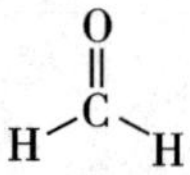 b. 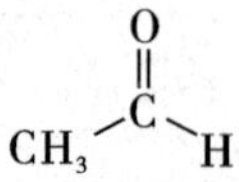 c. 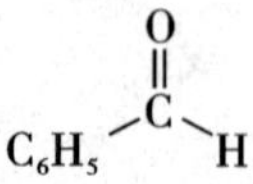 d. 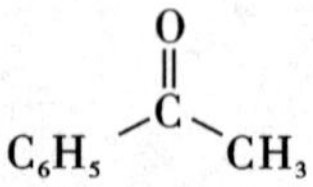

A. a >b >c >d　　B. d >c >b >a　　C. b >d >a >c　　D. c >a >b >d

(5)两种均有 α-H 的不同的醛发生羟醛缩合反应可能生成几种产物(　　)

A. 1 种　　B. 2 种　　C. 3 种　　D. 4 种

(6)下列化合物既能与 $NaHSO_3$ 反应又能发生碘仿反应的是(　　)

A. 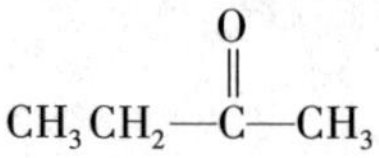 B. 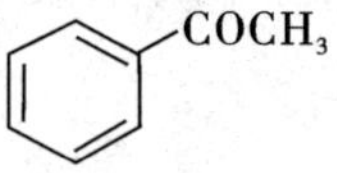 C. 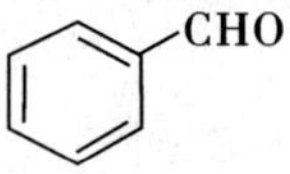 D. CH_3CH_2CHO

2. 写出下列化合物的结构式。

(1)苯乙醛　　(2)3-戊烯醛　　(3)3-甲基环己酮　　(4)对甲氧基苯甲醛

(5)3-苯基丙烯醛　　(6)5-甲基-2-己酮

3. 用系统命名法命名下列各化合物。

(1) 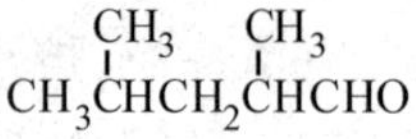　　(2) 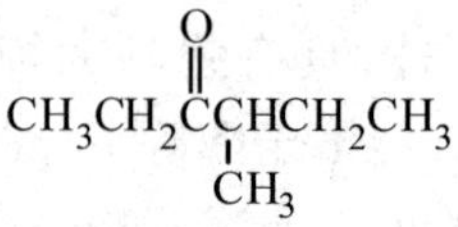

(3) 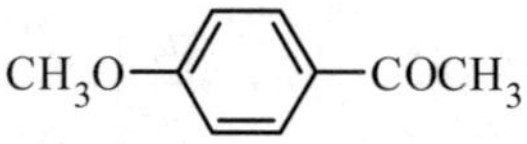　　(4) 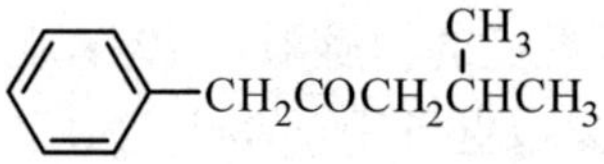

(5) 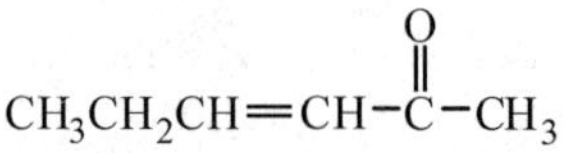　　(6) 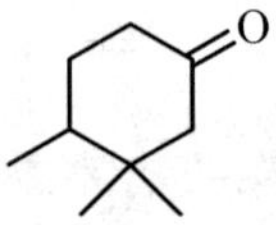

(7) 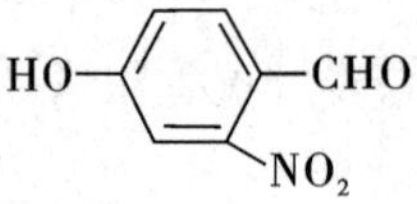　　(8) 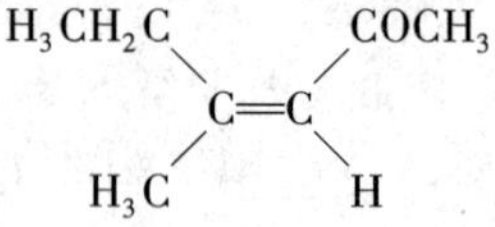

4. 写出分子式为 C_8H_8O，含有苯环的羰基化合物的结构式和名称。

5. 写出下列反应的主要产物。

(1) $CH_3CH_2CH_2CHO \xrightarrow{稀NaOH} \xrightarrow{\triangle}$

(2) 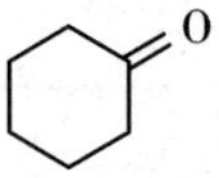 + HCN $\longrightarrow$

(3) 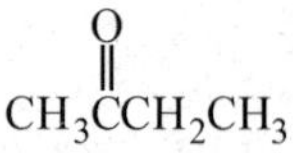 + $NaHSO_3$(饱和) $\longrightarrow$

(4) $CH_2=CHCHO + Ag(NH_3)_2OH \longrightarrow$

(5) 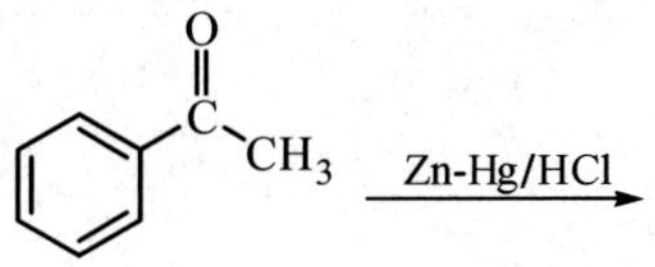

(6) 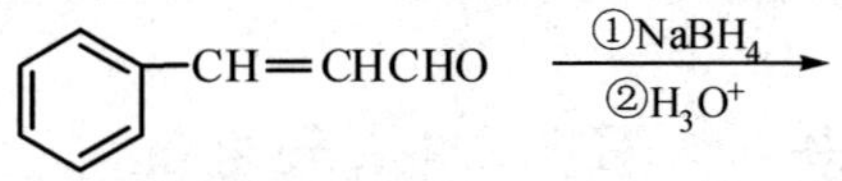

(7) 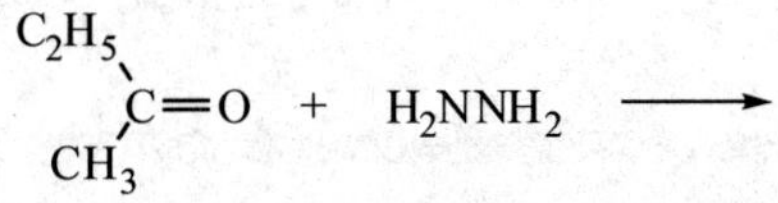

(8) $(CH_3)_3CCHO$ + HCHO $\xrightarrow[\Delta]{\text{浓}NaOH}$

(9) 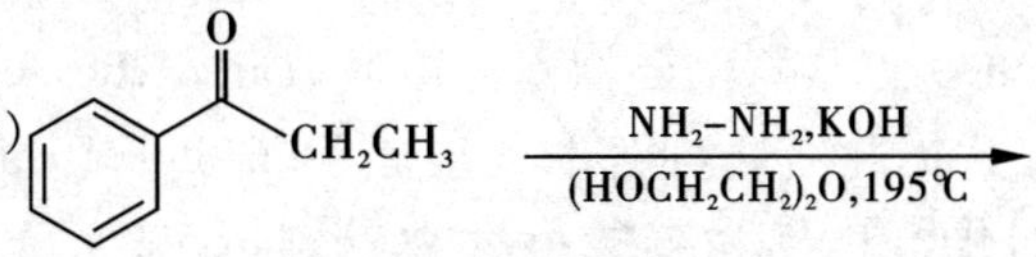

6. 用化学方法区别下列各组化合物。

(1) 甲醛　乙醛　丙酮　异丙醇　　(2) 苯甲醛　环己酮　苯乙酮　苄醇

7. 下列哪些物质能发生碘仿反应？

(1) 乙醇　(2) 1-丙醇　(3) 异丙醇　(4) 丙醛　(5) 丙酮

(6) 丁酮　(7) 2-戊醇　(8) 3-戊醇　(9) 苯乙酮　(10) 苯乙醛

8. 某化合物A不能被Tollens试剂氧化，与2,4-二硝基苯肼反应可得到一橘红色的沉淀；A与氰化钠和硫酸反应得化合物B，其分子式为$C_6H_{11}ON$；A与硼氢化钠反应可得化合物C，C在浓硫酸作用下受热脱水得主要产物2-戊烯。试推断A、B、C的结构。

（胡亚平　杨　洁）

第十五章　羧酸和取代羧酸

分子中含有羧基（—COOH，carboxy group）的有机化合物称为羧酸（carboxylic acid）；羧酸分子中烃基中的氢被其他原子或基团取代的化合物称为取代羧酸（substituted carboxylic acid）；羧酸分子中羧基的羟基被取代后的化合物称为羧酸衍生物（carboxylic acid derivatives）。

自然界中，羧酸常以游离态、羧酸盐或羧酸衍生物的形式广泛存在于动植物中。许多羧酸和取代羧酸直接参与生命的代谢过程，有些是动植物代谢的中间产物，有些具有显著的生物活性。所以，羧酸及其衍生物既是有机合成中的重要原料，又是一类与医药卫生关系十分密切的重要有机物，临床上使用的药物中许多是有机羧酸及其衍生物。

第一节　羧　酸

一、羧酸的分类及命名

（一）分类

根据与羧基相连的烃基种类，羧酸可分为脂肪酸（fatty acid）和芳香酸（aromatic acid）。前者还可以分为饱和脂肪酸和不饱和脂肪酸，后者是指羧基直接与芳环相连的羧酸。根据分子中所含羧基的数目不同，羧酸又可分为一元酸、二元酸、多元酸。例如：

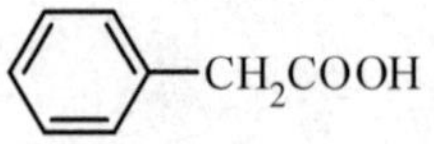

脂肪酸
一元酸

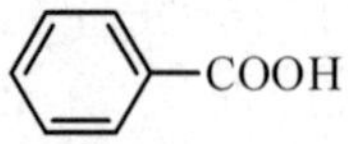

芳香酸
一元酸

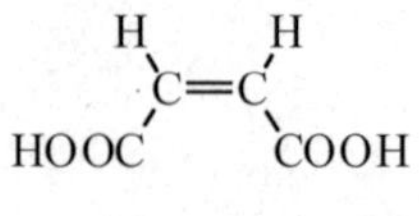

不饱和脂肪酸
二元酸

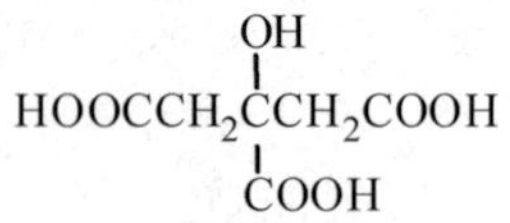

脂肪酸
三元酸

（二）命名

许多羧酸可以从天然产物中获得，它们常根据最初的来源采用俗名。例如甲酸称为蚁酸，最初是由蚂蚁蒸馏得到的；乙酸称作醋酸，最初是从食醋中得到的；乙二酸称作草酸，常以盐的形式存在于许多植物和草类中。一些常见羧酸的俗名见表 15-1。

羧酸的系统命名与醛相似。即选择含有羧基的最长碳链作为主链，根据主链碳原子数称为某酸，并从羧基碳原子开始，用阿拉伯数字为主链碳原子编号。简单的羧酸也可用希腊字母编号，即以与羧基直接相连的碳原子为 α 位，依次为 β，γ，δ……最末端碳原子用 ω 表示。例如：

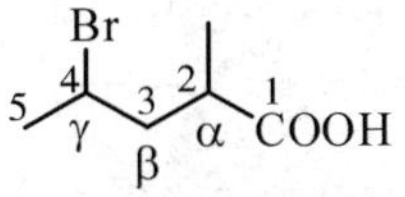

2-甲基-4-溴-戊酸
（α-甲基-γ-溴-戊酸）

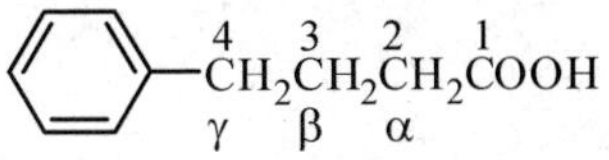

4-苯基丁酸
（γ-苯基丁酸）

不饱和脂肪酸命名时，应选择包含羧基碳原子和不饱和键在内的最长碳链为主链，称为某烯酸，从羧基碳原子开始编号，并注明不饱和键的位置。例如：

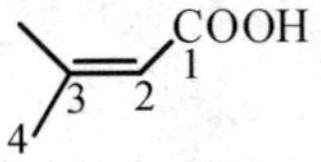

3-甲基-2-丁烯酸

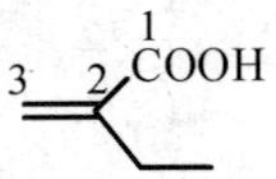

2-乙基丙烯酸

命名含脂环和芳环的羧酸时，常以脂环和芳环作取代基，脂肪酸为母体。例如：

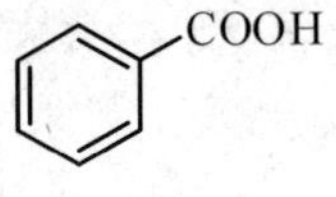

苯甲酸

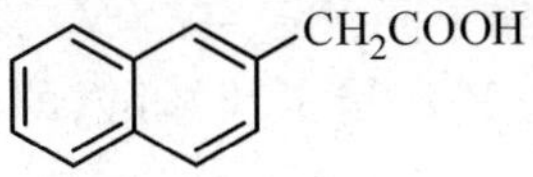

2-萘乙酸

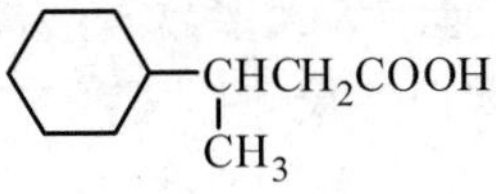

3-环己基丁酸

对于主链含有 10 个以上碳原子的羧酸，用中文小写数字表示主链碳原子数，并在中文小写数字后加上一个“碳”字，称某碳酸，双键的位置也可用大写希腊字母“△”右上角标上阿拉伯数字的方法来标明。例如：

$CH_3(CH_2)_{14}COOH$　　十六碳酸

$CH_3(CH_2)_3(CH_2CH{=}CH)_2(CH_2)_7COOH$　　9,12-十八碳二烯酸或$\triangle^{9,12}$-十八碳二烯酸

二、羧酸的结构

羧基是羧酸的官能团。羧基碳原子为 sp^2 杂化，分别与羟基的氧原子、羰基的氧原子和一个烃基的碳原子（也可以是一个氢原子）形成 3 个 σ 键，且这 3 个 σ 键共平面，键的夹角大约为 120°。羰基碳原子上未参与杂化的 p 轨道与羰基氧原子的 p 轨道相互平行重叠形成 π 键，羟基氧原子上的带有未共用电子对的 p 轨道可以与 π 键形成 p-π 共轭体系，发生电子离域。羧酸的结构如图 15-1 所示。

由于 p-π 共轭效应的存在，羧基中碳氧单键和碳氧双键趋于平均化，一方面使羟基中氧原子的电子云密度降低，O—H 键的极性增强，有利于质子的解离，而解离后又形成稳定的羧酸根负离子，所以羧酸表现出明显的酸性；另一方面，p-π 共轭使羰基碳的正电性降低，不易发生类似醛、酮羰基的加成反应。所以，虽然羧基是由羰基和羟基组成的，但不是羰基和羟基的简单加合，而是两者互相影响的统一体。

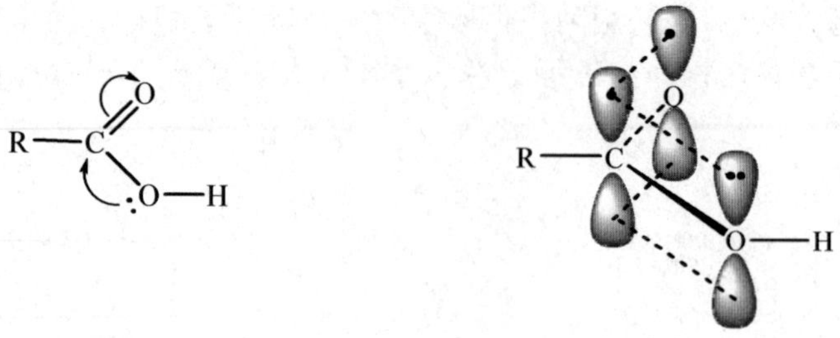

图 15-1 羧酸的结构

三、羧酸的物理性质

9 个碳原子以下的饱和一元脂肪酸都是液体，具有刺鼻的气味；高级脂肪酸是蜡状固体，无味。脂肪族二元羧酸和芳香羧酸都是晶体。羧酸的羧基可与水形成氢键，9 个碳原子以下的低级羧酸均能与水混溶，一元脂肪酸随碳原子数增加，水溶性降低；高级一元酸不溶于水，但能溶于乙醇、乙醚、氯仿等有机溶剂；多元酸的水溶性大于相同碳原子数的一元酸；芳香酸的水溶性极微。

饱和一元羧酸的沸点随着分子量的增加而升高。羧酸的沸点比分子量相近的醇的沸点高得多。这是因为大多数羧酸能通过分子间氢键缔合成二聚体或多聚体。在固态和液态时，羧酸主要以二聚体形式存在。甲酸、乙酸等低级羧酸，即使是在气态时也保持双分子聚合状态。

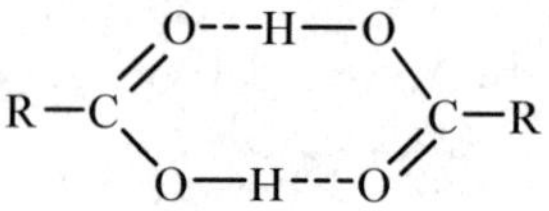

羧酸二聚体

羧酸的熔点也随碳原子数的增加呈锯齿状上升，偶数碳原子羧酸的熔点比它前后相邻的两个奇数碳原子同系物的熔点高。这是由于偶数碳原子羧酸比奇数碳原子羧酸分子有较好的对称性，在晶体中排列的更紧密。一些常见羧酸的物理常数见表 15-1。

表 15-1 常见羧酸的物理常数

名 称	结构式	熔点/℃	沸点/℃	溶解度/g·100 mL⁻¹水	pK_{a_1}	pK_{a_2}
甲酸(蚁酸)	HCOOH	8.4	100.5	∞	3.77	
乙酸(醋酸)	CH_3COOH	16.6	118	∞	4.76	
丙酸(初油酸)	CH_3CH_2COOH	-22	141	∞	4.86	
丁酸(酪酸)	$CH_3(CH_2)_2COOH$	-5	163	∞	4.82	
戊酸(缬草酸)	$CH_3(CH_2)_3COOH$	-35	187	3.7	4.85	
己酸(羊油酸)	$CH_3(CH_2)_4COOH$	-1.5	205	0.4	4.84	
乙二酸(草酸)	HOOCCOOH	189	—	8.6	1.46	4.27

续表 15-1

名　称	结构式	熔点/℃	沸点/℃	溶解度 $g\cdot100\ mL^{-1}$水	pK_{a_1}	pK_{a_2}
丙二酸(缩苹果酸)	$HOOCCH_2COOH$	135	—	73.5	2.80	5.70
丁二酸(琥珀酸)	$HOOC(CH_2)_2COOH$	185	—	5.8	4.17	5.64
苯甲酸(安息香酸)	C_6H_5COOH	122	249	0.34	4.20	

四、羧酸的化学性质

羧酸的化学性质是由羧基引起的,羧基包括羰基和羟基两个部分,因而不同程度地反映了羰基和羟基的某些性质。羰基和羟基的相互影响又使羧酸表现出许多新的性质。

(一)酸性与成盐反应

1. 酸性　羧酸具有明显的酸性,在水中可解离出质子和羧酸根负离子。其 pK_a 值一般为 4～5,属于弱酸。

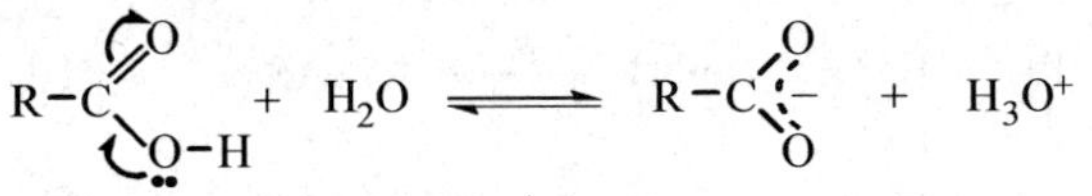

羧酸的酸性

羧酸酸性的强弱取决于电离后所生成的羧酸根负离子的稳定性。若烃基上的取代基有利于负电荷分散,羧酸根负离子稳定,酸性增强;反之则会使酸性减弱。下面分别讨论脂肪酸和芳香酸酸性的影响因素。

(1)脂肪酸　当羧酸分子中烃基上连有卤素、硝基等吸电子基团时,由于这些基团的吸电子诱导效应(-I 效应)使羧酸根负离子更稳定,酸性增强;而当羧酸分子中烃基上连有供电子基团(如烷基)时,由于供电子基的给电子诱导效应(+I 效应),使羧酸根负电荷增加,稳定性降低,酸性减弱。

取代基对酸性的影响与取代基的性质、数目以及相对位置有关。例如:

$FCH_2COOH > ClCH_2COOH > BrCH_2COOH > ICH_2COOH$

pK_a　2.67　2.87　2.90　3.16

$HCH_2COOH > CH_3CH_2COOH > (CH_3)_2CHCOOH > (CH_3)_3CCOOH$

pK_a　4.76　4.86　4.87　5.05

$HOOCCOOH > HOOCCH_2COOH > HOOCCH_2CH_2COOH$

pK_a　1.46　2.80　4.17

一卤代乙酸的酸性强弱与卤原子的电负性次序一致;烃基取代乙酸的酸性随供电子基个数增加而减弱;二元羧酸可把其中一个羧基看成取代基,羧基是吸电子基,随着碳原子数的增加,两个羧基的间距增大,其相互影响逐渐减弱,但酸性总大于同碳数的一元酸。

(2)芳香酸　苯甲酸与甲酸相比,分子中的苯基是吸电子基,其酸性应比甲酸强,但由于苯环的大 π 键与羧基形成共轭体系,电子云向羧基偏移,不利于 H^+的解离,因此苯甲酸的酸性比甲酸弱,但比其他脂肪一元羧酸强。

$$HCOOH > C_6H_5COOH > RCOOH$$

取代苯甲酸中取代基的性质对其酸性强弱的影响与脂肪族羧酸相似。例如：

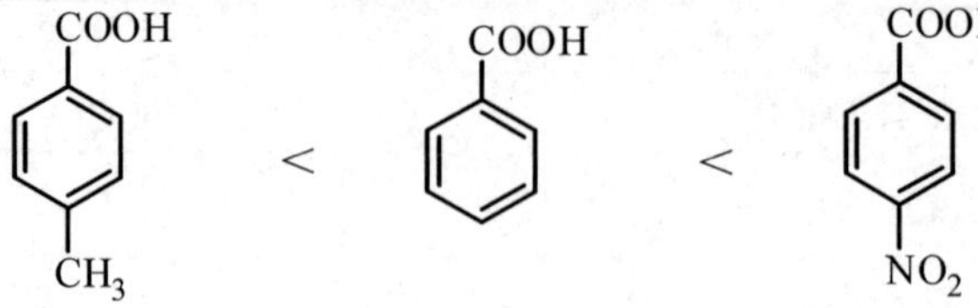

pK_a 4.4 4.2 3.4

硝基是吸电子基，使酸性增强，对硝基苯甲酸的酸性大于苯甲酸；甲基是供电子基，使酸性减弱，故对甲基苯甲酸的酸性小于苯甲酸。

取代苯甲酸的酸性强弱除与电子效应有关外，还与立体效应有关。取代基在邻位时，不论是吸电子基团还是供电子基团（氨基除外），都使酸性增强，且比其间位和对位异构体强。这是由于邻位基团的存在，使苯环和羧基的共平面性相对于间位和对位被削弱，从而使苯环的供电子共轭效应减弱，因此酸性较强。这种邻位基团对活性中心的影响称为邻位效应。

2. 成盐反应　羧酸是弱酸，能与碱（NaOH，Na_2CO_3，$NaHCO_3$）中和生成羧酸盐和水。羧酸盐与强的无机酸作用，又可转化为原来的羧酸。

$$RCOOH + NaOH \longrightarrow RCOONa + H_2O$$

$$RCOONa + HCl \longrightarrow RCOOH + NaCl$$

羧酸的这种性质常用于分离、纯化羧酸，或从动植物中提取含羧基的有效成分。

羧酸的钠盐、钾盐和铵盐易溶于水，医药工业上常将水溶性差的含羧基的药物转变为易溶于水的羧酸盐，以增加其水溶性。例如，含有羧基的青霉素和氨苄青霉素水溶性极差，转变成钾盐或钠盐后水溶性增大，便于临床使用。许多羧酸盐在工农业、医药卫生领域被广泛应用，如表面活性剂（硬脂酸钠或硬脂酸钾等）、杀菌剂和防腐剂（琥珀酸铜，苯甲酸钠等）。

羧酸的酸性虽比盐酸、硫酸等无机酸弱得多，但比碳酸（$pK_a = 6.35$）和一般的酚类（$pK_a = 10.0$）强。羧酸既溶于 NaOH 也溶于 $NaHCO_3$，酚能溶于 NaOH 但不溶于$NaHCO_3$，利用此性质可区别、分离羧酸和酚类。

$$RCOOH + NaHCO_3 \longrightarrow RCOONa + CO_2\uparrow + H_2O$$

（二）羧酸衍生物的生成

羧酸分子中羧基上的羟基被卤素（—X）、酰氧基（$R-\overset{\overset{O}{\|}}{C}-O-$）、烷氧基（—OR）及氨基（$—NH_2$）取代分别生成酰卤、酸酐、酯和酰胺等羧酸衍生物。

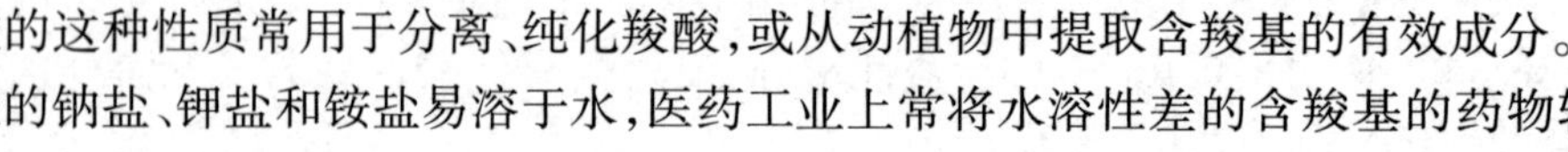

酰卤　　酸酐　　酯　　酰胺

1. 酰卤的生成　羧基中的—OH 被卤素取代的产物称为酰卤（acylhalide），其中最常见的是酰氯。酰氯可由羧酸与 PCl_3、PCl_5 或 $SOCl_2$（氯化亚砜）等氯化剂反应制得：

$$3\,R-\overset{O}{\overset{\|}{C}}-OH + PCl_3 \longrightarrow 3\,R-\overset{O}{\overset{\|}{C}}-Cl + H_3PO_3$$

$$R-\overset{O}{\overset{\|}{C}}-OH + PCl_5 \longrightarrow R-\overset{O}{\overset{\|}{C}}-Cl + POCl_3 + HCl$$

$$R-\overset{O}{\overset{\|}{C}}-OH + SOCl_2 \longrightarrow R-\overset{O}{\overset{\|}{C}}-Cl + SO_2\uparrow + HCl\uparrow$$

酰氯很活泼，遇水极易水解。用 $SOCl_2$ 制取酰氯时，两种副产物 SO_2 和 HCl 都是气体，易于分离，它是实验室制备酰氯的常用试剂。

2. 酸酐的生成　羧酸（除甲酸外）在脱水剂存在下加热，分子间失去一分子水生成酸酐（anhydride）。

$$R-\overset{O}{\overset{\|}{C}}-OH + HO-\overset{O}{\overset{\|}{C}}-R \xrightarrow[\triangle]{P_2O_5} R-\overset{O}{\overset{\|}{C}}-O-\overset{O}{\overset{\|}{C}}-R + H_2O$$

五元或六元环状酸酐，可由二元酸加热分子内失水制得，例如，邻苯二甲酸酐可由邻苯二甲酸加热而得。

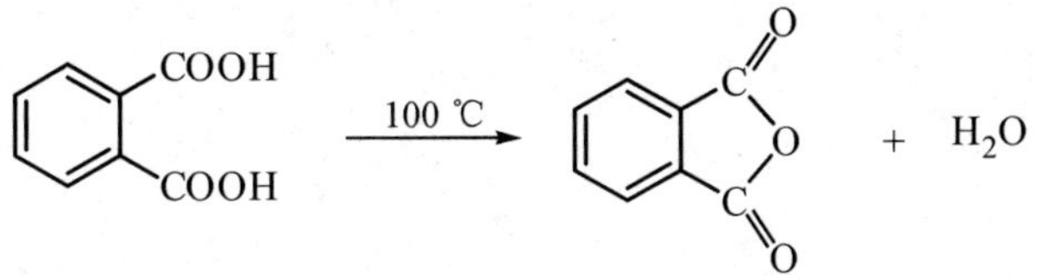

3. 酯化反应　羧酸与醇在酸催化下反应生成酯（ester）和水的反应称为酯化反应（esterification）。在同样条件下，酯和水也可作用生成羧酸与醇称为酯的水解反应。所以，酯化反应是可逆反应。

$$R-\overset{O}{\overset{\|}{C}}-OH + HOR' \underset{\triangle}{\overset{H^+}{\rightleftharpoons}} R-\overset{O}{\overset{\|}{C}}-OR' + H_2O$$

酯化反应速率一般较慢，催化剂和温度在加速酯化反应速率的同时，也加速水解反应速率。通常酯化和水解都不能进行完全，为提高产率，使平衡向酯化反应方向移动，常采用加入过量的廉价原料，也可以不断除去反应体系中生成的水和酯。

4. 酰胺的生成　羧酸与氨或碳酸铵反应生成铵盐，铵盐加热后脱水得到酰胺（amide）。

$$R-\overset{O}{\overset{\|}{C}}-OH + NH_3 \longrightarrow R-\overset{O}{\overset{\|}{C}}-ONH_4 \xrightarrow{\triangle} R-\overset{O}{\overset{\|}{C}}-NH_2 + H_2O$$

酰胺是一类很重要的化合物，肽、蛋白质、很多药物以及一些化工产品的分子中都含有酰胺键（—CO—NH—）。

（三）脱羧反应和二元羧酸的受热反应

羧酸脱去羧基并放出二氧化碳的反应称为脱羧反应。一元羧酸较稳定（除甲酸外），直接加热时难以脱羧，只有在特殊条件下才可发生，生成少一个碳原子的烃。例如：

$$CH_3COOH \longrightarrow CH_3COONa \xrightarrow[\triangle]{NaOH,CaO} CH_4\uparrow + Na_2CO_3$$

生物体内发生的许多重要的脱羧反应是在脱羧酶的作用下进行的。

有些二元酸对热不稳定，在加热或与脱水剂共热的条件下，随两个羧基间距不同而发生脱羧反应或脱水反应，这是二元羧酸的特性。

1. 脱羧反应　乙二酸、丙二酸（两个羧基相隔 0 ~ 1 个碳）加热时脱羧生成少一个碳原子的一元羧酸。

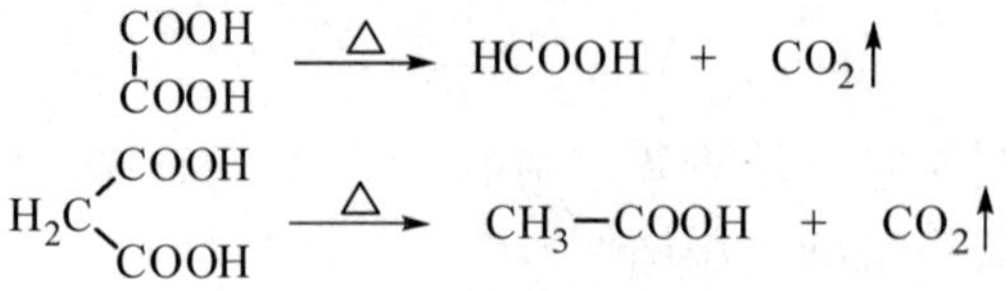

2. 脱水反应　丁二酸、戊二酸（两个羧基相隔 2 ~ 3 个碳）加热时脱水生成五元或六元环状酸酐。

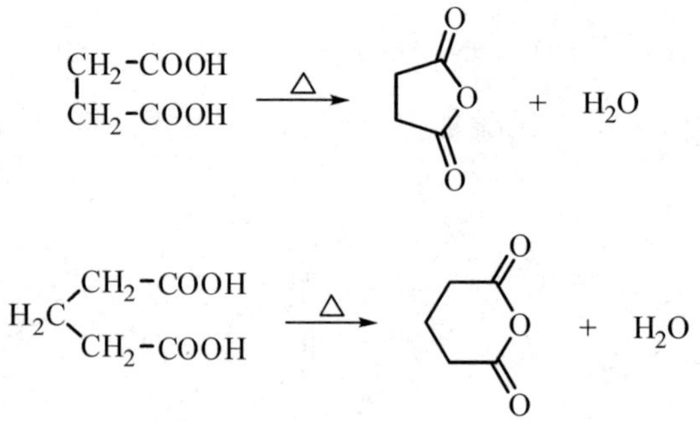

3. 脱羧脱水反应　己二酸、庚二酸（两个羧基相隔 4 ~ 5 个碳）加热时既脱羧又脱水生成五元或六元环酮。

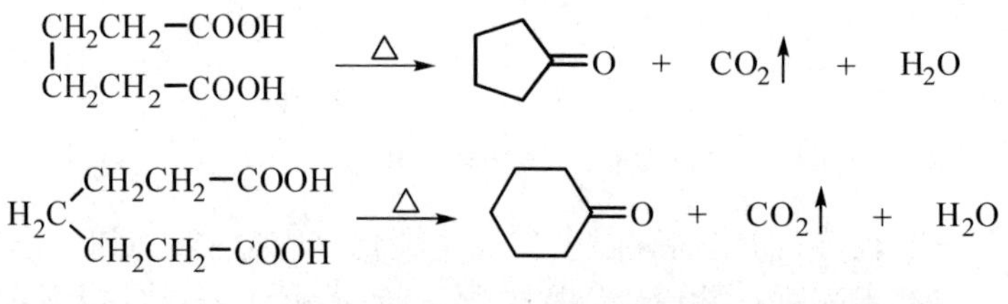

更长碳链的二元羧酸受热时发生分子间脱水形成链状的聚酸酐。以上事实表明，在有可能形成环状化合物的条件下，总是比较容易生成五元或六元环状化合物。

（四）α-H 的卤代反应

羧酸 α-碳上的氢原子受羧基吸电子作用的影响，具有一定的活性，但较醛、酮的 α-氢原子活性差，难以直接卤代。但在少量红磷或 PX_3 等催化剂存在下，羧酸的 α-H 可被溴或氯取代生成卤代酸。如果卤素过量，全部 α-H 可逐步被取代。例如：

$$CH_3COOH \xrightarrow[Cl_2]{P} CH_2ClCOOH \xrightarrow[Cl_2]{P} CHCl_2COOH \xrightarrow[Cl_2]{P} CCl_3COOH$$

三氯乙酸不但可作农药的原料，蛋白质沉淀剂，主要还用作生化药品的提取剂，如三磷酸腺苷（ATP）、细胞色素 C 和胎盘多糖等高效生化药品的提取。

五、重要的羧酸

(一)甲酸

甲酸俗称蚁酸,存在于蚂蚁和某些植物中,为无色有刺激性的液体,沸点100.5 ℃,易溶于水。工业上用作还原剂、橡胶的凝聚剂、缩合剂、甲酸化剂,在医药上用作消毒剂和防腐剂。甲酸的结构比较特殊,分子中的羧基与氢原子相连,既具有羧基的结构又有醛基的结构,因而既有酸性又有还原性,能发生银镜反应并能使高锰酸钾溶液褪色。

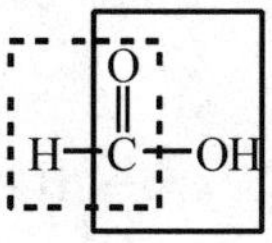

(二)乙酸

乙酸又称醋酸,日常食醋是低含量的醋酸水溶液。乙酸为无色有刺激气味的液体,熔点16.6 ℃,沸点118 ℃,易溶于水,也能溶于许多有机物。由于乙酸在16.6 ℃以下能凝结成冰状固体,所以常把无水乙酸称为冰醋酸。乙酸还是重要的工业原料。

(三)乙二酸

乙二酸俗名草酸,在大部分植物尤其是草本植物中常以盐的形式存在。草酸是无色晶体。常见的草酸含有两分子结晶水。无水草酸的熔点189 ℃,加热到150 ℃以上时就开始分解生成甲酸及二氧化碳,甲酸再分解为一氧化碳和水。草酸具有还原性,在分析化学中常用来标定 $KMnO_4$ 溶液的浓度。

(四)苯甲酸

苯甲酸俗名安息香酸。它与苄醇形成的酯存在于天然树脂与安息香胶内。苯甲酸是白色固体,熔点122 ℃,微溶于水,受热易升华。苯甲酸有抑菌防腐作用,同时还具有无味、毒性低的优点,故广泛使用于食品、药品和日常用品中作为防腐剂。

第二节　取代羧酸

羧酸分子中烃基中的氢原子被其他原子或基团取代后的衍生物叫作取代羧酸。按取代基的不同,可分为卤代酸(halogenated acid)、羟基酸(hydroxy acid)、羰基酸(carbonyl acid)、氨基酸(amino acid)等。例如:

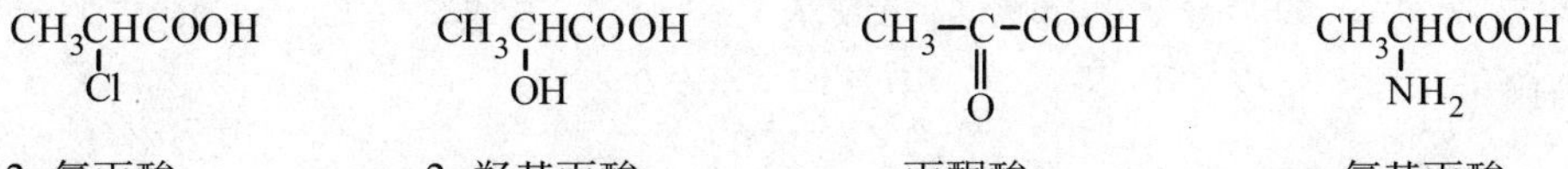

2-氯丙酸	2-羟基丙酸	丙酮酸	α-氨基丙酸
卤代酸	羟基酸	羰基酸	氨基酸

取代羧酸为多官能团化合物,分子中既有羧基,又有其他官能团,因此在化学性质上不仅有各官能团的一般性质,而且具有分子中各官能团的相互影响而表现出来的特殊性质。本节主要讨论羟基酸、羰基酸和氨基酸。

一、羟基酸

(一)分类和命名

羟基酸是分子中同时具有羟基和羧基两种官能团的化合物。根据羟基种类不同,可将羟基酸分为醇酸和酚酸两大类。

醇酸的命名是以羧酸为母体,把羟基作为取代基,并用阿拉伯数字或希腊字母表示羟基的位置。酚酸也以羟基为取代基,根据羟基在环上的位置来命名。有些羟基酸常用俗名(括号内的名称)。例如:

醇酸

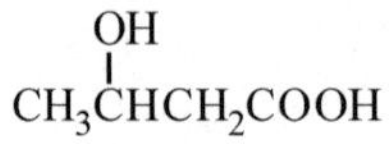

3-羟基丁酸
β-羟基丁酸

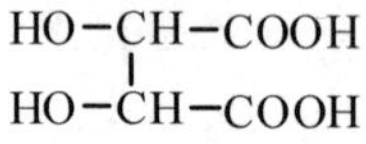

2,3-二羟基丁二酸
α,α′-二羟基丁二酸
(酒石酸)

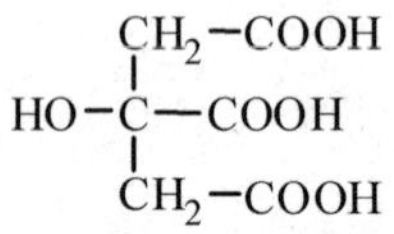

3-羟基-3-羧基戊二酸
β-羟基-β-羧基戊二酸
(柠檬酸)

酚酸

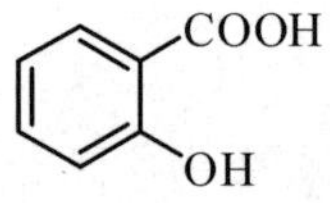

邻羟基苯甲酸
(水杨酸)

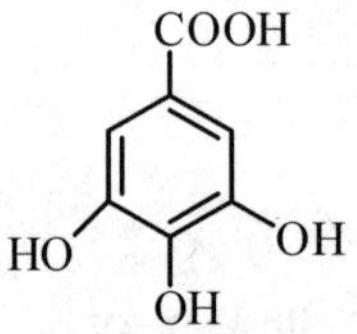

3,4,5-三羟基苯甲酸
(没食子酸)

(二)重要化学性质

羟基酸具有羟基和羧基的典型反应。如羟基可与羧酸成酯,可以氧化成羰基;而羧基具有酸性,由于羟基吸电子诱导效应的影响,羟基酸的酸性比相应的羧酸强。酚酸具有酚的特性,可与三氯化铁显色。由于羟基和羧基的相互影响,羟基酸还具有一些特殊性质,这些特殊性质又因羟基和羧基的相对位置不同而有所差异。

1. 醇酸的氧化反应　α-醇酸分子中的羟基受羧基的影响,容易被氧化。例如,Tollens试剂和稀硝酸不易使醇氧化,却能氧化α-醇酸。

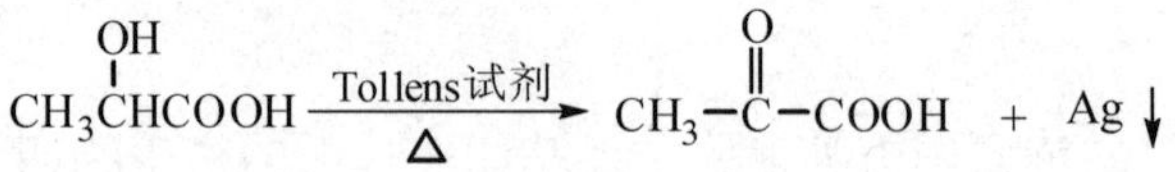

2. 醇酸的脱水反应　醇酸受热或与脱水剂共热时发生脱水反应,随着羟基和羧基的位置不同而得到不同的产物。

α-醇酸受热时,两个分子间的羟基和羧基交叉脱水,生成稳定的六元环交酯(lactide),交酯具有酯的通性。

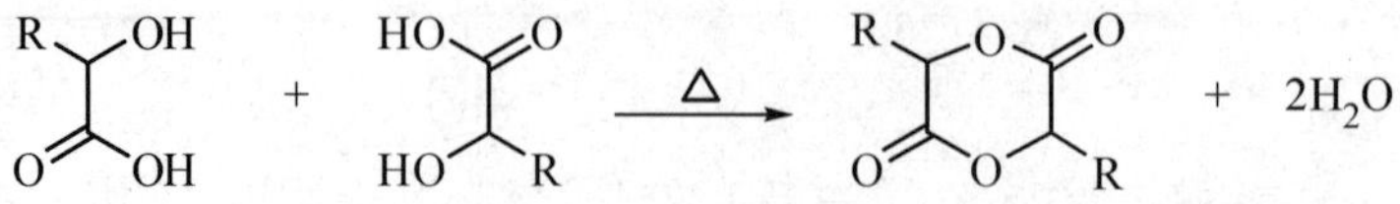

β-醇酸中的α-H同时受羧基和羟基的影响,比较活泼,所以在受热时,容易与相邻碳原子上的羟基结合脱水,生成α,β-不饱和酸。例如:

$$CH_3-\underset{OH}{CH}-\underset{H}{CH}-COOH \xrightarrow{\triangle} CH_3CH{=}CHCOOH + H_2O$$

γ-醇酸极易脱水，在室温下发生分子内脱水，生成稳定的五元环 γ-内酯（lactone），所以很难以游离的 γ-醇酸形式存在。例如：

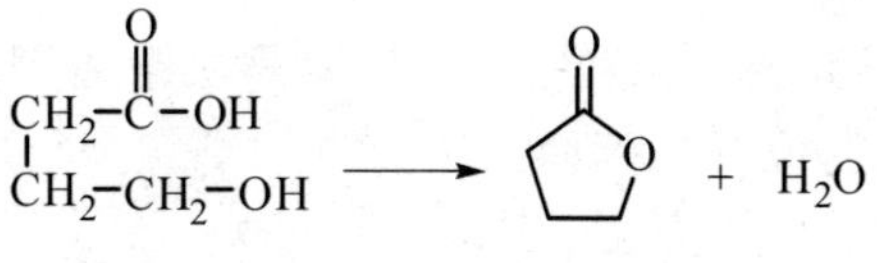

γ-羟基丁酸　　γ-丁内酯

δ-醇酸也能发生分子内的脱水反应，生成六元环 δ-内酯，但反应条件比 γ-醇酸脱水要强烈。例如：

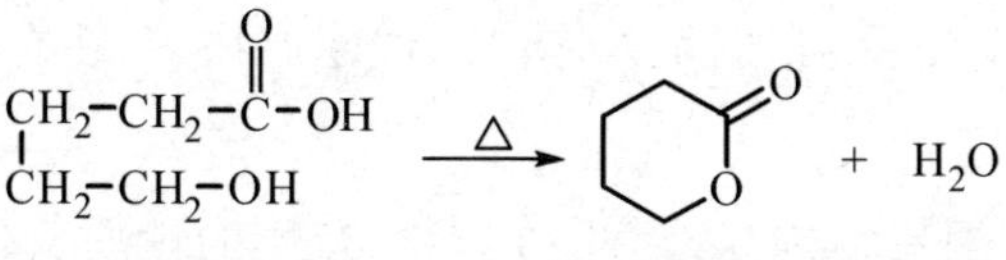

δ-羟基戊酸　　δ-戊内酯

当羟基和羧基相隔四个碳原子以上时，难以分子内脱水形成内酯。在加热条件下，可发生分子间脱水生成链状聚酯。

3. 醇酸的分解反应　由于羟基和羧基都具有吸电子诱导（-I）效应，使羧基和α-碳之间的电子云密度降低，此键易断裂，所以 α-醇酸与稀硫酸共热时，发生分解反应生成少一个碳原子的醛或酮。

$$R-\underset{OH}{CH}-COOH \xrightarrow[\triangle]{稀H_2SO_4} R-CHO + HCOOH$$

$$R-\underset{OH}{\overset{R'}{C}}-COOH \xrightarrow[\triangle]{稀H_2SO_4} R-\overset{O}{\overset{\|}{C}}-R' + HCOOH$$

4. 酚酸的脱羧反应　羟基在羧基的邻位或对位的酚酸对热不稳定，加热至其熔点以上时，能发生脱羧反应，生成相应的酚和二氧化碳。

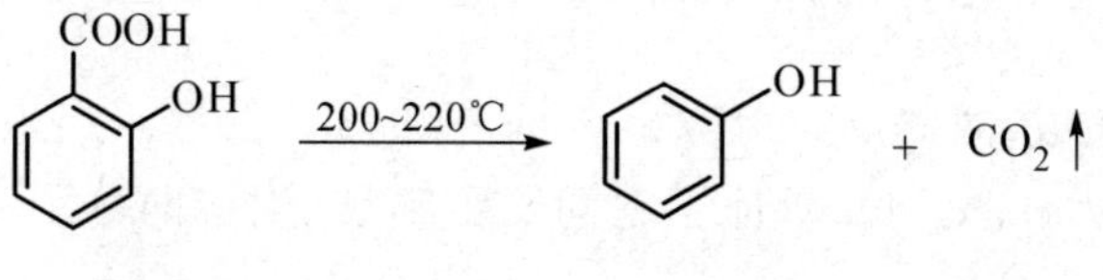

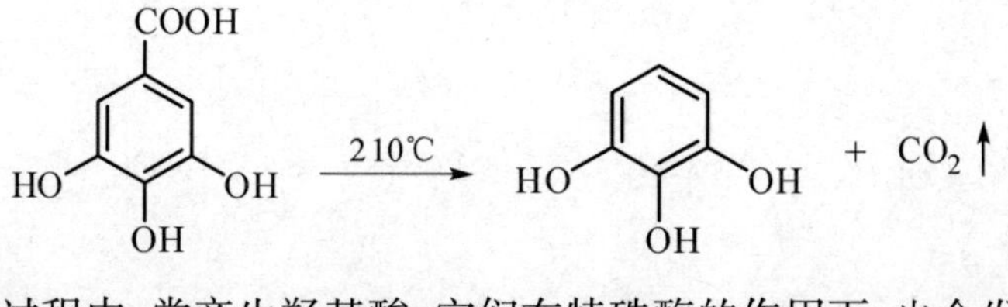

生物体在代谢过程中，常产生羟基酸，它们在特殊酶的作用下，也会发生上述反应，如氧化、脱水、脱羧等，以维持生物体正常的生命活动。

二、羰基酸

(一)分类和命名

羰基酸是指分子中同时含有羰基和羧基的化合物,可分为醛酸和酮酸两种。由于醛酸的应用较少,这里只讨论酮酸。

酮酸的命名与醇酸相似,也是以羧酸为母体,编号从距离酮基最近的羧基开始,用阿拉伯数字或希腊字母表示酮基的位置。例如:

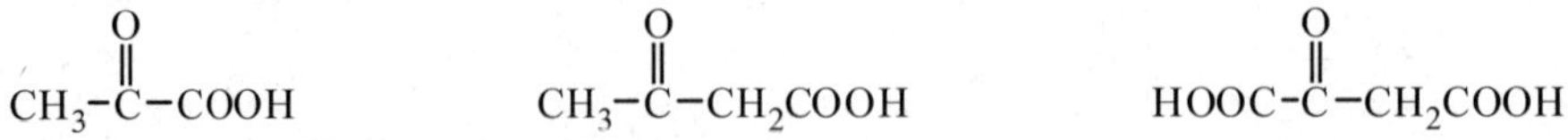

丙酮酸　　3-丁酮酸　　丁酮二酸

α-丙酮酸　　β-丁酮酸　　草酰乙酸

α-酮酸和 β-酮酸较为重要,它们是人体内的代谢产物,并在有机合成中具有重要意义。

(二)主要化学性质

酮酸分子中同时含有酮基和羧基,因此,它们既有酮的性质,又有羧酸的性质。由于酮基和羧基的相互影响,α-酮酸和 β-酮酸还有一些特殊性质。

1. α-酮酸的反应　α-酮酸分子中的羰基和羧基直接相连,受羰基和羧基吸电子作用的影响,两者之间的碳碳键极容易断裂。α-酮酸与稀硫酸加热至 150 ℃,发生脱羧反应,生成少一个碳原子的醛。

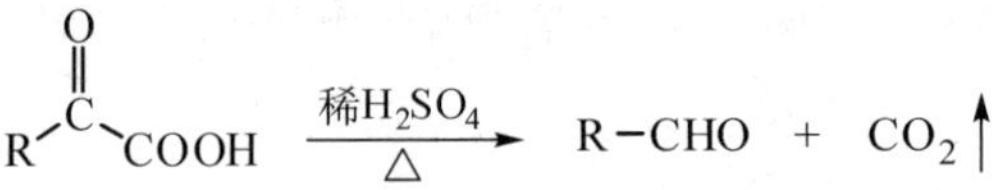

α-酮酸与浓硫酸共热时,脱去一氧化碳,生成少一个碳原子的羧酸。

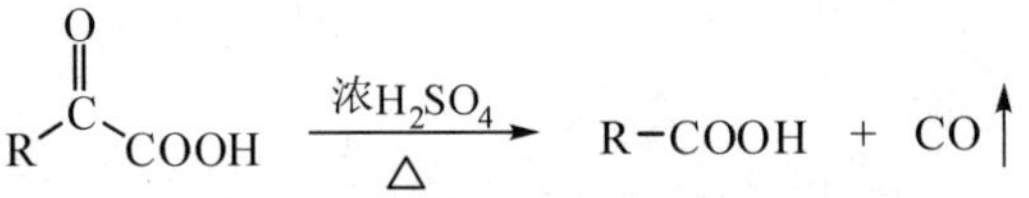

2. β-酮酸的反应　β-酮酸受热时比 α-酮酸更易脱羧,温度超过室温即脱羧生成酮。

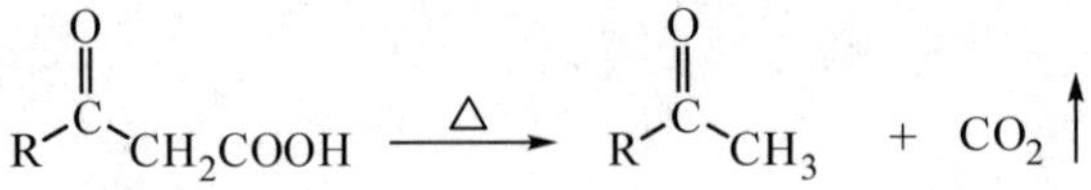

万能激素前列腺素

由于反应中有酮生成,故此反应也称为 β-酮酸的酮式分解。

β-酮酸与浓碱共热时,α 和 β 碳原子之间发生断裂,生成两分子羧酸盐,此反应也称为 β-酮酸的酸式分解。

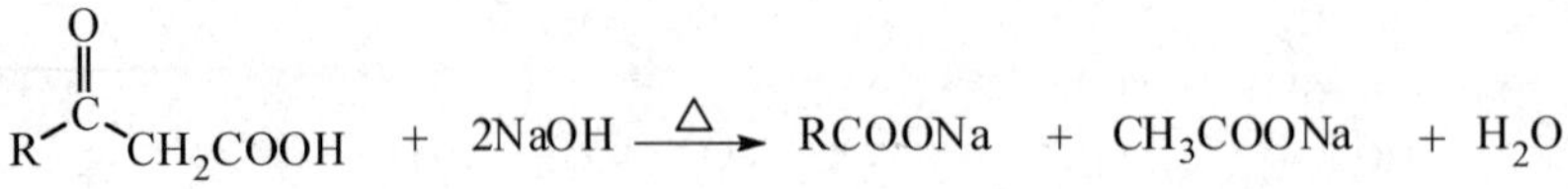

三、氨基酸

氨基酸(amino acid)是指分子内同时具有氨基和羧基两种官能团的化合物。根据氨基与羧基的相对位置可分为：α-，β-，γ-，δ-氨基酸。自然界中已经发现的氨基酸约有500种，可是从蛋白质水解得到的氨基酸却只有20余种，且都是α-氨基酸，因此α-氨基酸是构成蛋白质的基石。

（一）氨基酸的结构、分类和命名

1. 氨基酸的结构和构型　α-氨基酸是指氨基（或亚氨基）与羧基连接在同一个碳原子上的化合物，其结构通式可表示为：

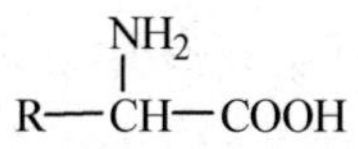

R表示α-氨基酸的侧链基团，不同的氨基酸就在于其侧链基团的不同。除甘氨酸（R=H）外，所有α-氨基酸都具有光学活性，α-碳原子都是手性原子。氨基酸构型的表示常用D/L标记法：在氨基酸的Fischer投影式中，氨基的位置与L-甘油醛分子中手性碳原子上的羟基位置相同者，称为L-构型，反之称为D-构型。

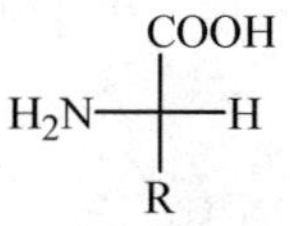

L-氨基酸

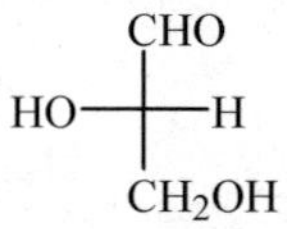

L-甘油醛

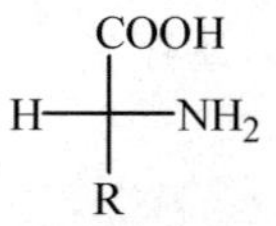

D-氨基酸

组成蛋白质的氨基酸都是L-构型。当用*R/S*标记法表示氨基酸的构型时，组成蛋白质的氨基酸除了半胱氨酸是*R*-构型外，其他都是*S*-构型，但亦需考虑α-碳原子以外其他手性碳原子的构型。

由于氨基酸分子内同时存在碱性基团（$—NH_2$）和酸性基团（—COOH），因此固态α-氨基酸通常是以偶极离子（dipolar ion）的形式存在，由于这种偶极离子是分子内成盐的结果，故又叫作内盐（inner salt）。其结构通式为：

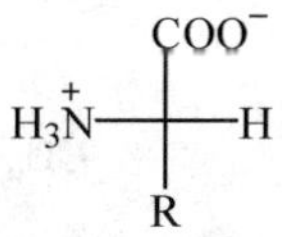

2. 氨基酸的分类　氨基酸除了可依据氨基与羧基的相对位置进行分类外，对于组成蛋白质的α-氨基酸可根据分子中的侧链基团的不同分为：脂肪族氨基酸（如丙氨酸、缬氨酸）、芳香族氨基酸（如苯丙氨酸、酪氨酸）和杂环氨基酸（如组氨酸、脯氨酸）；还可根据分子中碱性基团与酸性基团的数目不同分为：中性氨基酸——分子中含有一个氨基和一个羧基（如甘氨酸）；酸性氨基酸——分子中含有一个氨基和两个羧基（如谷氨酸）；碱性氨基酸——分子中含有两个氨基和一个羧基（如赖氨酸）。对于中性氨基酸分子来说还可再根据其侧链基团是否具有极性，而分为极性和非极性氨基酸两类。

3. 氨基酸的命名　氨基酸的命名可以采用系统命名法，即以羧酸为母体，把氨基当成取代基，其位次用阿拉伯数字或希腊字母表示，称为“氨基某酸”。例如：

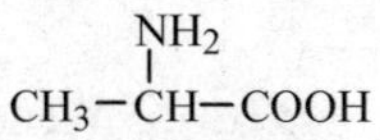

2-氨基丙酸
α-氨基丙酸

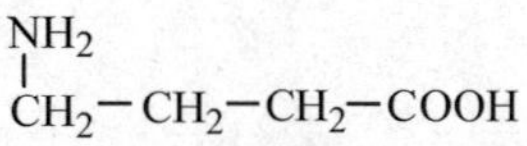

4-氨基丁酸
γ-氨基丁酸

天然氨基酸通常根据其来源或特性而采用俗名。如甘氨酸是因为具有甜味；丝氨酸最初是从蚕丝中分离得到；天冬氨酸最初来源于天门冬的幼苗。为了方便，各种氨基酸还常用其英文名称的前三个字母的缩写或以单个字母的形式来表示，如亮氨酸(leucine)可用 Leu 或 L 表示，苯丙氨酸(phenylalanine)可用 Phe 或 F 表示。中文缩写常用其名称的第一个或前两个汉字来表示，如甘氨酸可用“甘”、异亮氨酸可用“异亮”来表示。组成蛋白质的 20 种常见氨基酸的名称和结构见表 15-2。

不同的蛋白质所含氨基酸的种类和数目各不相同，许多氨基酸可以在人体内合成，但是有 8 种氨基酸在人体内不能合成，必须从食物中获取，这些氨基酸称为营养必需氨基酸(essential amino acid)。

表 15-2　存在于蛋白质中的 20 种常见氨基酸

名　称	中文简称	英文缩写三(单)字母	结构式(偶极离子)	等电点
中性氨基酸(具有非极性 R 基)				
甘氨酸 glycine	甘	Gly(G)	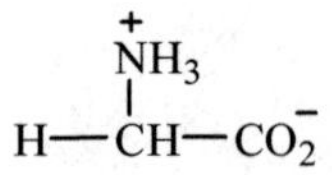	5.97
丙氨酸 alanine	丙	Ala(A)	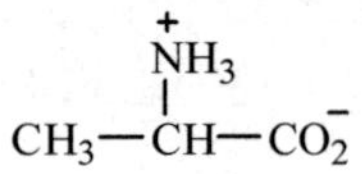	6.02
缬氨酸* valine	缬	Val(V)	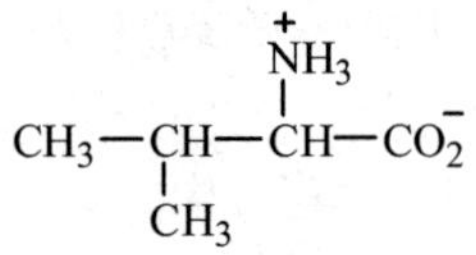	5.97
亮氨酸* leucine	亮	Leu(L)	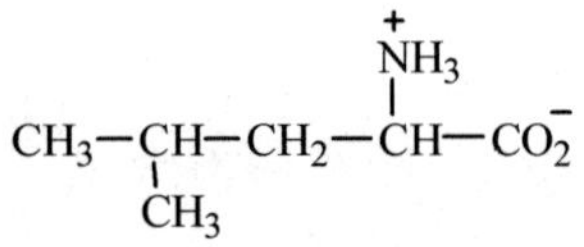	5.98
异亮氨酸* isoleucine	异亮	Ile(I)	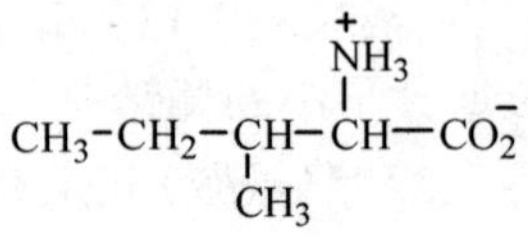	6.02
蛋氨酸* methionine	蛋	Met(M)	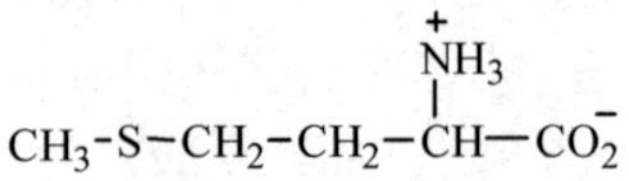	5.75
苯丙氨酸* phenylalanine	苯	Phe(F)	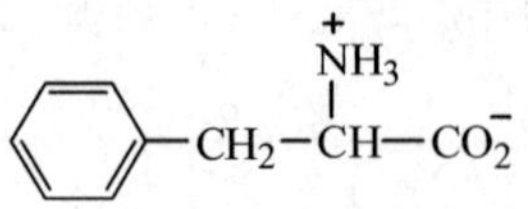	5.48
脯氨酸 proline	脯	Pro(P)	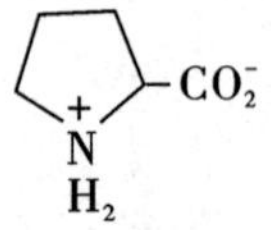	6.48

续表 15-2

名　称	中文简称	英文缩写三(单)字母	结构式(偶极离子)	等电点
中性氨基酸(具有极性 R 基)				
色氨酸* tryptophane	色	Trp(W)	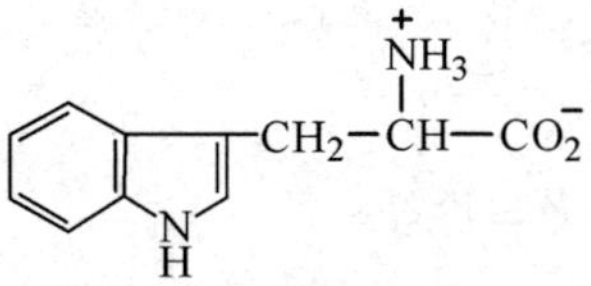	5.89
丝氨酸 serine	丝	Ser(S)	$HO-CH_2-CH(\overset{+}{N}H_3)-CO_2^-$	5.68
苏氨酸* threonine	苏	Thr(T)	$HO-CH(CH_3)-CH(\overset{+}{N}H_3)-CO_2^-$	5.60
半胱氨酸 cysteine	半胱	Cys(C)	$HS-CH_2-CH(\overset{+}{N}H_3)-CO_2^-$	5.07
酪氨酸 tyrosine	酪	Tyr(Y)	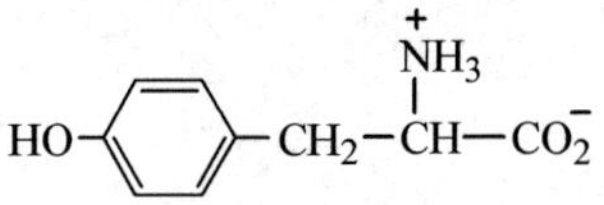	5.66
天冬酰胺 asparagine	天酰	Asn(N)	$H_2N-C(=O)-CH_2-CH(\overset{+}{N}H_3)-CO_2^-$	5.41
谷氨酰胺 glutamine	谷酰	Gln(Q)	$H_2N-C(=O)-CH_2-CH_2-CH(\overset{+}{N}H_3)-CO_2^-$	5.65
酸性氨基酸				
天冬氨酸 aspartic acid	天	Asp(D)	$HO-C(=O)-CH_2-CH(\overset{+}{N}H_3)-CO_2^-$	2.98
谷氨酸 glutamic acid	谷	Glu(E)	$HO-C(=O)-CH_2-CH_2-CH(\overset{+}{N}H_3)-CO_2^-$	3.22
碱性氨基酸				
精氨酸 arginine	精	Arg(R)	$NH_2-C(=\overset{+}{N}H_2)-NHCH_2CH_2CH_2-CH(NH_2)-CO_2^-$	10.76
赖氨酸* lysine	赖	Lys(K)	$H_3\overset{+}{N}-CH_2CH_2CH_2CH_2-CH(NH_2)-CO_2^-$	9.74
组氨酸 histidine	组	His(H)	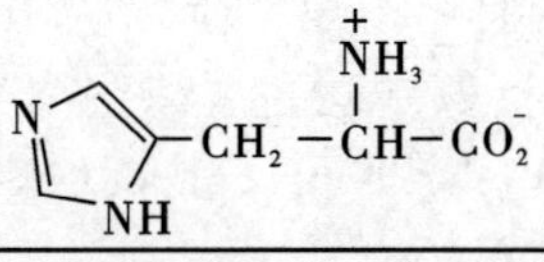	7.59

注:有 * 者为营养必需氨基酸。

(二)氨基酸的物理性质

α-氨基酸都具有内盐(偶极离子)结构,都是无色或白色的晶体,熔点较高,一般在230~300 ℃之间,且熔化时分解放出CO_2。氨基酸都能溶于强酸或强碱性溶液中,在纯水中的溶解度受侧链的影响有较大的差异;除甘氨酸、丙氨酸、亮氨酸外,其他氨基酸均不溶于乙醇;几乎所有的氨基酸均难溶于乙醚等非极性溶剂。氨基酸的味道不一,有的无味,有的有甜味,有的有鲜味。

(三)氨基酸的化学性质

1. 两性电离和等电点　氨基酸分子同时含有碱性基团和酸性基团,既能与较强的酸发生反应,也能与较强的碱发生反应生成稳定的盐,因此,氨基酸是一类两性化合物。氨基酸水溶液酸碱性的强弱,取决于该氨基酸分子中酸性基团的给质子能力及碱性基团的接受质子能力的相对强弱。酸性氨基酸的水溶液呈酸性,碱性氨基酸的水溶液呈碱性,但中性氨基酸电离时由于酸性基团($—NH_3^+$)的供质子能力稍强于碱性基团($—COO^-$)接受质子能力,故其水溶液并不是呈中性,而是呈弱酸性。

氨基酸在水溶液中,偶极离子既可以结合质子成为阳离子,又可以失去质子成为阴离子,三者呈现动态平衡,具体以何种形式存在,主要受溶液pH值的影响。它们的平衡关系如下:

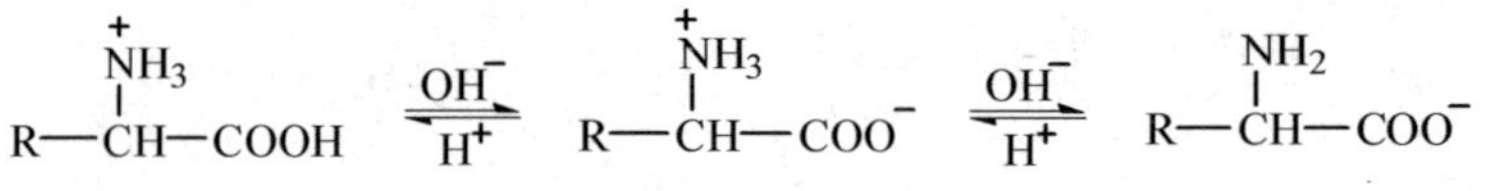

阳离子　　　偶极离子　　　阴离子

pH<pI　　　pH=pI　　　pH>pI

由上式可以看出:当向氨基酸水溶液中加入酸时,偶极离子中的$—COO^-$与质子结合形成—COOH,而$—NH_3^+$则受到溶液中过多的H^+的影响,电离受到抑制,平衡向左移动,这时氨基酸主要以阳离子的形式存在;相反,当向溶液中加入碱时,偶极离子中的$—NH_3^+$则会提供质子,与新加入的碱发生反应,且$—COO^-$的电离受到抑制,使平衡向右移动,此时氨基酸主要以阴离子的形式存在。调节某种氨基酸溶液的pH值到某一确定值,使其恰好以偶极离子的形式存在,此时氨基酸所带的正、负电荷恰好抵消,净电荷为零,呈电中性。人们把氨基酸溶液呈电中性时所对应溶液的pH值叫作该氨基酸的等电点(isoelectric point),通常用符号"pI"表示。

氨基酸的等电点大小决定于其结构和组成,尤其还要受侧链基团的影响,因此不同的氨基酸有不同的等电点(常见20种氨基酸的等电点见表15-2)。中性氨基酸的等电点一般在5.0~6.5之间,酸性氨基酸的等电点一般在2.8~3.2之间,碱性氨基酸的等电点一般在7.5~10.8之间。

当溶液的pH与氨基酸的等电点相等(即pI=pH)时,氨基酸主要以偶极离子的形式存在,这时溶解度最小,且由于净电荷为零,在电场中不发生移动。当溶液的pH大于氨基酸的等电点(即pH>pI)时,氨基酸主要以阴离子形式存在,在电场中将向正极移动。当溶液的pH小于氨基酸的等电点(即pH<pI)时,氨基酸主要以阳离子形式存在,在电场中将向电场的负极移动。

由于各氨基酸的等电点和分子量不同,在一定pH值的缓冲溶液中它们的带电状态及所带电荷的多少不同,在电场中移动的方向和速率就会有差异,因此可利用电泳技术对氨基酸混合物进行分离或纯化。

2. 脱水成肽反应　一个氨基酸分子的羧基与另一氨基酸分子的氨基脱水生成含有酰胺键的化合物叫作肽(peptide),新生成的酰胺键“$-\overset{\overset{\large O}{\|}}{C}-\overset{\overset{\large H}{|}}{N}-$”又称为肽键(peptide bond)。

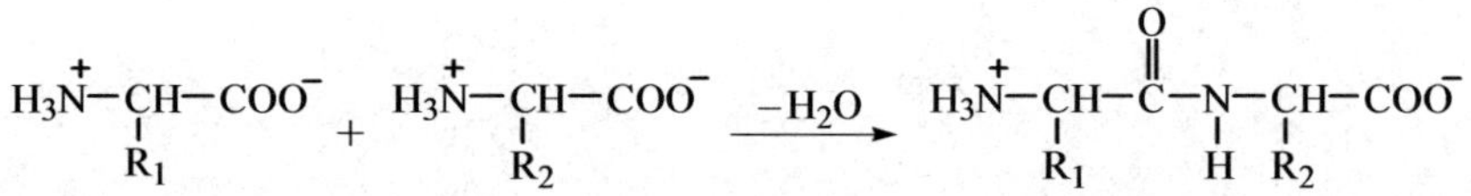

由两个氨基酸缩合而生成的肽叫二肽,二肽分子两端仍存在未结合的氨基和羧基,它们可以再与另外的氨基酸分子以肽键的方式结合成三肽、四肽……多肽以至蛋白质。

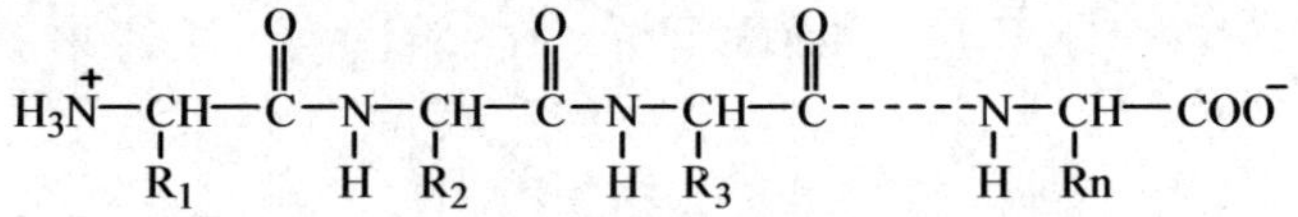

多　肽

当不同的氨基酸组成肽时,其结合的顺序不同,形成的肽也就不同。例如由甘氨酸与丙氨酸可生成以下两种二肽:

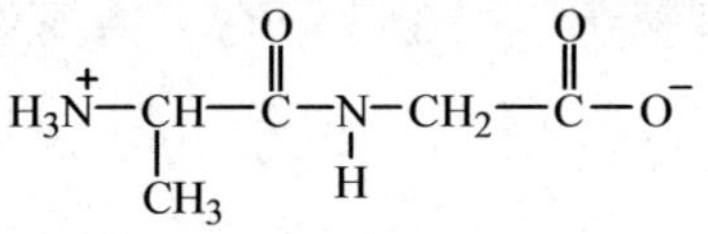

丙氨酰甘氨酸
(Ala-Gly)

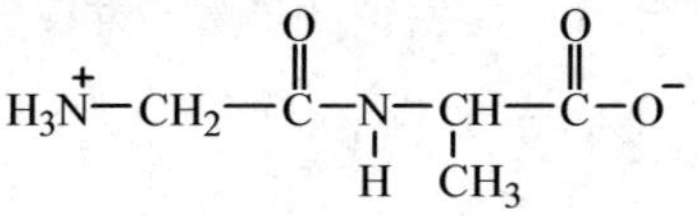

甘氨酰丙氨酸
(Gly-Ala)

3 种不同的氨基酸可以组成 6 种不同的三肽,4 种不同的氨基酸可以组成 24 种不同的四肽。随着成肽氨基酸数目和种类的递增,形成肽的异构体的数目也会急剧增加。由许多种氨基酸按不同的顺序排列,可形成大量的异构体,构成自然界中种类繁多的蛋白质和多肽。

3. 脱羧反应　α-氨基酸与氢氧化钡一起缓慢加热时,会发生脱羧反应,即失去二氧化碳而得到胺类化合物。

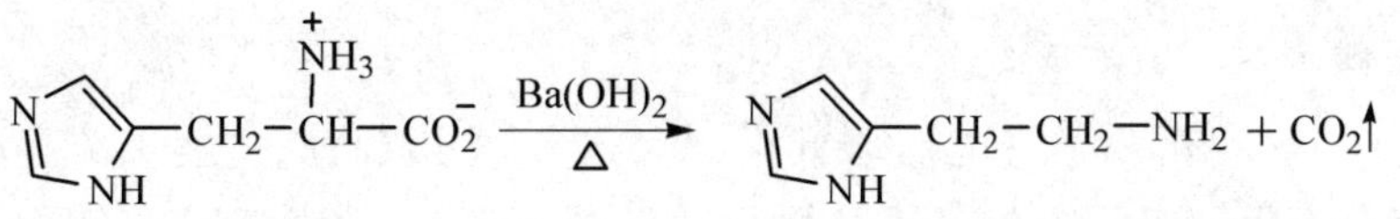

组氨酸　　　　组胺

生物体内,受到特定酶的影响,也会发生脱羧反应。例如组氨酸在体内可转变为组胺,组胺过量常引起机体的过敏反应。人吃了变质的鱼,有时会发生过敏就是因为这个原因。另外,蛋白质腐烂时,在细菌的作用下,其中的精氨酸和赖氨酸可发生脱羧反应,分别生成有毒且具有强烈气味的腐胺[$H_2N(CH_2)_4NH_2$]和尸胺[$H_2N(CH_2)_5NH_2$]。

4. 与亚硝酸反应　氨基酸与亚硝酸作用放出氮气,$-NH_3^+$ 被羟基取代生成 α-羟基酸。

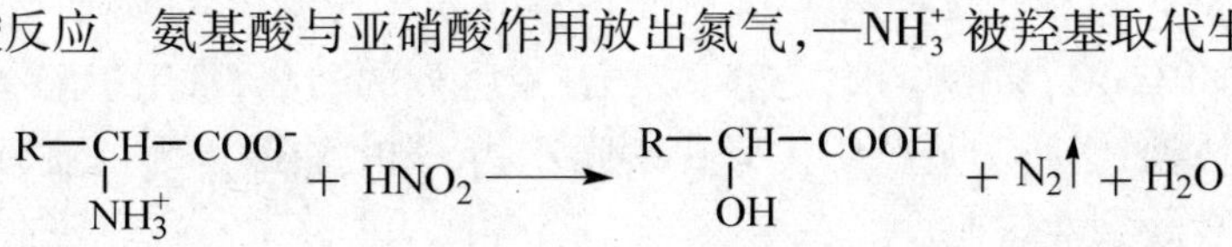

反应是定量完成的，根据释放氮气的体积，可以测算出氨基酸中氨基的含量。但对于分子中含有亚氨基的氨基酸，如脯氨酸或羟脯氨酸，与亚硝酸反应则不能放出氮气。

5. 与茚三酮反应　α-氨基酸与茚三酮的水合物共热时，经过一系列的反应，最终生成称为罗曼紫的蓝紫色化合物。

生物活性肽

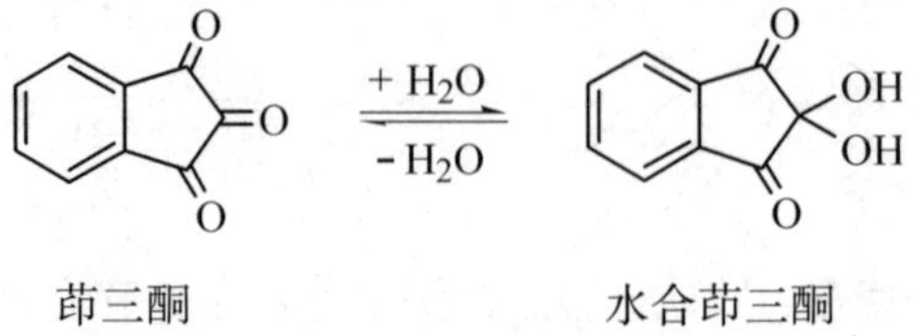

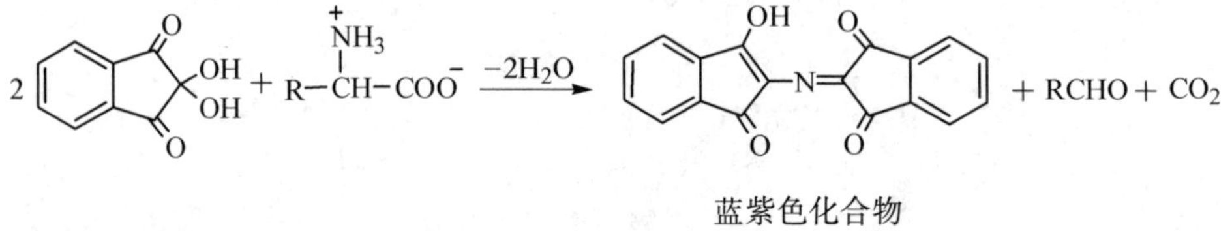

α-氨基酸与茚三酮的反应非常灵敏，蛋白质和肽类化合物也有此性质，因此该反应常用来快速鉴定α-氨基酸、肽和蛋白质。并且根据反应生成蓝紫色化合物的颜色深浅，用于氨基酸的定量分析。需要说明的是，脯氨酸中是亚氨基，其与茚三酮反应时显黄色。

四、重要的取代羧酸

(一)乳酸

乳酸(lactic acid)最初是从酸牛奶中发现的，因而得名。纯净的乳酸是无色黏稠液体，有很强的吸水性，易溶于水、乙醇、甘油和乙醚，不溶于氯仿和油脂。

乳酸是肌肉中糖原的代谢产物。人体在剧烈运动时，糖原就分解成乳酸，同时释放出热量，供给肌肉所需的能量。当肌肉中乳酸的含量增多时，就会感到“酸胀”，经休息后，一部分乳酸经血液循环输送回肝脏转变成糖原，另一部分经肾脏由尿液排出，酸胀感消失。

乳酸具有消毒防腐作用，可用于治疗阴道滴虫；其钙盐用作治疗佝偻病等缺钙症；钠盐可用作人体酸中毒的解毒剂。乳酸还大量用在食品、饮料及皮革工业中。

(二)酒石酸

酒石酸(tartaric acid)存在于各种果汁中，葡萄中含量最高，它主要以溶解度较小的酸式钾盐的形式存在于葡萄中。在用葡萄酿酒的过程中，该酸式盐随乙醇含量的增加逐渐析出结晶，称为酒石。酒石与无机酸作用生成游离的酒石酸，酒石酸即由此得名。

自然界得到的酒石酸是无色晶体，熔点 170 ℃，易溶于水。酒石酸锑钾，用于治疗血吸虫病；酒石酸钾钠可用作泻药，实验室里也用它配制 Fehling 试剂。

(三)柠檬酸

柠檬酸(citric acid)存在多种果实中，尤以柠檬果实中含量最多，因而得名。柠檬酸是无色透明晶体，熔点 137 ℃，易溶于水、乙醇和乙醚，有强烈的酸味，常用于配制饮料和调味品。

柠檬酸是人体糖、脂肪和蛋白质代谢的中间产物，柠檬酸钠盐为抗血凝药，柠檬酸铁铵盐可用于治疗儿童缺铁性贫血。

(四)水杨酸

因其存在于柳树或水杨树树皮中,故俗称水杨酸或柳酸。它是无色针状结晶,熔点 159 ℃,在 79 ℃升华,微溶于水,易溶于乙醇、乙醚、氯仿和沸水中。

水杨酸具有杀菌和解热镇痛作用,由于它对肠胃刺激性强,只能外用,不宜口服,故多用其衍生物。可供药用的重要衍生物如下:

1. 乙酰水杨酸　乙酰水杨酸的商品名为“阿司匹林”(aspirin),可由水杨酸和乙酸酐在少量浓硫酸催化下制得。

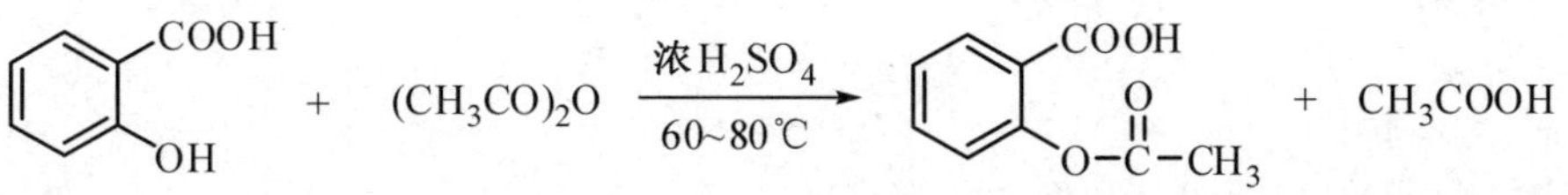

乙酰水杨酸为白色针状结晶,熔点 143 ℃,味酸,易溶于乙醇和乙醚,在潮湿的空气中易潮解成水杨酸和醋酸,应置于干燥处密闭保存。

乙酰水杨酸具有解热镇痛和预防血栓形成的作用。临床上应用的复方阿司匹林就是它和非那西丁(phenacetin)、咖啡因(caffeine)组成的复方剂,俗称 APC。

2. 对氨基水杨酸　简称“PAS”(p-amine salicylic acid)。PAS 为白色或银白色结晶粉末,显酸性,$pK_a=3.25$,熔点 146 ~ 147 ℃(分解),难溶于水,易溶于乙醇。

PAS 是一种抗结核药,常与链霉素、异烟肼等抗结核药并用,治疗肠结核、骨结核以及渗液性肺结核等。为了增加 PAS 的水溶性,通常用的是其钠盐(PAS-Na)。

(五)丙酮酸

丙酮酸(pyruvic acid)原称焦性葡萄酸,是无色具刺激性臭味的液体,沸点 165 ℃,能与水混溶。丙酮酸天然存在于蔬菜和水果中,也是人体代谢中最重要的中间产物之一。在羧基酶的作用下,丙酮酸转化为乙醛和二氧化碳。人在运动(有氧代谢)过程中,丙酮酸还原为乳酸,而在休息时又重新氧化,在这一过程中有部分丙酮酸转化为丙氨酸。因此,外源性的丙酮酸可以作为营养剂。

丙酮酸钙是安全的膳食补充剂,具有加速脂肪消耗、减轻体重、增强人体耐力、提高竞技成绩等功效;对心脏有特殊的保护作用,可增强心脏肌肉的效能,减少心脏病或心脏局部缺血造成的损伤;同时,丙酮酸钙具有吞噬体内自由基和抑制自由基的生成等显著功效,另外,最近研究表明丙酮酸钙还具有减肥保健作用。

(六)β-丁酮酸

β-丁酮酸(β-butanone acid)又叫乙酰乙酸,是无色黏稠液体,不稳定,容易脱羧为丙酮,也能还原为 β-羟基丁酸。乙酰乙酸、β-羟基丁酸及丙酮是脂肪酸在人体内不完全氧化的中间产物,三者在医学上合称为酮体(ketone bodies)。正常情况下,人的血液中酮体的含量很少($0.8\sim5\ mg\cdot100\ mL^{-1}$)。正常人每昼夜从尿中排出约 40 mg 酮体。在某些情况下,例如饥饿、糖尿病等,血液中酮体的含量增加($300\sim400\ mg\cdot100\ mL^{-1}$)。由于乙酰乙酸及 β-羟基丁酸的酸性,会使血液的 pH 值下降乃至引起酸中毒。

酮体

(七)谷氨酸

谷氨酸(glutamic acid)因在谷类的蛋白质中含量较丰富,通常由面筋和豆饼的蛋白质加酸水解而制得,故名谷氨酸,又称麸氨酸。

谷氨酸在生物体内的蛋白质代谢过程中占重要地位，参与动物、植物和微生物中的许多重要化学反应。在临床上常用于抢救肝昏迷患者，还用于改善儿童智力发育。左旋谷氨酸的单钠盐即为日常食用的味精。

习题

1. 选择题

(1) 下列化合物按酸性由强到弱排序正确的是(　　)

a. F_3CCOOH　　b. Cl_3CCOOH　　c. $CH_3CHClCOOH$　　d. CH_2ClCH_2COOH

A. b > a > c > d　　B. a > b > c > d

C. d > c > b > a　　D. c > d > b > a

(2) 下列二元羧酸受热生成环戊酮的是(　　)

A. 丙二酸　　B. 丁二酸　　C. 戊二酸　　D. 己二酸

(3) 下列化合物最易发生分子内脱水的是(　　)

A. 丁酸　　B. α-羟基丁酸　　C. β-羟基丁酸　　D. γ-羟基丁酸

(4) 在酸催化下，C_6H_5COOH 和下列各醇酯化速度最快的是(　　)

A. CH_3OH　　B. $CH_3\underset{OH}{\underset{|}{C}}HCH_2CH_3$　　C. $(CH_3)_2\underset{OH}{\underset{|}{C}}CH_2CH_3$　　D. $CH_3CH_2CH_2OH$

(5) 组成蛋白质的氨基酸(　　)

A. 除甘氨酸外，全部是 D-构型　　B. 除甘氨酸外，全部是 L-构型

C. 除甘氨酸外，全部是 *R*-构型　　D. 除甘氨酸外，全部是 *S*-构型

(6) 有人食用海产品后，引起过敏反应，经检验知道是体内组织胺增高。组织胺是某氨基酸在脱羧酶作用下产生的，该氨基酸是(　　)

A. 色氨酸　　B. 脯氨酸　　C. 酪氨酸　　D. 组氨酸

2. 写出下列化合物的结构式：

(1) 对氨基水杨酸　　(2) 乳酸

(3) 酒石酸　　(4) 丙酮酸

(5) 半胱氨酸　　(6) 苯丙氨酸

(7) 甘氨酰缬氨酸　　(8) 谷氨酰天冬氨酸

3. 用系统命名法命名下列各化合物。

(1) 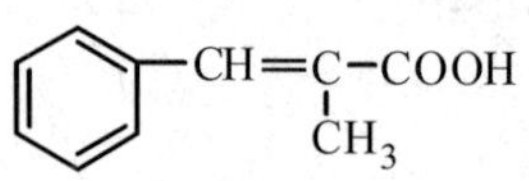

(2) $HOCH_2CH_2\overset{Cl}{\overset{|}{C}}HCH_2COOH$

(3) $HOOCCH_2\underset{CH_3}{\underset{|}{C}}HCH_2COOH$

(4) 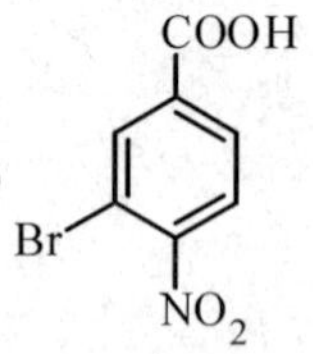

(5) $\underset{NH_2}{\underset{|}{C}}H_2CH_2CH_2CH_2COOH$

(6) $H_2N-\overset{\overset{+}{N}H_2}{\overset{\|}{C}}-NH(CH_2)_3-\overset{NH_2}{\overset{|}{C}}H-CO_2^-$

(7) $CH_3\underset{^+NH_3}{\underset{|}{C}}H-\overset{O}{\overset{\|}{C}}-NH-\underset{CH_2CH_2SCH_3}{\underset{|}{C}}H-\overset{O}{\overset{\|}{C}}-NH-CH_2-COO^-$

(8) 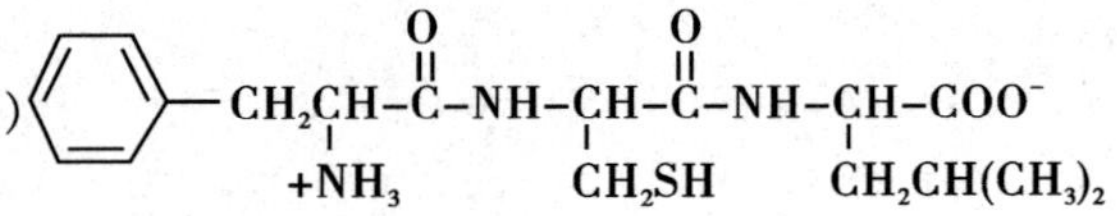

4. 写出下列反应的主要产物。

(1) 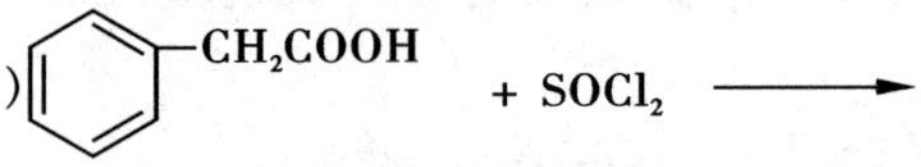

(2) $HOOCCH_2\underset{\displaystyle CH_3}{CH}CH_2CH_2COOH \xrightarrow{\triangle}$

(3) 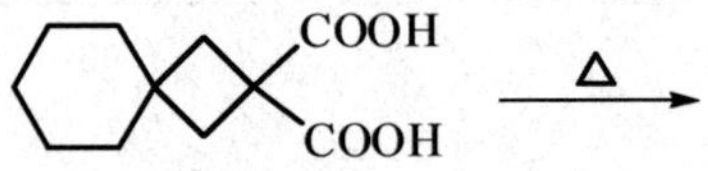

(4) 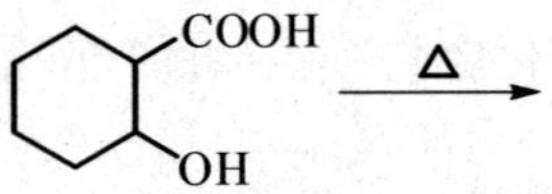

(5) 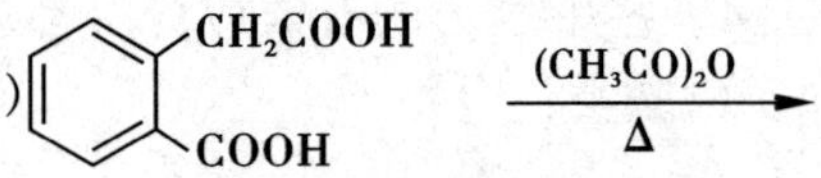

(6) 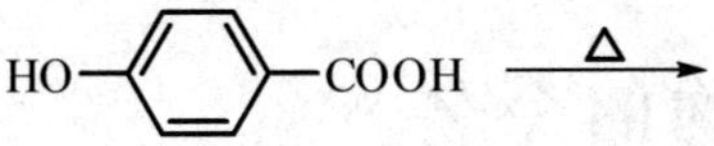

(7) $CH_3CH_2CH_2\overset{O}{\overset{\|}{C}}COOH \xrightarrow[\triangle]{浓H_2SO_4}$

(8) $CH_3CH_2CH_2\overset{O}{\overset{\|}{C}}CH_2COOH \xrightarrow[\triangle]{浓NaOH}$

5. 将下列化合物按要求排序。

(1)在水中的溶解度由大到小:丁醇　丁酸　羟基丁二酸　苯

(2)酸性由强到弱:苯酚　对硝基苯甲酸　对甲基苯甲酸　苯甲酸

6. 用化学方法区别下列各组化合物。

(1)甲酸　　乙酸　　乙醛　　丙酮

(2)乳酸　　β-丁酮酸　　水杨酸　　丙酸

(3)乳酸和丝氨酸

7. 化合物A和B的分子式均为$C_4H_6O_4$,都能溶于氢氧化钠溶液,与$NaCO_3$溶液作用都放出CO_2。A加热失水生成酸酐;B受热放出CO_2生成一元酸。试推测A,B的结构式。

(王翠红)

第十六章　羧酸衍生物

羧酸衍生物是羧酸分子羧基中的羟基被取代后所形成的化合物。重要的羧酸衍生物有酰卤、酸酐、酯和酰胺。酰卤和酸酐性质较活泼,自然界中几乎不存在。酯和酰胺普遍存在于动植物中,例如,水果的香气成分、动物体内的脂肪和有些中草药的有效成分等都属于酯类化合物;多肽、蛋白质、青霉素和巴比妥类药物都属于酰胺类化合物。

第一节　羧酸衍生物的命名

羧酸分子中羧基上的羟基可被卤素(—X)、酰氧基(—OCOR)、烃氧基(—OR)及氨基(—NH_2)取代,分别生成酰卤、酸酐、酯和酰胺,统称为羧酸衍生物。它们的通式分别为:

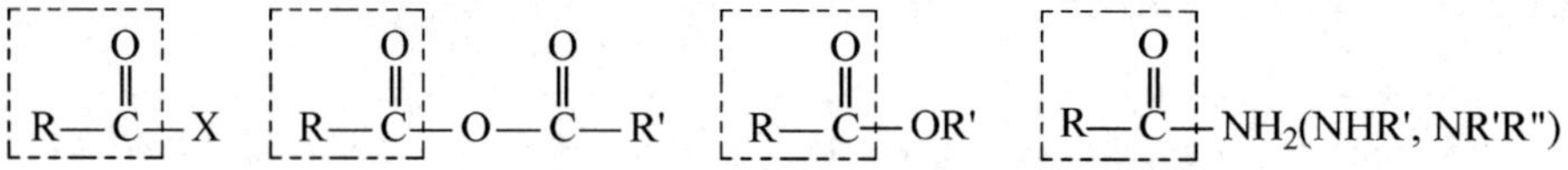

酰卤　　酸酐　　酯　　酰胺

从结构上看,羧酸衍生物都含有相同的基团——酰基(acyl group),酰基是羧酸分子去掉羧基中的羟基后剩余的基团。酰基的名称可根据相应的羧酸来命名,称为“某酰基”。例如:

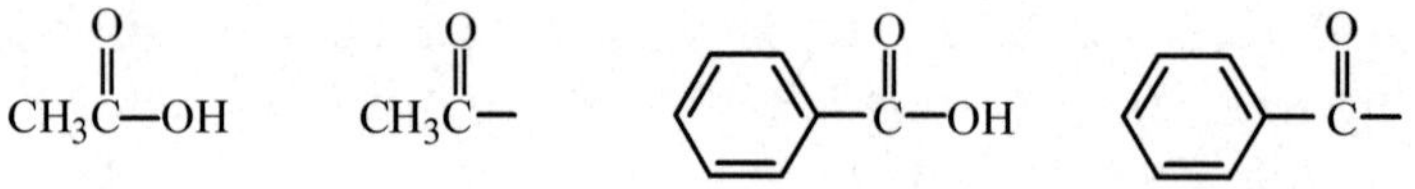

乙酸　　乙酰基　　苯甲酸　　苯甲酰基

酰卤和酰胺的命名是在酰基名称后加上卤原子或胺的名称,若酰胺中氮原子上连有烃基,则称为 *N*-烃基某酰胺。例如:

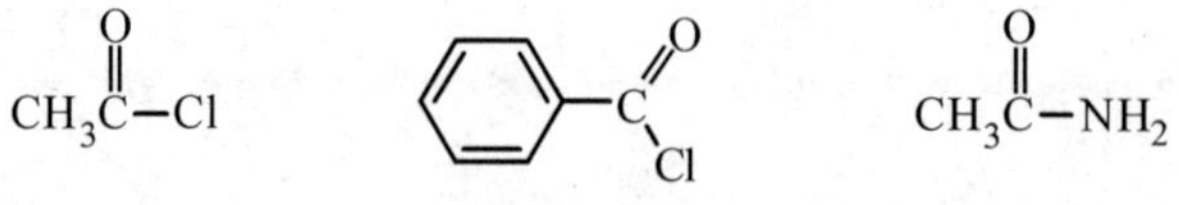

乙酰氯　　苯甲酰氯　　乙酰胺

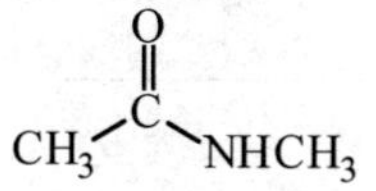

N-甲基乙酰胺

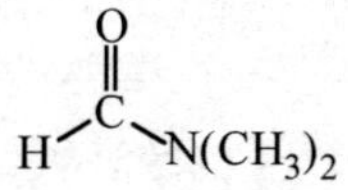

N,*N*-二甲基甲酰胺

酸酐的名称是在相应的酸名称后加“酐”字,即称某酸酐,“酸”字常省略。对于不同羧酸生成的酸酐,命名时简单羧酸在前,复杂羧酸在后。例如:

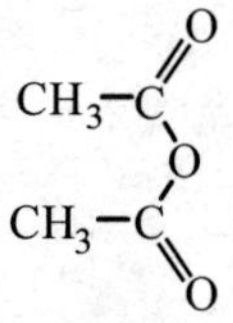

乙(酸)酐

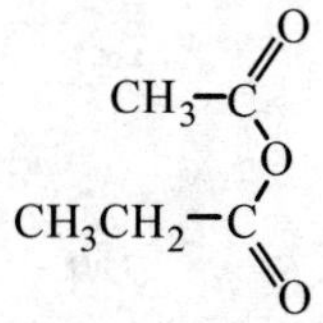

乙丙(酸)酐

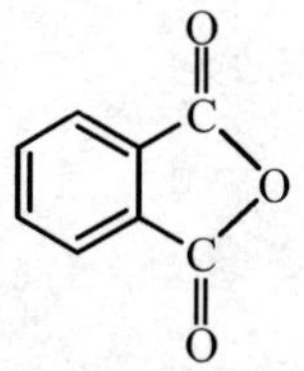

邻苯二甲酸酐

酯常根据生成它的酸和醇来命名,称为“某酸某醇酯”,通常“醇”字省略。

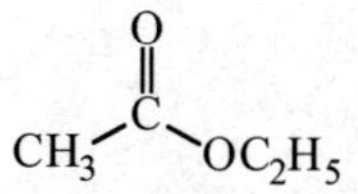

乙酸乙酯

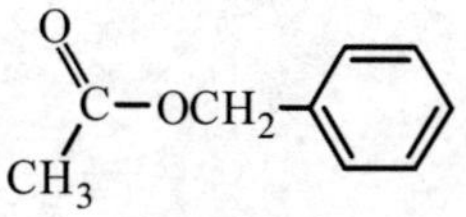

乙酸苄酯

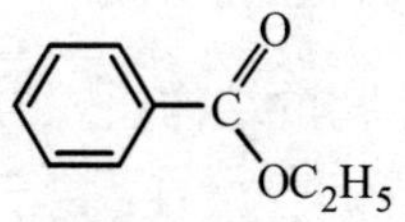

苯甲酸乙酯

第二节　羧酸衍生物的理化性质

一、物理性质

低级的酰氯和酸酐是具有刺激气味的无色液体,高级的为固体;低级酯是易挥发并具有芳香气味的无色液体;酰胺除甲酰胺和某些 *N*-取代酰胺外,均为固体。

酰氯、酸酐或酯类化合物的分子间不能形成氢键,酰胺能形成分子间氢键而缔合,因此,酰卤、酸酐和酯的沸点较分子量相近的羧酸低;酰胺的熔点、沸点比相应的羧酸高。

酰氯和酸酐难溶于水,低级的酰卤和酸酐遇水分解;酯在水中溶解度很小;低级酰胺因与水形成氢键而溶于水。*N*,*N*-二甲基甲酰胺(DMF)是常用的溶剂。常见羧酸衍生物的物理常数见表 16-1。

表 16-1　常见羧酸衍生物的物理常数

名　称	结构式	熔点/℃	沸点/℃	密度/g·cm^{-3}
乙酰氯	CH_3COCl	-112	51	1.104
苯甲酰氯	C_6H_5COCl	-1	197	1.212
乙(酸)酐	$(CH_3CO)_2O$	-73	140	1.082
邻苯二甲酸酐	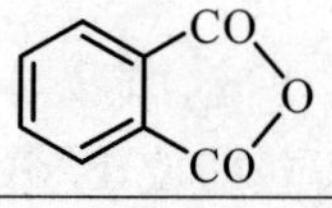	-131	284	1.527

续表 16-1

名　称	结构式	熔点/℃	沸点/℃	密度/g·cm^{-3}
乙酸乙酯	$CH_3COOC_2H_5$	-84	77	0.901
苯甲酸乙酯	$C_6H_5COOC_2H_5$	-34	213	1.043
乙酰胺	CH_3CONH_2	82	221	1.159
N,*N*-二甲基甲酰胺	$HCON(CH_3)_2$	-61	152.8	0.9445
乙酰水杨酸	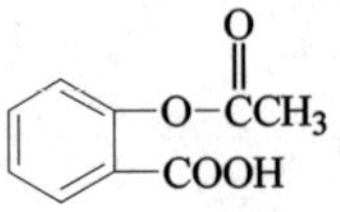	136	—	1.443

二、化学性质

羧酸衍生物的结构通式为：

$$R-\overset{O}{\overset{\|}{C}}-L \quad L=X, OR_1,\ O-\overset{O}{\overset{\|}{C}}-R_1 \quad NH_2(NHR, NR_2)$$

其结构与羧酸的结构相似，L 基团中与羰基直接相连的原子（卤素原子、氧原子或氮原子）上的未共用 p 电子对与碳氧双键形成 p-π 共轭体系，但由于电子效应的作用不同，其化学反应活性不同。酰卤分子（如酰氯）中的卤素原子的吸电子诱导效应（氯原子电负性较大）强于供电子的共轭效应（共轭体系中，氯原子的 3p 轨道与碳原子的 2p 轨道的有效重叠较少，共轭程度较低），故碳卤键容易断裂，酰卤的化学性质最活泼；与之相反，酰胺分子中的氮原子的供电子的共轭效应强于吸电子诱导效应，故碳氮键具有部分双键的性质，化学性质最稳定；酸酐和酯的反应活性介于二者之间，但酸酐的反应活性高于酯的反应活性。

（一）取代反应

羧酸衍生物都含有酰基，所以它们具有相似的化学性质，可以发生水解、醇解和氨解。

羧酸衍生物的水解反应

1. 水解　酰氯、酸酐、酯和酰胺都可与水作用生成相应的羧酸，称为羧酸衍生物的水解（hydrolysis）。反应式如下：

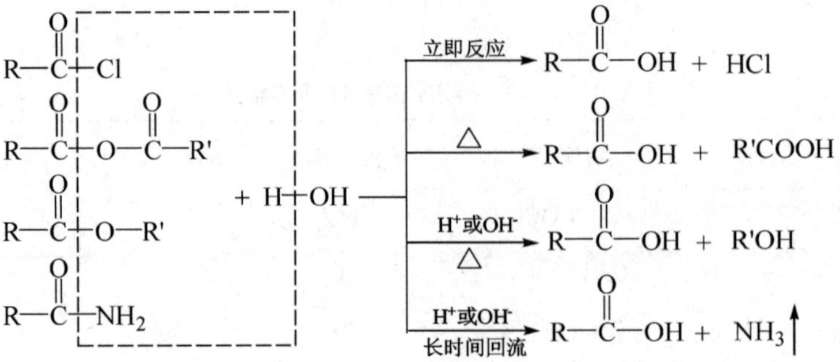

从上述反应式中的反应条件看出，酰氯最容易水解，酰胺最难水解，酸酐和酯的水解活性居中。低级酰氯与空气中的水反应都十分剧烈，立即放出 HCl。羧酸酯的水解是酯化的

逆反应，必须在酸或碱存在下加热才能较快地进行。在酸催化下的水解反应可较快地达到平衡；在碱的催化下，由于反应生成的羧酸被碱中和生成羧酸盐，使平衡右移，水解反应能进行到底。

2. 醇解　羧酸衍生物都可与醇反应生成酯，称为羧酸衍生物的醇解（alcoholysis）。

酰氯和酸酐可以直接和醇作用生成相应的酯和酸。酯的醇解是可逆反应，须在催化剂（无水 HCl、浓 H_2SO_4 等）存在下进行。酯的醇解反应是从一种酯转变成另一种酯，因此又叫酯交换反应。利用此反应，在实验室中可以从低级醇的羧酸酯制备高级醇的酯。

羧酸衍生物的醇解反应式如下：

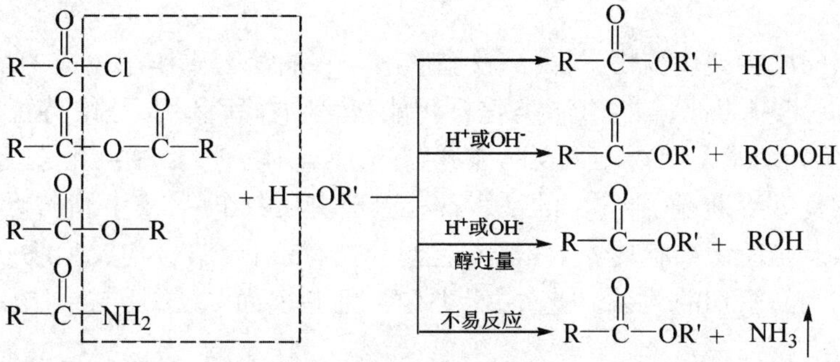

3. 氨解　酰氯、酸酐、酯和酰胺与氨（或伯胺、仲胺）作用生成酰胺的反应称为氨解（ammonolysis）。羧酸衍生物的氨解反应速率比水解反应快。其反应式如下：

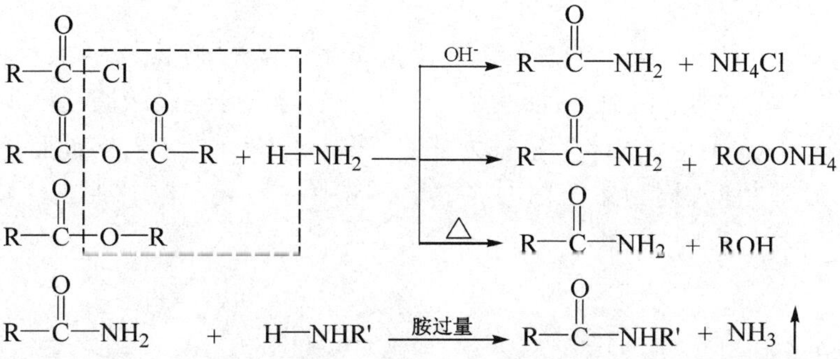

羧酸衍生物发生取代反应由易到难的顺序为：酰卤>酸酐>酯>酰胺。

在上述三类反应中，水、醇和氨分子中的氢原子被酰基所取代，这种在化合物分子中引入酰基的反应称为酰化反应（acylating reaction），而能向其他分子中引入酰基的试剂称为酰化试剂（acylating agent）。酰卤和酸酐是常用的酰化试剂，广泛应用于药物和有机合成中。

（二）还原反应

羧酸衍生物比羧酸容易发生还原反应，可用多种方法（$LiAlH_4$、催化氢化等）还原。酰氯、酸酐和酯均能被氢化铝锂还原成伯醇，酰胺被还原成胺。

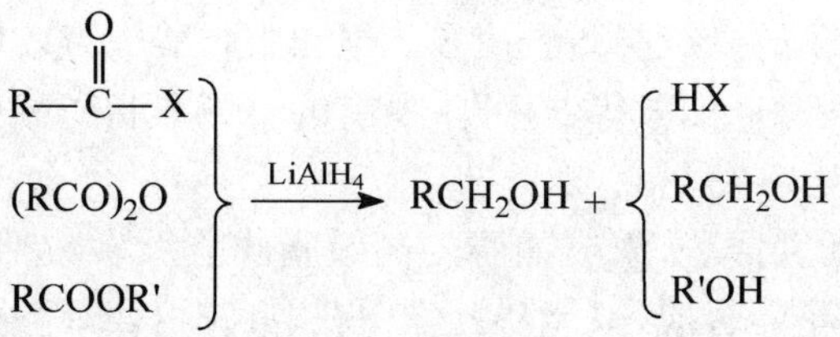

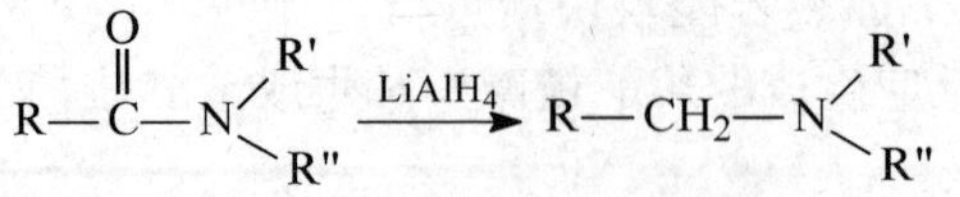

由于与羰基相连的基团不同,羧酸衍生物的还原反应由易到难的顺序为:

酰氯 > 酸酐 > 酯 > 羧酸

第三节　油脂和磷脂

油脂和磷脂同属脂类化合物,是由高级脂肪酸与甘油等物质作用生成的酯类,是动植物体内广泛存在的一类有机化合物。脂类化合物能被生物体所利用,是维持正常生命活动不可缺少的物质,例如油脂是动物体重要的能源物质,又是体内脂溶性维生素 A、D、E 和 K 等许多活性物质的良好溶剂;脏器周围的油脂具有保护内脏的作用,皮下脂肪可以防止热量散失保持体温。磷脂是组织细胞的主要成分,它们与糖、蛋白质结合构成生物膜,与细胞的正常生理及代谢活动有密切的关系。此外,脂类作为细胞表面物质,还与细胞识别、种属特异性和组织免疫等有密切关系。

一、油　脂

(一)油脂的组成与命名

油脂是油(oils)和脂肪(fats)的总称。在常温下呈液态的油脂称为油,呈固态或半固态的油脂称为脂肪。从化学结构上看,油脂是一分子甘油与三分子高级脂肪酸所形成的酯,称为三酰甘油(triacylglycerols),医学上常称为甘油三酯(triglycerides)。在油脂分子中,若三个高级脂肪酸的烃基相同,称为单三酰甘油;若不同则称为混三酰甘油。它们的结构通式如下:

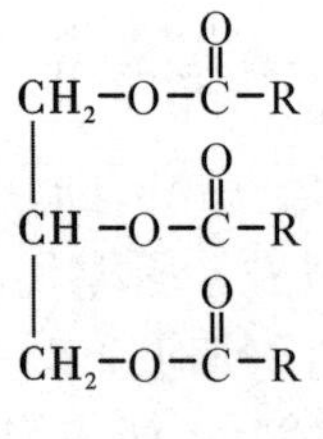

单三酰甘油

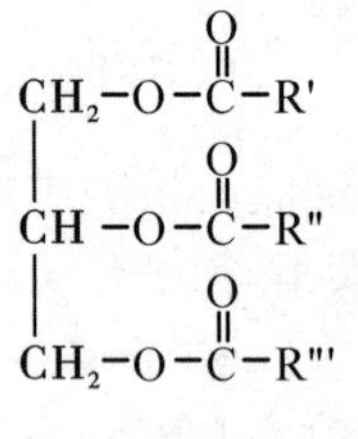

混三酰甘油

天然油脂是各种混三酰甘油的混合物,此外,还含有少量游离的脂肪酸、高级醇、维生素和色素等。

天然油脂中的脂肪酸种类很多,但绝大多数是含 12 ~ 20 之间的偶数碳原子的直链脂肪酸,尤以 16 和 18 个碳原子的高级脂肪酸最多。饱和脂肪酸中以软脂酸和硬脂酸含量较高,不饱和脂肪酸主要是油酸和亚油酸等,且几乎所有的不饱和脂肪酸中的双键都是顺式构型。油脂中常见的脂肪酸见表 16-2。

油脂是人体必需的营养成分,组成油脂的高级脂肪酸大多数都能在人体内合成,但 α-亚油酸、亚麻酸在人体内不能合成,只能从食物中获取,花生四烯酸虽然体内能够合成,但合成量太少不能满足正常生理代谢需要，仍需从食物中获取，故称它们为营养必需脂肪酸（essential fatty acid）。

表 16-2 油脂中常见的脂肪酸

俗 名	化 学 名 称	结 构 式	熔点/℃
月桂酸	十二碳酸	$CH_3(CH_2)_{10}COOH$	44
肉豆酸	十四碳酸	$CH_3(CH_2)_{12}COOH$	58
软脂酸	十六碳酸	$CH_3(CH_2)_{14}COOH$	63
硬脂酸	十八碳酸	$CH_3(CH_2)_{16}COOH$	71.2
花生酸	二十碳酸	$CH_3(CH_2)_{18}COOH$	75.5
油 酸	Δ^{9}-十八碳烯酸	$CH_3(CH_2)_7CH=CH(CH_2)_7COOH$	4
α-亚油酸*	$\Delta^{9,12}$-十八碳二烯酸	$CH_3(CH_2)_3(CH_2CH=CH)_2(CH_2)_7COOH$	-12
亚麻酸*	$\Delta^{9,12,15}$-十八碳三烯酸	$CH_3(CH_2CH=CH)_3(CH_2)_7COOH$	-11.3
桐油酸	$\Delta^{9,11,13}$-十八碳三烯酸	$CH_3(CH_2)_3(CH=CH)_3(CH_2)_7COOH$	49
花生四烯酸*	$\Delta^{5,8,11,14}$-二十碳四烯酸	$CH_3(CH_2)_3(CH_2CH=CH)_4(CH_2)_3COOH$	-49.5
EPA	$\Delta^{5,8,11,14,17}$-二十碳五烯酸	$CH_3CH_2(CH=CHCH_2)_5(CH_2)_2COOH$	-50
DHA	$\Delta^{4,7,10,13,16,19}$-二十二碳六烯酸	$CH_3CH_2(CH=CHCH_2)_6CH_2COOH$	-44.5

注：“*”表示营养必需脂肪酸。

油脂以及所含脂肪酸在医学上用途很广。例如：临床上用精制植物油（如豆油等）与磷脂酰胆碱、甘油及水混合可制成白色而稳定的脂肪乳剂，供静脉注射用，广泛用于晚期癌症患者供养和患者术后康复等；亚油酸可促进胆固醇和胆汁酸的排出，降低血液中胆固醇的含量，用于心血管疾病的防治。当必需脂肪酸供应不足或过多地被氧化时，将导致细胞膜和线粒体结构的异常改变，甚至引起癌变。必需脂肪酸等不饱和脂肪酸在植物油中的含量比在动物脂肪中的含量高，因此高血脂患者有必要在膳食中适当限制动物脂肪，而以植物油来补充不饱和脂肪酸。

油脂命名时可以将脂肪酸放在前面，甘油放在后面，叫作“某脂酰甘油”；也可将甘油放在前面，脂肪酸放在后面，叫作“甘油某脂酸酯”。如果是混三酰甘油，还需用α，β和α′分别标明脂肪酸的位次。例如：

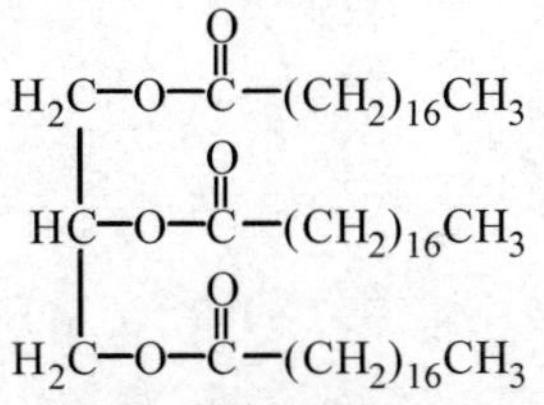

三硬脂酰甘油
（甘油三硬脂酸酯）

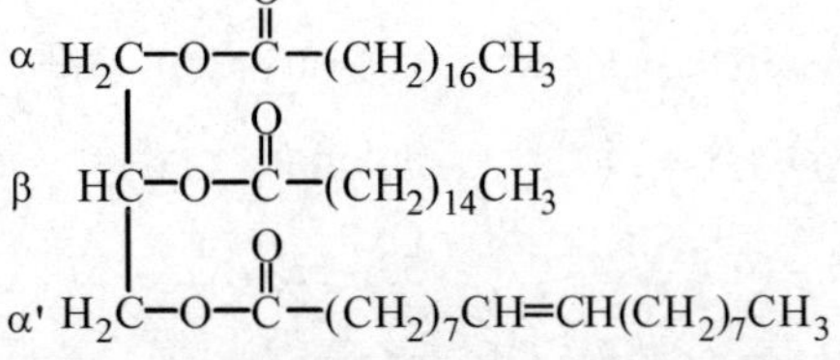

α-硬脂酰-β-软脂酰-α′-油酰甘油
（甘油-α-硬脂酸-β-软脂酸-α′-油酸酯）

（二）油脂的物理性质

纯净的油脂是无色、无臭、无味的中性化合物。但多数天然油脂因溶有少量的维生素、色素等物质常带有颜色和特殊的气味。油脂比水轻，不溶于水，易溶于乙醚、氯仿、苯及热乙醇等有机溶剂。天然油脂是混三酰甘油等多种成分的混合物，因此没有恒定的熔点和沸点。油脂熔点的高低取决于所含不饱和脂肪酸的含量，不饱和脂肪酸含量较高的油脂具有较高的流动性和较低的熔点，这是由于双键的顺式构型使脂肪酸的碳链弯曲，阻碍了分子之间的紧密靠近，且双键的数目越多，阻碍的程度越大，熔点就越低。植物油中不饱和脂肪酸的含量比动物脂肪中的含量高，因此常温下植物油呈液态，动物脂肪呈固态或半固态。

（三）油脂的化学性质

1. 水解与皂化

在酸、碱或酶的作用下，1 mol 油脂完全水解生成 1 mol 甘油和 3 mol 高级脂肪酸。油脂在碱（NaOH 或 KOH）的催化下水解，则生成甘油和高级脂肪酸盐，这些盐是常用肥皂的主要成分，因此油脂在碱性溶液中的水解又称皂化（saponification）反应。

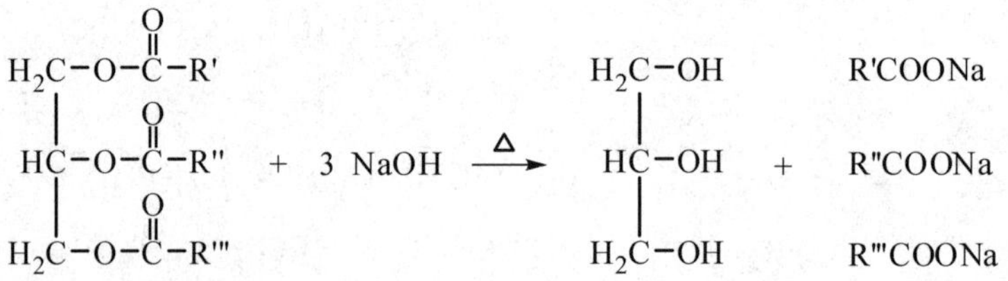

1 g 油脂完全皂化时所需氢氧化钾的毫克数称为皂化值（saponification number）。根据皂化值的大小，可以判断油脂中所含三酰甘油的平均分子量。皂化值越大，油脂中三酰甘油的平均分子量越小。皂化值还可以用来检验油脂的纯度，不纯的油脂皂化值较低。常见油脂的皂化值见表 16-3。

人体摄入的油脂主要在小肠内进行催化水解，水解产物透过肠襞被吸收，进一步合成人体自身的脂肪。吸收后的脂肪除一部分氧化供给能量外，大部分贮存于皮下、肠膜等处的脂肪组织中。

表 16-3　常见油脂的脂肪酸组成及皂化值、碘值和酸值

油脂	脂肪酸成分/%				皂化值	碘值	酸值
	软脂酸	硬脂酸	油酸	亚油酸			
猪　油	25～30	12～16	41～48	3～8	195～205	46～48	1.6
牛　油	25～30	14～32	36～48	2～5	190～200	30～48	0.4
豆　油	6～10	2～4	25～30	50～59	189～195	125～135	1.64
棉籽油	20～25	1～2	20～30	45～50	191～196	103～105	0.6～0.9
花生油	5～10	2～7	50～58	13～27	185～195	193～198	0.91
亚麻油	4～7	2～5	25～35	15～25	189～196	170～204	1.0～3.5

2. 加成

组成油脂的不饱和高级脂肪酸中含有碳碳双键,可与氢、卤素等发生加成反应。

(1)加氢　含不饱和脂肪酸的油脂,在金属催化剂的作用下可与氢发生加成反应,结果使液态的油变成固态或半固态的脂肪,所以油脂的催化加氢通常又叫作油脂的硬化。油脂硬化后不易氧化变质,便于贮藏和运输。

(2)加碘　油脂中的不饱和脂肪酸还可以与碘加成,根据一定量的油脂所吸收碘的数量,可判断油脂的不饱和程度。100 g 油脂所能吸收碘的克数称为碘值(iodine number)。碘值与油脂的不饱和程度成正比,碘值越大,表示油脂的不饱和程度越大。由于碘和碳碳双键的加成反应较慢,实际测定时常用氯化碘(ICl)或溴化碘(IBr)的冰醋酸溶液与油脂反应,其中氯原子或溴原子能使碘活化。一些常见油脂的碘值见表 16-3。

3. 酸败

油脂在空气中放置过久,就会变质产生难闻的气味,这种变化称为酸败(rancidity)。酸败是一复杂的化学变化过程,其实质是油脂受空气中的氧、水分及微生物的作用引起的。油脂中不饱和脂肪酸的双键被氧化生成过氧化物,然后经分解、氧化等作用生成有难闻气味的小分子醛、酮和羧酸等;油脂被水解生成的饱和脂肪酸在微生物或霉菌的作用下可发生生物氧化生成 β-酮酸,后者进一步分解则生成含碳较少的酮或羧酸。光、热或潮湿可加快油脂的酸败。

虽然各种油脂中都含有少量游离脂肪酸,但酸败会使油脂中脂肪酸含量增大,油脂的酸败程度可用酸值来表示。中和 1 g 油脂中的游离脂肪酸所需氢氧化钾的毫克数称为油脂的酸值(acid number)。酸值大说明油脂中游离脂肪酸的含量高,即酸败程度较严重。油脂酸败的产物有毒性和刺激性,酸值大于 6.0 的油脂通常不宜食用。为了防止酸败,油脂应贮存在密闭容器中,放置在通风、阴凉、避光和干燥处。此外也可加入少量的抗氧化剂。

皂化值、碘值和酸值是油脂重要的理化指标,药典对药用油脂的皂化值、碘值和酸值都有严格的要求。

二、磷　脂

磷脂(phospholipid)是含磷的脂类化合物。根据水解产物醇的不同,磷脂可分为甘油磷脂(phosphoglyceride)和鞘磷脂(sphingolipid)。

(一)甘油磷脂

甘油磷脂可以看作是磷脂酸(phosphatidic acid)的衍生物。磷脂酸是由一分子甘油和两分子高级脂肪酸及一分子磷酸所形成的酯类化合物。其结构中 C_1 常与饱和脂肪酸结合,C_2 通常与不饱和脂肪酸结合。由于 C_2 是一个手性碳原子,所以有 D-型和 L-型之分。自然界存在的磷脂酸都是 L-型的。

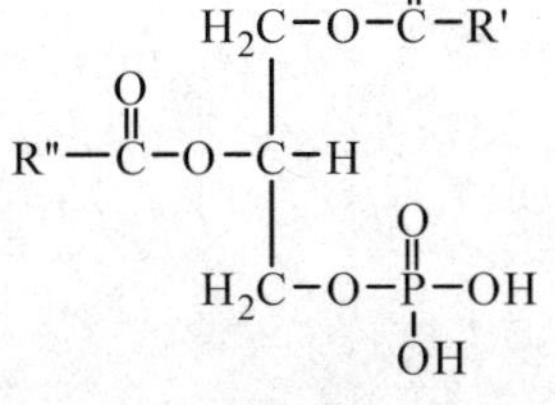

L-磷脂酸

磷脂酸中的磷酸基分别与胆碱[$HOCH_2CH_2N^+(CH_3)_3OH^-$]、胆胺($HOCH_2CH_2NH_2$)等分子中的羟基结合得到各种甘油磷脂,最常见的甘油磷脂是卵磷脂和脑磷脂。

1. 卵磷脂

磷脂酰胆碱俗名卵磷脂(lecithin),是由磷脂酸分子中的磷酸基与胆碱中的羟基酯化的产物。磷酸残基上未酯化的游离羟基呈酸性,很容易与胆碱基的氢氧根发生反应,因此卵磷脂通常是以偶极离子的形式存在。卵磷脂的结构式如下:

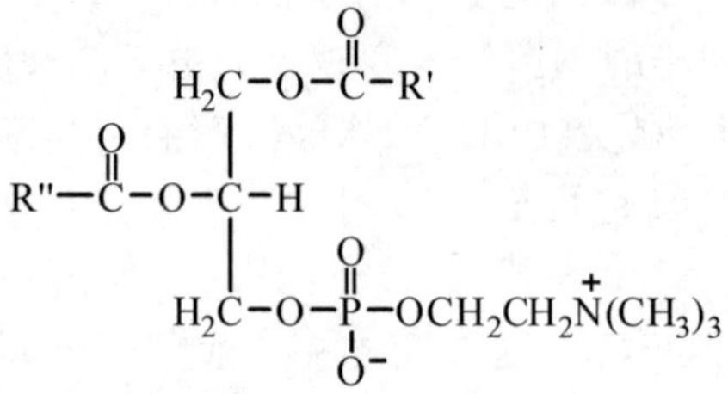

卵磷脂

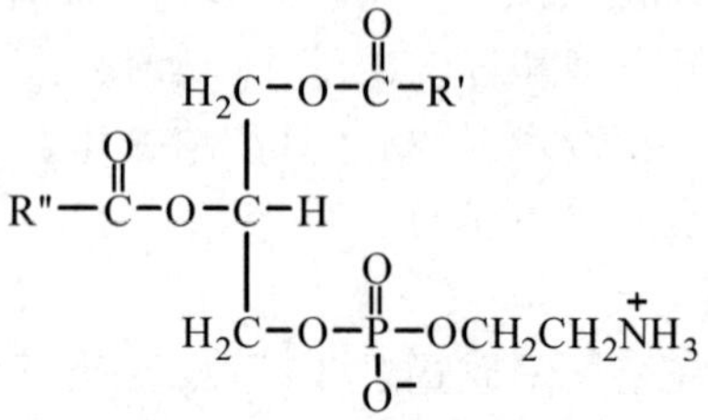

脑磷脂

卵磷脂完全水解可得到甘油、脂肪酸、磷酸和胆碱。组成卵磷脂的饱和脂肪酸有软脂酸、硬脂酸等,不饱和脂肪酸有油酸、亚油酸、亚麻酸及花生四烯酸等。自然界存在的卵磷脂是几种不同脂肪酸的磷脂酰胆碱的混合物。

新鲜的卵磷脂是吸水性的白色蜡状物质,在空气中由于不饱和脂肪酸的氧化而变为黄色或棕色。不溶于水及丙酮,易溶于乙醚、乙醇及氯仿。卵磷脂存在于脑、神经组织及植物的种子中,在卵黄中含量最为丰富。卵磷脂对肝脏、脑神经系统、血液循环系统等重要器官功能的保持及脂肪代谢等都具有重要作用,也是构成细胞膜的主要成分。

2. 脑磷脂

磷脂酰乙醇胺俗名脑磷脂(cephalin),是由磷脂酸分子中的磷酸基与乙醇胺(胆胺)的羟基酯化生成的产物。脑磷脂也是以偶极离子形式存在,其结构式如上。

脑磷脂完全水解可得到甘油、脂肪酸、磷酸和胆胺。组成脑磷脂的脂肪酸通常是软脂酸、硬脂酸、油酸和少量的花生四烯酸。脑磷脂的性质与卵磷脂相似,不稳定,在空气中被氧化成棕黑色。能溶于乙醚,难溶于冷乙醇,不溶于丙酮。脑磷脂存在于脑、神经组织及大豆中,通常与卵磷脂共存。利用卵磷脂和脑磷脂在乙醇中溶解性的不同可将二者分离纯化。

脑磷脂与血液凝固有关,存在于血小板内能促使血液凝固的凝血激酶就是由脑磷脂与蛋白质组成的。

(二)鞘磷脂

鞘磷脂又称神经磷脂,其主链是鞘氨醇(神经氨基醇)而不是甘油。鞘氨醇(sphingosine)是一类脂肪族长碳链的氨基不饱和二元醇,人体内以含 18 个碳原子的鞘氨醇为主。鞘氨醇的氨基与脂肪酸通过酰胺键结合,形成 *N*–脂酰鞘氨醇即神经酰胺(ceramide)。鞘氨醇和神经酰胺的结构如下:

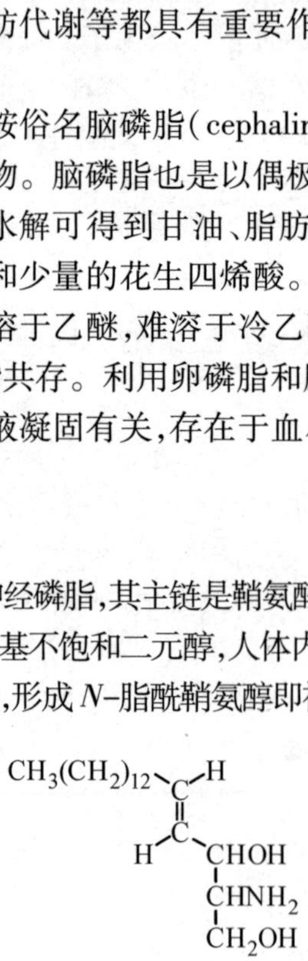

鞘氨醇

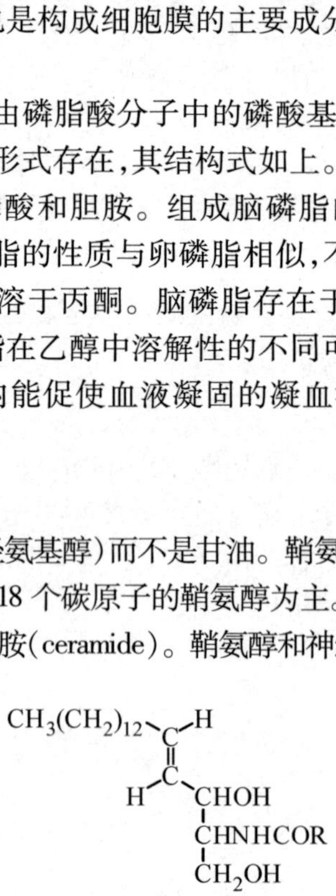

神经酰胺

神经酰胺 C_1 上的羟基与磷酸胆碱（或磷酸胆胺）通过磷酸酯键相连接的化合物即为鞘磷脂。鞘磷脂的结构如下：

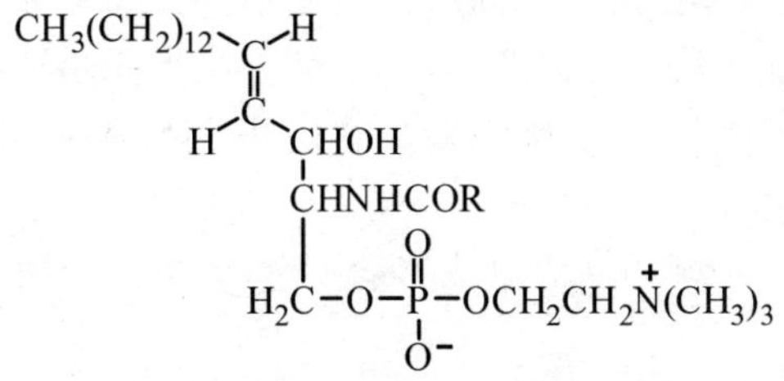

鞘磷脂

磷脂与生物膜

不同组织器官中，组成鞘磷脂的脂肪酸的种类有所不同，神经组织中以硬脂酸、二十四碳酸和神经酸（15-二十四碳烯酸）为主，而在脾脏和肺组织中则以软脂酸和二十四碳酸为主。

鞘磷脂是白色晶体，化学性质比较稳定，光照或在空气中都不易被氧化，不溶于丙酮及乙醚，而溶于热乙醇。鞘磷脂大量存在于脑和神经组织中，脾、肝及其他组织中含量较少，鞘磷脂也是细胞膜的重要成分之一。

第四节　重要的酰胺及其衍生物

一、β-内酰胺抗生素

环状酰胺称为内酰胺，四元环的内酰胺（β-内酰胺）由于具有较大的环张力，很容易发生水解反应而开环。很多天然抗生素都含有 β-内酰胺环。例如，青霉素 G 钾或钠盐分子结构中就含有 β-内酰胺环，遇到酸、碱很容易失效，其水溶液在室温条件下也不稳定，容易发生水解，因此在临床上通常使用粉针剂型，注射前临时配制注射液。

有些抗生素药物分子结构中也有 β-内酰胺环，但由于分子整体结构的影响，可使其稳定性增强，例如，头孢菌素Ⅳ的 β-内酰胺环是与六元环稠合，它较青霉素 G 稳定。部分常见的 β-内酰胺抗生素的结构如下：

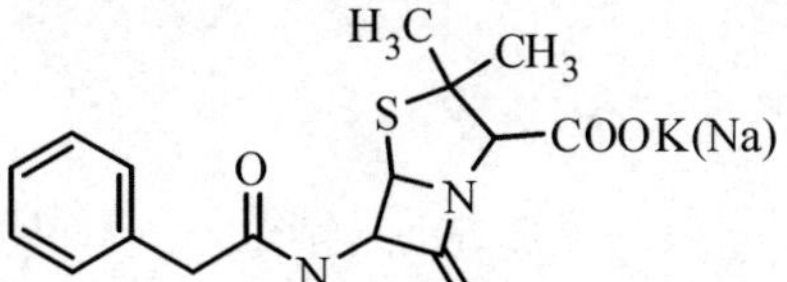

青霉素 G 钾（钠）

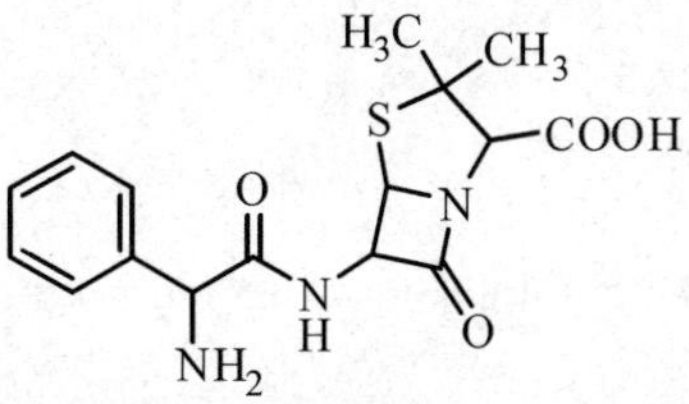

氨苄青霉素

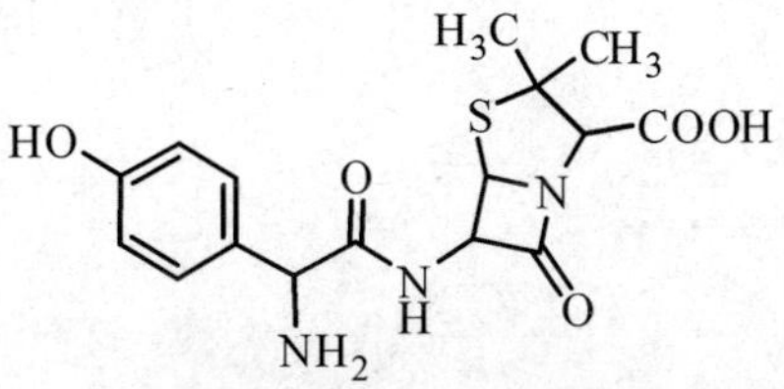

羟氨苄青霉素（阿莫西林）

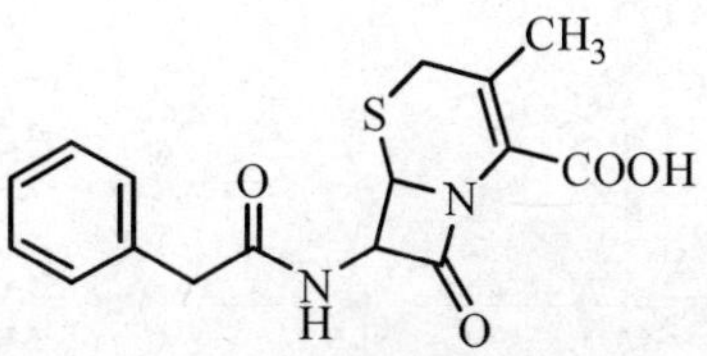

头孢菌素Ⅳ

二、尿素

尿素

尿素又称脲(urea)，是碳酸的二元酰胺，最初是由尿中取得的。它是哺乳动物体内蛋白质代谢的最终产物，成人每天随尿排出约 30 g 尿素。尿素是白色结晶，熔点 132 ℃，易溶于水和乙醇。加强热时，分解成氨和二氧化碳。它除可用作肥料外，也是有机合成的重要原料，用于合成药物、农药、塑料等。

将尿素慢慢加热至 150～160 ℃(温度太高会分解)，两分子尿素缩合生成缩二脲，并放出氨气。

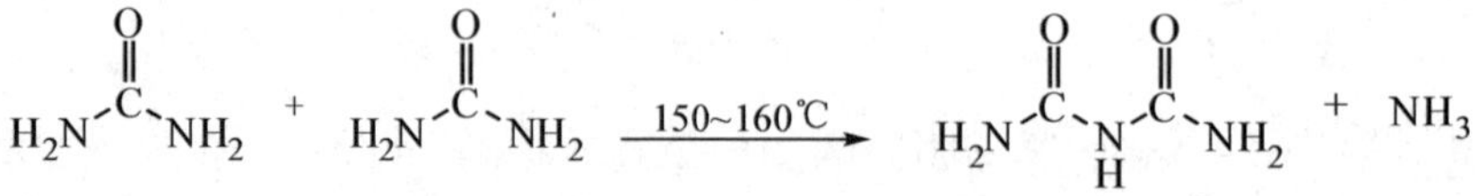

缩二脲难溶于水，易溶于碱。在缩二脲的碱溶液中加入适量的稀硫酸铜溶液，溶液会呈紫红色或紫色，这个反应称为缩二脲反应(biuret reaction)。凡是分子中含有两个或两个以上酰胺键($-\overset{\mathrm{O}}{\overset{\|}{\mathrm{C}}}-\overset{\mathrm{H}}{\overset{|}{\mathrm{N}}}-$)的化合物都能发生缩二脲反应，如蛋白质、多肽等。

三、胍

尿素分子中的氧原子被亚胺基(═NH)取代后的化合物称为胍(guanidine)，又称为亚氨基脲。胍是无色晶体，熔点 50 ℃，吸湿性强，易溶于水。它是一个有机强碱，碱性与氢氧化钾相当，易吸收空气中的二氧化碳而生成稳定的盐。胍分子失去一个氨基氢原子后剩余的部分称为胍基，去掉一个氨基后称为脒基。

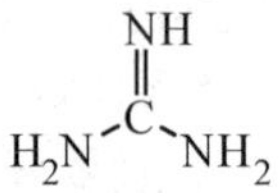
胍

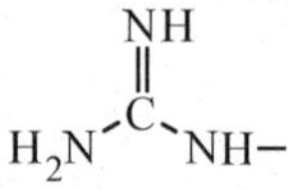
胍基

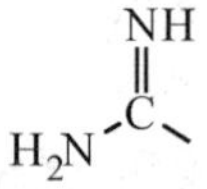
脒基

有些胍的衍生物具有生理活性，例如，吗啉胍(病毒灵)、甲福明等分子中都含有胍基。

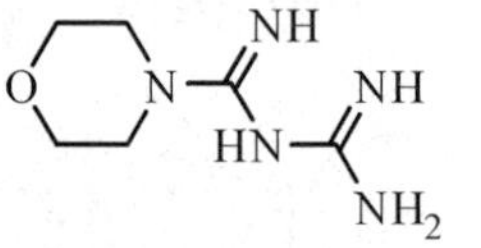
吗啉胍(病毒灵)

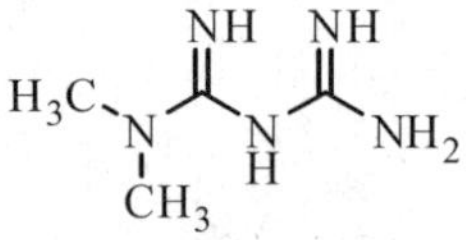
甲福明(降血糖药)

四、丙二酰脲

丙二酰脲(malonyl urea)为无色结晶，熔点 245 ℃，微溶于水。它可以由尿素与丙二酰氯发生氨解反应而生成。

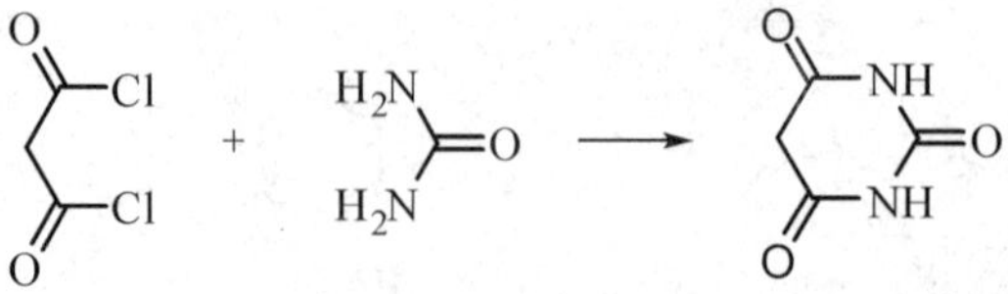

丙二酰脲分子结构中有一个活泼的亚甲基和两个二酰亚胺基，能够发生酮式—烯醇式

互变异构：

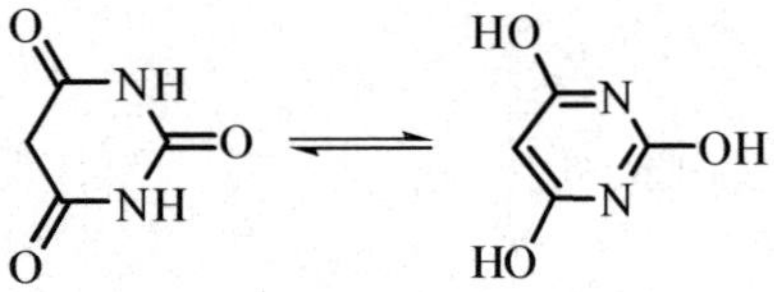

烯醇式表现出的酸性（pK_a = 3.85）比乙酸（pK_a = 4.76）还要强，因而丙二酰脲常称为巴比妥酸（barbituric acid）。巴比妥酸本身没有药理作用，但是当它的亚甲基上两个氢原子被烃基取代后，所生成的衍生物是具有镇静、催眠和麻醉作用的药物，这些药物统称为巴比妥类药物。例如：

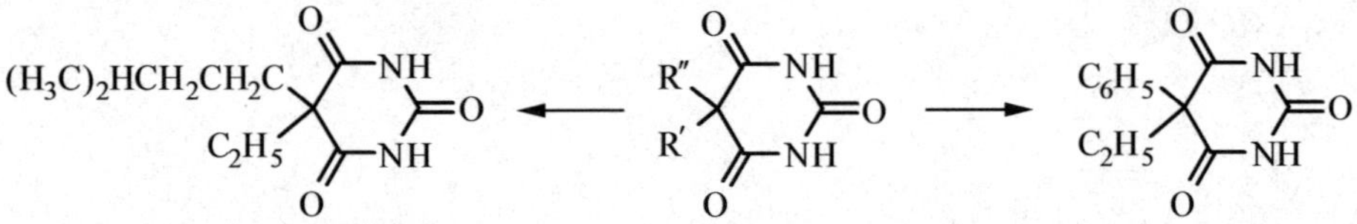

异戊巴比妥　　　　苯巴比妥

巴比妥类药物具有成瘾性，用量过大会危及生命。

磺胺类药物

习题

1. 选择题

(1)下列化合物属于酯类化合物的是(　　)

A. 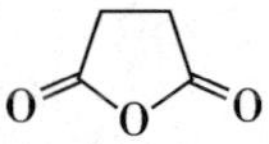　B. 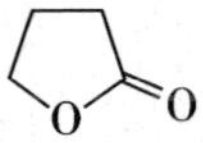　C. 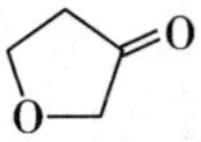　D. 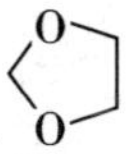

(2)羧酸衍生物发生取代反应由难到易的顺序排列正确的是(　　)

A. 酰氯<酸酐<酯<酰胺　　B. 酸酐<酰氯<酯<酰胺

C. 酯<酰胺<酰氯<酸酐　　D. 酰胺<酯<酸酐<酰氯

(3)在药物和有机合成中，常用的酰化试剂是(　　)

A. 酰氯和酸酐　　B. 酸酐和酯

C. 酰胺和酰氯　　D. 酰胺和酯

(4)下列物质不能发生缩二脲反应的是(　　)

A. 缩二脲　　B. 蛋白质　　C. 尿素　　D. 多肽

(5)下列羧酸衍生物用氢化铝锂还原后产物中没有醇生成的是(　　)

A. 酰卤　　B. 酸酐　　C. 酯　　D. 酰胺

(6)测定油脂的不饱和度和使油脂硬化的方法分别是(　　)

A. 加碘和加氢氧化钠　　B. 加氢和加碘

C. 加碘和加氢　　D. 加氢和加氢氧化钠

(7)下列物质水解后有甘油和胆碱生成的是(　　)

A. 油脂　　B. 卵磷脂　　C. 脑磷脂　　D. 神经磷脂

(8)能用于分离纯化卵磷脂和脑磷脂的溶剂是(　　)

A. 乙醇　　B. 水　　C. 丙酮　　D. 乙醚

2. 写出下列化合物的结构式。

(1)丙烯酸乙酯　(2)DMF　(3)邻苯二甲酸酐　(4)对甲基苯甲酰氯

(5)脑磷脂　(6)三软脂酰甘油　(7)苯巴比妥　(8)尿素

3. 用系统命名法命名下列化合物。

(1) 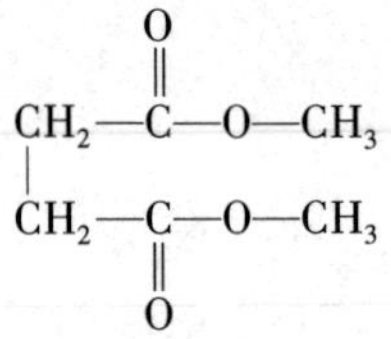 (2) 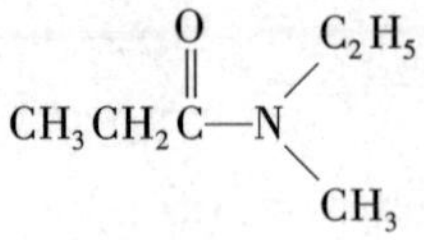 (3) 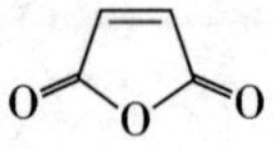

(4) 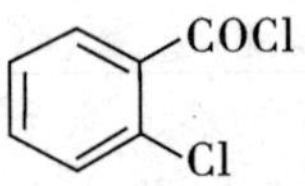 (5) 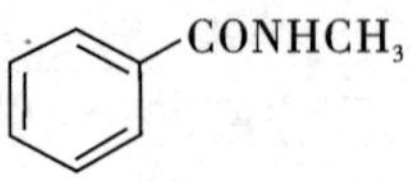 (6) 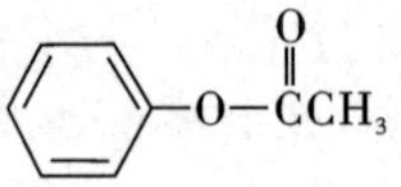

4. 写出下列反应的主要产物。

(1) $CH_3\underset{}{CH}(CH_3)COCl + CH_3NH_2 \longrightarrow \xrightarrow{LiAlH_4}$

(2) 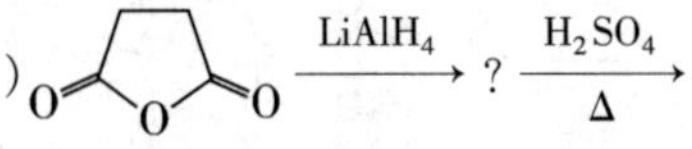

(3) $CH_3CH_2\overset{O}{\overset{\|}{C}}OCH_2CH_3 \xrightarrow{H_2O/H^+}$

(4) $CH_3\overset{O}{\overset{\|}{C}}NHCH_2CH_3 \xrightarrow{H_2O/H^+}$

(5) 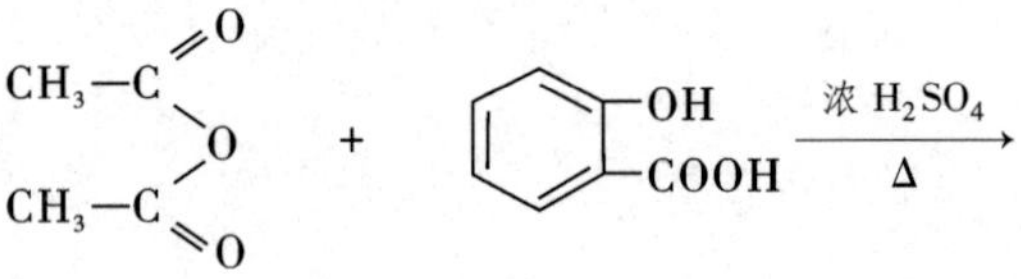

(6) 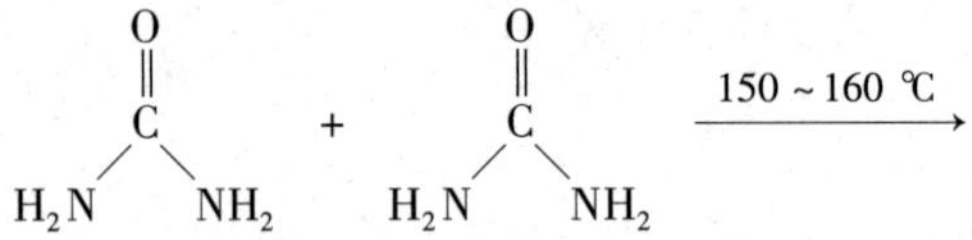

(7) 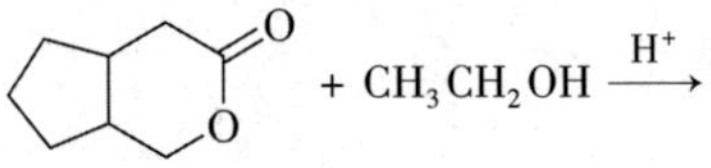

(8) 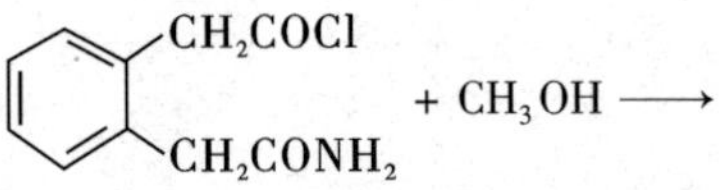

5. 推断结构

(1) 化合物 A 和 B 的化学式均为 $C_4H_8O_2$，若用碳酸氢钠处理 A 或 B 时无二氧化碳放出，但在氢氧化钠水溶液中加热二者可发生水解反应，其中从 A 的水解液中蒸馏出的低沸点物质能发生碘仿反应，B 的水解液经酸中和至中性后可发生银镜反应，试推测 A 和 B 的结构，并写出系统名称。

(2) 化合物 A($C_9H_7ClO_2$)可与水反应生成 B($C_9H_8O_3$)；B 能溶于碳酸氢钠溶液，还能与羰基试剂反应生成晶体化合物，但不与菲林试剂反应；将 B 强烈氧化可得到 C($C_8H_6O_4$)，C 受热失水后生成酸酐 D($C_8H_4O_3$)。试推测 A、B、C、D 的结构。

6. 试从电子效应的角度解释羧酸衍生物发生取代反应的活性顺序。

(刘振岭　党　珊)

第十七章　有机含氮化合物

有机含氮化合物是指分子中氮原子和碳原子直接相连的有机化合物,也可以看成是烃分子中的一个或几个氢原子被含氮的官能团所取代的衍生物。这类化合物种类多,分布范围广,与生命活动和人类生活关系非常密切。它们中有的在生命过程中起着重要作用,如胆碱(调节脂肪代谢)、胆胺(脑磷脂的重要组成部分)、肾上腺素(收缩血管、兴奋心脏)等;有的严重危害人类健康,如亚硝胺(强烈的致癌物质)、海洛因和可卡因(毒品)等。本章主要讨论胺类、重氮盐等有机化合物。

第一节　胺

一、胺的分类和命名

(一)胺的分类

胺(amine)可以看作是氨分子中的氢原了被烃基取代而生成的一类化合物,其通式为 RNH_2 或 $ArNH_2$。胺分子中与氮原子直接相连的烃基的数目可以是一个、二个或三个,对应的胺分别称为伯(1°)胺、仲(2°)胺和叔(3°)胺。

NH_3	RNH_2	R_2NH	R_3N
氨	伯胺	仲胺	叔胺

伯胺、仲胺和叔胺的官能团分别为氨基($-NH_2$)、亚氨基($-NH-$)和次氨基($-\overset{|}{N}-$)。需要注意的是伯、仲、叔在胺类中的含义与其在醇中的含义不同。伯、仲、叔胺是由和氮原子直接相连的烃基数目来确定的,而伯、仲、叔醇则是根据与羟基直接相连的碳原子的类型而定的。例如:

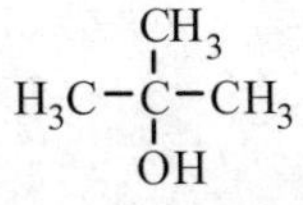

叔醇

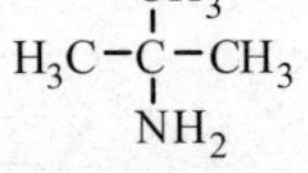

伯胺

根据氮原子所直接相连的烃基的种类不同,胺可以分为脂肪胺和芳香胺。氮原子与脂

肪烃基直接相连的称为脂肪胺,与芳香环直接相连的称为芳香胺。例如:

脂肪胺　CH_3NH_2　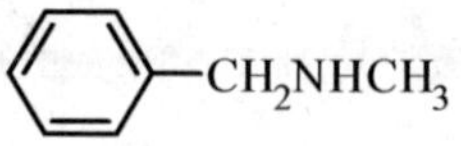　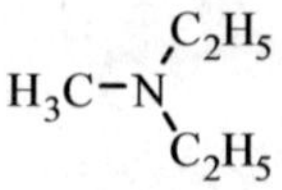

芳香胺　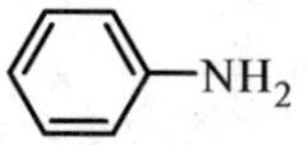　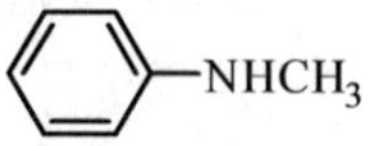　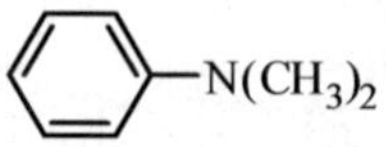

胺还可以根据分子中所含的氨基数目分为一元胺(monamine)、二元胺(diamine)和多元胺(polyamine)。

铵盐(如氯化铵)或氢氧化铵中的四个氢原子被四个烃基取代而生成的化合物称为季铵盐(quaternary ammonium salt)或者季铵碱(quaternary ammonium hydrate)。例如:

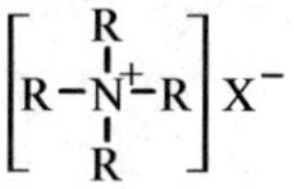

季铵盐

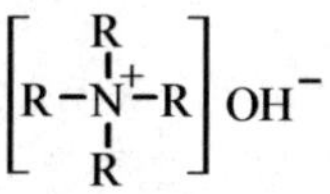

季铵碱

上述分子中的四个烃基可以相同也可以不同,季铵盐中的 X^- 可以是卤素离子也可以是酸根离子。

(二)胺的命名

简单胺的命名一般以胺为母体,烃基作为取代基,称为某胺。相同基团合并,用中文数字标出其数目。例如:

$CH_3CH_2NH_2$

乙胺

CH_3NHCH_3

二甲胺

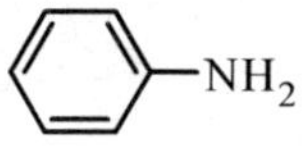

苯胺

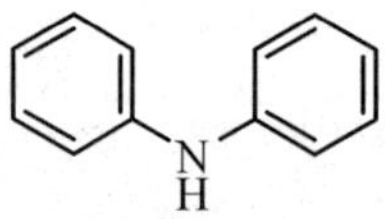

二苯胺

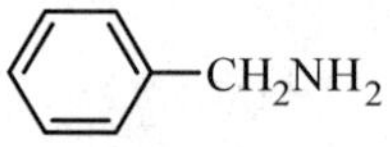

苯甲胺(苄胺)

当胺中氮原子所连接的烃基不同时,按"优先基团后列出"的书写原则写出烃基。例如:

$CH_3NHCH_2CH_3$

甲乙胺

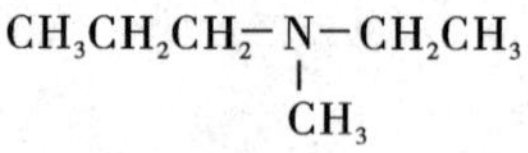

甲乙正丙胺

当胺中氮原子上同时连有脂肪烃基和芳基时,以芳香胺为母体,在脂肪烃基前加上"*N*–",表示该烃基是连在氮原子上,而不是连在苯环上。例如:

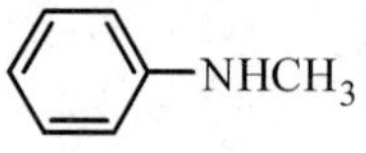

N–甲基苯胺

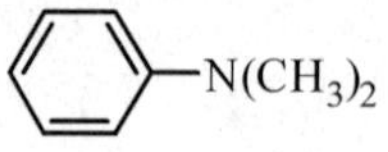

N,*N*–二甲基苯胺

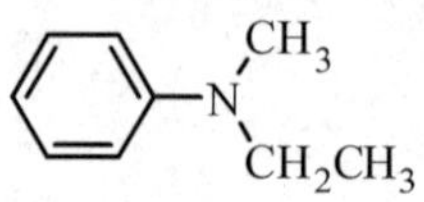

N–甲基–*N*–乙基苯胺

对于结构复杂的胺,把氨基作为取代基。例如:

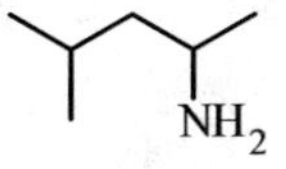

2-甲基-4-氨基戊烷

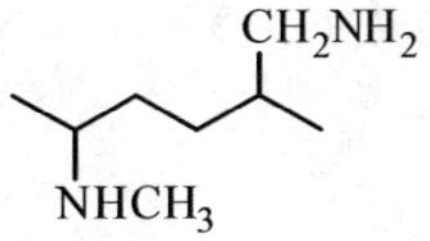

2-甲基-5-甲氨基己胺

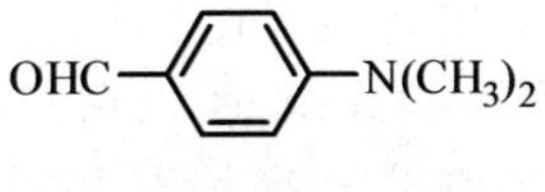

4-二甲氨基苯甲醛

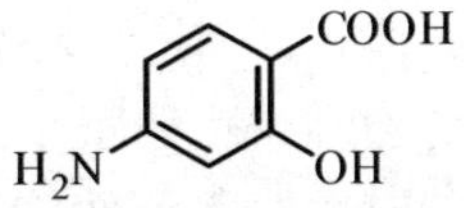

4-氨基-2-羟基苯甲酸(PAS)

季铵盐和季铵碱的命名类似于无机铵类化合物。例如:

$\overset{+}{N}H_4Cl^-$	$\overset{+}{N}(C_2H_5)_4Br^-$	$HOCH_2CH_2\overset{+}{N}(CH_3)_3OH^-$
氯化铵	溴化四乙基铵	氢氧化三甲基羟乙基铵

命名胺类化合物时应该注意“氨”、“胺”和“铵”字的用法。气态氨或者表示基团时用“氨”,如氨基、亚氨基、甲氨基(—$NHCH_3$)、氨甲基(—CH_2NH_2)等;表示氨的烃基衍生物时用“胺”;表示季铵类化合物或者正离子时用“铵”。

二、胺的结构

胺的结构和氨类似,氮原子是不等性的 sp^3 杂化,4 个 sp^3 杂化轨道中的 3 个分别与碳(氢)原子结合形成 σ 键,氮原子上未成键的孤对电子占据另一个 sp^3 杂化轨道,整个分子呈棱锥形结构,孤对电子在棱锥体顶端,近似于四面体结构,如图 17-1 所示。

胺的结构

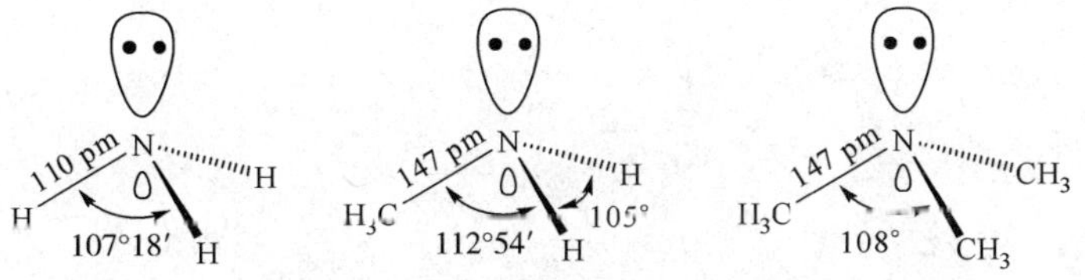

图 17-1 氨、甲胺和三甲胺的结构

苯胺分子中氨基的结构也与氨类似,但孤对电子占据的杂化轨道含有更多的 p 轨道成分,其与苯环上的 p 轨道虽不平行,但仍可发生一定程度的重叠,使得未共用电子对与苯环的大 π 键有相当程度的共轭,如图 17-2 所示。

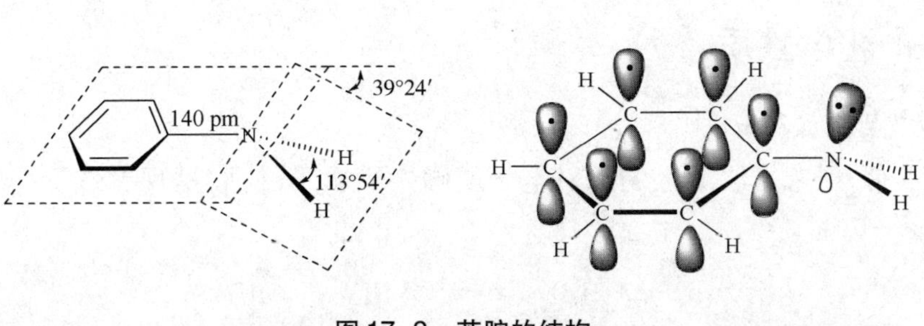

图 17-2 苯胺的结构

其中 H—N—H 键角是 113°54′，H—N—H 所在的平面与苯环平面的夹角为 39°24′，整个分子结构比脂肪胺更扁平一些。

三、胺的物理性质

低级脂肪胺如甲胺、乙胺、三甲胺等在常温下为无色气体，丙胺至十一胺是液体，十二胺以上的直链伯胺均为固体；芳香胺为高沸点的液体或低熔点的固体。

胺为中等极性化合物，伯胺、仲胺均能形成分子间氢键，所以它们的沸点比分子量相近的烷烃要高。由于氮的电负性比氧小，氨分子间的氢键比醇分子间的氢键弱，所以胺的沸点比相应的醇要低。叔胺分子中氮原子上没有氢原子，不能生成氢键，故它的沸点与分子质量相近的烷烃差不多。所有的胺都能和水分子形成氢键，因此低级胺（6 个碳原子以下的胺）能溶于水，但随着分子量的增加，其溶解度迅速降低。常见胺的物理常数见表 17-1。

表 17-1　常见胺的物理常数

名称	结构式	熔点/℃	沸点/℃	溶解度/g·100 mL^{-1}水	pK_b
甲胺	CH_3NH_2	-93.5	-6.3	易溶	3.38
二甲胺	$(CH_3)_2NH$	-93	7.4	易溶	3.27
三甲胺	$(CH_3)_3N$	-117	3.0	94	4.19
乙胺	$C_2H_5NH_2$	-81	16.6	易溶	3.36
二乙胺	$(C_2H_5)_2NH$	-48	56.3	易溶	3.05
三乙胺	$(C_2H_5)_3N$	-115	89.3	14	3.25
乙二胺	$H_2N(CH_2)_2NH_2$	8.5	117	易溶	4.0
苯胺	$C_6H_5NH_2$	-6.3	184	3.7	9.28
对甲苯胺	p-$C_6H_4(CH_3)NH_2$	44	200	0.7	8.92
对硝基苯胺	p-$C_6H_4(NO_2)NH_2$	147.5	331.7	0.05	13.00

低级脂肪胺具有鱼腥味，腌鱼的臭味就是由低级脂肪胺引起的，鱼肉腐烂时可产生极臭而且有毒的 1,4-丁二胺（腐胺）和 1,5-戊二胺（尸胺）；芳香胺也有特殊的气味，而且很多都有毒性。

四、胺的化学性质

（一）碱性与成盐反应

胺和氨类似，氨基氮原子上的孤对电子能够接受质子，使胺呈现碱性。一些常见胺的 pK_b 值见表 17-1。

胺的碱性和成盐反应

$$NH_3 + H_2O \rightleftharpoons NH_4^+ + OH^-$$

$$RNH_2 + H_2O \rightleftharpoons RNH_3^+ + OH^-$$

胺的碱性强弱与氮原子上电子云密度、空间(位阻)效应以及生成铵盐的溶剂化效应有关。

1. 电子效应的影响　胺分子中氮原子上电子云密度越高,接受质子的能力就越强,胺的碱性就越强。脂肪胺中,由于烷基是供电子基,其供电子的诱导效应(+I 效应)使氮原子上电子云密度增大,结合质子的能力增强,胺的碱性增强。氮原子上所连烷基越多,胺的碱性就越强。芳香胺中,由于氮原子的孤对电子参与了苯环的共轭而被分散到苯环,使得氮原子上电子云密度降低,结合质子的能力下降,胺的碱性降低。氮原子上连接苯环越多,共轭程度越大,胺的碱性就越弱。因此,若仅考虑电子效应的影响,则胺的碱性强弱次序为:

脂肪叔胺>脂肪仲胺>脂肪伯胺>NH_3>苯胺>二苯胺>三苯胺

2. 空间(位阻)效应的影响　胺的碱性还取决于氮原子上孤对电子与质子结合时的难易,氮原子上连接的基团越多,体积越大,对氮原子上的孤对电子的屏蔽作用越大,会使它与质子的结合难度增大,胺的碱性就减弱。因此从空间效应来看,胺的碱性强弱次序为:

NH_3>伯胺>仲胺>叔胺

3. 溶剂化效应的影响　胺在水溶液中的碱性不仅和氮原子上电子云密度有关,同时还和与质子结合后生成的铵正离子的溶剂化程度有关。铵正离子中氮上氢原子越多,它和水形成氢键的机会就越多,溶剂化程度就越大,铵正离子就越稳定,相应胺的碱性就越强。铵正离子的溶剂化程度如下:

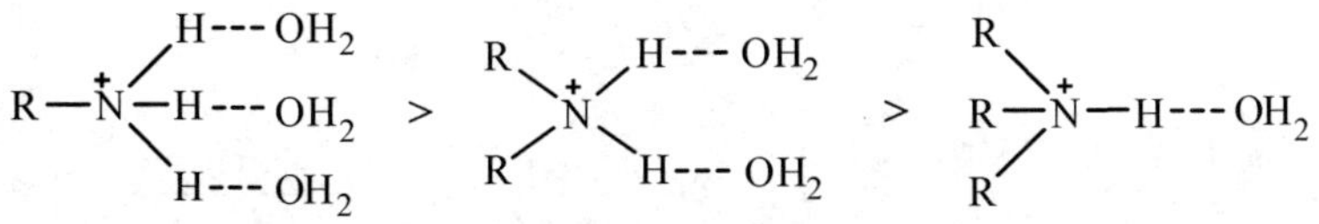

因此,若只是单一考虑溶剂化效应,则胺的碱性强弱次序为:

伯胺>仲胺>叔胺

在水溶液中,胺的碱性强弱是受多种因素共同影响的结果。一般来讲,各类胺的碱性强弱大致顺序如下:

脂肪仲胺>$\begin{matrix}\text{脂肪伯胺}\\\text{脂肪叔胺}\end{matrix}$>$NH_3$>芳伯胺>芳仲胺>芳叔胺

季铵类化合物和胺类不同,氮原子已经连接了四个烃基并且带正电荷,不会再结合质子,它的碱性主要由与季铵正离子结合的负离子来决定。对于季铵碱,R_4N^+和OH^-之间是典型的离子键,无论是固体还是溶液中都完全电离,表现为OH^-的碱性,因此季铵碱是强碱,与 NaOH 的碱性接近。季铵碱与酸作用生成季铵盐:

$$R_4N^+OH^- + HCl \longrightarrow R_4N^+Cl^- + H_2O$$

胺与酸生成的盐一般都是易溶于水和乙醇的晶形固体,是弱碱强酸盐,一遇到强碱即游离出胺来。实验室常利用这一性质来分离和提纯胺。

胺与酸生成的盐在医疗上也有一定的应用价值。利用胺类化合物成盐后不再具有难闻的气味,而且性质较稳定,易溶于水等优点,常将一些难溶于水的胺类药物制成盐。例如,局部麻醉药普鲁卡因(procaine)在水中溶解度小,而且不稳定,通常将它制成盐酸普鲁卡因,增加水溶性和稳定性。

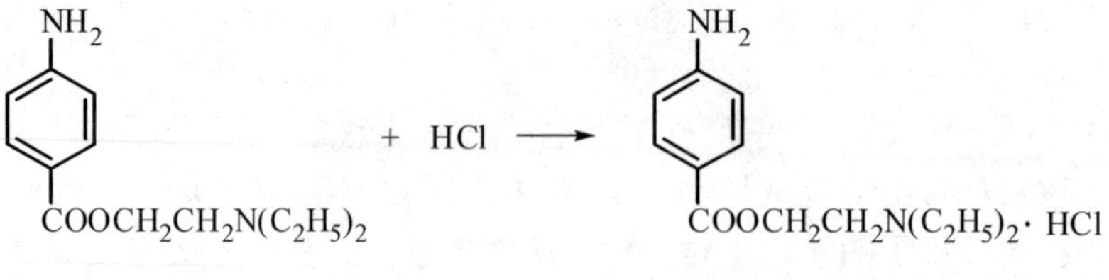

普鲁卡因　　　　　　盐酸普鲁卡因

(二)酰化反应

伯胺和仲胺中氨基氮原子上的氢原子可以被酰基取代而生成酰胺,叔胺分子中氮原子上没有氢原子因而不能发生酰化反应。常用的酰化试剂有酰氯、酸酐等。

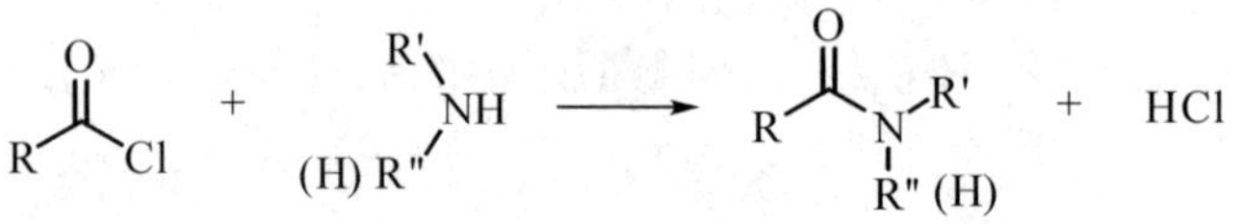

胺的酰化反应实际上就是羧酸衍生物的氨解反应。生成的酰胺一般都是具有固定熔点的晶体,利用此性质可以鉴定胺类。酰胺在强酸或者强碱的水溶液中加热,很容易水解生成原来的胺,因此,在有机合成中为了防止分子中的氨基参与反应,在反应前首先通过酰化反应将氨基保护起来,再进行其他反应,最后再使酰胺水解变成原来的胺。例如对氨基苯甲酸的合成:

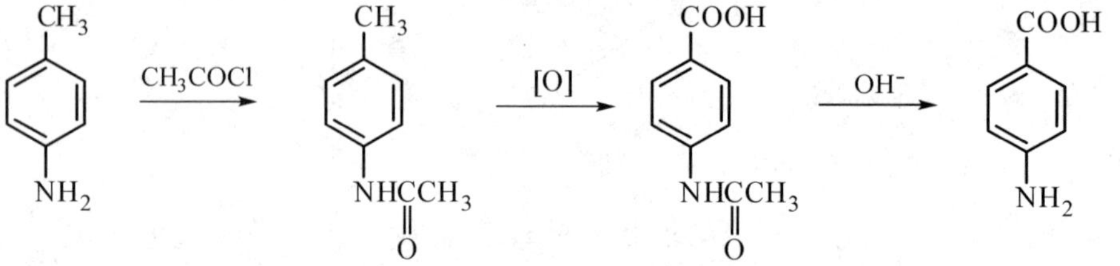

在制药中,可将酰基引入药物分子中,这样可增加药物的脂溶性,改善药物在体内的吸收,降低药物的毒性,延长或提高其疗效。例如对氨基苯酚具有解热镇痛作用,但因毒性较大而不宜用于临床,乙酰化之后的对羟基乙酰苯胺(扑热息痛),降低了毒性,增强了疗效。

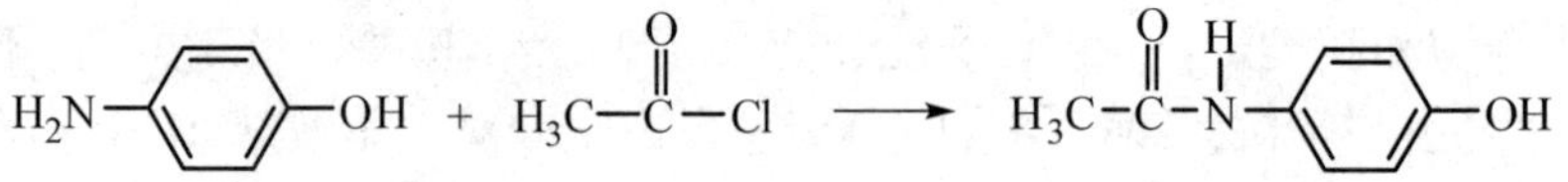

扑热息痛

胺的酰化和磺酰化反应

(三)磺酰化反应

伯胺和仲胺可以与苯磺酰氯或对甲苯磺酰氯反应生成相应的磺酰胺,该反应称为Hinsberg(兴斯堡)反应。Hinsberg 反应在碱性条件下进行,生成的磺酰胺都不溶于水。伯胺生成的苯磺酰胺中氮原子上还有一个氢原子,由于磺酰基的强吸电子诱导效应(-I 效应),使得该氢原子具有一定的酸性,能够溶于碱溶液而生成水溶性的盐,将此溶液酸化,又生成不溶于水的磺酰胺。仲胺生成的磺酰胺中,氮原子上没有氢原子,不显酸性,所以此类磺酰胺固体不溶于碱溶液。叔胺由于氮原子上没有氢原子,不发生磺酰化反应。因此可以利用磺酰化反应来鉴别和分离伯胺、仲胺、叔胺。例如:

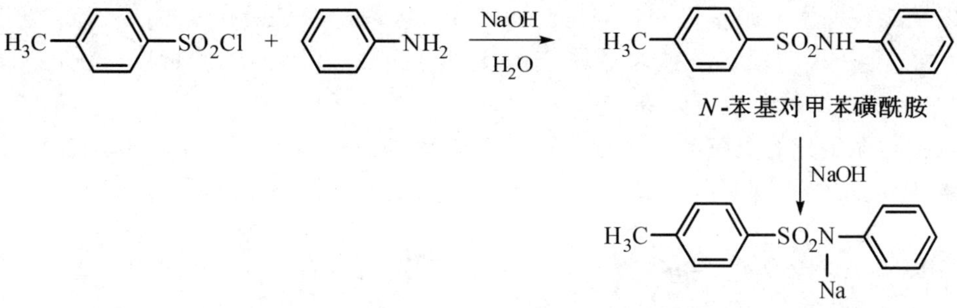

N-苯基对甲苯磺酰胺

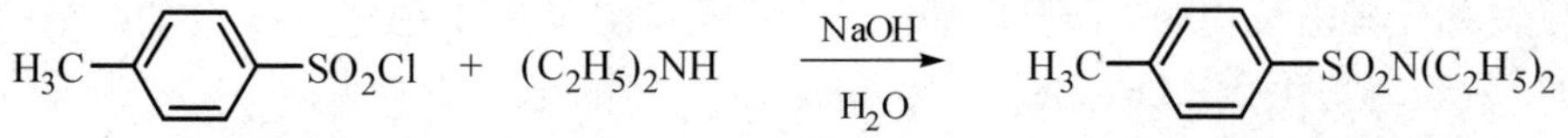

N,N-二乙基对甲苯磺酰胺

(四)与亚硝酸的反应

胺类化合物可以与亚硝酸发生反应,但不同类型的胺会有不同的反应现象和产物。由于亚硝酸是一种很不稳定的酸,所以通常用亚硝酸钠与盐酸或硫酸作用产生。

1. 伯胺与亚硝酸的反应　脂肪族伯胺与亚硝酸的反应生成重氮盐,但脂肪族的重氮盐极不稳定,在低温下立即自发分解并进行取代、重排、消除等一系列反应,生成醇、卤代烃、烯烃等复杂的混合产物,并定量释放出氮气。

$$RNH_2 \xrightarrow{NaNO_2/HCl} R\text{-}\overset{+}{N}{\equiv}N\,Cl^- \xrightarrow{H_2O} N_2\uparrow + \text{醇、烯烃、卤代烃等混合物}$$

由于产物复杂,在合成上实际应用价值不大,但是因为该反应定量放出氮气,因此常用于氨基酸和多肽等的定量分析。

芳香伯胺与亚硝酸在低温、强酸条件下反应,生成芳香重氮盐,该反应称为重氮化反应(diazotization)。

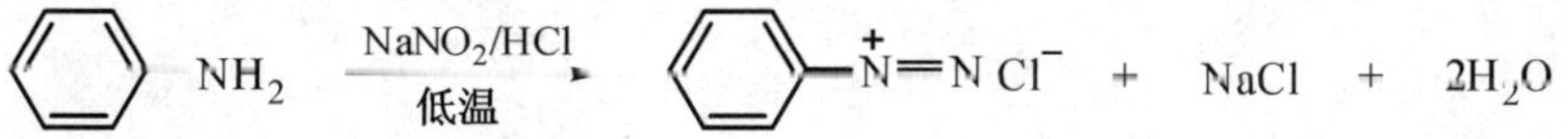

芳香重氮盐在低温水溶液中较稳定,可直接用于下一步反应。但温度升高时会发生分解,释放出氮气生成苯酚或其他产物。

2. 仲胺与亚硝酸的反应　仲胺与亚硝酸反应生成*N*–亚硝基胺类化合物,它们是黄色油状物或固体,中性,有特殊气味且比较稳定。例如:

$$(C_2H_5)_2NH + HO{-}NO \longrightarrow (C_2H_5)_2N{-}NO + H_2O$$

N–亚硝基二乙胺

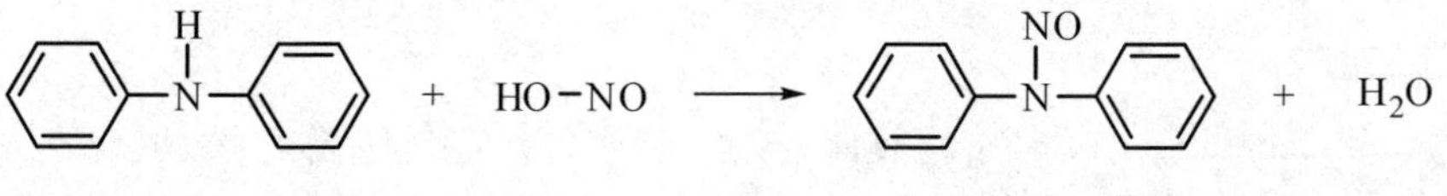

N–亚硝基二苯胺

N–亚硝基胺与稀酸共热时,则分解为原来的胺。*N*–亚硝基胺类化合物的毒性很强,是强烈的致癌物质,可引起动物多种器官和组织的肿瘤。某些食品防腐剂中的亚硝酸盐及天然存在的硝酸盐还原为亚硝酸盐后,在肠胃道中和仲胺作用生成亚硝胺。因此,亚硝酸盐、

硝酸盐以及能够发生亚硝基化的胺类化合物进入人体内都将是潜在的危险因素。实验研究表明,维生素 C 可以对亚硝酸盐起还原作用,阻止亚硝胺在人体内的合成。从这个意义上讲,多吃水果和新鲜蔬菜也有防癌作用。

3. 叔胺与亚硝酸的反应　脂肪族的叔胺与亚硝酸反应生成不稳定的亚硝酸铵盐,该盐易溶于水,因此观察不到明显的实验现象,若用强碱处理则会游离出原来的叔胺。

$$R_3N + HNO_2 \longrightarrow [R_3\overset{+}{N}H]NO_2^- \xrightarrow{NaOH} R_3N + NaNO_2 + H_2O$$

芳香叔胺和亚硝酸反应时,由于氨基的活化作用,使得芳环更易于发生亲电取代反应,生成对位的 *C*-亚硝基化合物,若对位已被占据,则发生邻位取代。

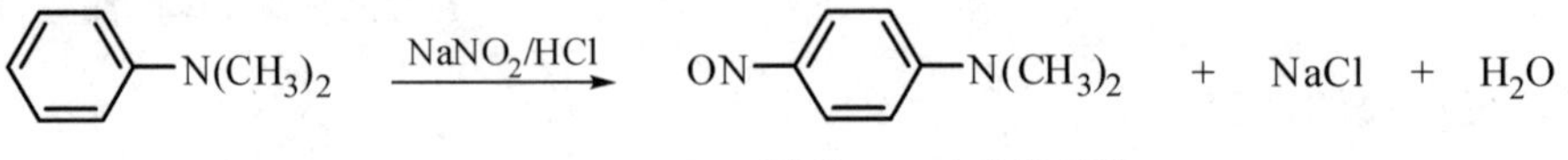

N,*N*-二甲基-4-亚硝基苯胺
(绿色晶体)

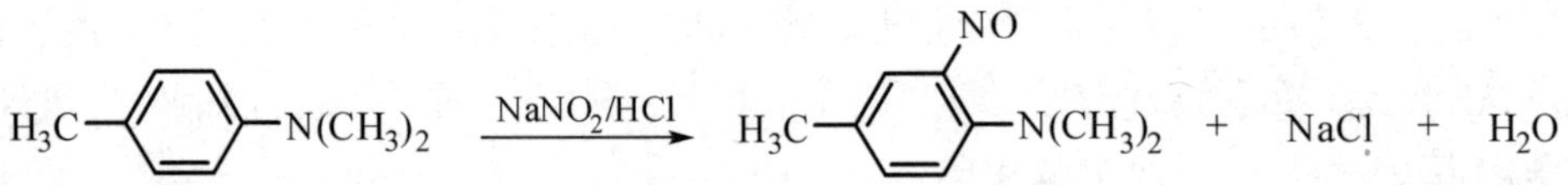

该反应在强酸条件下进行,实际上生成的是一个具有醌式结构的橘黄色的盐,只有用碱中和处理后,才会得到翠绿色的 *C*-亚硝基化合物。

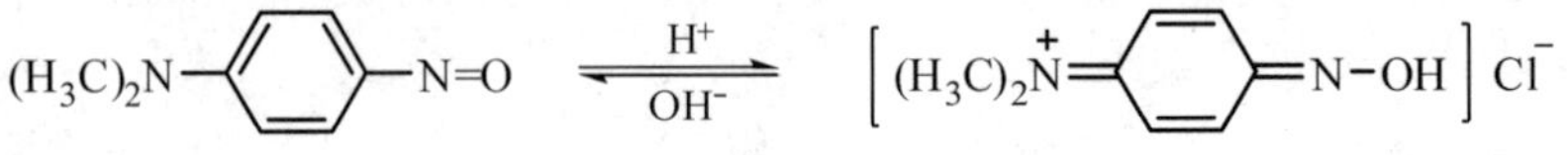

翠绿色　　　　　橘黄色

综上所述,可以根据亚硝酸和脂肪族及芳香族的伯胺、仲胺、叔胺的不同反应现象和产物来鉴别它们。

五、常见的胺及其衍生物

(一) 苯胺

苯胺(aniline)是最简单、最重要的芳胺,存在于煤焦油中,为无色油状液体,沸点 180 ℃,具有特殊气味,微溶于水,能与醇、醚混溶。新蒸馏的苯胺为无色油状液体,长期放置会因氧化而变为黄、红、褐色。苯胺有毒,应避免吸入或皮肤接触。苯胺是重要的有机合成原料,常用于合成药物和染料。苯胺和溴水在室温下可立即反应生成 2,4,6-三溴苯胺白色沉淀。利用此反应可鉴别和定量测定苯胺。

(二) 乙二胺

乙二胺(ethylenediamine)为黏稠液体,沸点 117 ℃。它是制备药物、乳化剂和杀虫剂的原料。乙二胺的衍生物乙二胺四乙酸(EDTA)是定量分析中重要的络合剂,用来测定某些金属的含量,并可用于分离、提纯放射性物质和治疗某些放射性疾病。

(三) 新洁尔灭

新洁尔灭(bromo-geramine)是溴化二甲基十二烷基苯甲铵,其结构式为：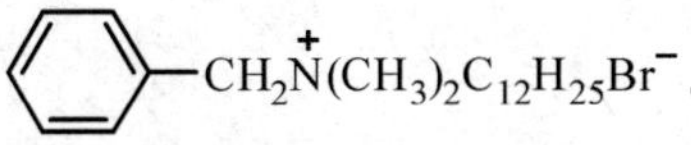。

新洁尔灭常温下为微黄色的黏稠液体，吸湿性强，易溶于水及乙醇，水溶液呈碱性。其分子结构中既有憎水的烷基，又有亲水的铵离子，是一种表面活性剂。临床上用于皮肤、黏膜表面及外科器械的消毒。

（四）生源胺

生源胺（biogenic amine）是指人体中担负神经冲动传导作用的胺类化合物，主要包括肾上腺素（adrenaline，AD）、去甲肾上腺素（noradrenaline，NA）、多巴胺（dopamine）、乙酰胆碱（acetylcholine）等。它们的结构如下：

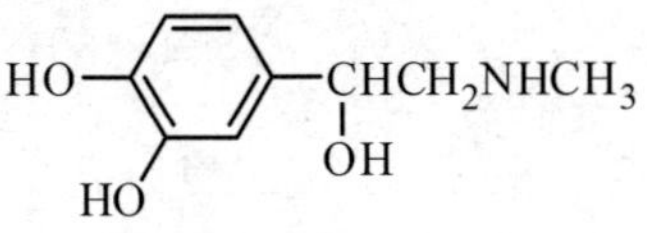

肾上腺素

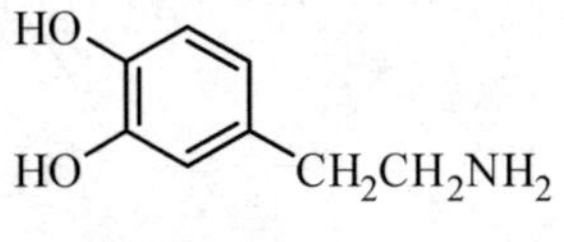

多巴胺

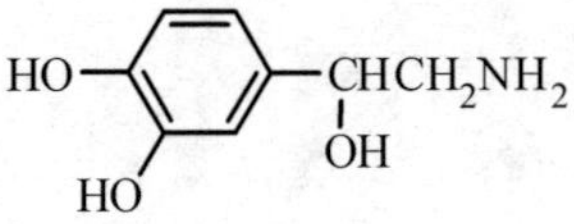

去甲肾上腺素

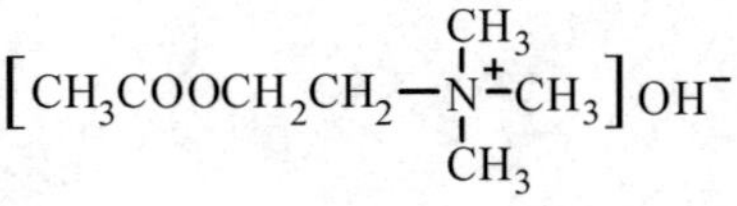

乙酰胆碱

肾上腺素、去甲肾上腺素和多巴胺三种胺类神经递质均含有儿茶酚和β-苯乙胺的结构，故统称为儿茶酚胺（catecholamine，CA）。

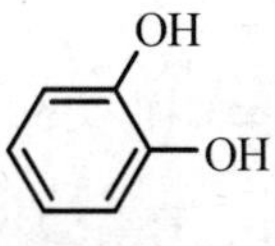

儿茶酚

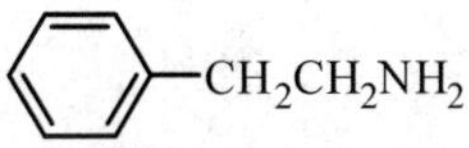

β-苯乙胺

肾上腺素和去甲肾上腺素是从肾上腺髓质中提取、分离出来的两种激素。肾上腺素是白色或淡棕色轻质结晶粉末，无臭，味稍苦，不溶于水，临床上常用其盐酸盐。肾上腺素有收缩血管、兴奋心脏和扩张支气管的药理作用，常用于过敏性休克、支气管哮喘和心搏骤停的急救。

去甲肾上腺素是交感神经末梢释放的递质，肾上腺髓质中也有少量分泌，为白色或黄色结晶性粉末，无臭，味稍苦，临床上常用其酒石酸盐。具有收缩血管、升高血压等作用，临床上常用于周围循环功能不全时低血压的急救。

多巴胺是去甲肾上腺素生物合成的前体，也是中枢神经系统某些部位化学传导的递质。临床上常用其盐酸盐，用于失血性、心源性及感染性休克的急救。

乙酰胆碱是副交感神经系统传导神经冲动的递质。它在机体内的分解与合成是在胆碱酯酶的作用下进行的。

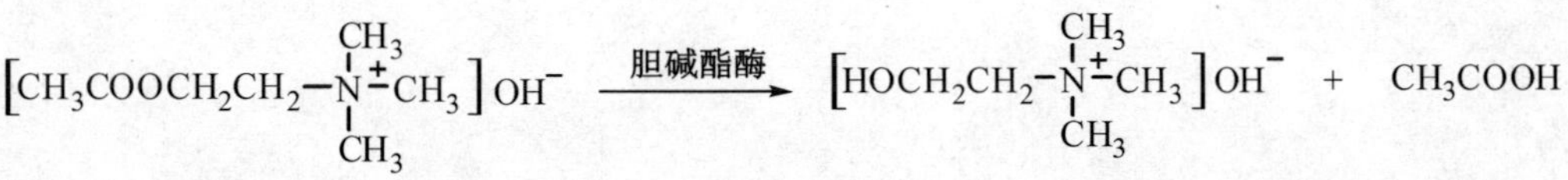

如果胆碱酯酶失去活性，就会破坏乙酰胆碱的正常分解和合成，引起神经系统错乱，甚至死亡。

苯丙胺类毒品-K粉

第二节　重氮盐和偶氮化合物

重氮(diazo)和偶氮(azo)化合物分子中都含有—N_2—官能团。重氮化合物中—N_2—的一端与烃基(碳原子)相连，另一端与非碳的原子或基团相连，如氯化重氮苯、重氮甲烷等。偶氮化合物中—N_2—的两端都和烃基(碳原子)相连，如偶氮苯等。

CH_2N_2

重氮甲烷

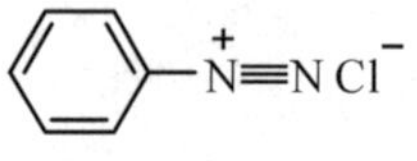

氯化重氮苯

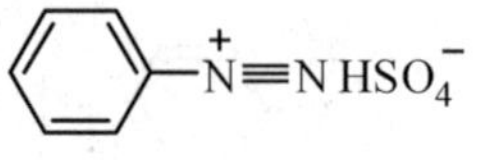

硫酸重氮苯

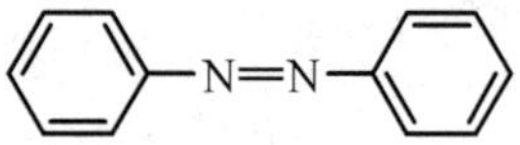

偶氮苯

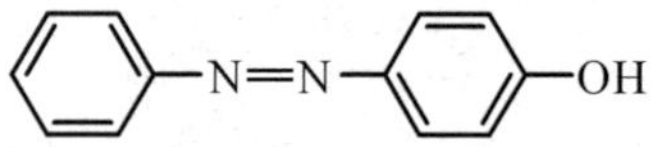

对羟基偶氮苯

一、重氮盐

(一)重氮盐的制备

重氮化合物中最重要的就是芳香重氮盐类，是由芳香伯胺和亚硝酸在强酸、低温条件下，发生重氮化反应生成的。例如硫酸重氮苯的制备反应：

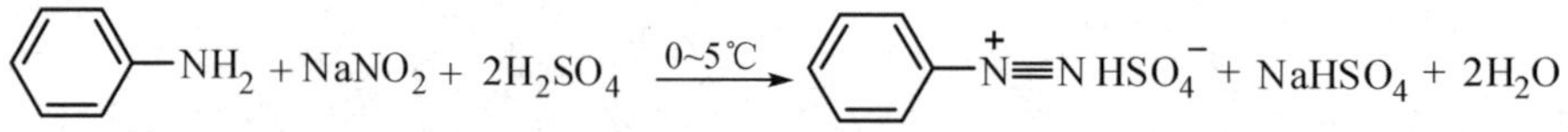

制备时一般是将芳香伯胺溶于过量的硫酸(或盐酸)中，在冰水中保持温度 0～5 ℃，然后不断搅拌下逐渐加入亚硝酸钠溶液，直到反应溶液能使淀粉碘化钾试纸变蓝色为止，表明亚硝酸已过量，反应完成。

(二)重氮盐的性质

重氮盐是离子化合物，具有盐的特点，易溶于水，不溶于有机溶剂。重氮基是一个非常活泼的官能团，能发生许多反应，但都需要在低温下进行。反应主要可以分为两类：一是重氮基被其他原子或基团取代而放出氮气，称为放氮反应；另一类反应是保留氮原子，称为偶联反应。

1. 取代反应(放氮反应)　重氮盐分子中的重氮基(—N_2^+)带正电荷，有较强的吸电子能力，使得 C—N 键的极性增强，易于断裂而放出氮气。重氮盐在不同条件下可以被羟基、卤素、氰基、氢原子等取代，利用这一反应可以从芳烃开始合成一系列芳香族化合物。

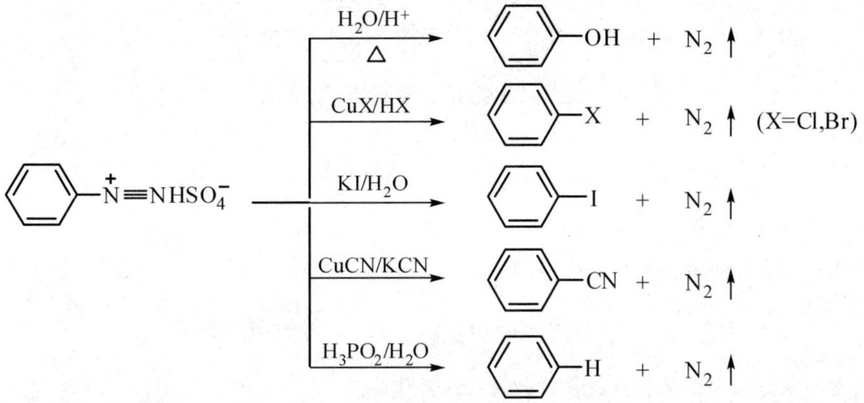

利用重氮盐的水解可以使重氮基变为羟基(生成酚类)。这一反应通常是用硫酸重氮盐在40%～50%的硫酸溶液中加热进行。强酸条件可以防止未发生反应的重氮盐和生成的苯酚发生偶联反应。如果用盐酸重氮盐,则会有副产物氯苯生成。

2. 偶联反应(留氮反应)　重氮盐在弱酸、中性或者弱碱性溶液中与芳胺或酚类作用,生成有鲜艳颜色的各种偶氮化合物,此类反应称为偶联反应(coupling reaction)。偶联反应属于亲电取代反应,重氮基是亲电试剂,它进攻苯环上电子云密度比较大的碳原子。例如:

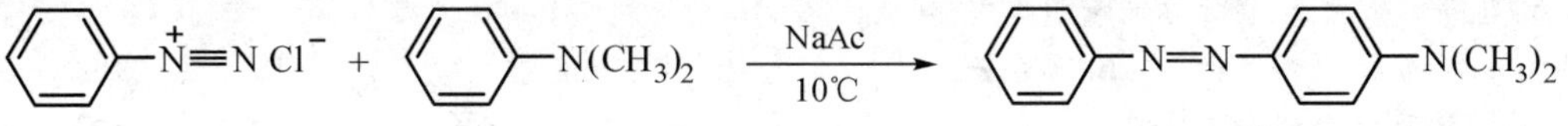

对二甲氨基偶氮苯(黄色)

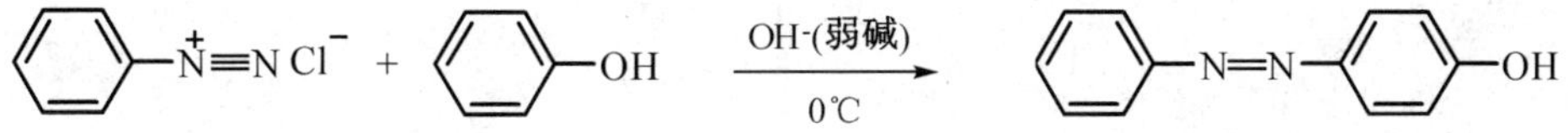

对羟基偶氮苯(橘黄色)

上述反应一般是在氨基(或羟基)的对位上发生偶联反应。如果对位被其他基团占据,则会在邻位上发生反应,若对位和邻位都被占据,偶联反应则不会发生。

二、偶氮化合物

偶联反应生成的偶氮化合物中含有偶氮基(—N＝N—),这是一个发色基团,因而偶氮化合物都有颜色,其中很多被用作染料,称为偶氮染料。有些偶氮染料(azo dyes)可用作酸碱指示剂或生物切片的染色剂。如橙黄G是组织胚胎学上的一种染色剂,用于检查细胞结构;酸性橙Ⅰ常用于染羊毛、蚕丝织物,也可用作生物染色剂;甲基橙则是常用的酸碱指示剂。

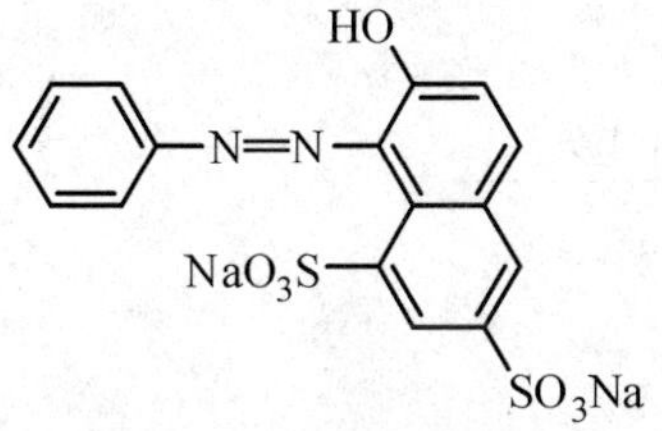

橙黄G

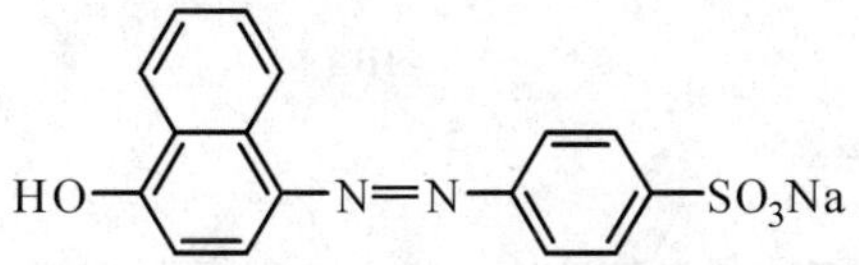

酸性橙Ⅰ

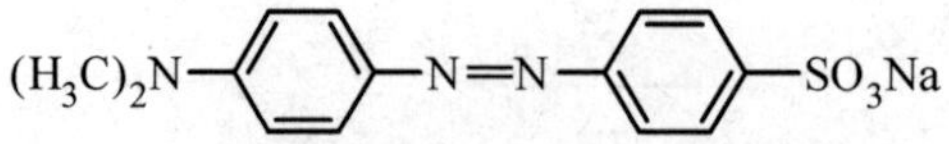

对-二甲氨基偶氮苯磺酸钠(甲基橙)

习题

1. 选择题

(1)下列化合物属于芳香仲胺的是(　　)

A. 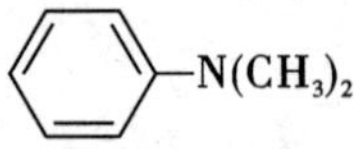 B. 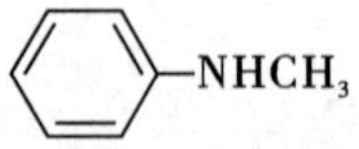 C. 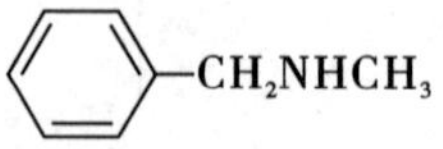 D. 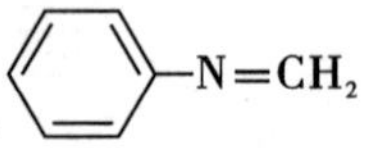

(2)下列化合物与亚硝酸反应生成黄色油状物或固体的是(　　)

A. 甲胺　B. 苯胺　C. 甲乙胺　D. 二甲乙胺

(3)下列试剂不与甲乙胺反应的是(　　)

A. 盐酸　B. 对甲基苯磺酰氯　C. 亚硝酸　D. 氯化亚铜溶液

(4)①苯胺、②苯甲胺、③甲胺和④二甲胺碱性由强到弱排列正确的是(　　)

A. ①>②>③>④　B. ④>③>②>①　C. ②>③>④>①　D. ③>④>①>②

(5)与硫酸重氮苯反应生成苯的试剂是(　　)

A. H_3PO_2/H_2O　B. CuCl/HCl　C. H_2SO_4/H_2O　D. CuCN/KCN

(6)在一定条件下,重氮盐能与酚作用,生成(　　)

A. 芳香醚　B. 芳香胺　C. 偶氮化合物　D. 重氮化合物

2. 写出下列化合物的结构式。

(1)*N*-甲基-*N*-乙基苯胺　(2)溴化四甲铵　(3)三乙胺

(4)对甲苯磺酰胺　(5)新洁尔灭　(6)对羟基偶氮苯

3. 用系统命名法命名下列各化合物。

(1)$(CH_3)_2NCH_2CH_3$　(2)$(CH_3)_2CHNH_2$　(3)$C_6H_5SO_2NH_2$

(4) 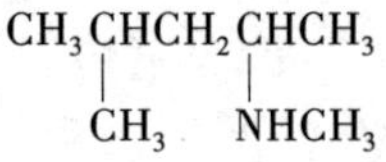　(5) 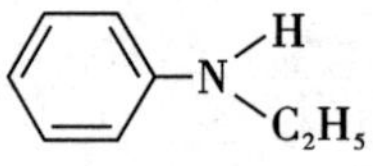　(6) 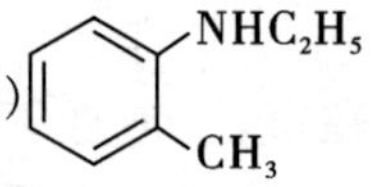

(7) 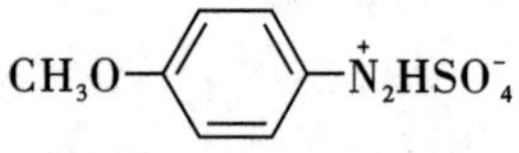　(8) 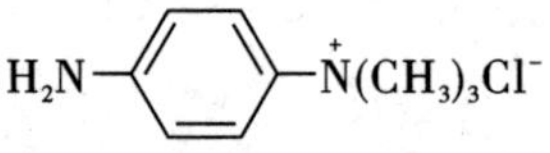

4. 写出下列反应的主要产物。

(1) 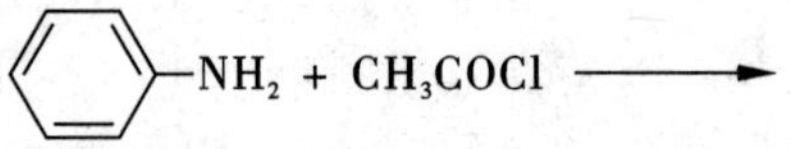

(2) 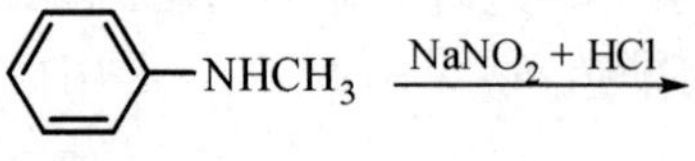

(3) 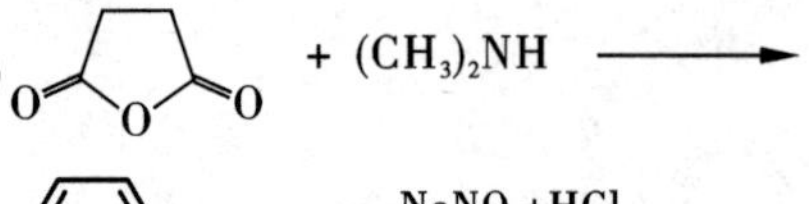

(4) 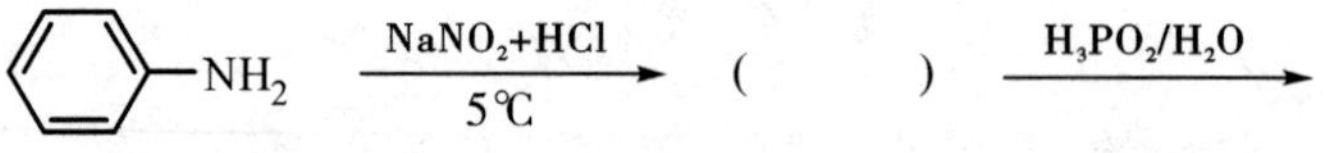

(5) 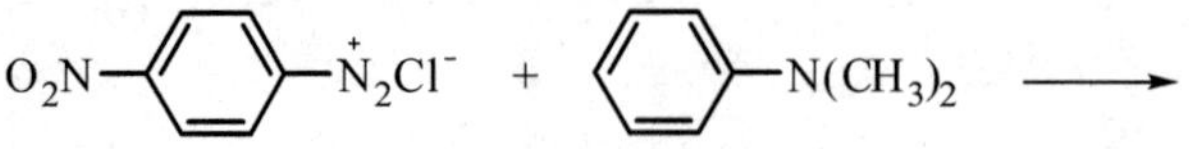

(6) 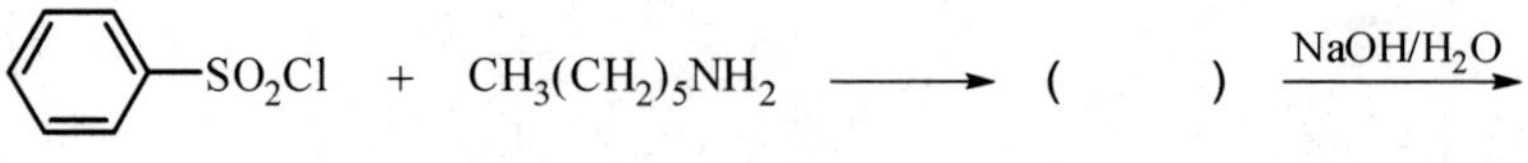

5. 写出硫酸重氮苯与下列试剂反应的主要产物。

(1) KI/H_2O (2) H_3PO_2/H_2O (3) H_2O/H^+ (4) CuCl/HCl (5) CuCN/KCN (6) 对甲苯酚

6. 用化学方法鉴别下列各组化合物。

(1) 异丙胺 甲乙胺 二甲乙胺 苯胺

(2) 对甲基苯胺 *N*-甲基苯胺 *N*,*N*-二甲基苯胺 水杨酸

7. 推断结构。

(1) 分子式同为 C_3H_9N 的化合物 A 和 B 均溶于盐酸，在和亚硝酸作用时，A 生成三个碳原子的醇，该醇能发生碘仿反应；B 生成不溶于水的有色化合物 C($C_3H_8N_2O$)，C 与稀硫酸共热会分解成原来的化合物 B。试写出 A、B、C 的结构式及 C 的名称。

(2) 有机化合物 A($C_7H_7NO_2$) 没有碱性，还原后得到化合物 B(C_7H_9N)，B 具有碱性，在低温及盐酸作用下，与 $NaNO_2$ 作用生成化合物 C($C_7H_7N_2Cl$)，C 在酸性条件下加热水解后能放出氮气并生成对甲苯酚；化合物 C 在弱碱性溶液中和苯酚作用生成有颜色的化合物 D($C_{13}H_{12}N_2O$)。试写出 A ~ D 的结构式以及有关的化学反应式。

(刘振岭)

第十八章　杂环化合物

环状有机化合物中，成环的原子除了碳原子以外，还含有其他原子的化合物称为杂环化合物(heterocyclic compounds)。除碳以外的其他原子叫杂原子，最常见的杂原子有氧、硫、氮等。严格来说前面几章讲到的一些环状化合物如环状酸酐、内酯、内酰胺、二元醇的环状缩醛(酮)、环醚等也属于杂环化合物，但是这些环容易生成也容易开裂，在性质上和同类的开链化合物相似，因此不属于杂环化合物的讨论范畴。本章将主要讨论那些环系比较稳定且具有一定程度芳香性的杂环化合物，其中以五元杂环、六元杂环及一些稠杂环化合物为重点。例如：

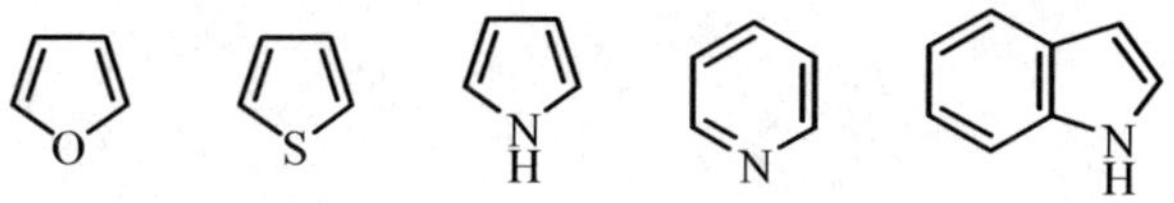

呋喃　噻吩　吡咯　吡啶　吲哚

杂环化合物种类繁多，广泛存在于自然界中，是许多生物体的组成成分，在生物体内起着重要的生理作用。例如，中草药的有效成分生物碱、动物血液中的血红素、植物中的叶绿素、DNA 及 RNA 中的碱基、酶和辅酶中催化生化反应的活性部位等，都含有杂环结构。

第一节　杂环化合物的分类和命名

一、杂环化合物的分类

杂环化合物可按照环的骨架形式分为单杂环和稠杂环两类；单杂环又可按环的大小分为五元杂环和六元杂环；稠杂环按照环的稠合方式分为苯稠杂环和杂稠杂环两类，见表 18-1。杂环化合物还可以按照杂环中杂原子的数目多少分为含一个、两个或多个杂原子的杂环。

二、杂环化合物的命名

杂环化合物的命名比较复杂，现在广泛采用的是按 IUPAC(1979 年)命名原则规定，保留特定的 45 个杂环化合物的俗名和半俗名作为命名的基础。以此为准则，我国目前普遍采用“音译法”，选择英文名称读音的同音汉字，再加上“口”字旁作为杂环的标志。如吡咯、吡啶、嘌呤等(表 18-1)。

表 18-1　常见杂环化合物的结构和名称

杂环种类	部分重要杂环					
单杂环						
五元杂环	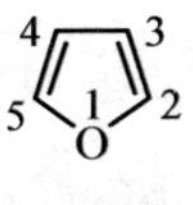 呋喃 furan	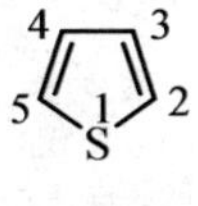 噻吩 thiophene	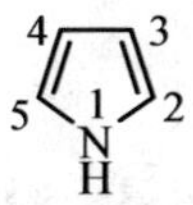 吡咯 pyrrole	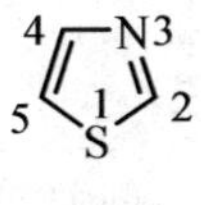 噻唑 thiazole	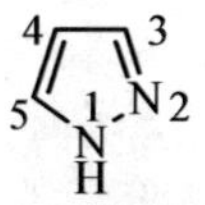 吡唑 pyrazole	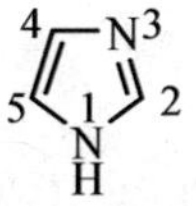 咪唑 imidazole
六元杂环	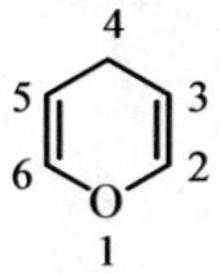 吡喃 pyrane	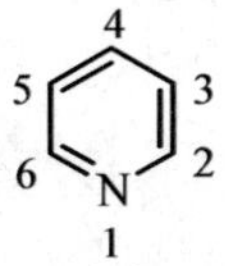 吡啶 pyridine	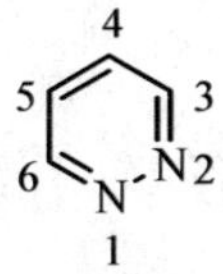 哒嗪 pyridazine	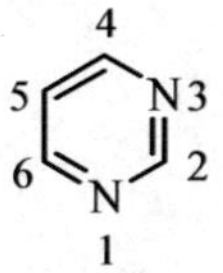 嘧啶 pyrimidine	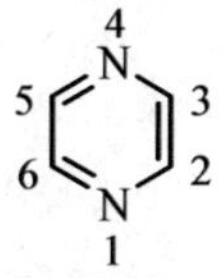 吡嗪 pyrazine	
稠杂环						
苯稠杂环	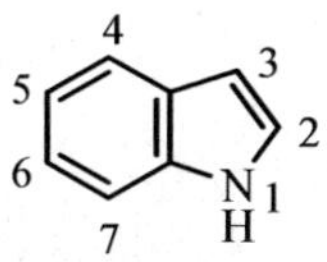 吲哚 indole	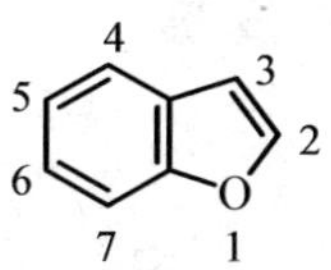 苯并呋喃 benzafuran	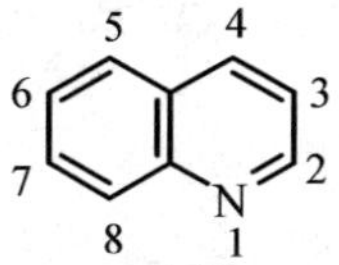 喹啉 quinoline	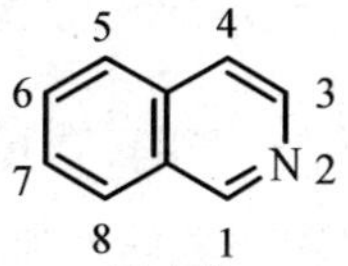 异喹啉 isoquinoline		
杂稠杂环	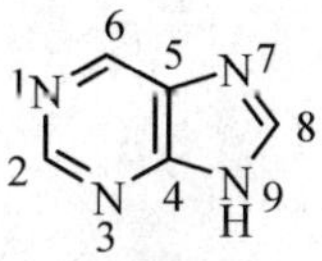 嘌呤 purine	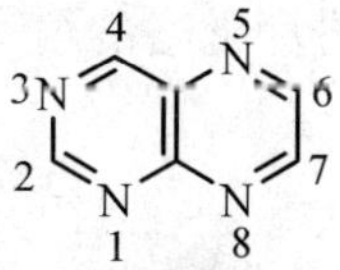 喋啶 pteridine				

当杂环上有取代基时,以杂环为母体,对环上的原子进行编号,编号规则如下:

1. 当环上只有一个杂原子时,从杂原子开始沿环编号,并尽可能使取代基位次最小。也可以从杂原子相邻的碳原子开始依次用 α,β,γ……编号。书写时取代基的名称及在环上的位次写在杂环母体名称之前。例如:

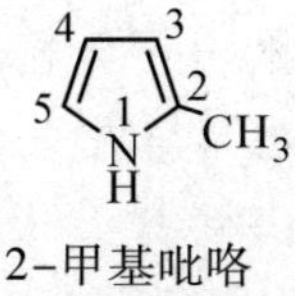
2-甲基吡咯
α-甲基吡咯

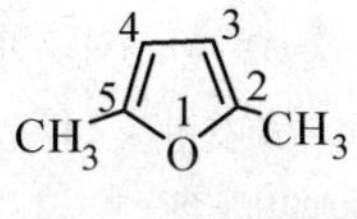
2,5-二甲基呋喃
α,α′-二甲基呋喃

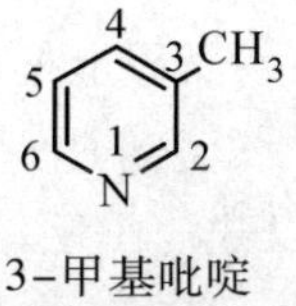
3-甲基吡啶
β-甲基吡啶

2. 当环上有两个或两个以上杂原子时,应尽可能使杂原子所在位次最小,杂原子按价数先小后大，相同价数的杂原子按原子序数（次序规则）先后列出，小的（不优先）在前，大的（较优）在后进行编号。总的来说按 O，S，—NH—，—N ＝的顺序决定优先编号杂原子。例如：

5-甲基噻唑　　N-甲基-2-羟基咪唑

3. 苯并杂环的稠杂环编号一般从杂原子开始然后再编苯环，共用碳原子不参与编号。如吲哚、苯并呋喃、喹啉等。

4. 少数稠杂环有其特殊的习惯编号，如异喹啉、嘌呤等（表 18-1）。

第二节　五元杂环化合物

含一个杂原子的典型五元杂环化合物有呋喃、噻吩和吡咯，含两个杂原子的五元杂环化合物有咪唑、吡唑和噻唑等，本节着重讨论呋喃、噻吩、吡咯和咪唑。

一、含一个杂原子的五元杂环化合物

（一）呋喃、噻吩和吡咯的结构

呋喃、噻吩和吡咯是最常见、最重要的含一个杂原子的五元杂环化合物。它们的共同特征是环中的碳原子及杂原子都以 sp^2 杂化方式成键，彼此以 σ 键相连，形成一个平面环状结构。每一个碳原子及杂原子都剩余一个未参与杂化的 p 轨道，相互重叠，形成封闭的大 π 键共轭体系。呋喃、噻吩和吡咯的轨道结构如图 18-1 所示。

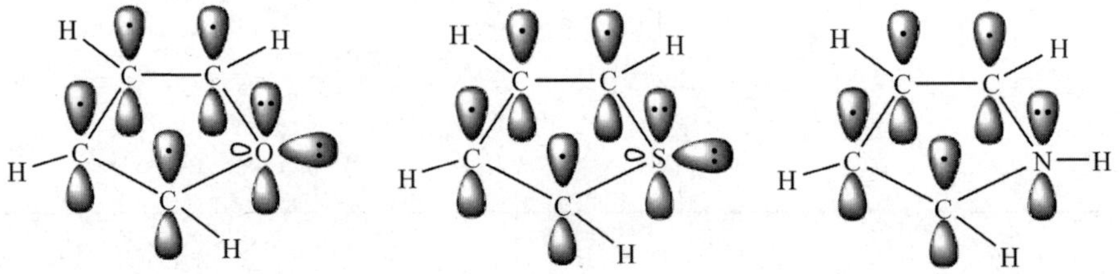

呋喃　　噻吩　　吡咯

图 18-1　呋喃、噻吩和吡咯的轨道结构

上述五元杂环化合物中，大 π 键是一个五中心 6 电子共轭体系，其中有 2 个电子是杂原子的 p 轨道贡献的。因而环上的电子较富余，环中碳原子上的电子云密度比苯环（六中心 6 电子体系）中要高。所以它们比苯环更容易发生取代反应，尤其是发生在 α-位。又因为氧的电负性大于氮，所以呋喃中杂原子不像吡咯那样易于向环供给电子；硫的电负性小于氧和氮，同时硫原子核对第三层电子的束缚吸引能力也比较弱，因而噻吩中硫更容易供电子给环，离域程度较高。总的来说，这三个杂环化合物的环上电子云密度大小顺序为：

噻吩 > 吡咯 > 呋喃 > 苯

(二)呋喃、噻吩和吡咯的化学性质

1. 酸碱性　在呋喃、噻吩和吡咯分子中,由于杂原子的未共用电子对参与了环的共轭体系,使得杂原子上电子云密度降低,减弱了它和质子的结合能力;而且如果再结合质子就会破坏此闭合的共轭体系,因此它们的碱性非常弱。特别是吡咯,虽然具有仲胺结构,但几乎不具有碱性,其 $pK_b = 13.6$。同时由于共轭体系的影响,氮原子上连接的氢原子反而比较活泼,显示出一定的酸性,其 $pK_a = 17.5$。所以在无水条件下,吡咯可以和强碱如固体苛性钾共热成盐。

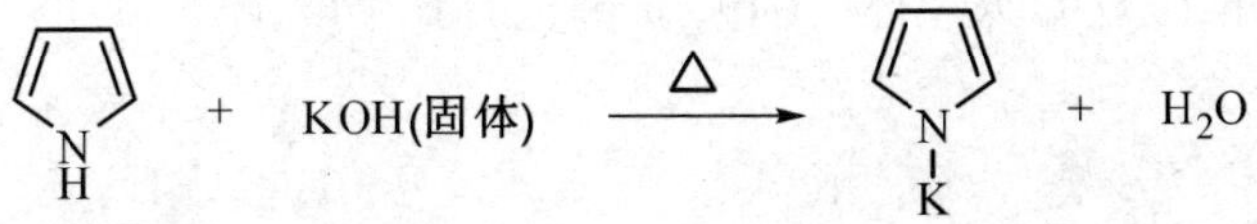

2. 取代反应　呋喃、噻吩和吡咯分子中环上碳原子周围的电子云密度比苯环中高,因而易于发生卤代、硝化、磺化等一系列取代反应,但具体反应的位置和环上电子云密度的分布情况有关。一般情况下,取代反应主要发生在 α-位上。

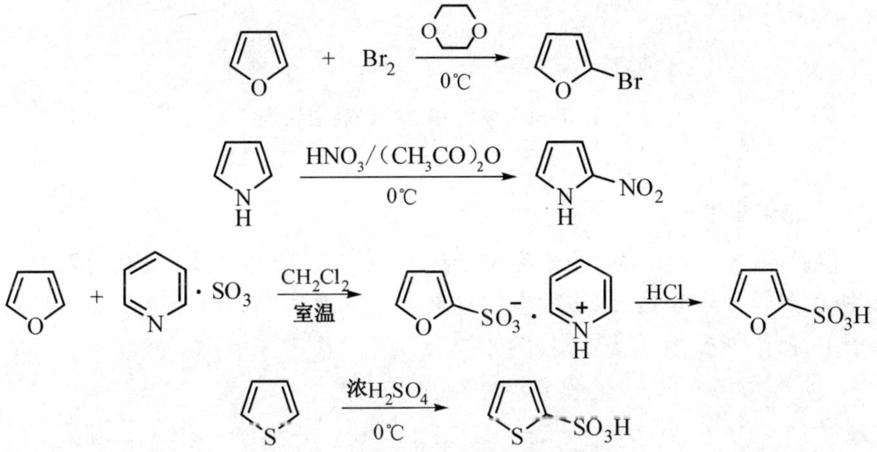

呋喃和吡咯在酸的作用下均可质子化,遇到强酸时,共轭大 π 键容易被破坏。所以二者不能直接用强酸进行硝化和磺化反应,需要在温和条件下进行反应,或者用比较温和的非质子性硝化试剂(硝酸乙酰酯)和磺化试剂(吡啶三氧化硫盐)进行反应。噻吩比较稳定,可以直接用硫酸进行磺化,但产率不高。

3. 还原反应　呋喃、噻吩和吡咯都有较大的不饱和度,在一定条件下,它们都可以进行催化加氢反应,被还原成饱和的四氢类杂环烃,失去芳香性。

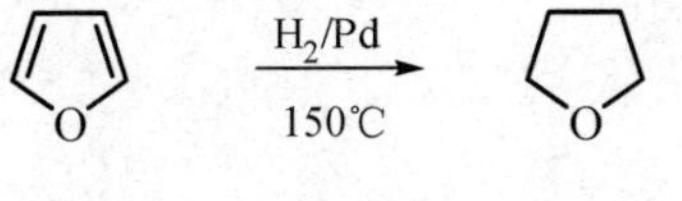

四氢呋喃

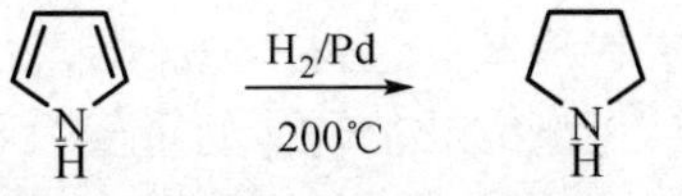

四氢吡咯

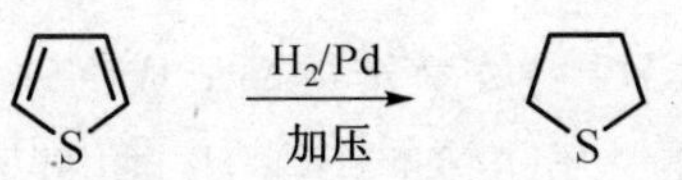

四氢噻吩

二、含两个杂原子的五元杂环化合物

(一)吡唑和咪唑的结构

吡咯环上2位的CH被氮原子取代形成的化合物称为吡唑,吡咯环上3位的CH被氮原子取代形成的化合物称为咪唑。在吡唑和咪唑分子结构(如图18-2所示)中3个碳原子和2个氮原子均以sp^2杂化方式成键,其中1位氮原子与吡咯中的氮原子相似,除了形成3个σ键外,未杂化的p轨道带着一对电子参与杂环共轭体系;但2(或3)位氮原子仅以未杂化的单电子p轨道参与杂环共轭体系,氮原子上的未共用电子对占据一个杂化轨道,但没有参与杂环共轭体系。这样,吡唑和咪唑环中的大π键也有6个电子。

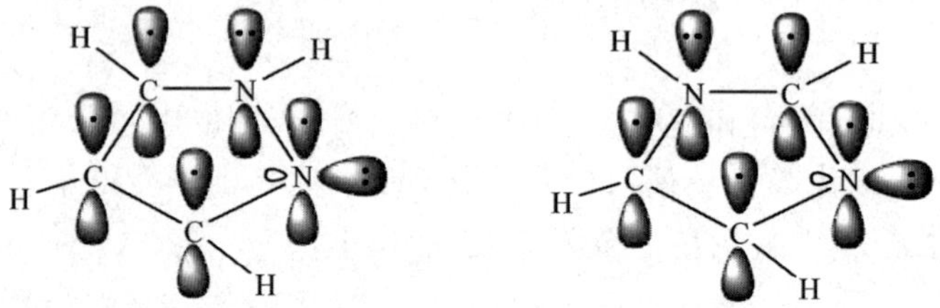

吡唑　　　　咪唑

图18-2　吡唑和咪唑的轨道结构

(二)咪唑的化学性质

咪唑3位氮原子上的孤对电子未参与杂环共轭体系,既能和水形成氢键,又能和质子结合,因此咪唑的碱性比吡咯强,水溶性也比吡咯大。咪唑环中氮原子上的氢可以转移到另外一个氮原子上,所以能发生互变异构,例如:

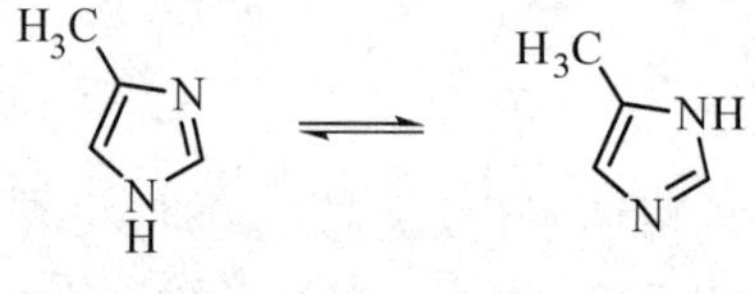

4-甲基咪唑　　　　5-甲基咪唑

4-甲基咪唑和5-甲基咪唑是两个互变异构体。但是如果咪唑氮原子上的氢被其他原子或基团取代后,就不能发生这种互变异构了。

三、重要的五元杂环化合物

(一)吡咯及其衍生物

吡咯为无色液体,沸点130~131 ℃,暴露在空气中会很快变质,吡咯存在于煤焦油中,略具苯胺气味,其蒸气遇盐酸浸湿的松木片呈红色,称为松木片反应。

吡咯的衍生物在自然界广泛存在,是组成动植物体的重要物质。如血红素、叶绿素和维生素B_{12}等都是吡咯的衍生物,它们在结构上都含有卟吩环(porphin ring)的基本构架。卟吩环是由四个吡咯环与四个次甲基(—CH＝)交替连接而形成的一个共轭体系,此体系具有平面结构,含有多个π电子,具有芳香性。在卟吩的空穴中,能以共价键及配位键和金属离子形成络合物。叶绿素结合的是镁离子，维生素 B_{12} 中结合的是钴离子，血红素中结合的是亚铁离子。

血红蛋白是动物体内输送氧的物质，是由血红素和球蛋白结合而成并存在于红细胞中。血液流经毛细管时，红细胞中的血红蛋白与氧结合松弛，氧合血红蛋白解离，放出氧供组织使用，再与二氧化碳结合成碳酸血红蛋白，运回肺脏，呼出体外。

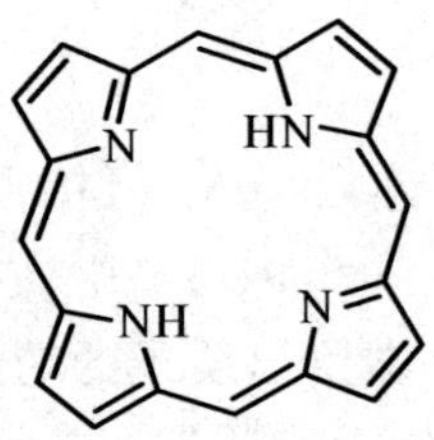

卟吩

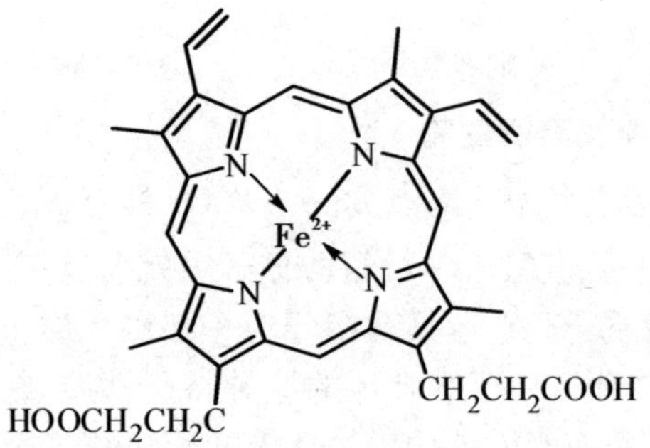

血红素

(二)呋喃及其衍生物

呋喃为无色液体，沸点 32 ℃，微溶于水，有氯仿气味。易溶于有机溶剂，存在于松木焦油中，松木片反应显绿色。这一现象可以检验呋喃的存在。

呋喃甲醛是呋喃的重要衍生物，其结构如下：

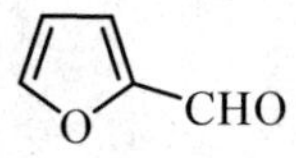

呋喃甲醛又称糠醛(furfural)，为无色透明液体，沸点 161.7 ℃，在空气中逐渐变为棕黄色、褐色，能溶于醇、醚及其他有机溶剂。糠醛表现出无 α-氢的醛(类似于苯甲醛)和呋喃芳杂环的双重化学性质。糠醛可以从谷物、玉米芯等农副作物中经硫酸作用而得到，它是一种重要的有机合成原料，可用于合成树脂、尼龙、药物及农药等。

在呋喃环的 5 位引入硝基、2 位引入其他基团后，形成一大类在临床上有重要意义的药物。例如，用于治疗细菌性痢疾的呋喃唑酮(furaxone)，用于治疗尿道感染的呋喃妥因(furadantin)等。

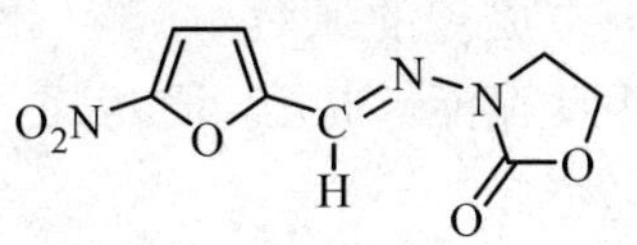

呋喃唑酮

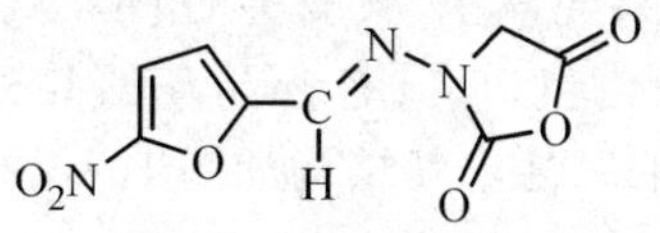

呋喃妥因

(三)吡唑及其衍生物

吡唑为无色晶体，熔点 70 ℃，含有两个氮原子，具有显著的碱性，同时具有芳香性，对氧化剂稳定，易于硝化和磺化。吡唑的重要衍生物为吡唑酮(pyrazolone)，它是氨基吡啉(amidopyrine)和安乃静(novalgin)等许多药物的基本结构。

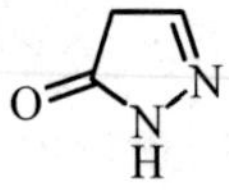
吡唑酮

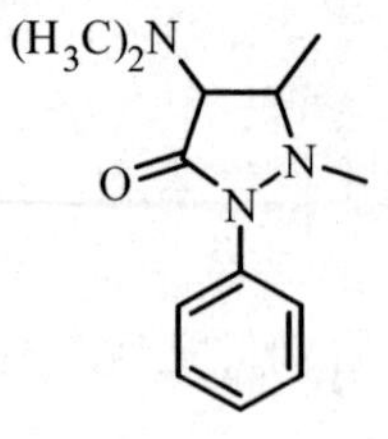
氨基吡啉

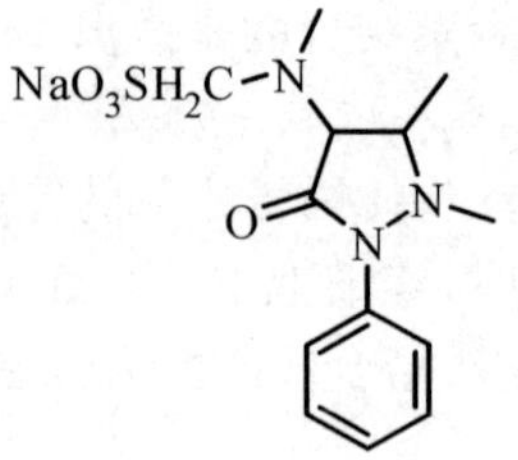
安乃静

(四)咪唑及其衍生物

咪唑是无色固体,熔点 88 ~ 89 ℃,具有碱性。在生物体内,pK_a 值接近生理 pH 值(7.35)的唯一氨基酸——组氨酸分子中就含有一个咪唑基。在生理环境中,它既能接受质子,又能解离质子。它还具有在环的一端接受质子,而在另一端给出质子的功能,起到一种质子传递的作用。由于咪唑环的这种特殊性质,在组氨酸中的咪唑环是构成酶活性中心的重要基团,从而使酶能催化生物体内的酯和酰胺的水解。

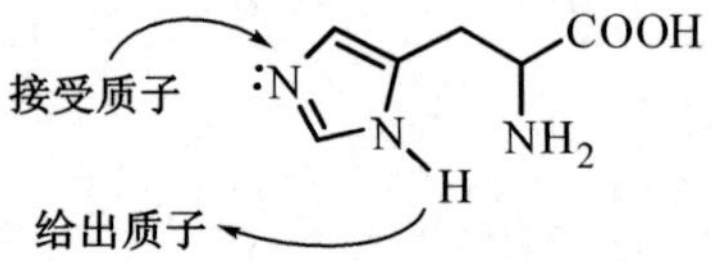

第三节　六元杂环化合物

六元杂环化合物是杂环化合物中最重要的部分,尤其是含氮六元杂环,如吡啶、嘧啶等,它们的衍生物广泛存在于自然界。不少合成药物也都含有吡啶环或者嘧啶环结构。

一、吡啶的结构

吡啶结构中形成的共轭体系和苯环非常相似,可以把吡啶看作是苯环上的一个 CH 被换成 N 后得到的化合物。吡啶环中的氮原子与碳原子处于同一平面上,都是 sp^2 杂化,相互以 σ 键相连,每个原子剩余的未参与杂化的 p 轨道相互平行,彼此重叠,形成有 6 个电子的闭合共轭体系,具有芳香性。氮原子上未成键的孤对电子占据一个杂化轨道,没有参与环的共轭,因此吡啶能够接受质子,具有一定的碱性。其结构如图 18-3 所示。

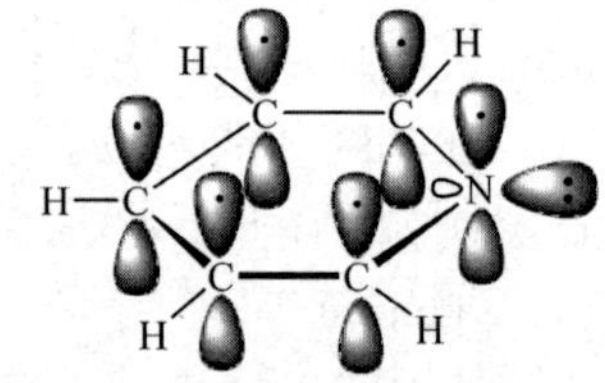
图 18-3　吡啶的轨道结构

二、吡啶的化学性质

(一)酸碱性

在吡啶分子中,由于氮原子上的孤对电子没有参与共轭,使得吡啶具有弱碱性,其 pK_b = 8.8。它的碱性比吡咯、苯胺强,但是比氨、脂肪胺要弱。吡啶可以和强酸成盐。

吡啶的碱性有很大的实用意义。从混合物中分离吡啶类化合物，常常利用它们的碱性。例如，用硫酸水溶液来提取煤焦油中的吡啶及其同系物。吡啶还可以作为许多化学反应的催化剂和除酸剂，因为它在水中和有机溶剂中都有很好的溶解性。吡啶还可以和某些 Lewis 酸如三氧化硫和三氧化铬成盐。

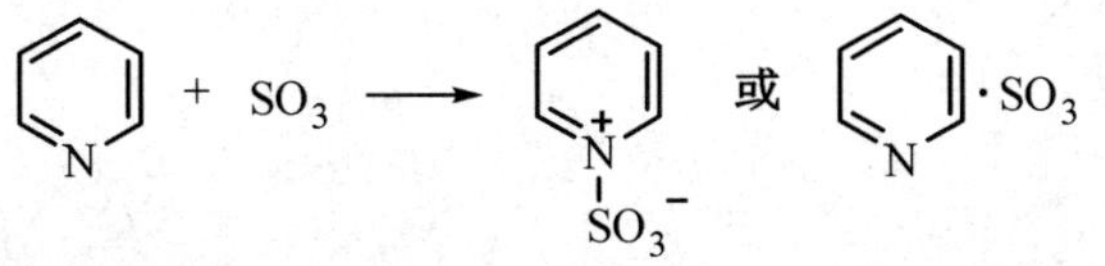

N-磺酸吡啶
(一种温和的非质子性磺化试剂)

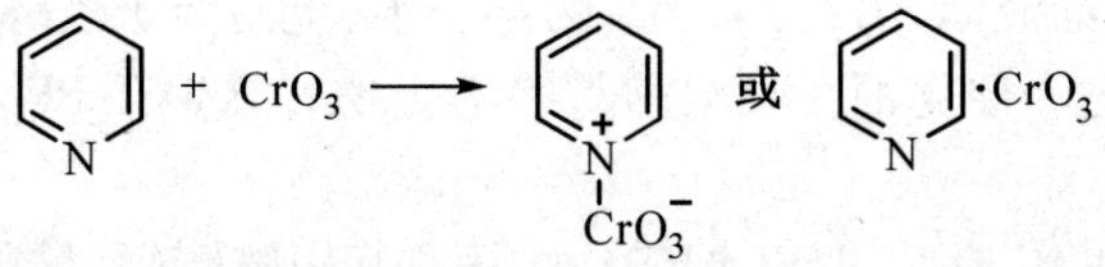

N-铬酸吡啶
(一种温和的非质子性氧化剂)

前者是温和的非质子磺化试剂，可以用于在酸中不稳定的化合物的磺化反应，例如呋喃、吡咯等；后者是一种温和的非质子性氧化试剂（Sarrett 试剂），常用于伯醇氧化成醛的反应。

（二）取代反应

在吡啶分子结构中，由于氮原子的电负性较大，它的强吸电子诱导效应使得环上的电子云向氮原子偏移，导致吡啶环中碳原子上的电子云密度降低（和苯环比）。这类似于硝基对苯环的吸电子影响。因此，吡啶比苯难以进行亲电取代反应（需强烈条件才能发生），亲电取代反应主要发生在 β 位。

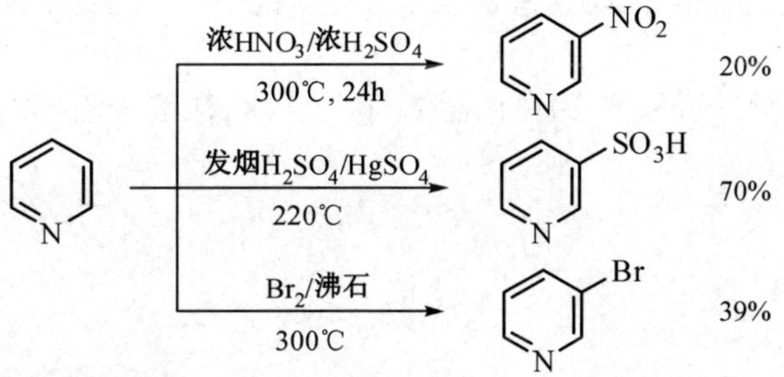

（三）吡啶环侧链的氧化反应

吡啶环中碳原子上的电子云密度因为氮原子的存在而降低，因此吡啶比较稳定，不容易失去电子被氧化。当吡啶环上有烷基或芳基侧链时，总是侧链先被氧化而吡啶环不被破坏。例如：

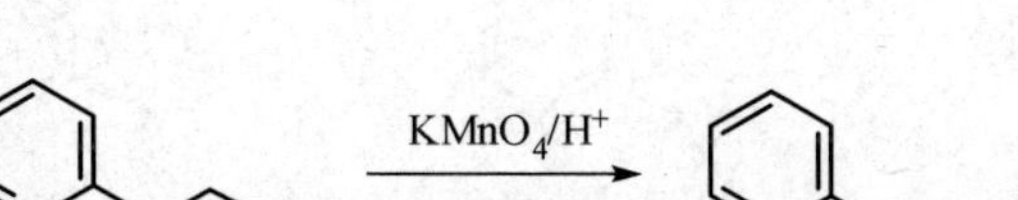

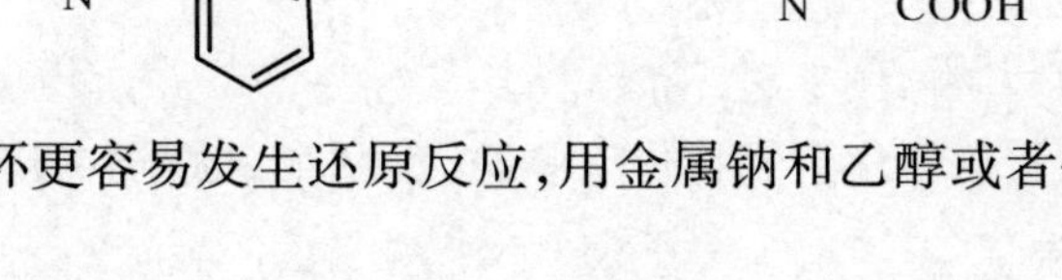

相反，吡啶环比苯环更容易发生还原反应，用金属钠和乙醇或者催化加氢，都可以使吡

啶还原成六氢吡啶（哌啶）。

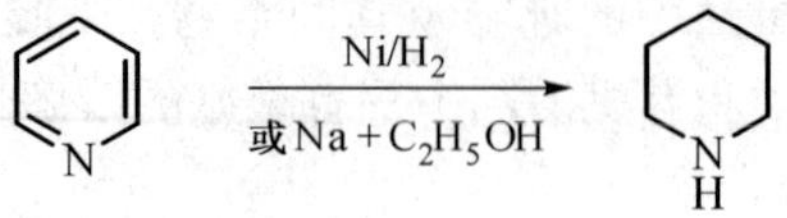

三、重要的六元杂环化合物

（一）吡啶及其衍生物

吡啶又名氮杂苯，是具有特殊臭味的液体，沸点 115 ℃，易溶于水，也易溶于乙醇和乙醚等有机溶剂，可用作有机合成原料、溶剂和催化剂。吡啶的重要衍生物有维生素 PP、异烟肼及维生素 B_6 等。

维生素 PP 是 B 族维生素之一，包括 β-吡啶甲酸（烟酸）和 β-吡啶甲酰胺（烟酰胺）两种物质，它们的生理作用相同，参与有机体的氧化、还原过程，促进组织新陈代谢，降低血液中胆固醇。

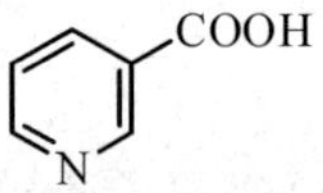

β-吡啶甲酸（烟酸）

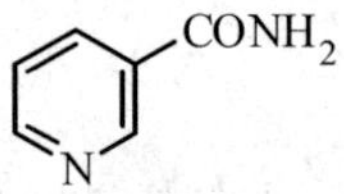

β-吡啶甲酰胺（烟酰胺）

体内缺乏维生素 PP 时，会引起糙皮病，表现为皮炎、腹泻和痴呆。所以维生素 PP 又称为抗糙皮病维生素。但大量的烟酸对人体有一定的伤害，可引起糖尿病、肝脏损害以及消化性溃疡等。富含烟酸的食物有动物肝脏与肾脏、瘦肉、鱼、卵、麦制品、花生、梨、枣、无花果等。

异烟肼又名雷米封（rimifon），为白色晶体，易溶于水，微溶于乙醇而不溶于乙醚，其结构式为：

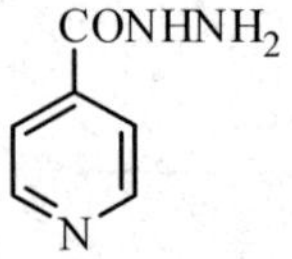

异烟肼具有很强的抗结核菌作用，是治疗肺结核、胸结核、肾结核等结核疾病的良好药物，缺点是单独使用容易使结核菌产生耐药性，因此通常和链霉素、对氨基水杨酸等抗结核药合并使用，以增强疗效，延缓耐药性的产生。

维生素 B_6 在自然界分布很广，它们参与生物体中转氨基作用，是维持蛋白质正常代谢必要的维生素。维生素 B_6 主要包括吡哆醇、吡哆醛和吡哆胺，三者可相互转化。生物体内主要以吡哆醛和吡哆胺形式存在。

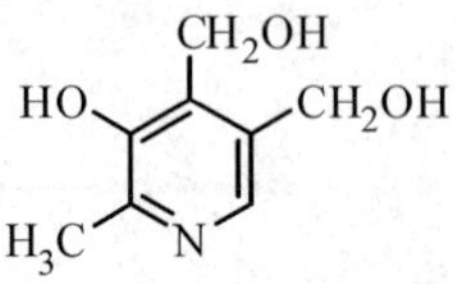

吡哆醇

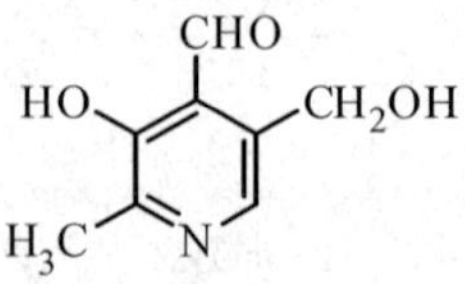

吡哆醛

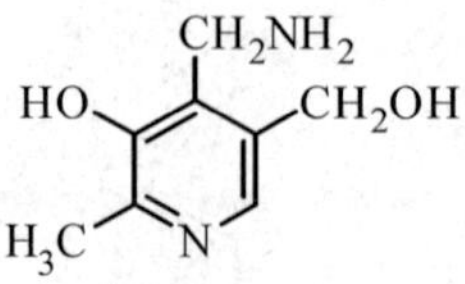

吡哆胺

（二）嘧啶和嘌呤衍生物

含两个氮原子的六元杂环化合物称作二嗪类，因两个氮原子在环中相对位置的不同，会产生三种异构体，其结构如下：

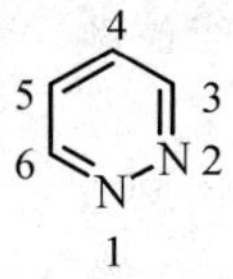
哒嗪

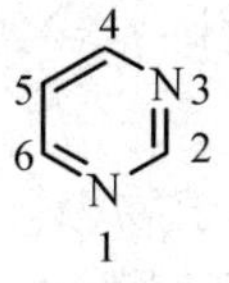
嘧啶

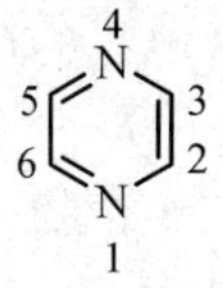
吡嗪

嘧啶又叫间嗪，是二嗪类中最重要的一个。许多的药物如维生素类、磺胺类和巴比妥类都含有嘧啶环结构。嘧啶的衍生物如尿嘧啶、胞嘧啶和胸腺嘧啶等是生命现象与遗传现象的物质基础——核酸的重要碱基。

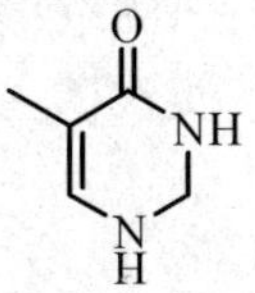
胸腺嘧啶

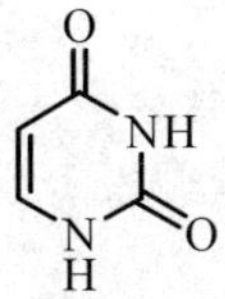
尿嘧啶

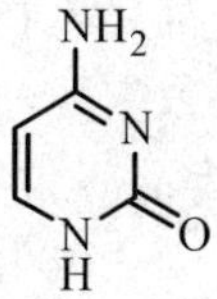
胞嘧啶

磺胺嘧啶（SD）和甲氧苄啶（TMP）是一类用于治疗细菌性痢疾的化学药物。

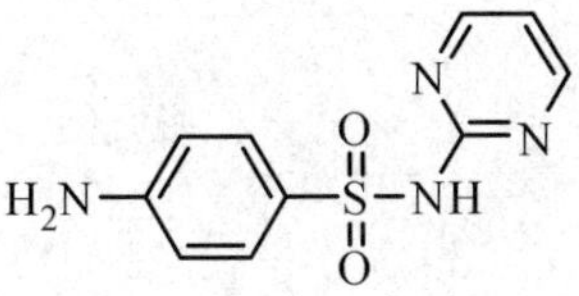
磺胺嘧啶（SD）

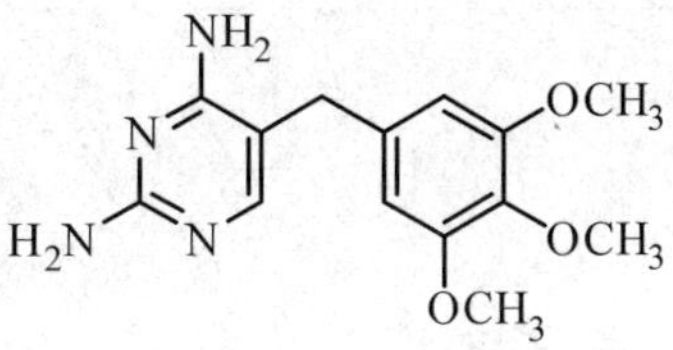
甲氧苄啶（TMP）

嘌呤是重要的稠杂环化合物，是由一个嘧啶环和一个咪唑环相互稠合而成。鸟嘌呤和腺嘌呤是核酸重要的两个嘌呤碱性母核。

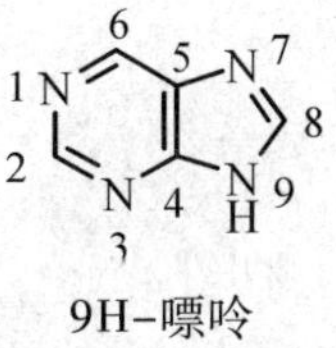
9H-嘌呤

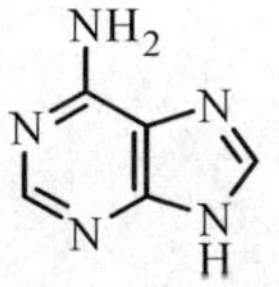
腺嘌呤

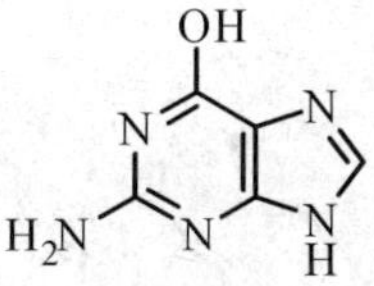
鸟嘌呤

核蛋白的代谢产物尿酸，也是嘌呤的衍生物，存在于哺乳动物的血和尿中。它有酮式和烯醇式互变异构体。

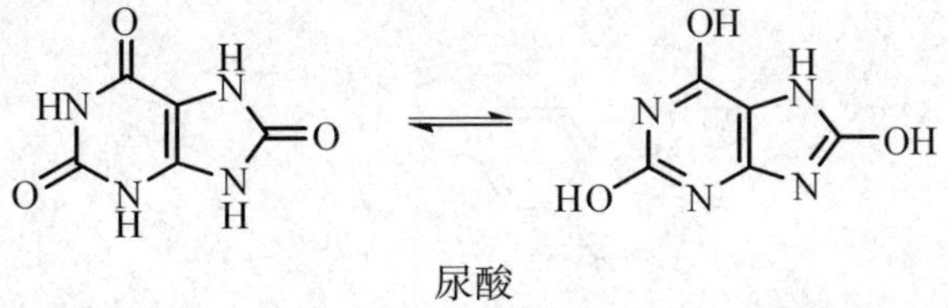
尿酸

健康人每天尿酸的排泄量为 0.5 ~ 1 g。代谢不正常时，尿中尿酸含量过高会形成尿结石；血液中尿酸含量过高会沉积在关节处，形成痛风石。

第四节　生物碱

生物碱（alkaloid）一般是指生物体内的一类含氮有机化合物，许多生物碱具有显著的生理活性。生物碱的分子结构多数属于仲胺、叔胺和季铵类,少数为伯胺类,常含有氮杂环。

由于氮原子孤对电子的存在,生物碱能与质子结合成盐,显现碱性。生物碱的分子结构不同,碱性强弱也不一样。

生物碱主要存在于植物中,故又称为植物碱。植物中的生物碱常以有机酸盐(苹果酸盐、柠檬酸盐等)形式存在。生物碱广泛应用于医药中,它是植物有效成分中研究最多的一类。目前临床应用的生物碱有 100 多种,如颠茄中的莨菪碱,其外消旋体就是阿托品(atropine),可用作抗胆碱药,具有散瞳,解平滑肌痉挛以及有机磷中毒的解毒剂等;黄连中的小檗碱(黄连素)是很好的消炎药品;麻黄中的麻黄碱可用于平喘等;许多中药如当归、贝母、常山等的有效成分都是生物碱。但也有一些生物碱具有很强的致毒作用,即使作为中药使用,用量不当也足以致人死命。而另外有一些生物碱则容易使人产生长期的依赖性,成为严重危害人体健康的毒品。常见的生物碱见表 18-2。

表 18-2 几种常见的生物碱

名称	结构式	来源	类别	功效
烟碱	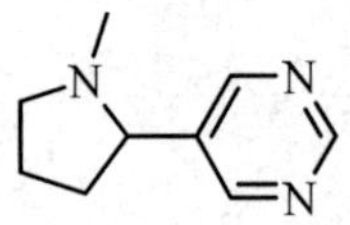	烟草	吡啶衍生物	剧毒,杀虫
喜树碱	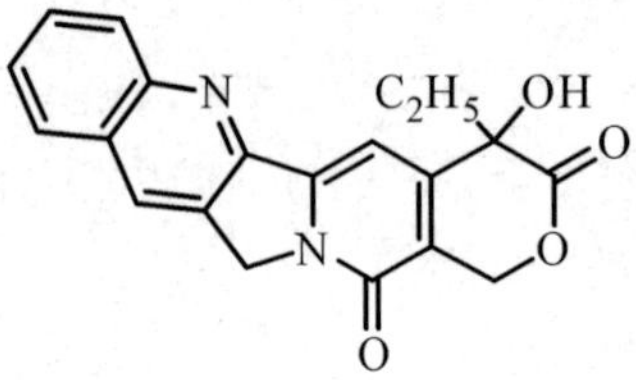	喜树	喹啉衍生物	抗癌
常山碱	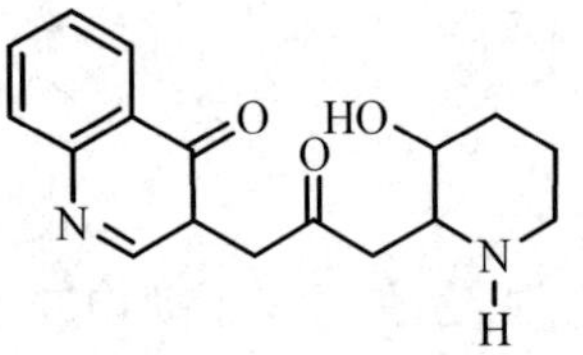	常山	喹啉衍生物	抗疟
小檗碱	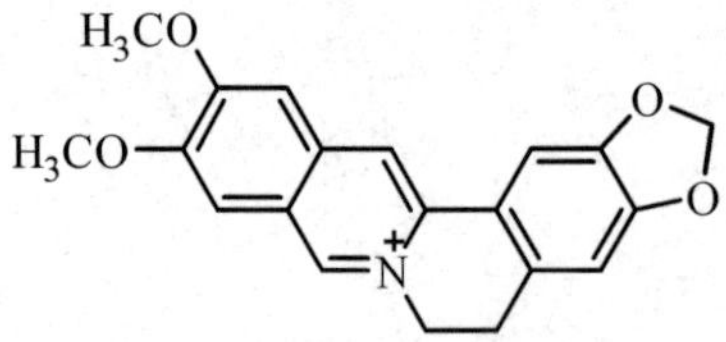	黄连	异喹啉衍生物	消炎止痢
延胡索乙素	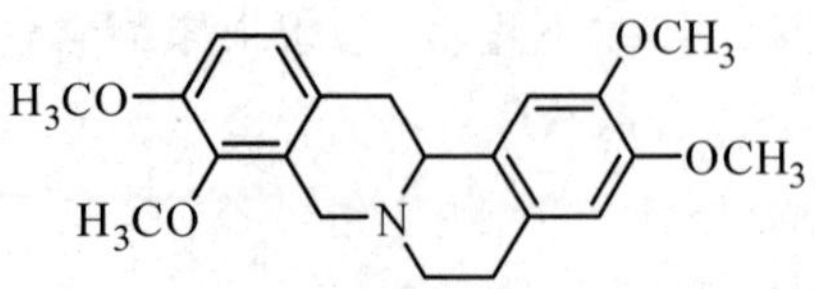	元胡	异喹啉衍生物	活血止痛

续表 18-2

名称	结构式	来源	类别	功效
吗啡碱	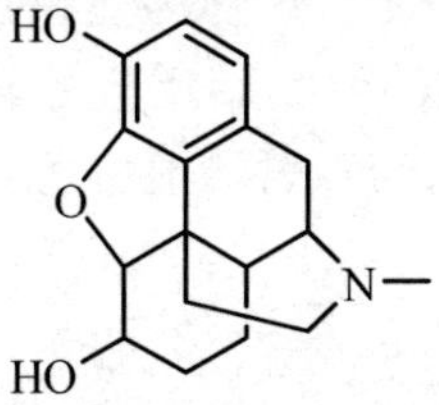	罂粟	异喹啉衍生物	止痛
可待因	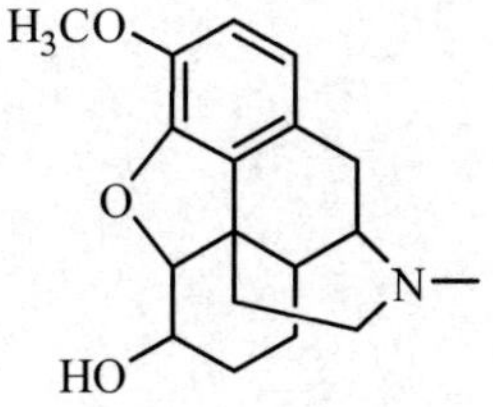	罂粟	异喹啉衍生物	镇咳
茶碱	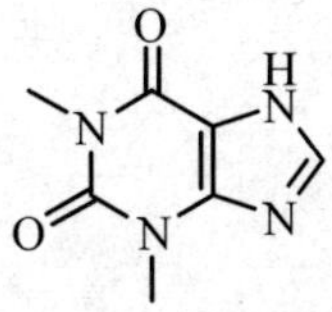	茶叶	嘌呤衍生物	兴奋利尿
莨菪碱	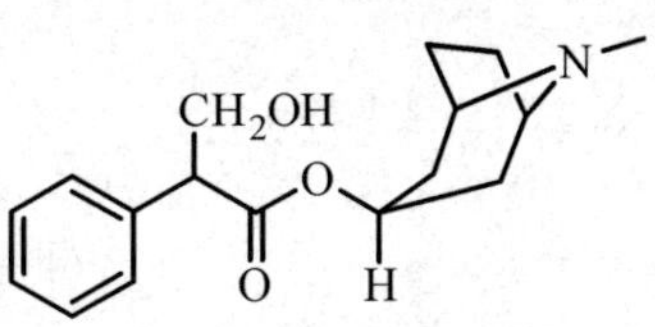	颠茄	莨菪烷衍生物	解痉止痛
色公藤甲素	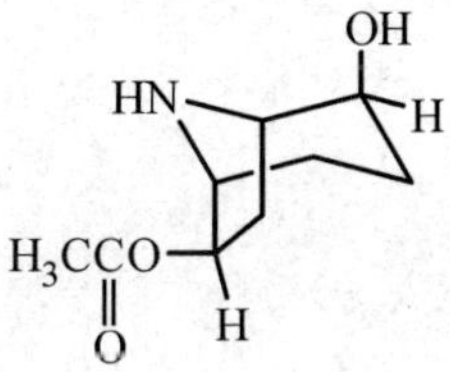	色公藤	莨菪烷衍生物	缩瞳
利血平	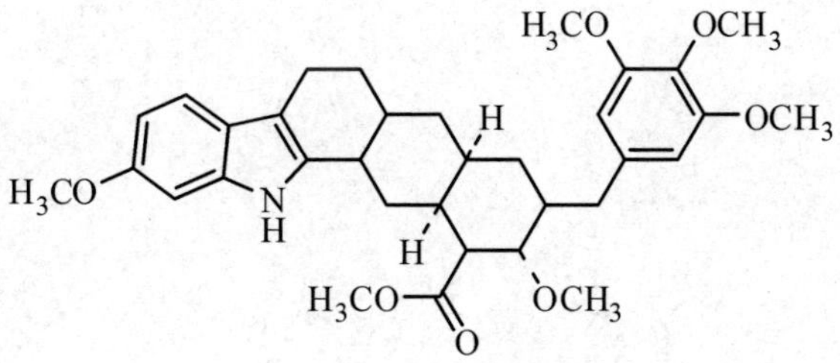	萝芙木	吲哚衍生物	降血压
奎宁	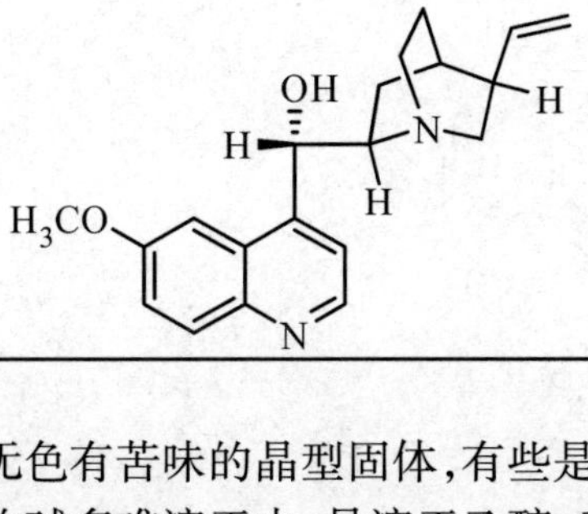	金鸡纳树	喹啉衍生物	抗疟退热

多数生物碱是无色有苦味的晶型固体,有些是挥发性液体(如烟碱),能随水蒸气蒸馏出来而不被破坏。生物碱多难溶于水,易溶于乙醇、乙醚、苯等有机溶剂,而且具有旋光性。生

物碱可以和稀酸生成盐。

生物碱遇到一些试剂会发生沉淀反应，常用的沉淀剂有碘化汞钾、碘化铋钾、苦味酸、磷钨酸、硅钨酸等。生物碱遇到一些试剂呈现特殊的颜色，称为显色反应，可用于鉴别生物碱，但由于显色反应易受到杂质的干扰，一般用提纯的生物碱反应才较灵敏、准确。例如：钒酸铵的浓硫酸溶液与吗啡显棕色，与可待因显蓝色，与莨菪碱显红色。

毒品－吗啡－海洛因－可卡因－大麻

习题

1. 选择题

(1) 吡咯的碱性比吡啶弱的原因是(　　)

A. 吡咯比吡啶的体积小

B. 吡咯的性质类似环戊二烯

C. 吡咯能给出质子

D. 吡咯氮上的孤对电子参与环的共轭体系

(2) 卟吩环是由四个吡咯环与四个次甲基交替连接而成的一个具有芳香性的大环结构，下列物质结构中不含卟吩环的是(　　)

A. 叶绿素　　B. 血红素　　C. 维生素 PP　　D. 维生素 B_{12}

(3) 噻唑在命名时，环上的硫原子和氮原子的编号分别为(　　)

A. 1 和 3　　B. 3 和 1　　C. 2 和 5　　D. 1 和 4

(4) 糠醛可用于合成树脂、尼龙、药物及农药等，糠醛的化学名称为(　　)

A. 2-吡咯甲醛　　B. 2-呋喃甲醛　　C. 2-噻吩甲醛　　D. 2-吡啶甲醛

(5) 腺嘌呤和鸟嘌呤是组成核酸的有机碱，其结构中的嘌呤环是由(　　)稠合而成的

A. 吡唑环和嘧啶环　　B. 噻唑环和嘧啶环

C. 咪唑环和嘧啶环　　D. 吡啶环和嘧啶环

2. 写出下列化合物的结构式。

(1) 1-乙基四氢吡咯　　(2) 3-羟甲基呋喃　　(3) 尿嘧啶

(4) 2-吡啶甲酸乙酯　　(5) 腺嘌呤　　(6) 5-氯吲哚

3. 用系统命名法命名下列各化合物。

(1) 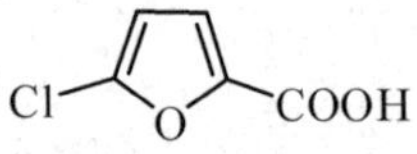

(2) 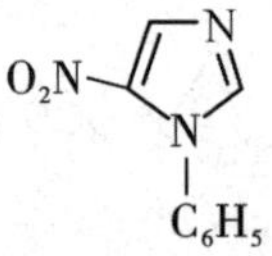

(3) 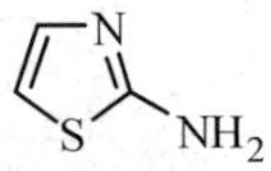

(4) 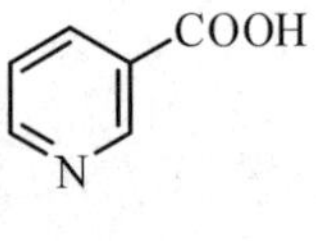

(5) 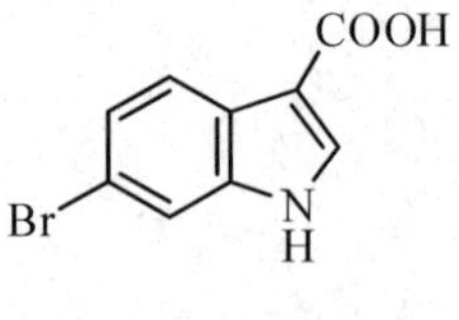

(6) 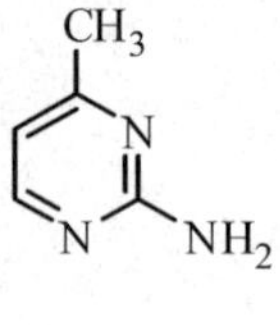

(7) 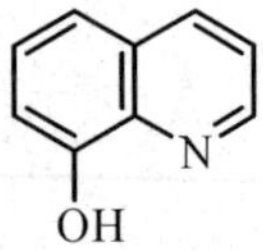

(8) 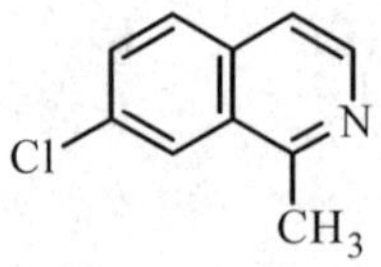

4. 完成下列反应。

(1) 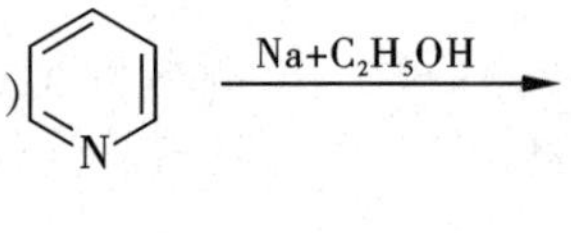

(2) 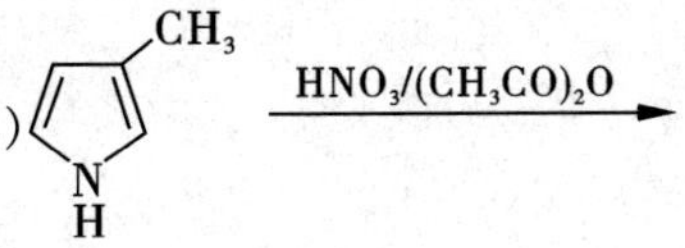

(3) 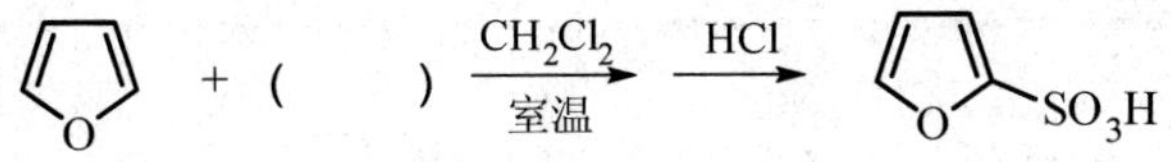

(4) 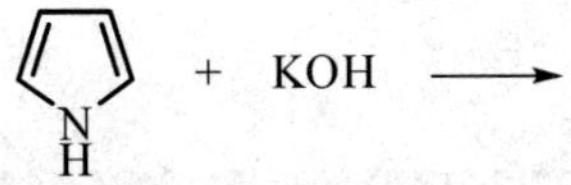

(5) 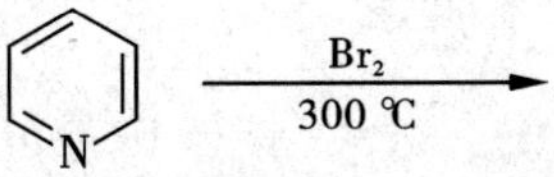

(6) 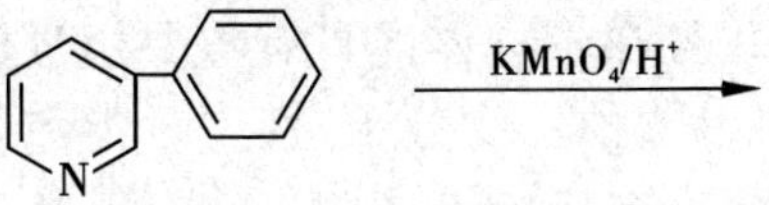

5. 试比较吡咯、吡啶与苯的化学结构和主要的化学性质异同。

（党　珊）

第十九章　生物分子

生物分子(biomolecule)主要是指生物体特有的,并且在生物体内具有重要生理活性的各类分子,它们都是有机物。典型的细胞含有一万到十万种生物分子,其中近半数是小分子,分子量一般在500以下。其余都是生物小分子的聚合物,分子量很大,一般在10 000以上,因而称为生物大分子,它们是构成生命的基础物质,如蛋白质、核酸、多糖等。每种生物分子都有自己的结构特点,所有的生物分子都以一定的有序性(组织性)存在于生命体系中。本章主要介绍一些常见的生物分子,包括糖类、蛋白质、核酸和甾体化合物的结构特点、理化性质及其在生命活动过程中的作用,为后续课程的学习奠定基础。

第一节　糖　类

糖类(saccharide)广泛存在于自然界,它与人类生活关系密切,不仅是一切生物体维系生命活动的主要能量来源,而且有的还具有特殊的生理活性。

人们最初研究糖类化合物时发现它们都是由碳、氢、氧三种元素组成,且这三种元素在分子中的比例符合通式 $C_n(H_2O)_m$,因此称之为碳水化合物(carbohydrate)。但后来发现有些化合物在分子组成上符合这个通式,却不具有糖的性质,如甲醛(CH_2O)、乳酸($C_3H_6O_3$)等;而有的化合物具有糖的性质,可是在分子组成上并不符合这个通式,如岩藻糖($C_6H_{12}O_5$)、脱氧核糖($C_5H_{10}O_4$)等。因此"碳水化合物"这个称谓并不确切,只是其沿用日久,至今仍在使用。从化学结构上讲,糖是多羟基醛(酮)或能水解成多羟基醛(酮)的一类化合物。

根据糖类能否水解及水解产物的多少,可分为单糖、寡糖和多糖。单糖(monosaccharide)是不能水解成更简单的多羟基醛(酮)的糖。如葡萄糖、果糖等。寡糖(oligosaccharide)也称为低聚糖,是水解后可以生成2~10个单糖分子的糖类。又可根据水解后生成单糖的数目,分别叫作二糖(或双糖)、三糖、四糖等。如蔗糖(二糖)、麦芽糖(二糖)、棉籽糖(三糖)。多糖(polysaccharide)也叫多聚糖,是水解后生成多于10个单糖分子的糖类。如淀粉、纤维素、糖原。

糖类的命名多根据其来源采用俗名,如葡萄糖最初得自于葡萄,蔗糖来源于甘蔗。

一、单糖

(一)单糖的分类

单糖可分为醛糖(aldose)和酮糖(ketose),含有醛基的单糖称为醛糖,含有酮基的单糖称为酮糖。根据分子中碳原子数目不同单糖又可分为丙(三碳)糖、丁(四碳)糖、戊(五碳)糖和己(六碳)糖,自然界中最常见的是戊糖和己糖。实际中也常将这两种分类方法合并使用,如葡萄糖为己醛糖,果糖是己酮糖。最简单的单糖是含三个碳原子的丙糖即甘油醛和二羟基丙酮。有些糖的羟基可被氢原子或氨基取代,它们分别被称为去(脱)氧糖和氨基糖。

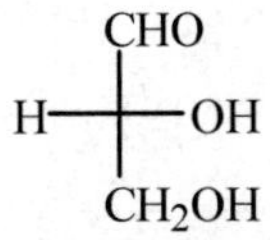
甘油醛

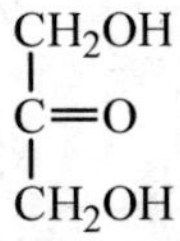
二羟基丙酮

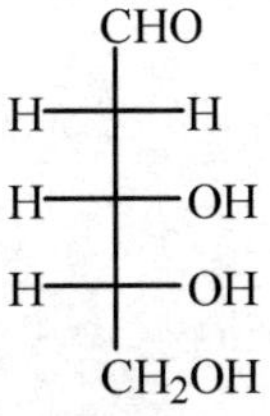
2-去氧核糖

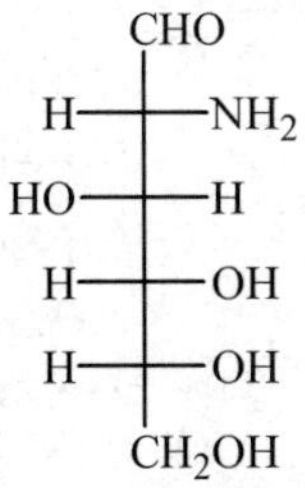
2-氨基葡萄糖

(二)单糖的结构

1.单糖的构型和链状结构　单糖分子(二羟基丙酮除外)中都含有手性碳原子,都有旋光异构体。如丁醛糖有 4 个旋光异构体,戊醛糖有 8 个旋光异构体,己醛糖有 16 个旋光异构体。可以用 *R/S* 标记法标记出糖分子中每个手性碳原子的构型,但对于含多个手性碳的分子来说显得过于麻烦,因此习惯用 D/L 标记法。判定单糖的构型是 D 构型还是 L 构型时,将单糖分子的 Fischer 投影式(碳链直立,羰基在上方)中编号最大(距羰基最远)的手性碳原子的构型与 D-甘油醛比较,构型相同者为 D-型糖,反之为 L-型糖。这样单糖也可以分为 D 型系列和 L 型系列。

以甘油醛为母板,其他的醛糖都可以通过逐步增长碳链的方式衍生出来。如 D-甘油醛与 HCN 加成后可得到多一个碳原子的羟基腈,氰基水解后转化为羧基,γ-羟基酸脱水生成内酯,再经还原后即得丁醛糖。

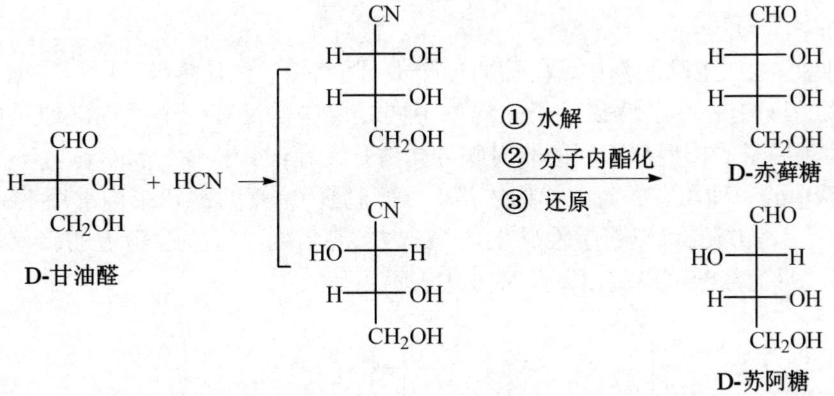

在上述过程中:HCN 与醛基加成时,从羰基平面两侧进攻的机会相等,在原 C-1 位置形成了一个新的手性中心,且后面的几步处理均不对该手性中心产生影响,因此可以得到两种丁醛糖:赤藓糖和苏阿糖。而 D-甘油醛分子中手性碳原子始终未参与反应,其构型未发生变化,所以新生成的两种糖的构型仍为 D 型。

用类似的方式,由 D-赤藓糖或 D-苏阿糖可以各自导出两个 D 型戊醛糖,然后每个戊醛糖又可导出两个己醛糖。下面列出了由 D-甘油醛导出的所有丁醛糖、戊醛糖和己醛糖及它们的名称。

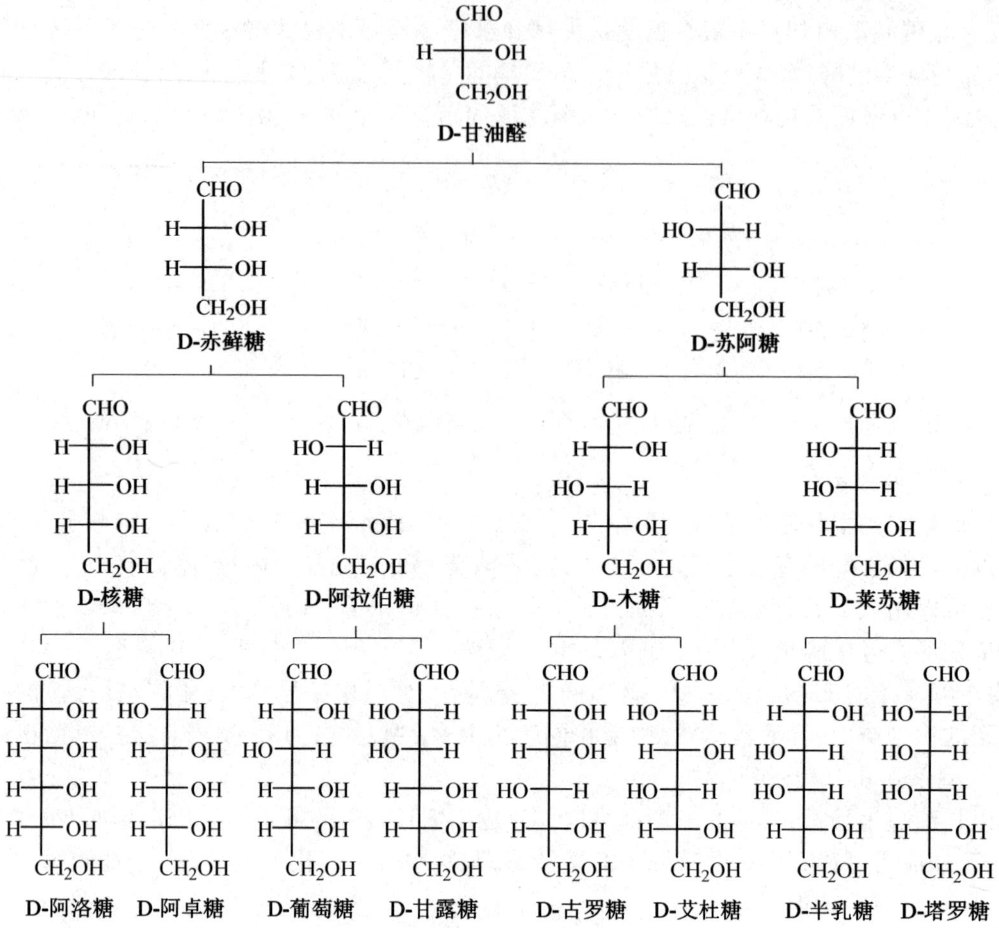

由上可知：在 D 型己醛糖中，D-葡萄糖与 D-阿洛糖、D-甘露糖、D-半乳糖之间互为非对映异构体，但只有一个手性碳原子的构型不同。像这样仅有一个手性碳原子的构型不同而其余手性碳原子的构型都相同的非对映异构体称为差向异构体（epimer）。D-葡萄糖仅是 16 种己醛糖中的一种。它的对映异构体是 L-葡萄糖。单糖的链状结构常用 Fischer 投影式来表示，为了书写方便，可以将手性碳上的氢省去，甚至可以将手性碳上的碳氢键与羟基均省去。例如，D-葡萄糖可以用以下几种方式表示：

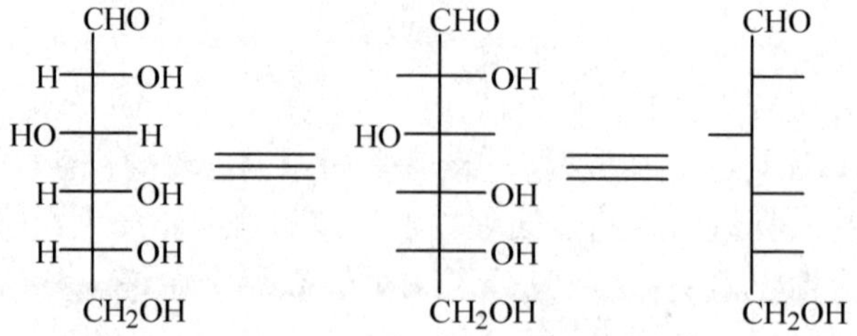

果糖是一种己酮糖，分子式为 $C_6H_{12}O_6$，是葡萄糖的同分异构体，其结构表示如下：

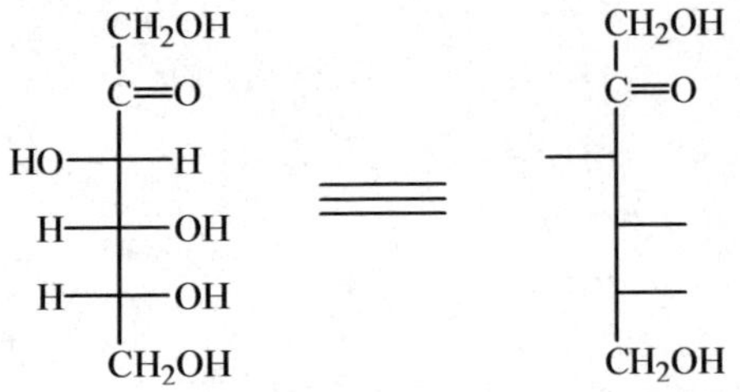

酮糖比含相同碳原子数的醛糖少一个手性碳原子，所以旋光异构体的数目要比相应的醛糖少一半。

2. 单糖的环状结构　利用葡萄糖的链状结构可以解释一些实验现象，如：它可以被溴水氧化生成羧酸、可以与甲醇反应等。但有些实验现象用其链状结构无法说明，如：①葡萄糖虽然能与甲醇在干燥 HCl 条件下反应，但不是与两分子甲醇反应生成缩醛，而是只与一分子甲醇结合生成稳定化合物。②葡萄糖在不同的条件下可以得到两种晶体：从冷乙醇中得到熔点为 146 ℃，比旋光度为+112°的晶体；而从热吡啶中得到熔点为 150 ℃，比旋光度为+18.7°的晶体。③将上述两种晶体溶于水后比旋光度都会随着放置时间的延长而发生变化，并都在达到+52.7°后保持恒定不变。该现象的产生并不是由于葡萄糖在水中分解引起的，因为把溶液蒸干后，分别用②中两种方法结晶，仍可分别得到原来比旋光度的晶体。像糖这样，光学活性物质在水溶液中比旋光度会发生自行改变，最后达到一个稳定的平衡值，这种现象叫作变旋光现象（mutarotation）。

为了解释上述实验现象，人们从醇与醛相互作用生成半缩醛的反应得到启示：葡萄糖分子中同时存在醛基和羟基，其中 C_5 上的羟基与醛基相互作用可以生成一种稳定的六元环状半缩醛结构。成环时 C_1 由原来的 sp^2 杂化态转化为 sp^3 杂化态，形成了一个新的手性碳原子，根据新生成羟基（即半缩醛羟基）的空间位置不同，有两种不同的构型。新生成的半缩醛羟基与 C_5（决定糖相对构型的碳原子）上的羟基在碳链同侧的称为 α-型，半缩醛羟基与 C_5 上的羟基在碳链异侧的称为 β-型。

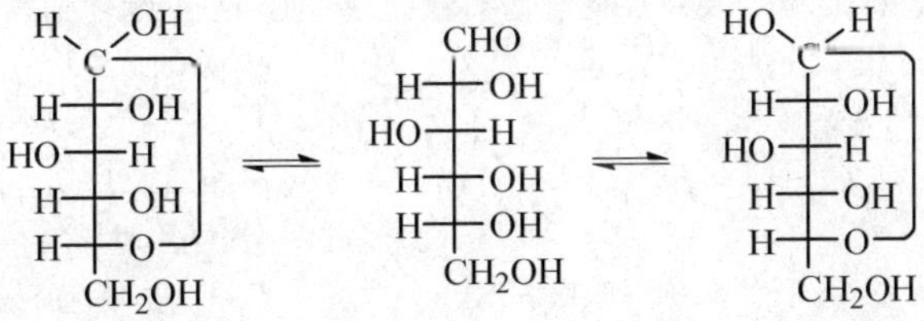

α-D-葡萄糖　36.4%　　D-葡萄糖　0.02%　　β-D-葡萄糖　63.6%

α-D-葡萄糖的比旋光度为+112°，而 β-D-葡萄糖的比旋光度为+18.7°。通过糖的环状结构可以合理地解释变旋光现象：α-型和 β-型是两种不同的化合物，互为差向异构体，应有不同的比旋光度和熔点，将它们各自溶于水后，二者可通过链状结构发生相互转化，最后达到平衡。在平衡混合物中 α-型约占 36.4%，β-型约占 63.6%，而链状结构的含量不大于 0.02%，平衡混合物的比旋光度为+52.7°。在平衡体系中，尽管链状结构的含量很低，但 α-型和 β-型之间的互变必须经过链状结构才能实现。

果糖也有变旋光现象，分子中的酮羰基不仅可以与 C_6 羟基反应也可与 C_5 羟基反应，分别生成六元环和五元环的 α-型和 β-型。在水溶液中通过链状结构，各环状结构间存在下列互变平衡。

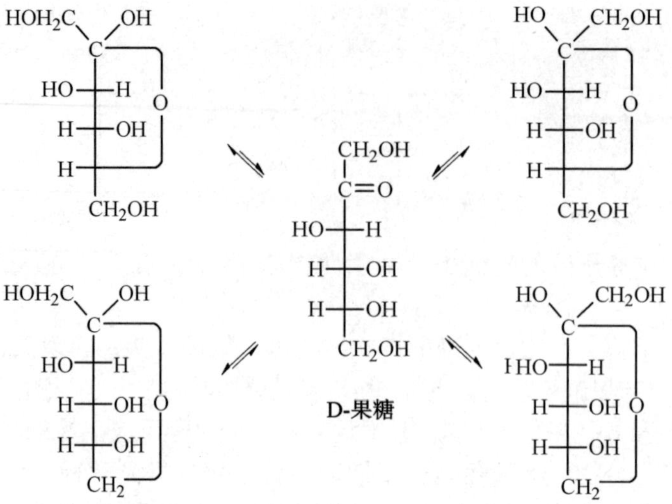

D-果糖

α-D-果糖　　　　β-D-果糖

3. 单糖环状结构的 Haworth 式及构象　用 Fischer 投影式表示葡萄糖的环状结构，不能反映出原子和基团在空间的相互关系。Haworth（哈武斯）把葡萄糖的环状结构用六边形表示，该法能更直观地反映单糖分子中各原子或基团之间的立体关系，后来人们便把这种环状结构的透视式称为 Haworth 式。当其以六元环状结构存在时，与含氧的六元杂环吡喃相似，故称为吡喃糖（pyranose）；若以五元环状结构存在时，与含氧五元杂环呋喃相似，故称为呋喃糖（furanose）。D-吡喃葡萄糖和 D-呋喃果糖的 Haworth 式分别为：

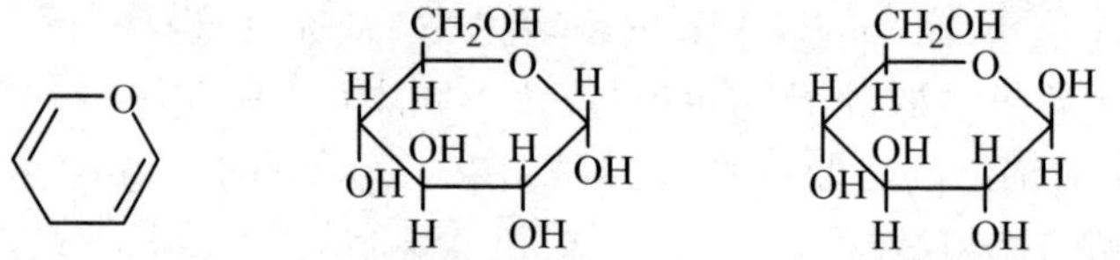

吡喃　　α-D-吡喃葡萄糖　　β-D-吡喃葡萄糖

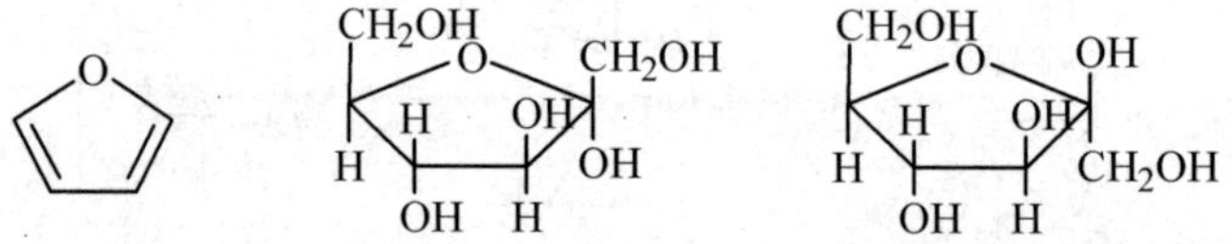

呋喃　　α-D-呋喃果糖　　β-D-呋喃果糖

当不需要强调单糖是 α-型还是 β-型，或者表示二者的混合物时，D-葡萄糖的 Haworth 式可以表示为：

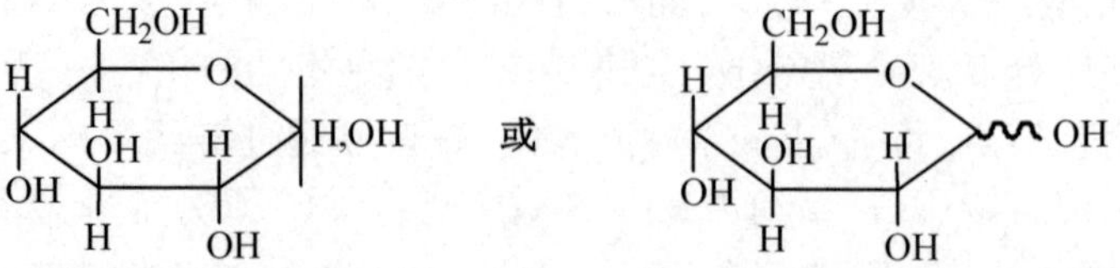

现以 D-葡萄糖为例说明如何把己醛糖直链的 Fischer 投影式改写成 Haworth 式。首先将 D-葡萄糖的链状结构（i）向右旋转 90°写成（ii），然后碳链向后弯曲，六个碳原子卷成近似环状（iii），此时如果 C_6 上的羟基与醛基发生反应得到的是一不稳定的七元环，因此需将（iii）式中的 $C_4—C_5$ 键逆时针旋转 120°，使 C_5 羟基与醛基靠近，如（iv）式所示，最后 C_5 羟基

中的氧原子按弯箭头所指分别从羰基平面的两侧进攻羰基碳，得到两个差向异构体。其中半缩醛羟基在环平面下方的为 α-D-吡喃葡萄糖，半缩醛羟基在环平面上方的为 β-D-吡喃葡萄糖。

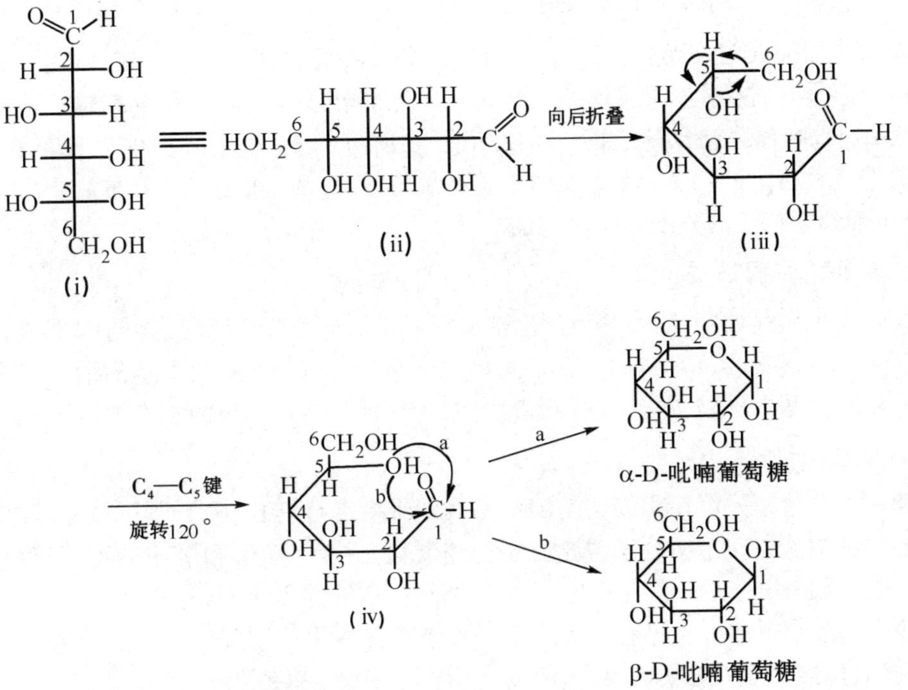

从上述转换过程可以看出：在 Fischer 投影式中碳链左侧的基团，写在 Haworth 式中环平面的上方，而右侧的基团写在环平面的下方。书写 Haworth 式时一般把环氧原子置于环的后面，环上氢原子可以写出，也可以省略不写，当氢原子省略时可以用短直线表示羟基。

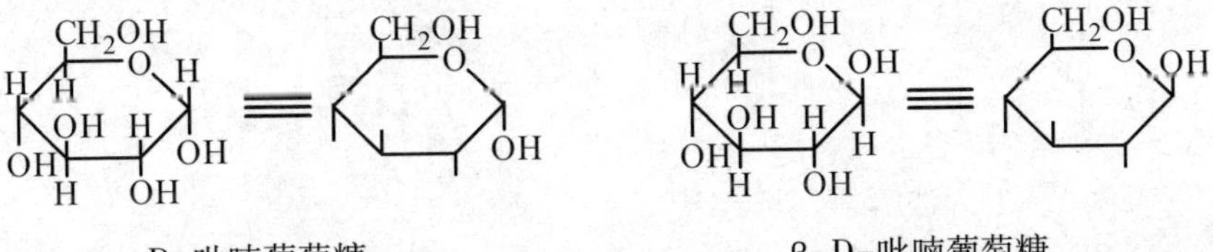

α-D-吡喃葡萄糖　　　　β-D-吡喃葡萄糖

在 D-葡萄糖的水溶液中，为什么 β-型异构体的含量较 α-型异构体要多呢？这是因为前者比后者稳定，而这种稳定性是与两者的构象式密切相关的。

吡喃糖的六元环与环己烷类似，也是椅式构象较稳定。β-D-吡喃葡萄糖的两种椅式构象如下：

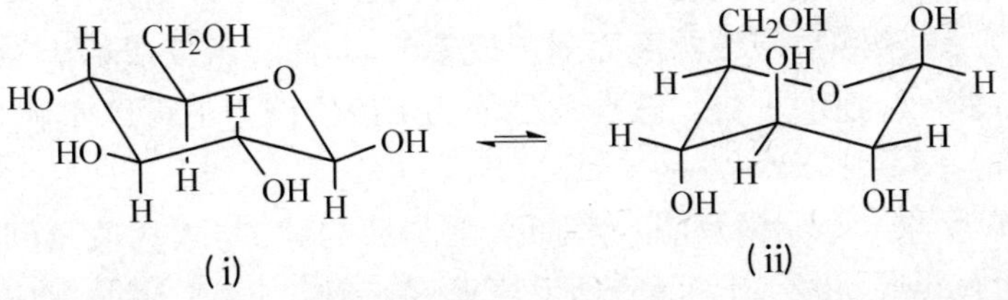

(i)　　　　(ii)

在上述两种椅式构象式中，(i)中的五个较大基团都处于 e 键，因而最稳定。同样α-D-吡喃葡萄糖也有两种椅式构象，其中较稳定的是：

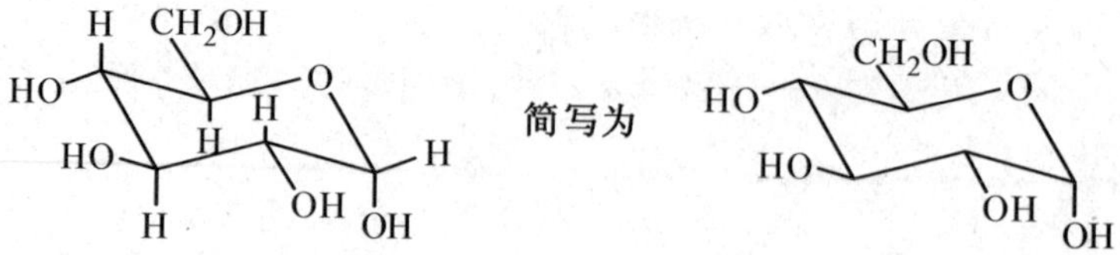

该构象式较为稳定是因为它只有一个取代基(半缩醛羟基)处于 a 键,而其他取代基均处于 e 键。但是它的稳定性不如β-D-吡喃葡萄糖的构象(i),因此在葡萄糖的互变平衡混合物中 β-D-吡喃葡萄糖含量较高。不仅如此,在所有的 D-型已醛糖中也只有 β-D-吡喃葡萄糖具有这种稳定的构象,因此单糖中葡萄糖在自然界存量最多、分布最广并不是偶然的,而是由葡萄糖特定的分子结构决定的。

(三)单糖的物理性质

单糖是无色结晶性物质,易溶于水,难溶于乙醇,不溶于乙醚,常能与水形成过饱和溶液——糖浆,水-醇混合溶剂常用于糖的重结晶。单糖都有甜味,不同的糖甜度不同,其中果糖最甜。除二羟基丙酮外,单糖都有旋光活性,具有环状结构的单糖都有变旋光现象。

(四)单糖的化学性质

单糖在水溶液中是以环状结构与链状结构的平衡混合物存在的,既可以链状结构反应,又可以环状结构反应。单糖分子中含有羟基和羰基,具有一般醇和醛酮的特征反应,而羟基与羰基共处于同一分子内,相互影响,又具有一些特殊的性质。

1. 脱水与显色反应　单糖在浓无机酸条件下加热发生脱水反应。戊醛糖和己醛糖与浓无机酸共沸,可经多步脱水分别生成 α-呋喃甲醛(糠醛)和 5-羟甲基呋喃甲醛。糠醛及取代糠醛都可以与酚类化合物生成有色化合物,可用于糖的定性鉴定。

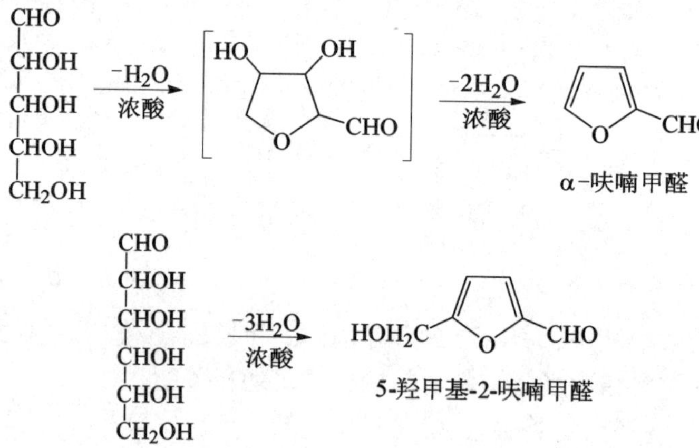

(1) Molish 反应　糖类化合物在浓 H_2SO_4 作用下,与 Molish 试剂(α-萘酚的乙醇溶液)形成紫色复合物,在糖液和浓硫酸的液面间形成紫色环,此颜色反应称为 Molish 反应。酮糖也有类似的反应,且反应速度更快。寡糖和多糖在浓硫酸作用下可以水解生成单糖,因此也能发生 Molish 反应。

(2) Seliwanoff 反应　己酮糖及能水解产生己酮糖的糖,与浓盐酸及间苯二酚作用呈深红色,此反应称为 Seliwanoff 反应。己醛糖反应速度较慢,因此常用此反应来鉴别己醛糖和己酮糖。

2. 异构化反应　在稀碱溶液中单糖可通过烯醇式结构相互转化,生成由几种异构体组成的混合物。如用稀碱处理 D-葡萄糖时，会得到由 D-葡萄糖、D-甘露糖和 D-果糖的平衡混合物。用稀碱处理 D-甘露糖或 D-果糖时会得到相同的结果。此反应中 D-葡萄糖和 D-甘露糖这一对差向异构体间的相互转化也叫作差向异构化（epimerism）。

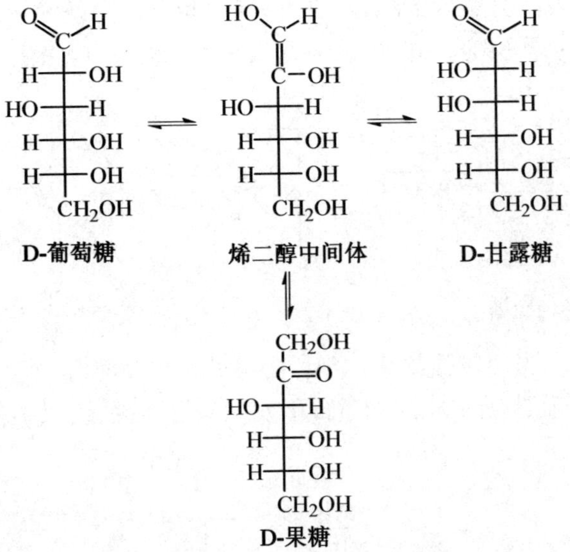

3. 氧化反应　单糖无论是醛糖还是酮糖，都能被多种氧化剂氧化，所用的氧化剂不同得到的产物也不同。

单糖的氧化反应

（1）与碱性弱氧化剂反应　Tollens 试剂、Benediet 试剂和 Fehling 试剂均为碱性弱氧化剂，它们能够把醛基氧化成羧基。酮糖虽无醛基，但在碱性条件下可以通过异构化产生醛基，同时在碱性条件下，酮糖还可以发生羟醛缩合的逆反应，分子中碳链断裂，生成具有醛基结构的小分子混合物。例如：

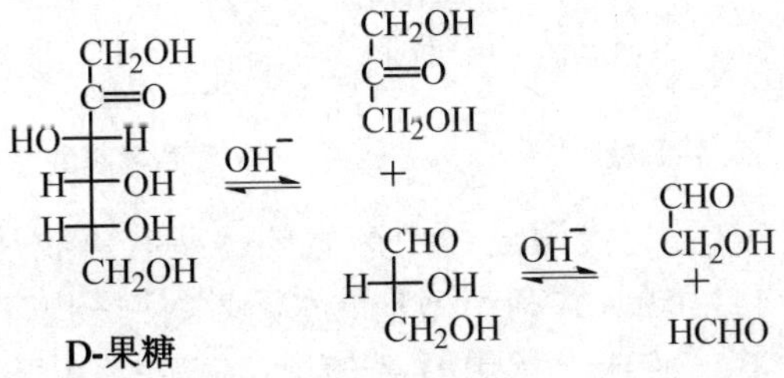

由此可见，酮糖不仅也具有还原性，而且有时还原性比醛糖还强。因此所有的单糖都可以与碱性弱氧化试剂作用。

$$\text{单糖} + \text{Tollens 试剂} \xrightarrow{\triangle} \underset{\text{（银镜）}}{Ag\downarrow} + \text{复杂氧化物}$$

$$\text{单糖} + \text{Fehling(Benedict)试剂} \xrightarrow{\triangle} \underset{\text{（棕红色）}}{Cu_2O\downarrow} + \text{复杂氧化物}$$

在糖化学中，能够被碱性弱氧化剂氧化的糖称为还原糖（reducing sugar）。不能被碱性弱氧化剂氧化的糖称为非还原糖（non reducing sugar）。单糖都是还原糖。

Benedict 试剂中含硫酸铜、碳酸钠和枸橼酸钠钾，性质稳定，使用方便，而且不受尿液中尿酸和肌酸等物质的干扰。临床上常用来检验尿中是否含有葡萄糖,并可根据产生 Cu_2O 沉淀的量进行葡萄糖的定量测定。

(2)与溴水反应　溴水可以很快地与醛糖反应,选择性地将醛基氧化成羧基,生成相应的糖酸,然后又进一步发生分子内的酯化反应得到内酯。在此条件下,酮糖不能通过异构化转化成醛糖,所以与溴水不反应,因此该反应常用来鉴别醛糖和酮糖。

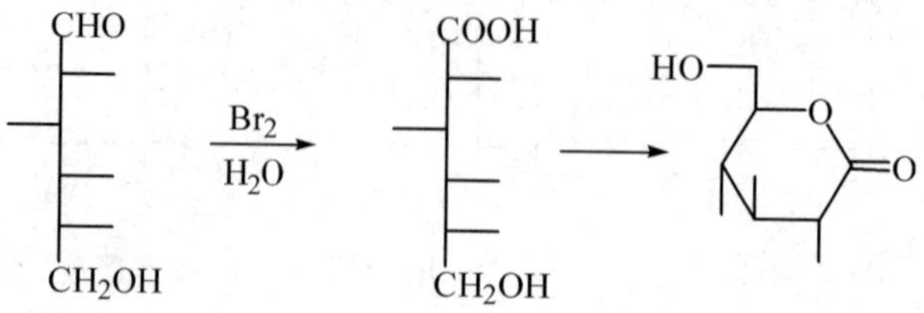

D-葡萄糖　　葡萄糖酸　　葡萄糖酸-δ-内酯

(3)与稀硝酸反应　当用较强的氧化剂稀硝酸处理单糖时,链两端的醛基和伯醇羟基同时被氧化生成糖二酸。而酮糖在相同的条件下发生碳链断裂,生成小分子的二元羧酸。

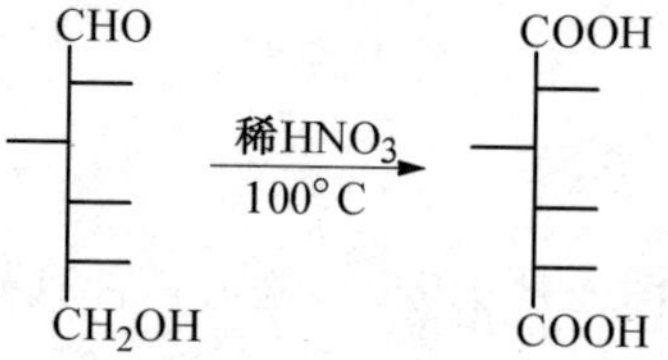

D-葡萄糖　　D-葡萄糖二酸

(4)生物体内的氧化　在动植物体内,葡萄糖的伯醇羟基在特种酶的作用下可被氧化为羧基,而醛基不被氧化,生成葡萄糖醛酸。

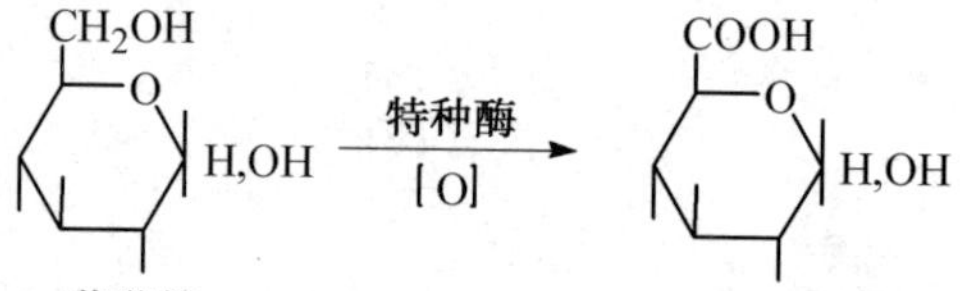

D-葡萄糖　　D-葡萄糖醛酸

D-葡萄糖醛酸在人体内可与代谢过程中产生的一些有害物质如某些醇、酚相结合,形成葡萄糖醛酸衍生物,使毒性降低;并利用糖基的水溶性,使这些有害物质易于排出体外,这是人体自行解毒的一种方式。临床上常用D-葡萄糖醛酸-γ-内酯及D-葡萄糖醛酸钠作为保肝护肝的药物。

4. 成苷反应　单糖环状结构中的半缩醛(酮)羟基可以与其他含羟基或活泼氢的化合物脱水,生成的化合物称为糖苷(glycoside)。此反应称为成苷反应,因此半缩醛(酮)羟基也被称为苷羟基。例如在 HCl 催化下,D-葡萄糖可与一分子甲醇脱水生成葡萄糖甲苷。这个性质合理地解释了为什么单糖只与一分子醇作用就可以得到稳定化合物的实验事实。

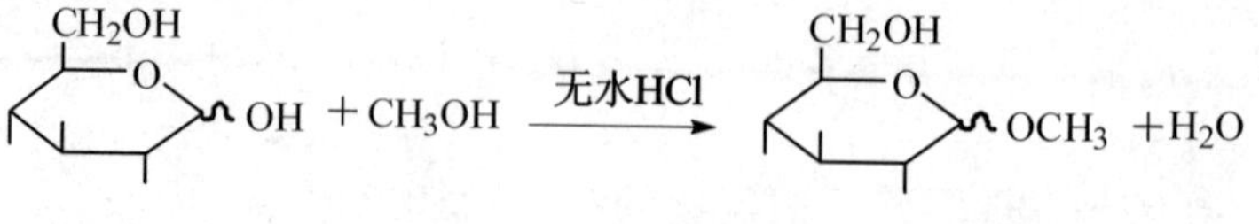

D-吡喃葡萄糖甲苷

糖苷由两部分构成,一般将来自于糖的部分称为糖苷基,来自于非糖的部分称为糖苷配基或配基。连接二者之间的键称为苷键(glycosidic bond)。依与糖苷基相连的元素种类不同可将苷键分为氧苷键、氮苷键、碳苷键和硫苷键。糖苷结构中已没有半缩醛(酮)羟基,不能转变为链状结构,故糖苷没有还原性和变旋光现象。糖苷在碱性环境中较稳定,但在酸或酶催化下水解生成原来的糖和非糖成分。

糖苷广泛分布于自然界,许多具有生物活性。如中药丹皮的活性成分——丹皮酚就是以葡萄糖苷(丹酚苷)的形式存在的。黑芥子苷是中药芥子的有效成分之一。

(五)重要的单糖

1. D-葡萄糖　D-葡萄糖(D-glucose)为无色晶体,易溶于水,有甜味,甜度只有蔗糖的74%左右,熔点146 ℃,比旋光度 $[\alpha]_D^{20}=+52.7°$。由于D-葡萄糖是右旋的,在商品中常以"右旋糖(dextrose)"代表葡萄糖。D-葡萄糖广泛分布在自然界中,植物的果实、蜂蜜、动物的血液、淋巴中均有游离的D-葡萄糖存在。

人体血液中的葡萄糖称为血糖,其正常值为3.9~6.1 mmol·L^{-1}。当血液中血糖浓度低于3.9 mmol·L^{-1}时为低血糖,此时人会产生眩晕、眼冒金花、四肢无力及冒虚汗等症状。当血糖浓度高于6.1 mmol·L^{-1}时,则称为高血糖,一般来说短时间的高血糖对人体无严重危害。比如在应激状态下或情绪激动时,就可能出现短暂的高血糖;一次进食大量的糖,也可出现短暂高血糖。但如果长期血糖值偏高,则很可能是患有糖尿病的征兆。

2. D-果糖　D-果糖(D-fructose)为无色晶体,易溶于水,可溶于乙醇及乙醚中,熔点104 ℃,比旋光度$[\alpha]_D^{20}=-92°$,果糖是最甜的一种糖。因为是左旋光的,所以常叫作"左旋糖(levulose)"。果糖是自然界分布最广的一种己酮糖,以游离态或结合态存在于水果、蜂蜜和动物体内。如糖代谢过程中要经过6-磷酸果糖和1,6-二磷酸果糖阶段,所以果糖在糖代谢过程中占有重要的地位。

3. D-半乳糖　D-半乳糖(D-galactose)是无色结晶,能溶于水和乙醇,熔点167 ℃,比旋光度$[\alpha]_D^{20}=+80.2°$,其甜度约为蔗糖的30%。半乳糖的一些衍生物广泛分布于植物界,如果胶、琼脂的主要组分就是半乳糖衍生物。人的脑髓中有些结构复杂的脑苷脂中也含有半乳糖,D-半乳糖与D-葡萄糖结合成乳糖存在于哺乳动物的乳汁中。D-半乳糖是D-葡萄糖的C_4位差向异构体,在人体内酶的催化作用下转化为葡萄糖被人体吸收。

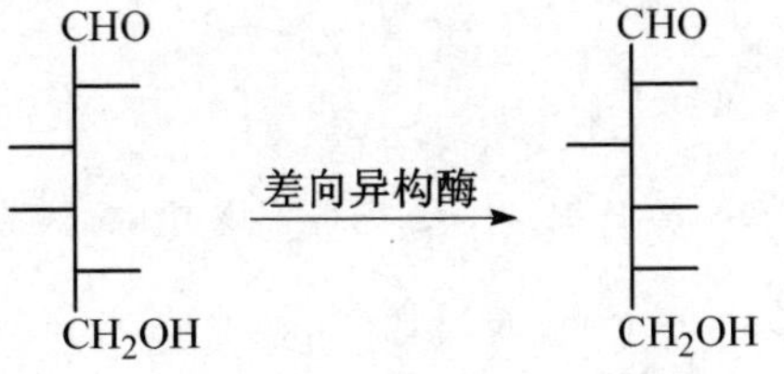

D-半乳糖　　D-葡萄糖

4. D-核糖和D-脱氧核糖　D-核糖(D-ribose)和D-脱氧核糖(D-deoxyribose)都是戊醛糖,它们都有还原性和变旋光现象。D-核糖的熔点为87 ℃,比旋光度$[\alpha]_D^{20}=-23.7°$,自然界中主要以β-呋喃糖的形式存在于核糖核酸(RNA)中,此外在维生素B_2及某些酶中也广泛存在。D-脱氧核糖的熔点为90 ℃,比旋光度$[\alpha]_D^{20}=-59°$,自然界中主要以β-呋喃糖的形式存在于脱氧核糖核酸(DNA)中。

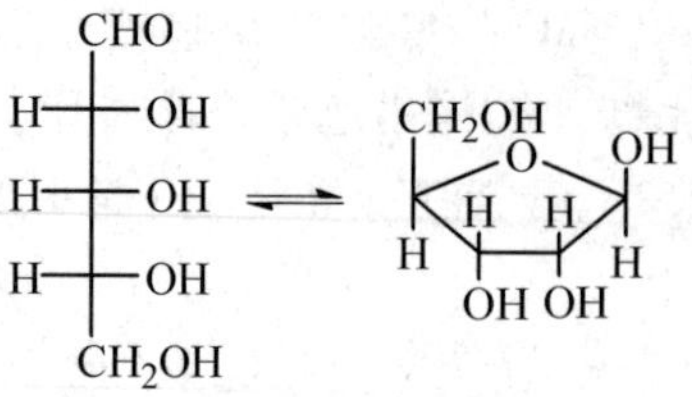

β-D-核糖

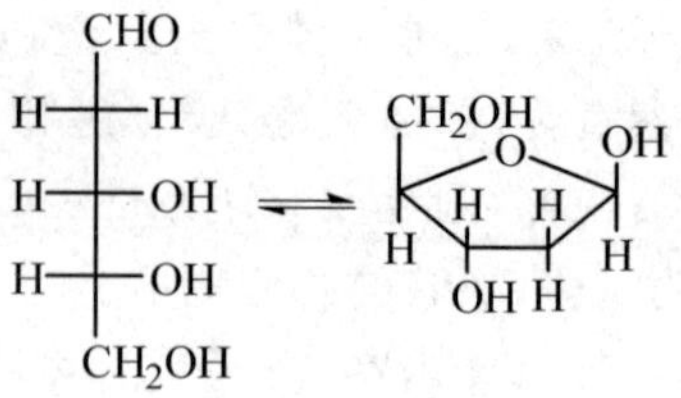

β-D-2-脱氧核糖

二、双糖

在寡糖中以双糖(disaccharide)与人们的关系较为密切。从结构上讲,双糖可以看成是一分子单糖的苷羟基与另一分子单糖的羟基之间脱水形成的缩合物,因此双糖是两分子单糖通过苷键连接起来的。根据构成双糖的两个单糖分子是否相同,可以将双糖分为均双糖(homodisaccharide)和杂双糖(hetero-disaccharide)。两个相同单糖分子构成的双糖称为均双糖,如麦芽糖、海藻糖等。两个不同单糖分子构成的双糖称为杂双糖,如蔗糖、乳糖等。

双糖的物理性质与单糖相似:能形成晶体,易溶于水,都有甜味。化学性质与其组成及苷键的类型有关。根据其能否与碱性弱氧化试剂作用可将双糖分为还原性双糖(reducing disaccharide)和非还原性双糖(non reducing disaccharide)。

还原性双糖和非还原性双糖

(一)还原性双糖

从结构上看,还原性双糖是由一分子单糖的苷羟基与另一分子单糖的醇羟基脱水而形成的糖苷。因为双糖分子中还保留着一个苷羟基,在水溶液中可以开环变为链状结构,所以这类糖具有还原性和变旋光现象。重要的还原性双糖有麦芽糖、纤维二糖、乳糖等。

1. 麦芽糖　麦芽糖(maltose)是淀粉部分水解的产物,它可以看作是一分子 α-D-葡萄糖的苷羟基与另一分子葡萄糖的 C_4 羟基间失去一分子水形成的 α-葡萄糖苷,二者之间通过 α-1,4 苷键结合。

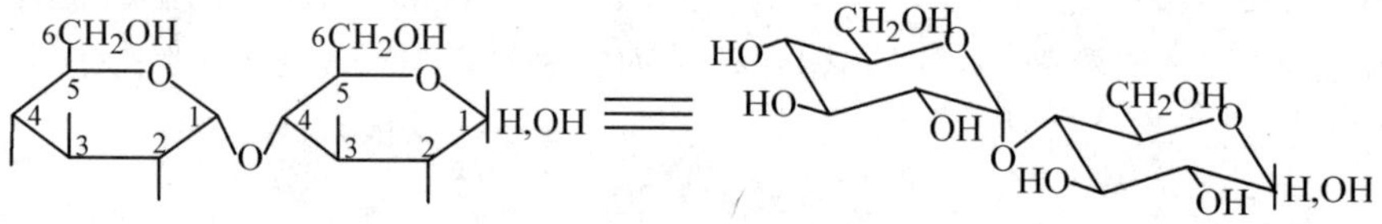

麦芽糖

4-O-(α-D-吡喃葡萄糖基)-D-吡喃葡萄糖

2. 纤维二糖　纤维二糖(cellobiose)是纤维素部分水解的产物。它与麦芽糖相似也是由两分子 D-葡萄糖形成的双糖,不同之处是纤维二糖中的苷键是 β-1,4-苷键。即纤维二糖是由一分子 β-D-葡萄糖的苷羟基与另一分子 D-葡萄糖的 C_4 羟基脱水形成的苷,所以纤维二糖是 β-葡萄糖苷。

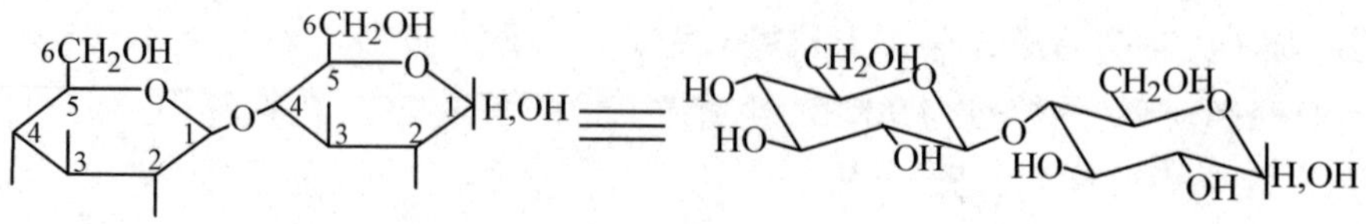

纤维二糖

4-O-(β-D-吡喃葡萄糖基)-D-吡喃葡萄糖

3. 乳糖　乳糖(lactose)存在于哺乳动物的乳汁中,约占母乳的 7% ~8%,牛奶的 4% ~5%。它可以看成是由一分子 β-D-半乳糖的苷羟基与另一分子 D-葡萄糖的 C_4 羟基缩合而成的苷,所以乳糖是由 β-1,4-苷键结合成的 β-乳糖苷。

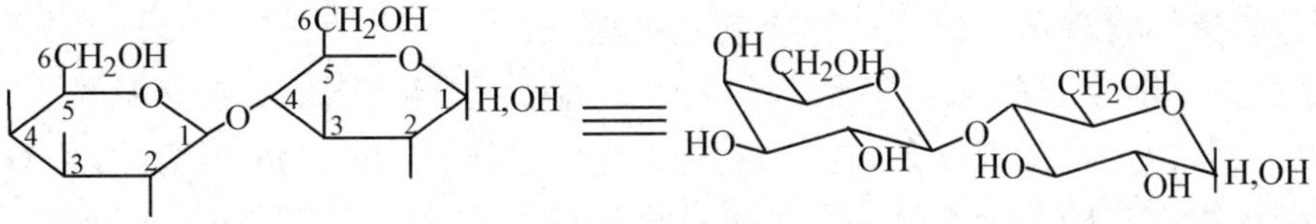

乳　糖

4-O-(β-D-吡喃半乳糖基)-D-吡喃葡萄糖

医药上常利用其吸湿性小的特点,将其作为药物的稀释剂以配制散剂和片剂。

双糖是不能直接被人体吸收的。例如,乳糖需要在乳糖酶催化作用下才能被水解。而有些人肠道内缺乏这种酶或者其活性已衰减,故不能正常分解并代谢乳糖,如果饮用牛奶等奶制品后,未被水解的乳糖进入大肠后便会引起腹胀、腹痛或者腹泻。

(二)非还原性双糖

从结构上看,非还原性双糖是由两个单糖分子的苷羟基间脱水而形成的苷。由于分子中已没有游离的苷羟基,无法开环转变成链状结构,因此没有还原性和变旋光现象。

1. 蔗糖　蔗糖(sucrose)是自然界分布最广的双糖,尤其在甘蔗和甜菜中含量最多。它可以看成是一分子 α-D-葡萄糖的苷羟基与另一分子 β-D-果糖的苷羟基间脱水形成的苷,因此它既是 α-D-葡萄糖苷也是 β-D-果糖苷。其苷键既可称为α,β-1,2-苷键也可以称为是 β,α-2,1-苷键。

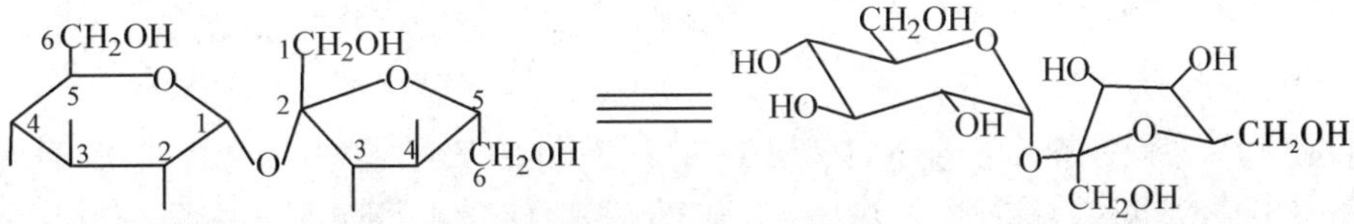

蔗　糖

α-D-吡喃葡萄糖基-β-D-呋喃果糖苷或 β-D-呋喃果糖基-α-D-吡喃葡萄糖苷

2. 海藻糖　海藻糖(trehalose)也是自然界分布很广的一种非还原性双糖,许多菌类、藻类植物及一些昆虫体内都有其存在。它可以看成是由两分子 α-D-葡萄糖的苷羟基间脱水形成的双糖,其苷键为 α,α-1,1-苷键。

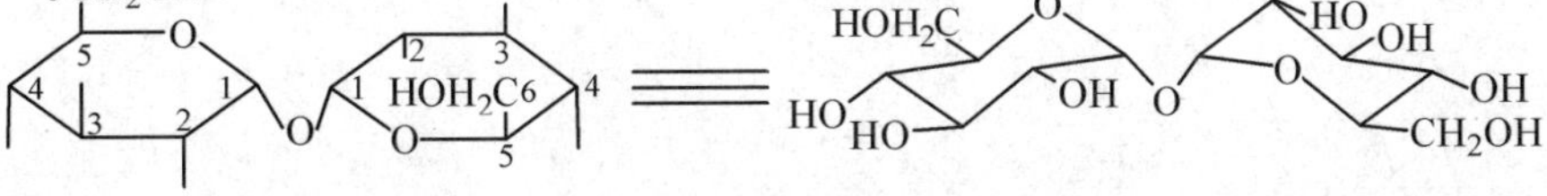

海藻糖

α-D-吡喃葡萄糖基-α-D-吡喃葡萄糖苷

海藻糖自身性质非常稳定,并对多种生物在极端条件下生存具有神奇的保护作用。

三、多糖

多糖是由很多个单糖单元通过苷键彼此连接起来的大分子化合物。自然界中大多数多糖含有 80～100 个单糖单元。在多糖分子中，单糖单元之间常以 α-1,4 或 β-1,4 和 α-1,6 苷键相连接。直链结构中的单糖单元主要以 α-1,4 或 β-1,4-苷键相连接，而在支链的分支处主要是 α-1,6-苷键。由于多糖的分子量很大，所以尽管多糖分子的链端有游离的苷羟基，但多糖分子整体表现不出还原性和变旋光现象。

多糖大多为不溶于水的无定形粉末，也没有甜味。个别多糖可溶于水形成胶体溶液。多糖都可以水解，但过程比较复杂，往往是先得到相对分子量较小的多糖，然后再水解成寡糖，最后得到单糖。多糖完全水解后只生成一种单糖的称为均多糖（homopolysaccharide），如淀粉、纤维素等；完全水解后生成两种或两种以上单糖的称为杂多糖（heteropolysaccharide）。如阿拉伯胶、菊粉等。

（一）淀粉

淀粉（starch）是植物贮藏糖类的主要形式，在植物体各个部分的组织内都有分布，尤其在种子和块根中含量十分丰富，如大米含 75%～80%，大麦和小麦含 60%～65%，玉米含 65%左右，红薯、土豆等也含有丰富的淀粉。淀粉是一种白色、无臭、无味的粉状物质，从不同食物中得到的淀粉其颗粒及形状也不同。

根据淀粉中苷键的类型及成链形状，可将其分为直链淀粉和支链淀粉两类。前者难溶于冷水而可溶于热水，后者在热水中也不溶，仅会膨胀成糊状。

1. 直链淀粉　直链淀粉（amylose）占淀粉总量 20% 左右。它是由 D-葡萄糖通过α-1,4 苷键连接而成的链状化合物，分子中约有 250～300 个葡萄糖单元，其部分结构如下：

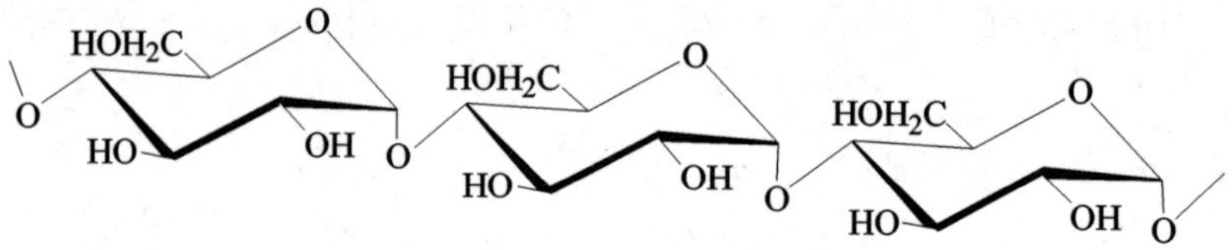

直链淀粉并不是一条长的直链，由于 α-1,4-苷键的氧原子有一定的键角，且单键可以自由转动，借助羟基间的氢键形成一条有规则的螺旋状结构，每圈有 6 个葡萄糖单元。螺旋结构的中间空隙正好可以嵌入碘分子，碘分子与淀粉靠 Van der Waals 力形成一种蓝色的配合物。该性质常用于淀粉的定性分析。

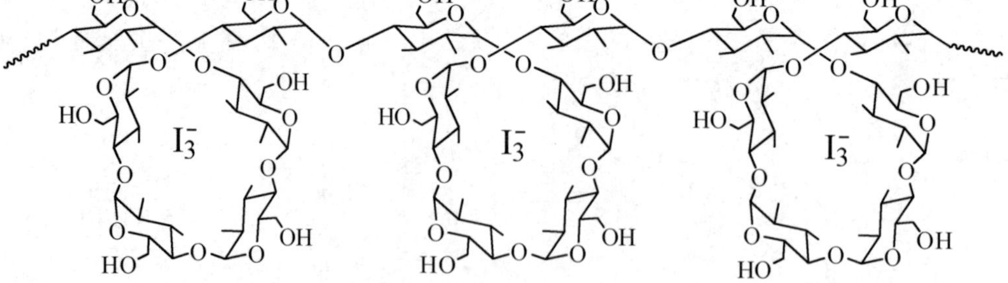

2. 支链淀粉　支链淀粉（amylopectin）约占淀粉总量的 80%。支链淀粉中主链也是 D-葡萄糖以 α-1,4-苷键连接，但在直链上每隔 20～25 个葡萄糖单元便会有一个分支，各个分支通过 α-1,6-苷键与其主链相连。

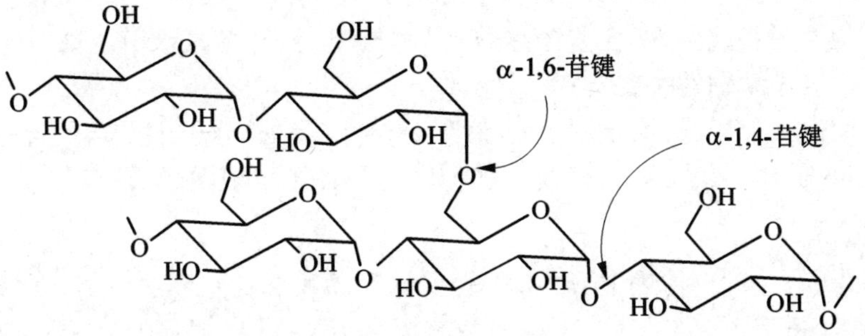

支链淀粉的空间结构比直链淀粉复杂得多，其形状如图19-1所示。

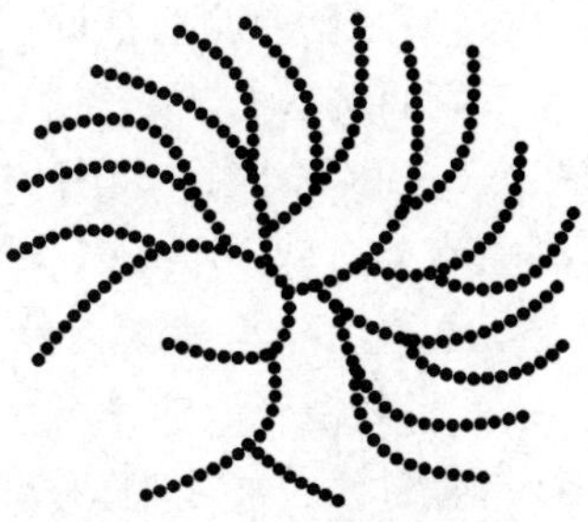
图19-1 支链淀粉结构

淀粉在酸催化作用下加热会逐步发生水解，生成多种糊精、麦芽糖，最后得到葡萄糖。其过程表示如下：

$$\underset{\text{淀粉}}{(C_6H_{10}O_5)_n} \longrightarrow \underset{\text{糊精}}{(C_6H_{10}O_5)_{n-x}} \longrightarrow \underset{\text{麦芽糖}}{C_{12}H_{22}O_{11}} \longrightarrow \underset{\text{葡萄糖}}{C_6H_{12}O_6}$$

糊精的相对分子量比淀粉小，但仍是多糖，其可以溶于冷水，常用做黏合剂。

淀粉主要用作食物，是维系生命活动不可缺少的物质；工业上被用于制取葡萄糖、酒精等；在药物制剂中常作为赋形剂、润滑剂或保护剂。

（二）纤维素

纤维素（cellulose）是自然界分布最广，存量最多的有机物。植物细胞壁的主要成分就是纤维素。棉花中纤维素的含量在98%以上，一般木材中含纤维素约50%，树叶中的纤维素约占其干重的20%。纯净的纤维素是白色微晶形物质，不溶于水也不溶于有机溶剂。

纤维素是由葡萄糖单元通过β-1,4-苷键连接而成的高聚物。纤维素结构中不存在支链，由于连接各葡萄糖单元的β-1,4-苷键难以卷曲，不会形成像直链淀粉那样的螺旋状结构，但分子链之间可以通过氢键的作用使它们拧成绳索状，这种绳索状结构再排列起来形成肉眼所见的纤维，如图19-2所示。

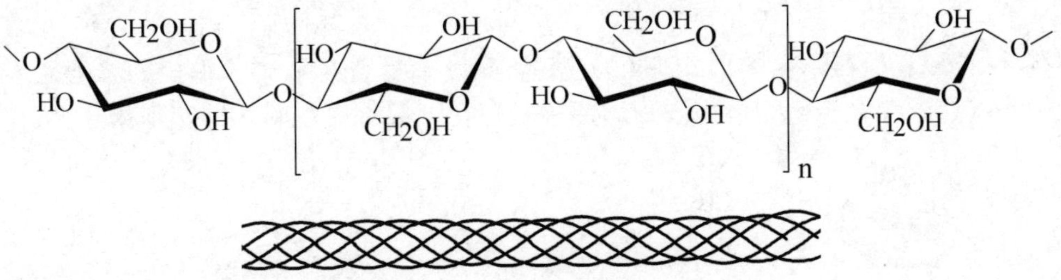

图19-2 纤维素绳索状结构

前面已经说过，人体要消化吸收每种寡糖则体内必须有其相应的酶，对于多糖也是如此。人体内的淀粉酶可以专一性的水解淀粉，最终得到可被吸收利用的葡萄糖，所以淀粉可被人们用作食物。人体内缺乏能水解纤维素中的β-1,4-苷键的酶，所以人没有消化纤维素的能力，不能以其为食物。但纤维素能够促进肠道的蠕动，加快粪便的排出，使有害物质在肠道内的滞留时间缩短，所以在人的膳食中应当摄入一定量的纤维素。牛、马、羊等草食动物的肠道内孳生着一些微生物，这些微生物可以分泌出将纤维素水解的酶，所以青草、庄稼秸秆等可以作为这类动物的主要饲料。

纤维素的用途十分广泛，除了用于制造纸张和纺织品外，分子中游离的羟基经硝化或乙酰化后，可制成人造丝、人造棉、玻璃纸、无烟火药、火棉胶、电影胶片等。

（三）糖原

糖原（glycogen）是动物体内贮存的多糖，也称为动物淀粉，主要存在于肝脏和肌肉中。肝脏中的糖原叫肝糖原，肌肉中的糖原叫肌糖原。

糖原的结构与支链淀粉相似，但比支链淀粉的分支更多，分支间隔更短，如图 19-3 所示，每隔8～10个葡萄糖单位就会出现一个 α-1,6-苷键。

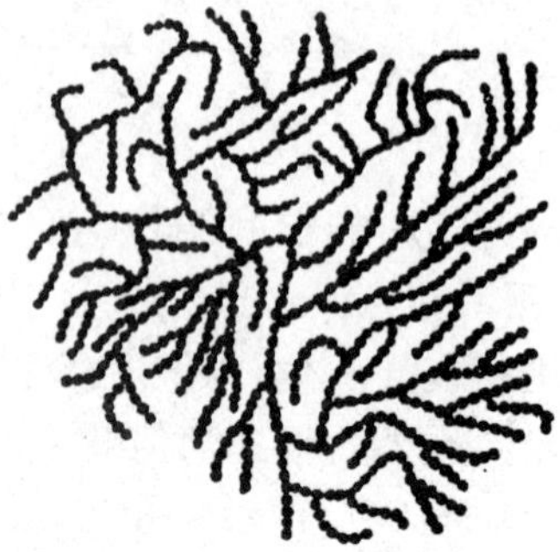

图 19-3 糖原结构

糖原的功能与植物淀粉相似，既是葡萄糖的贮存形式，又是葡萄糖获取的来源。当人们进食后，淀粉类食物转变成葡萄糖后被吸收，一部分用于维持血糖水平，另一部分则转变为糖原贮藏起来。当体内血糖低于正常水平时，糖原即可在酶的作用下分解为葡萄糖供肌体利用。

四、氨基糖与血型物质

（一）氨基糖

氨基糖（amino sugar）是指单糖分子中的羟基被氨基取代后的产物。自然界中存在的氨基糖多为2-氨基糖。例如：

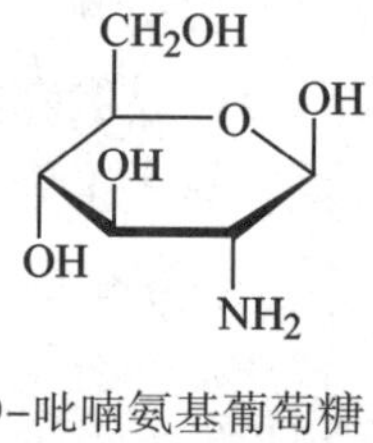

D-吡喃氨基葡萄糖

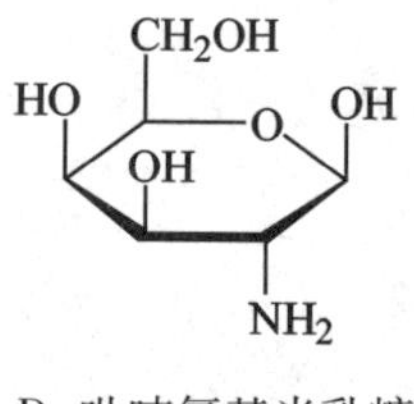

D-吡喃氨基半乳糖

它们主要以乙酰氨基糖的形式存在于糖蛋白、黏多糖等物质中。糖蛋白由寡糖与蛋白质相连而成，广泛存在于生物体内。下面两种是存在于糖蛋白中的两种氨基糖苷。

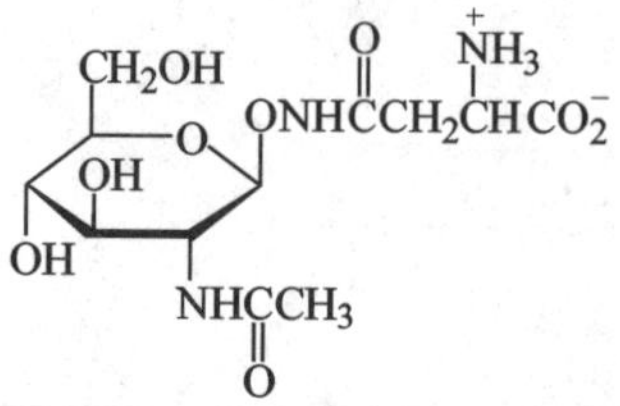

N-乙酰氨基-β-D-葡萄糖基天冬酰胺

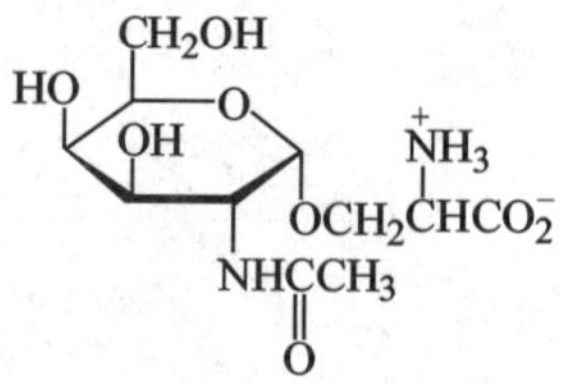

N-乙酰氨基-α-D-半乳糖基丝氨酸

黏多糖是细胞间结缔组织的主要成分，也广泛存在于哺乳动物各种细胞内。透明质酸（hyaluronic acid）是结构最简单、分布最广的黏多糖。它是一种白色无定形固体，无味、无臭，有很强的吸湿性，易溶于水。它的水溶液有很高的黏性，有润滑保护细胞的作用，广泛分布于人体各部位。透明质酸是由 *N*–乙酰氨基葡萄糖及 D–葡萄糖醛酸组成的结构单元聚合而成的线性多糖。其结构可表示为：

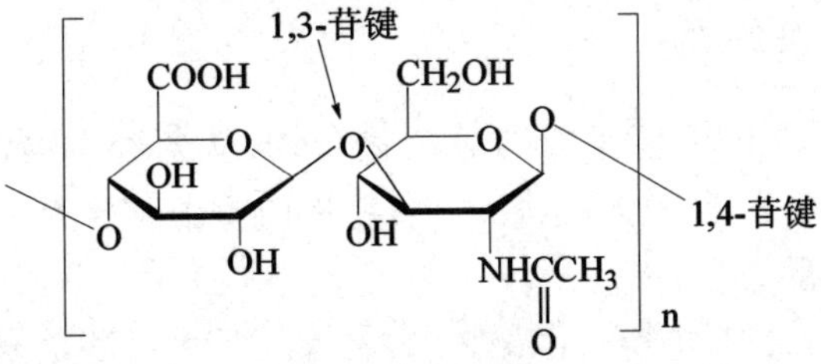

(二) 血型物质

众所周知，人的血型可分为 A 型、B 型、AB 型和 O 型四种。相同血型的血液可以相互混合，不发生凝集。但 A 型血不能与 B 型血混合，AB 型血也不能与其他任何型血混合，否则将发生凝血现象，输血时会危及生命；而 O 型血却可以与其他型血混合。ABO 血型的分类主要是由红细胞膜上的血型物质而定型的。它们的区别就在于糖蛋白末端的寡糖链的组成不同。组成血型物质寡糖链的 4 种单糖为：

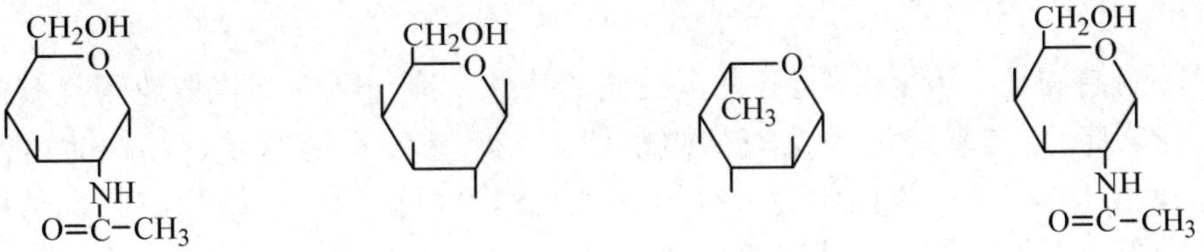

N–乙酰氨基–α–D–葡萄糖　　β–D–半乳糖　　α–L–岩藻糖　　*N*–乙酰氨基–α–D–半乳糖

四种血型其红细胞表面寡糖链的基本组成分别如下：

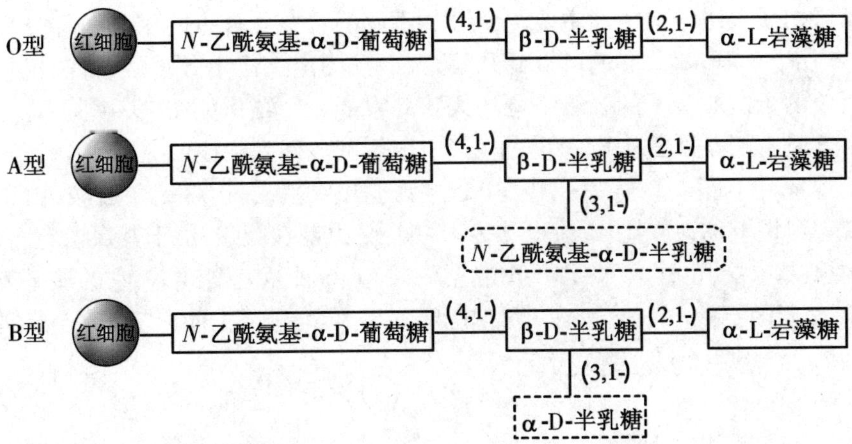

AB型　　兼有A型和B型的糖

食品甜味剂

第二节　蛋白质

蛋白质(protein)存在于所有生物体中，是生命的物质基础，一切生命活动都离不开蛋白质，生物体的各种生理功能大多是通过蛋白质来实现的。蛋白质的种类繁多，结构复杂，但其基本组成单位是氨基酸。蛋白质是氨基酸残基通过肽键连接而成的生物大分子,其分子量一般在 10 000 以上。蛋白质的生物功能主要取决于它的结构。

一、蛋白质的元素组成

蛋白质是一类非常重要的含氮生物高分子化合物,从各种生物组织中提取的蛋白质经过元素分析,发现它们都含有碳、氢、氧、氮,大多数蛋白质中还含有硫,有些蛋白质中还含有磷、铁、铜、碘、锌、锰等元素。

在生物组织中非蛋白含氮物质的量极少,绝大部分氮元素都是来源于蛋白质,且各种蛋白质的含氮量都相当接近,平均约为 16%。因此在任何生物样品中,每 1 g 氮元素相当于 6.25(即 $\frac{100}{16}$)g 的蛋白质,故 6.25 被称为蛋白质系数,只要测定出生物样品中氮的质量分数 $w(\mathrm{N})$,即可计算出该生物样品中蛋白质的大致含量。

$$w(\text{蛋白质}) = w(\mathrm{N}) \times 6.25$$

二、蛋白质的结构

蛋白质的结构

蛋白质的结构是相当复杂的,各种蛋白质的特殊功能与活性不仅取决于氨基酸的组成、数目和排列顺序,更与其特定的空间结构密切相关。在表示蛋白质的结构时,常将其分为一、二、三、四级结构,其中蛋白质的一级结构又叫作蛋白质的初级结构或基本结构,二级结构以上称为蛋白质的空间结构或高级结构。

(一)一级结构

蛋白质的一级结构(primary structure)是指蛋白质分子多肽链上氨基酸残基的排列顺序。肽键是蛋白质一级结构中的主要化学键。不同的蛋白质含有的氨基酸种类和数目也不相同,少的有几十个氨基酸,多的可以到几万个,而且测定工作十分艰巨,目前仅掌握了一些结构比较简单的蛋白质分子的一级结构。人胰岛素的一级结构如图 19-4 所示。

人胰岛素是由两条肽链构成,一条是由 21 个氨基酸残基组成的 A 链,另一条是由 30 个氨基酸残基组成的 B 链。A 链中一共有 11 种氨基酸残基,右边是天冬酰胺,由于保留了自由的 α-羧基,习惯上称为羧基末端,也称为 C-端;左边是甘氨酸,由于其保留有自由的 α-氨基,因此称为氨基末端,也称为 N-端。B 链上一共有 16 种氨基酸残基,它的羧基末端是苏氨酸,氨基末端是苯丙氨酸。A 链内有一条二硫键,A 链和 B 链通过两条二硫键连接起来。

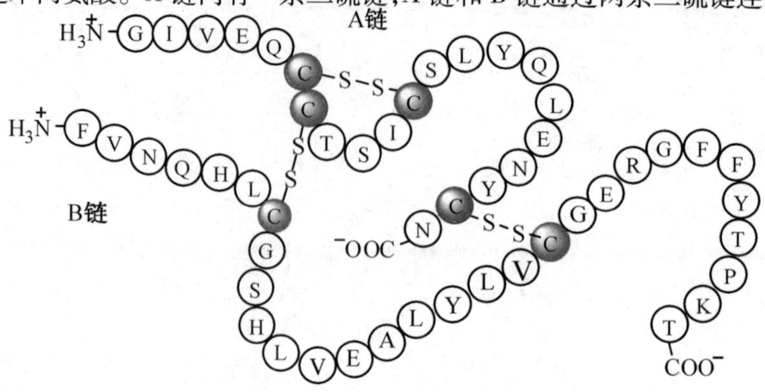

图 19-4 人胰岛素分子的一级结构

哺乳动物胰岛素的一级结构很相似,不同种属间仅有微小的差异,人、牛、猪胰岛素间的差异见表 19-1。这些胰岛素在降低糖的活性方面是一致的,因此临床上广泛用于重症糖尿病的治疗。

表 19-1　人与猪、牛胰岛素一级结构中氨基酸残基的差异

胰岛素来源	A 链		B 链
	A_8	A_{10}	B_{30}
人	苏	异亮	苏
猪	苏	异亮	丙
牛	丙	缬	丙

(二)空间结构

蛋白质的空间结构是指多肽链在空间上进一步盘曲折叠形成的构象,它包括二级结构、三级结构和四级结构。

1. 蛋白质分子构象中的化学键　维系蛋白质构象稳定的主要因素是分子中多肽链上各原子之间的相互作用力。纵观整个蛋白质分子,维系蛋白质复杂结构的键可分为主键和副键两类。

(1)主键　多肽链是蛋白质分子的基本结构,而肽键是蛋白质分子结构中的主要化学键。现代物理学已经证实肽键中碳氮键的键长为 132 pm,介于碳氮单键键长(147 pm)和碳氮双键键长(127 pm)之间。这表明肽键中的碳氮键具有部分双键的性质,不能像其他单键那样自由旋转,且肽键中的碳和氮原子周围三个键的键角均约为 120°。因此,肽键及其相连的两个 C_α 原子均在同一个平面上,形成一个平面结构,这个平面称为肽键平面(peptide plane)。在肽键平面上氧原子与氢原子呈反式排布,除肽键中的 C—N 键不能旋转外,肽键两侧的 C_α—C 和 C_α—N 键,都还保留纯粹单键的性质,可以自由旋转,结果使相邻肽键平面之间形成一定的角度,从而导致蛋白质分子或多肽链呈现不同的立体构象,如图 19-5 所示。

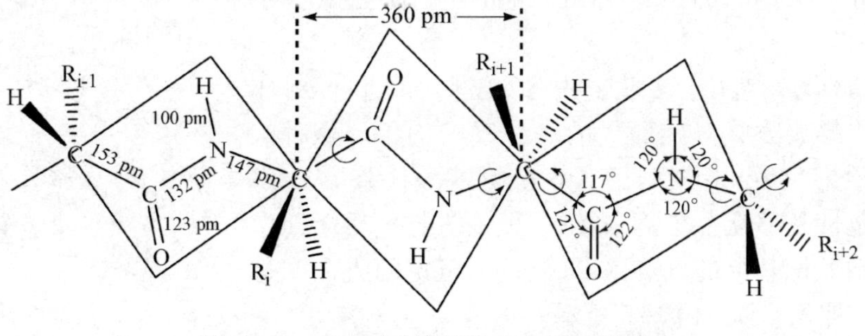

图 19-5　多肽中的肽键平面及键长数据

(2)副键　蛋白质分子中除肽键以外的作用力均属于副键,或者称为次级键。常见的副键有:氢键、盐键、疏水键等非共价键和二硫键等共价键,如图 19-6 所示。虽然非共价键的键能很小,但因为数量庞大,故它们在维系蛋白质分子复杂的空间结构中起着至关重要的作用。

氢键:是蛋白质分子中最多的副键,它主要有三种存在方式——主链肽键之间,主链与极性侧链之间,极性侧链之间。

盐键:又称为离子键。在正常的生理条件下,组成蛋白质的酸性和碱性氨基酸残基带有正、负电荷,它们之间通过静电作用就形成了盐键。

疏水键:也叫疏水作用力,由非极性氨基酸残基的侧链为了避开水相而相互接近形成。因其具有疏水性,所以常存在于蛋白质分子内部。

二硫键:是由两个半胱氨酸残基侧链上的巯基氧化脱氢而成,它属于共价键。二硫键不具有普遍性,但对维持蛋白质特有的构象起稳定作用。

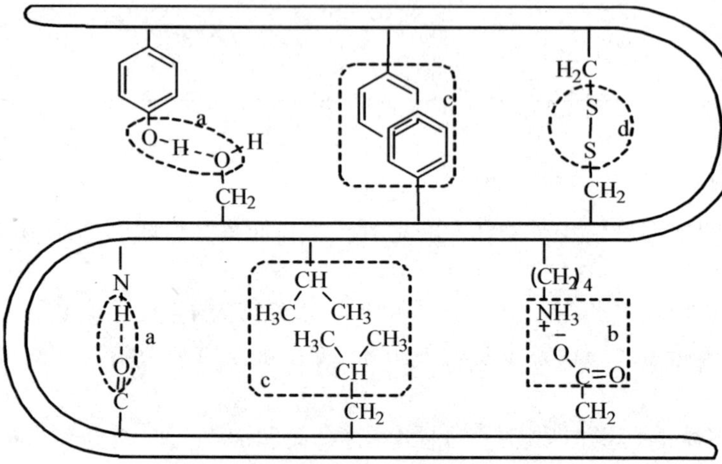

图 19-6 常见副键

a. 氢键 b. 盐键 c. 疏水键 d. 二硫键

2. 蛋白质的二级结构 是指蛋白质多肽链中主链原子的空间排列情况,一般不涉及氨基酸残基侧链的构象。氢键是维系二级结构(secondary structure)的主要作用力。蛋白质二级结构的主要形式有 α-螺旋(α-helix)、β-折叠(β-pleatecl sheet)等。

α-螺旋的形成是由于多肽链中各肽键平面通过 α-碳原子的旋转以螺旋方式盘旋而成的一种紧密构象。这种螺旋结构的螺距为 540 pm,相当于 3.6 个氨基酸残基。α-螺旋结构的稳定性是靠众多氢键来维持,羰基氧与其后第四个氨基酸残基中亚氨基上的氢可以形成氢键,氢键的方向与螺旋轴方向基本平行。如图 19-7 所示。

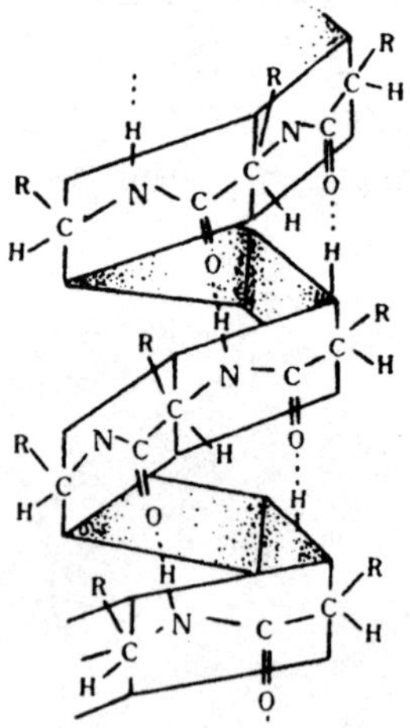

图 19-7 多肽链 α-螺旋结构

β-折叠也称为 β-片层结构,是肽键平面有规则地在空间呈一种折扇状铺展。这种结构的稳定性是靠羰基氧与相邻肽链段中亚氨基上的氢形成的氢键来维持。并依肽链段的走向常分为顺向平行和逆向平行,顺向平行指各肽链段从 N-端到 C-端的排列是同方向的;逆向平行是指各肽链段从 N-端到 C-端的排列是反方向的,如图 19-8 所示。

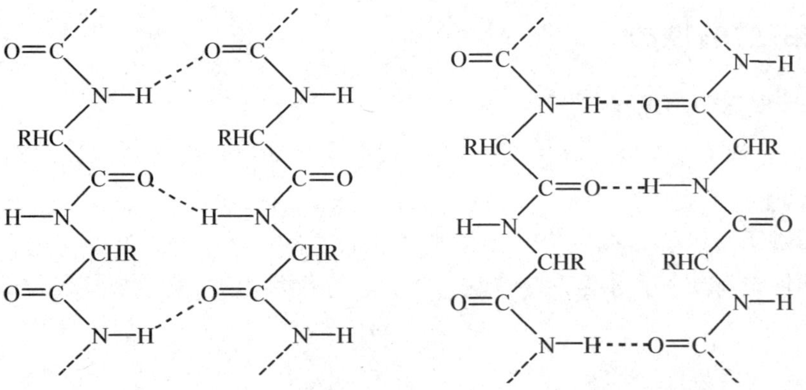

顺向平行　　　　逆向平行

图 19-8　两种类型 β-折叠结构

此外，蛋白质的二级结构中还有 β-转角和无规蜷曲等。

3. 蛋白质的三级结构　蛋白质分子在二级结构的基础上进一步卷曲、折叠，形成具有一定规律性的三维空间结构，称为蛋白质的三级结构（tertiary structure）。三级结构是由氢键、盐键、疏水键、二硫键等来维系的，它反映了蛋白质分子内所有原子的空间排布。各种副键的共同作用，使蛋白质分子成为十分紧凑的空间结构。

对于分子中只含有一条多肽链的蛋白质，三级结构就具有特定的生物活性。如存在于哺乳动物中的肌红蛋白就是一条多肽链与一个辅基血红蛋白组成的具有三级结构的结合蛋白。如图 19-9 所示。

4. 蛋白质的四级结构　由两条或两条以上具有独立三级结构的多肽链通过副键缔合成的特定构象，称为蛋白质的四级结构（quaternary structure）。每一个具有三级结构的多肽链被称为一个亚基（subunit）。四级结构中包括亚基的种类、数目及亚基的立体排布、相互间的接触部位等，故四级结构是更复杂的空间结构。如血红蛋白分子是由 4 个亚基组成，其中有 2 条α-链、2 条 β-链，4 个亚基通过 8 个盐键相连成一个具有四级结构的球状蛋白质分子，如图 19-10 所示。

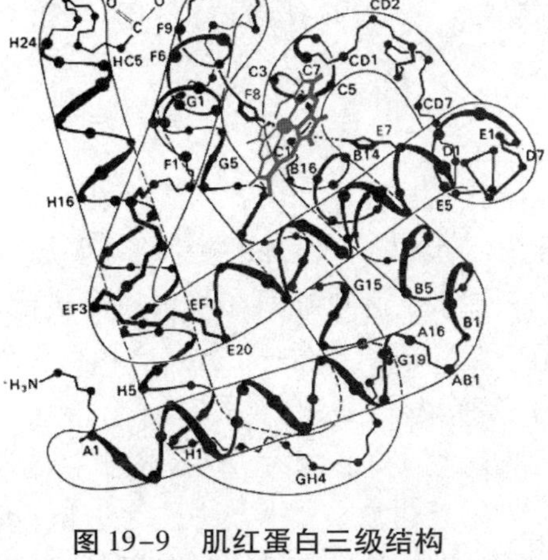

图 19-9　肌红蛋白三级结构

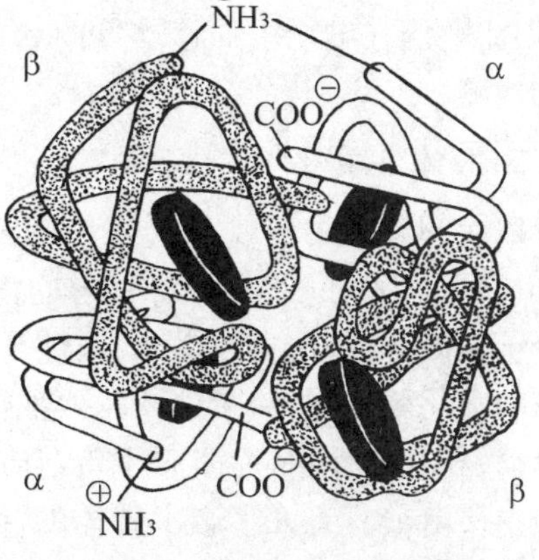

图 19-10　血红蛋白四级结构

三、蛋白质的性质

(一)两性电离和等电点

蛋白质中大部分氨基酸已经结合成肽键,但分子末端仍具有游离的氨基和羧基,同时氨基酸残基侧链上还有可电离的基团,如羧基、酚羟基、氨基、胍基、咪唑基等。在不同的 pH 值条件下,这些基团可以解离成阴离子或阳离子,所以蛋白质分子既带有正电荷也带有负电荷,是一种两性电解质。在水溶液中蛋白质可以发生两性电离,其电离情况如下:

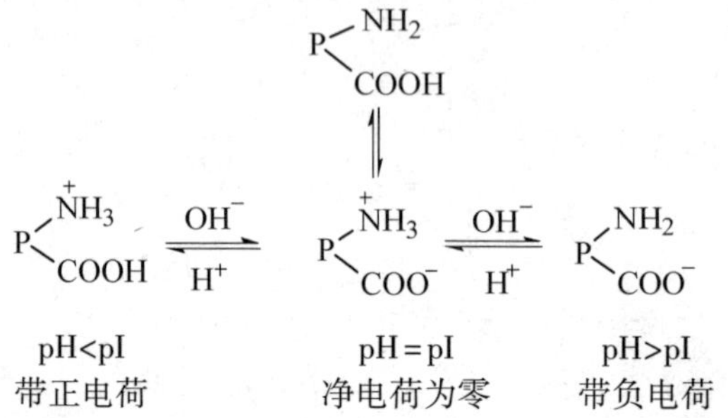

因此,像氨基酸一样,蛋白质在溶液中的带电状态主要取决于溶液的 pH 值,在酸性条件下,蛋白质分子中的酸性基团电离受到抑制,主要以阳离子形式存在,带正电荷,在电场中将向负极移动;相反,在碱性条件中蛋白质分子中的碱性基团电离受到抑制,主要以阴离子形式存在,带负电荷,在电场中向正极移动。当调节溶液的 pH 值使蛋白质分子的净电荷为零,在电场中不发生移动。此时溶液的 pH 值即为该蛋白质分子的等电点(pI)。

由于各种蛋白质中氨基酸的组成不相同,所含可解离基团的种类和数目也不相同,所以蛋白质分子具有不同的等电点。一般说来,含酸性氨基酸较多的蛋白质(如清蛋白、胃蛋白酶等)等电点偏低一些;含碱性氨基酸较多的蛋白质(如组蛋白、溶菌酶等)等电点偏高一些。人体内大多数蛋白质的等电点接近于 5,在生理条件下它们多呈负离子,并与 Na^+、K^+、Ca^{2+}等结合成盐。

等电点和蛋白质的性质关系密切,处于等电点的蛋白质,其溶解度、黏度、渗透压和膨胀性都最小。在一定 pH 值溶液中,各种蛋白质所带电荷的性质和数量不同,分子的大小也不相同,因此它们在电场中的移动方向和速度也不相同。利用此性质可以对各种蛋白质进行分离和检测。

(二)胶体性质

蛋白质的分子量一般在 1 万至数万,甚至可高达几千万,其分子颗粒直径一般在1 ~ 100 nm之间,因此蛋白质的水溶液具有胶体的性质。蛋白质水溶液稳定的主要原因在于蛋白质分子表面存在许多亲水性的极性基团,可以使水分子定向排列在蛋白质分子的表面,形成很厚的水化膜。另外,蛋白质是两性化合物,在一定 pH 值条件下,蛋白质颗粒表面都带有同种电荷,相互排斥,从而阻碍了蛋白质颗粒的相互聚集。

蛋白质溶液具有许多亲水胶体的性质,如扩散运动慢,黏度大,不能透过半透膜等。利用蛋白质分子不能通过半透膜的性质,可以分离纯化蛋白质,这种方法称为透析(dialysis)。人体的各种生物膜都具有半透膜的性质,可使蛋白质分布在膜内外不同的部位,对维持细胞内外水和电解质的分布平衡,调节物质代谢等都有着重大的生理意义。

（三）蛋白质的变性

蛋白质的变性

天然蛋白质分子内部具有复杂而有规律的结构，表现出一定的理化性质和生物活性。在某些物理或化学因素的作用下，蛋白质分子严密的空间结构遭受破坏，导致蛋白质的理化性质及生物活性发生改变，这种现象叫作蛋白质的变性（denaturation）。性质改变后的蛋白质称为变性蛋白（denatured protein）。引起蛋白质变性的因素很多，例如加热蒸煮、高压处理、剧烈搅拌、紫外线辐射、超声波处理等物理因素，强酸、强碱、重金属盐、乙醇、丙酮等有机溶剂及合成表面活性剂等化学因素。

蛋白质变性的主要原因不是肽链发生断裂，而是蛋白质分子中的副键被破坏，使原有的空间结构变得松散紊乱，因此发生改变的是蛋白质的二级、三级结构。变性后蛋白质的分子形状发生了改变，原来藏在分子内部的疏水基团大量暴露于分子表层，使蛋白质水化作用减弱，水溶性降低。同时由于结构松散而使分子表面积增大，黏度增加，不对称性增强，导致失去结晶性，且由于多肽链展开，使酶与肽键接触机会增多，因而变性蛋白较天然蛋白质容易被酶水解。

蛋白质变性在现实生活和临床实践中具有重要意义。例如：临床上常用酒精、加热、高压、紫外线、表面活性剂等物理或化学方法消毒杀菌，就是利用蛋白质变性失活的原理；根据蛋白质变性的特点，为防止各种蛋白质类激素、酶、抗体、疫苗和免疫血清等失活，在制取、运输、保存过程中要选择低温、缓和的溶剂、适宜的 pH 值等条件。生物体中的许多现象与蛋白质变性密切相关。例如人体衰老、皮肤干燥都是因为蛋白质逐渐变性亲水性相应减弱引起的；紫外线会引起白内障也是因为其可使眼球晶状体蛋白变性造成的。

（四）蛋白质的沉淀

使分散在溶液中的蛋白质分子发生凝聚，并从溶液中沉淀析出的现象称为蛋白质的沉淀（precipitation）。沉淀出来的蛋白质有时是变性的，但如果控制合适的实验条件也可使沉淀的蛋白质不变性。蛋白质分子表面的水化膜和电荷，是维持蛋白质溶液稳定的两个因素，只要破坏使其稳定的两个因素，蛋白质分子颗粒就会发生凝聚沉淀，蛋白质发生沉淀的过程如图 19-11 所示。

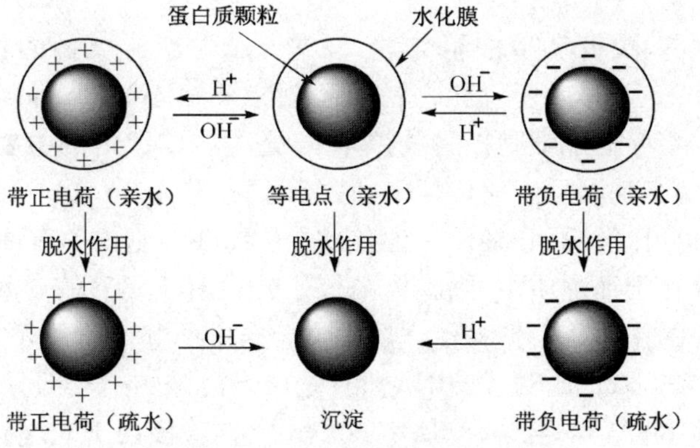

图 19-11　蛋白质沉淀过程

由图看出：如将蛋白质的 pH 值调到等电点，这时蛋白质呈等电状态，分子间由相同电荷产生的排斥作用消失，但是还有水化膜起保护作用，一般不至于发生凝聚。此时再加入某种脱水剂，除去蛋白质分子的水化膜，则蛋白质分子会相互凝聚而沉淀。反之若先使蛋白质脱水，然后再调节 pH 值到等电点，同样可使蛋白质沉淀析出。有些蛋白质溶液的稳定因素只是其中一种起主要作用，只要消除这种稳定因素，蛋白质就可以发生凝聚而沉淀。电解质溶液、极性有机溶剂、重金属盐以及生物碱试剂和某些酸都可引起蛋白质沉淀。

（五）蛋白质的颜色反应

蛋白质的颜色反应很多，在此仅介绍几种常见的用于蛋白质鉴定的颜色反应。

1. 缩二脲反应　蛋白质分子中有很多的肽键，因此可以与稀硫酸铜的碱性溶液发生作用，溶液呈紫色或紫红色。

2. 茚三酮反应　蛋白质分子中因含有游离的 α-氨基，与茚三酮溶液共热，煮沸几分钟，冷却后会生成蓝紫色化合物。

3. 蛋白黄反应　蛋白质与浓硝酸作用显黄色，反应的原因是蛋白质分子中芳香氨基酸残基中的苯环发生了硝化反应。硝酸沾到皮肤上会留下黄色的渍迹，就是这个缘故。

第三节　核　酸

核酸（nucleic acid）是重要的生物大分子，存在于一切生物体内，因为最初是从细胞核中分离提取得到，且具有酸性而得名。核酸像蛋白质一样也是生命的最基本物质，生物体的生长、繁殖、变异等一切生命现象都与核酸有关。在生物体内，核酸主要以核蛋白的形式存在，只有少量以游离状态存在。

我国科学工作者于 1981 年成功合成了酵母丙氨酸转运核糖核酸，这是继合成首个活性蛋白——结晶牛胰岛素后又一个完全活性的生物大分子，这些工作对探究生命起源、揭示生命奥秘具有重要的意义。另外我国也是世界人类基因组计划参与国之一，这些都标志着我国在分子生物学研究领域达到了世界先进水平。

一、核酸的分类

核酸是由含氮碱基、戊糖和磷酸组成的，根据分子中所含戊糖的种类不同可分为两大类：核糖核酸（ribonucleic acid，RNA）和脱氧核糖核酸（deoxyribonucleic acid，DNA）。

脱氧核糖核酸主要存在于细胞核和线粒体内，是生物体遗传的主要物质，负责体内遗传信息的储存和发布，属于基因型。遗传学中的“基因”是指 DNA 分子某一区段，它可以经过复制遗传给下一代，也可经转录和翻译保证各种蛋白质在细胞内的有序合成。

核糖核酸主要存在于细胞质中，细胞核内核仁处也有少量存在。RNA 在蛋白质的生物合成中起着非常重要的作用。根据在蛋白质生物合成中所起的作用不同，可将 RNA 分为三类：①核蛋白体 RNA（ribosomal RNA，rRNA），它是核蛋白体的组成部分。核蛋白体是蛋白质合成的场所。②信使 RNA（messenger RNA，mRNA），它从核内 DNA 转录遗传信息，并传送至细胞质中作为蛋白质合成的模板，相当于传递遗传信息的信使。③转运 RNA（transfer RNA，tRNA），其功能是运输氨基酸到核蛋白体，每种氨基酸都有特定的tRNA，它是蛋白质合成过程中的“搬运工”。

二、核酸的化学组成

核酸主要有碳、氢、氧、氮、磷等元素组成，其中含磷量较为恒定，一般为9% ~10%，所以可通过测定含磷量来测定生物样品中核酸的含量。

核酸的基本组成单位是核苷酸(nucleotide)。核苷酸经部分水解可得到核苷(nucleoside)和磷酸，核苷是一类糖苷，它水解后得到一分子戊糖和一分子含氮碱基。

组成核酸的戊糖有2种——核糖和2-脱氧核糖，其中核糖存在于RNA中，2-脱氧核糖存在于DNA中；含氮碱基主要有5种，分属嘌呤类或嘧啶类杂环。腺嘌呤(adenine，A)、鸟嘌呤(guanine，G)和胞嘧啶(cytosine，C)同时存在于DNA和RNA中，胸腺嘧啶(thymine，T)只存在于DNA中，尿嘧啶(uracil，U)只存在于RNA中。

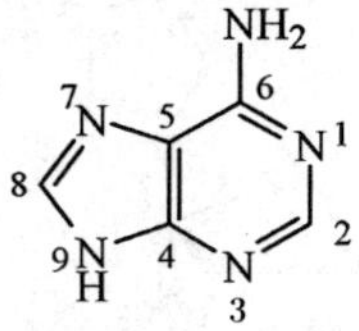

腺嘌呤(A)

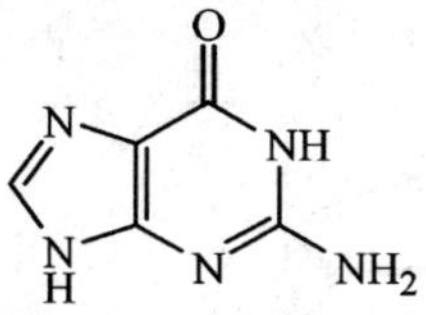

鸟嘌呤(G)

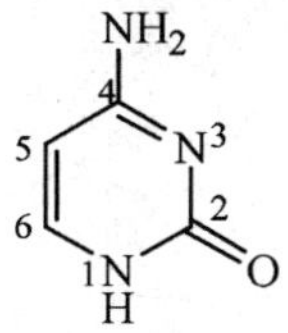

胞嘧啶(C)

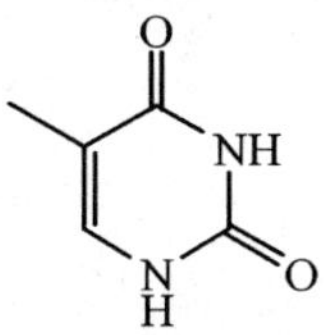

胸腺嘧啶(T)

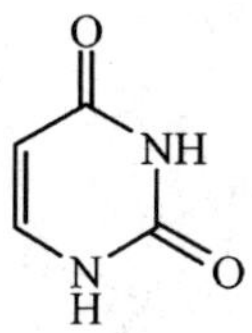

尿嘧啶(U)

(一)核苷

核苷是由核糖或2′-脱氧核糖结构中的β-半缩醛羟基与嘌呤碱9位或嘧啶碱1位氮原子上的氢原子脱水而形成的氮苷。命名时把含氮碱基的名称写在“核苷”之前。在给各原子编号时，为了与碱基中的碳原子区别，戊糖中碳原子的编号用数字加撇表示。

DNA中常见的四种脱氧核糖核苷为：

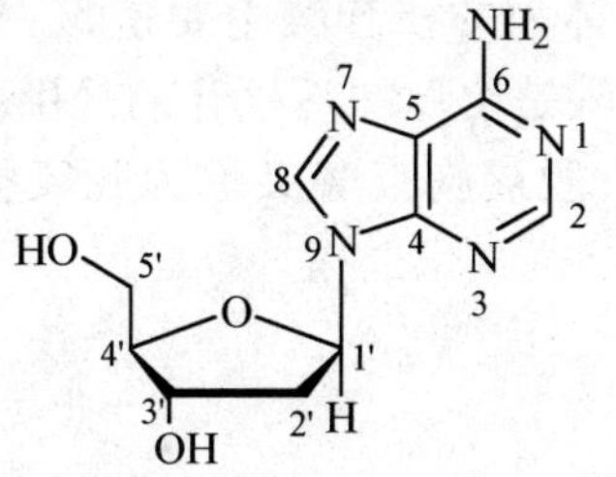

2′-脱氧腺嘌呤核苷(脱氧腺苷)

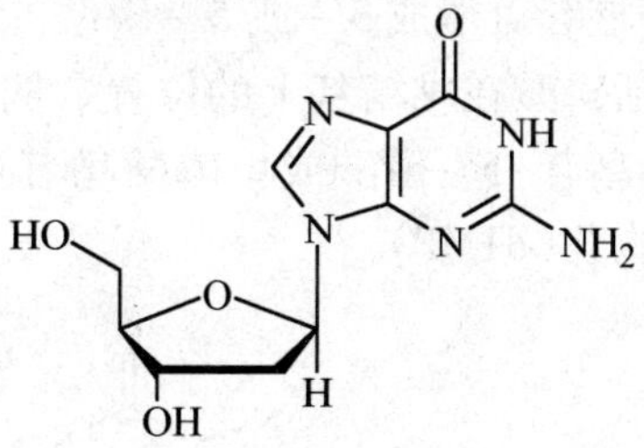

2′-脱氧鸟嘌呤核苷(脱氧鸟苷)

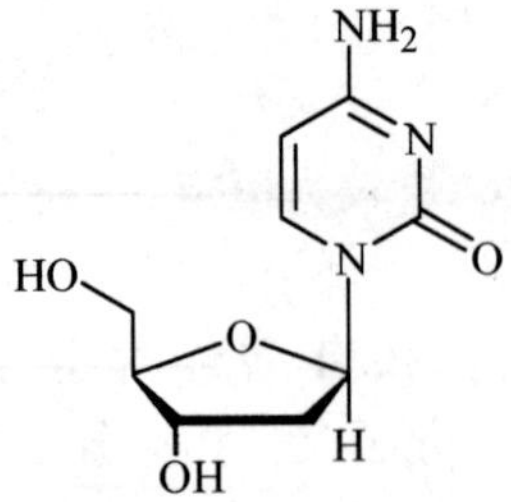

2′-脱氧胞嘧啶核苷(脱氧胞苷)

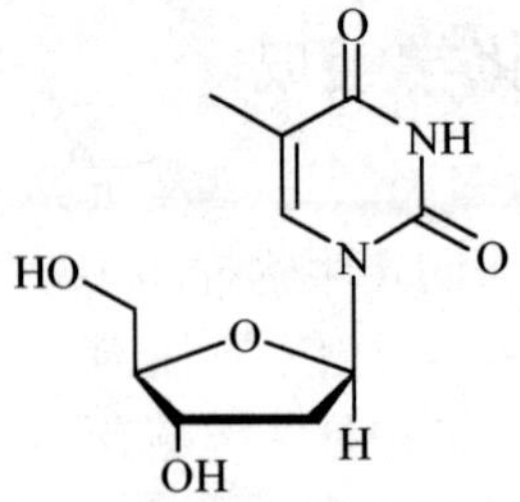

2′-脱氧胸腺嘧啶核苷(脱氧胸苷)

RNA 中常见的四种核糖核苷为:

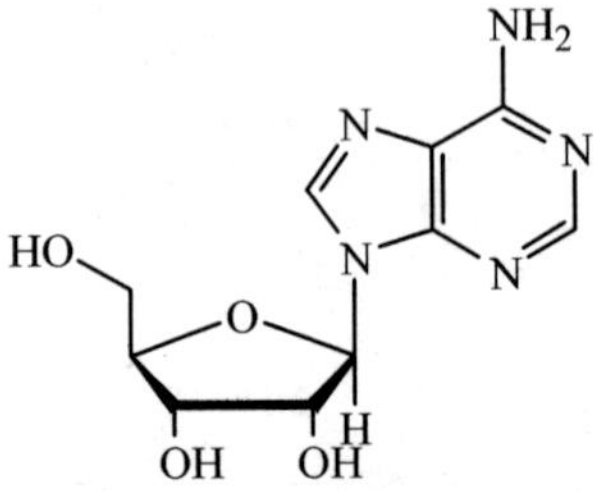

腺嘌呤核苷(腺苷)

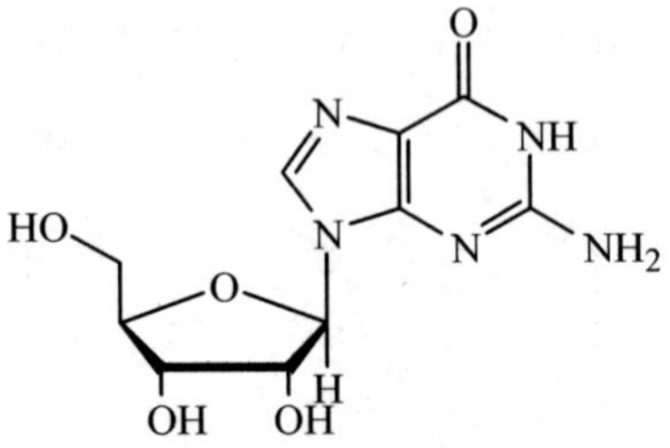

鸟嘌呤核苷(鸟苷)

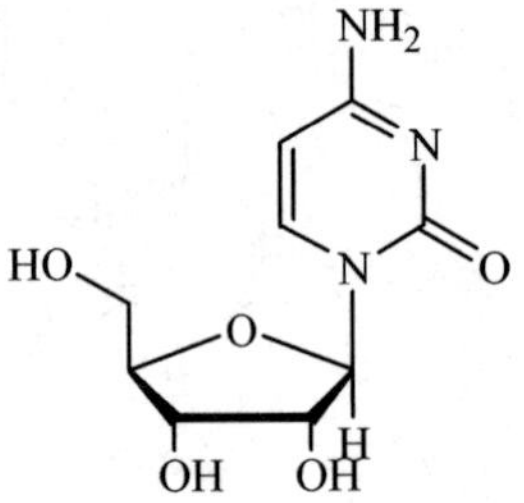

胞嘧啶核苷(胞苷)

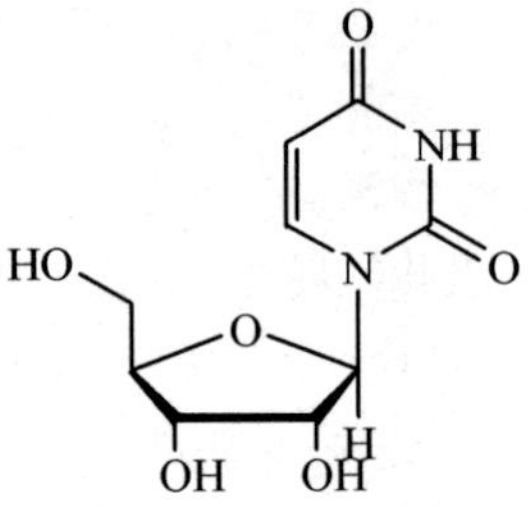

尿嘧啶核苷(尿苷)

氮苷键和氧苷键一样,碱性条件下稳定,但在强酸性条件下或受酶的作用时会发生水解。

(二)核苷酸

核苷酸是核苷分子中戊糖的醇羟基与磷酸生成的酯。核糖核苷可形成2′-、3′-或5′-磷酸酯,脱氧核糖核苷可形成3′-或5′-磷酸酯。生物体内的核苷酸主要是5′-磷酸酯。核苷酸命名时应包括磷酸在戊糖基上的位置。例如鸟苷酸是由鸟嘌呤核苷的羟甲基形成的磷酸酯,因此又称为鸟苷-5′-磷酸或单磷酸鸟苷(GMP);脱氧胸苷酸又称为脱氧胸苷-5′-磷酸或单磷酸脱氧胸苷(dTMP)。

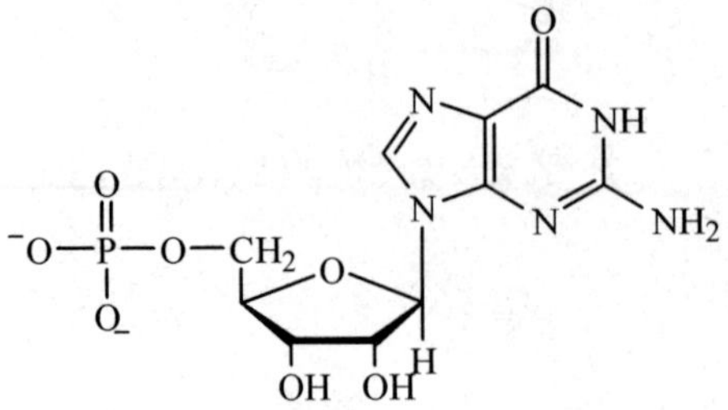

GMP

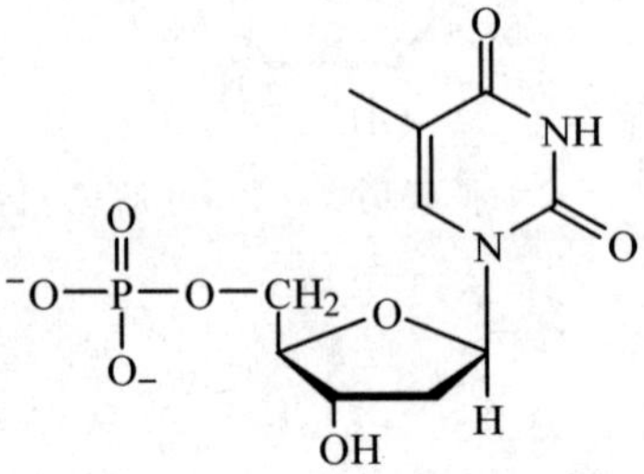

dTMP

组成 DNA 的核苷酸有脱氧腺苷酸、脱氧鸟苷酸、脱氧胞苷酸和脱氧胸苷酸，组成 RNA 的核苷酸有腺苷酸、鸟苷酸、胞苷酸和尿苷酸。

核苷酸在生物体内除了组成核酸外，还有一些以衍生物的形式存在。例如腺苷酸（AMP）的磷酸可进一步与磷酸结合成腺苷二磷酸（ADP），然后还可再与磷酸结合得到腺苷三磷酸（ATP）。

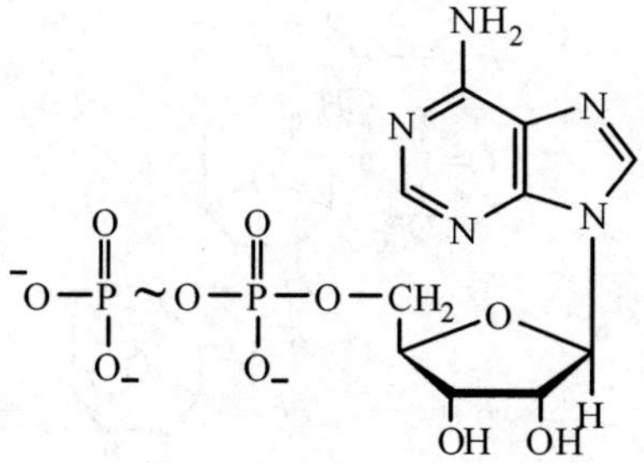

ADP

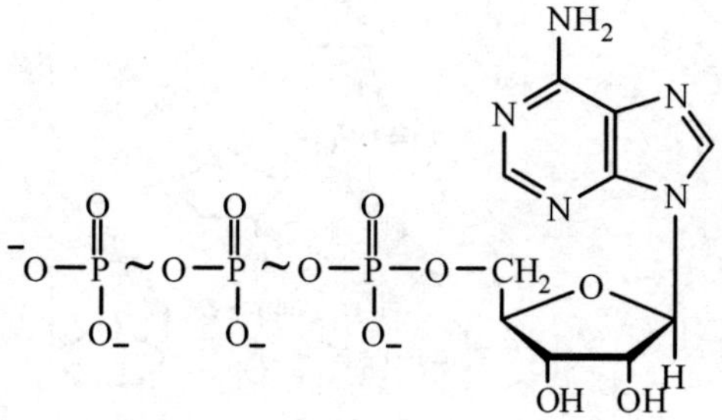

ATP

上述结构中，磷酸分子间脱水形成酸酐，其化学键含有较高的能量，习惯上称为高能磷酸键（用“～”表示）。磷酸与核苷相连的酯键水解时可以释放 14.2 $kJ \cdot mol^{-1}$ 的能量，而 ATP 在生理条件下水解时可放出约 51.6 $kJ \cdot mol^{-1}$ 的能量。

ATP 是生物有机体的主要供能物质，它释放的能量可直接供机体各种活动的需要，如合成各种细胞成分和生物活性物质，完成生物膜对各种离子和物质的转运以及使肌肉组织收缩和舒张活动等。因此临床上常把 ATP 作为辅助性药物用于休克、昏迷、心肌炎等疾病的急救性治疗及肝炎、神经炎、肌萎缩等疾病的治疗。除了 ATP 外，还有其他核苷酸的磷酸衍生物也能参与体内生理过程。如：尿苷三磷酸（UTP）在合成多糖时提供能量，鸟苷三磷酸（GTP）是合成蛋白质时的供能物质，合成磷脂则需要胞苷三磷酸（CTP）提供能量。但是这些分子中的高能磷酸键并不能从生物氧化（如葡萄糖的有氧氧化）过程中直接生成，只能在酶的作用下通过 ATP 间接生成。

三、核酸的结构

核酸是一类结构复杂的生物大分子。核酸的结构包括一级结构和空间结构。一级结构是核酸分子中各核苷酸的排列顺序，空间结构是核酸通过链内或链间氢键折叠、卷曲而成的空间构象。

（一）核酸的一级结构

核苷酸组成核酸时，一个核苷酸戊糖的 3′位羟基和另一个核苷酸戊糖 5′位上的磷酸基脱水形成 3′,5′-磷酸二酯键，就构成二核苷酸。二核苷酸的 3′位羟基和第三个核苷酸 5′位上的磷酸基脱水形成了三核苷酸。如此反复，各核苷酸残基通过 3′,5′-磷酸二酯键连接成一个无分支的核酸大分子，链的一端是 5′磷酸基，另一端是 3′戊糖羟基，碱基伸向链的外侧。由于链内核苷酸的戊糖和磷酸基是相同的，各核苷酸彼此之间的差别仅仅是碱基不同，故核酸的一级结构可看作是核酸分子中碱基的排列顺序。DNA 和 RNA 的部分结构片段如下：

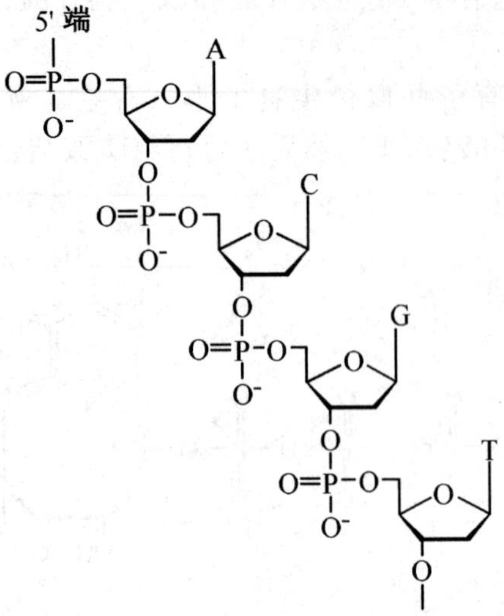

DNA 分子中的部分多核苷酸结构

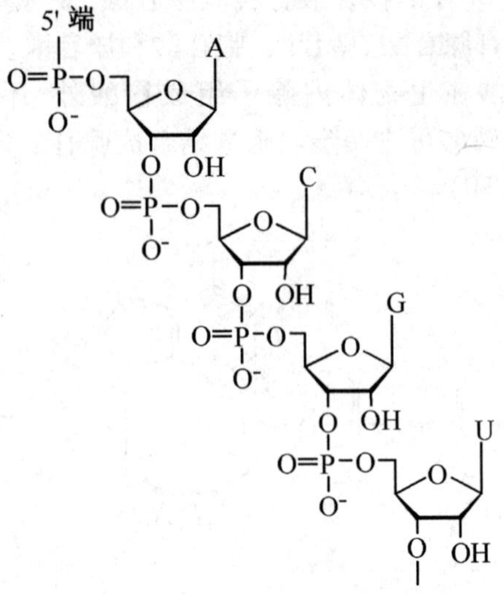

RNA 分子中的部分多核苷酸结构

由于核酸链的书写比较烦琐，因此常用其线条简写式来表示。例如，某 DNA 分子片段可以写为：

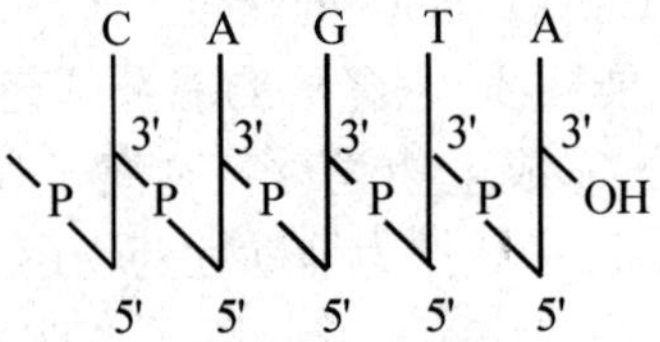

在线条简写式中，竖线代表戊糖基，斜线表示磷酸酯键，P 代表磷酸残基。还可以用其字符简写式来表示。如上 DNA 的结构片段可简写为：

5′pCpApGpTpA-OH3′　或　5′CAGTA3′

(二) DNA 的空间结构

1953 年 Waston 和 Crick 根据 DNA 晶体 X-射线研究结果，提出了 DNA 双螺旋(double helix)结构模型。他们认为：DNA 分子由两条脱氧核糖核苷酸链组成。两条链以相反的方向围绕同一个轴心(一条链的走向是 5′→3′，另一条的走向是 3′→5′)，盘旋成右手双螺旋结构，如图 19-12 所示。亲水的戊糖基和磷酸基位于双螺旋结构的外侧，碱基在螺旋的内侧。碱基两两配对，碱基平面与中心轴近似垂直，它们堆积起来形成的疏水性作用力维持了 DNA 双螺旋结构在纵向上的稳定性；两条链的碱基之间通过氢键相结合，双螺旋结构在横向上的稳定性主要就是靠这些氢键来维持的。由此构成了 DNA 的二级结构。

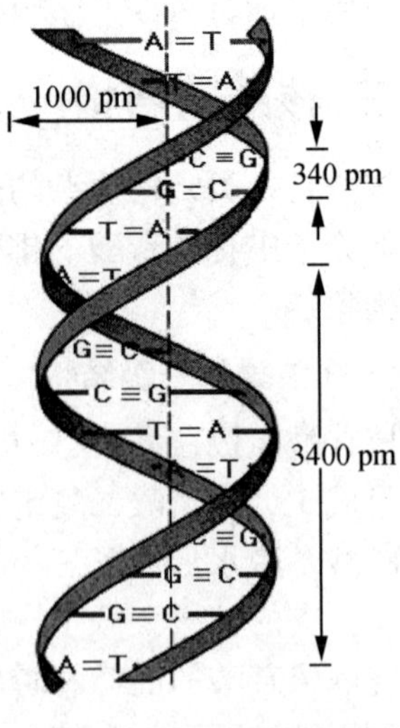

图 19-12　DNA 双螺旋结构模型

在双螺旋结构中，相邻碱基对平面间的距离为 340 pm，每 10 对核苷酸组成一个螺旋周期，其螺距约为 3 400 pm。所构成的双螺旋结构的直径为 2 000 pm。双螺旋结构中的碱基配对具有特定的规律。如果两个嘌呤碱之间配对，则会因为嘌呤碱的体积过于庞大，在两条脱氧核苷酸链间无法容纳；如果是两个嘧啶碱之间配对，因为碱基体积过小，两链之间距离过大，无法形成氢键。因此，从碱基配对形成氢键的情形分析，只能是腺嘌呤(A)与胸腺嘧啶(T)之间配对，可形成两个氢键；鸟嘌呤(G)与胞嘧啶(C)之间配对，形成三个氢键，如图 19-13 所示。这种碱基之间配对的规律称为碱基配对规律或碱基互补规律。两个互相配对的碱基互称为“互补碱基”。

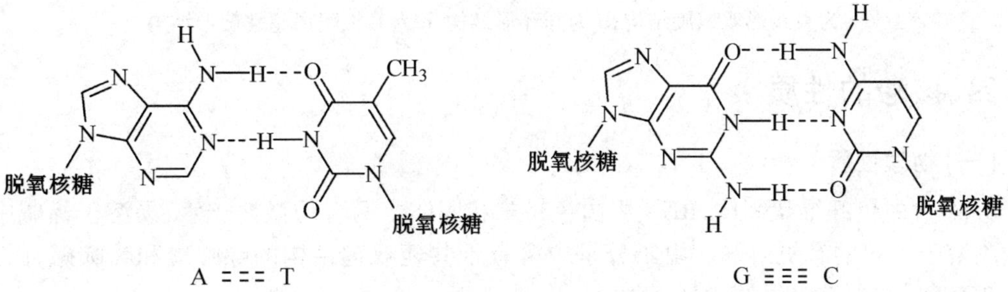

图 19-13　碱基配对及氢键

由于 DNA 的两条链是严格遵循碱基配对规律的，也就是说构成 DNA 分子的两条链是互补的。当知道一条链上的核苷酸排列顺序后，就可以推测出另一条链上核苷酸的排列顺序。DNA 的双螺旋结构对维持遗传物质的稳定性和复制的准确性具有非常重要的作用。在 DNA 复制(replication)时，亲代 DNA 先行解旋和分开，然后分别以两条链为模板，按照碱基配对原则，各自形成一条互补链，如图 19-14 所示。这样从亲代 DNA 分子可以精确地复制出两个子代 DNA，每个子代 DNA 分子中，都有一条来自于亲代，而另一条则是新生成的。因此，DNA 双螺旋结构的建立开创了分子生物学的新纪元。

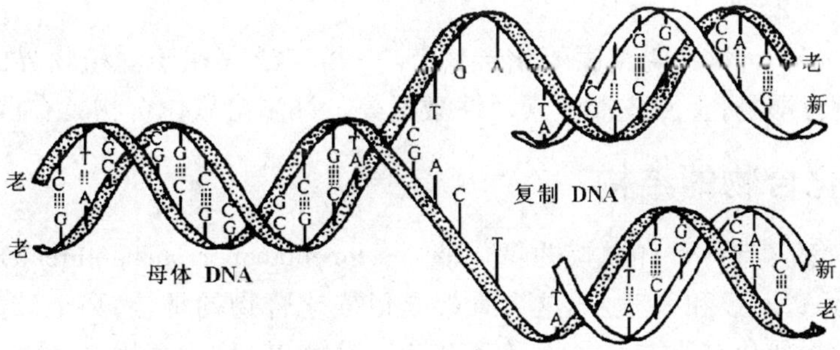

图 19-14　DNA 复制

从外观看，DNA 双螺旋结构分子中存在一个大沟(major groove)和一个小沟(minor groove)。目前认为这些沟状结构与蛋白质同 DNA 间的识别有关，许多蛋白质与 DNA 的特异性结合往往通过大沟区作用，而药物小分子多在小沟区作用。

DNA 的双螺旋二级结构可进一步紧缩成闭合环状或类似麻花状的三级结构，如图 19-15 所示。

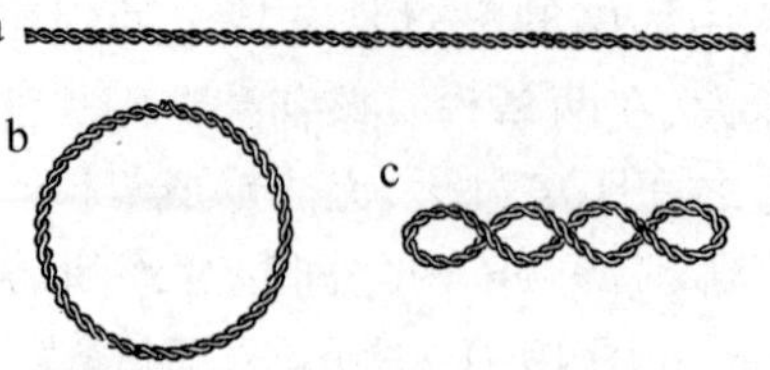

图 19-15　DNA 三级结构

a 为直线形双螺旋结构；b 为开环形结构；c 为共价闭环超螺旋形结构

人类基因组计划

四、核酸的性质

（一）物理性质

DNA 为白色纤维状固体，RNA 为白色粉末状固体。两者均微溶于水，易溶于稀碱中，它们均难溶于一般的有机溶剂。由于分子中含有带共轭双键结构的嘌呤碱和嘧啶碱，因此它们在 260 nm 左右有较强的紫外吸收。

（二）酸碱性

核酸是两性分子，既有磷酸基部分也有碱基部分，但碱基的碱性较弱，在生理条件下，核苷和核苷酸的碱基部分是不带电的。由于核酸整体呈酸性，所以它能与金属离子成盐，也能与一些碱性化合物形成复合物。例如，它能与链霉素结合，从溶液中析出沉淀。它还能与一些染料结合，如甲苯胺蓝等，可用于组织化学来观察细胞内的各种细微结构中的核酸成分。

与蛋白质一样，在不同的 pH 值溶液中，核酸带有不同电荷，在电场中可以发生电泳。

第四节　甾族化合物

甾族化合物（steroid）也叫类固醇化合物，是一类广泛存在于动植物界的天然有机化合物，如胆固醇、胆汁酸、肾上腺皮质激素及性激素等。许多甾族化合物具有重要的生理作用。

一、甾族化合物的结构

甾族化合物都含有一个环戊烷并氢化菲（cyclopentanoper phenanthrene）的基本骨架，四个环分别用字母 A，B，C 和 D 表示，这个骨架是甾族化合物的母核，环上碳原子有固定的编号顺序。大多数甾族化合物在 C_{10}，C_{13} 上都连有一个甲基，称为角甲基，在 C_{17} 上连有一个较长的碳链或含氧原子（其他原子）的取代基。中文“甾”字很形象地表示了甾族化合物基本结构的特点，其中“巛”表示环上的三个侧链，“田”表示四个环。

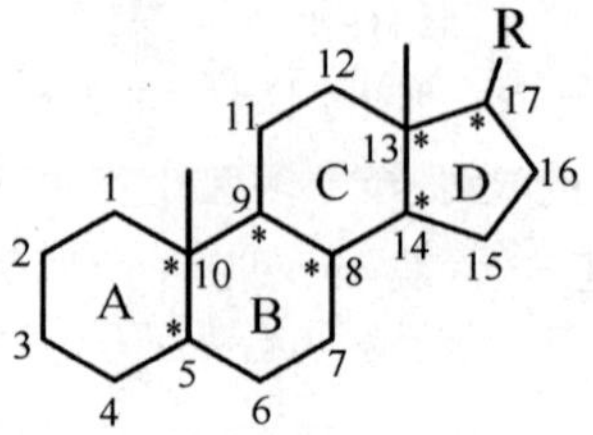

甾族化合物基本骨架

甾族化合物的立体结构比较复杂，碳环骨架中有7个手性碳原子，理论上应该有128个光学异构体，但由于四个环稠合在一起互相制约，碳架刚性增大使异构体的数目大大减少。天然存在的甾族化合物中，A，B，C，D四个环只有两种稠合方式，B环与C环及C环与D环之间都是反式稠合，而A环与B环之间有顺式稠合，也有反式稠合。

根据 C_5 上氢的空间取向不同，甾族化合物分为5β-系和5α-系两大类。5β-系甾族化合物的特点是 C_5 上的氢与 C_{10} 上的角甲基在环平面的同侧（A、B顺式稠合），用实线表示；5α-系甾族化合物的特点是 C_5 上的氢与 C_{10} 上的角甲基在环平面的异侧（A、B反式稠合），用虚线表示。环上所连的其他原子或基团在空间有两种取向，凡与角甲基在环平面同侧的取代基称为β构型，用实线表示；与角甲基在环平面异侧的取代基则称为α构型，用虚线表示。

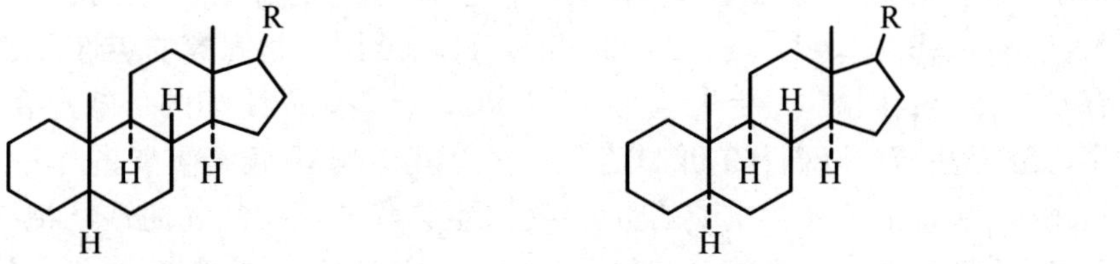

5β-系甾族化合物
（A/B顺，B/C反，C/D反）

5α-系甾族化合物
（A/B反，B/C反，C/D反）

5α-系和5β-系甾族化合物的构象式如下：

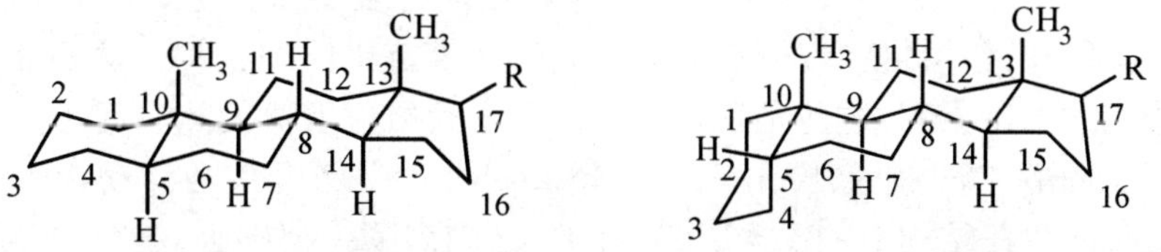

5α-系甾族化合物

5β-系甾族化合物

甾族化合物种类繁多，根据其来源及所具有的生理作用可分为甾醇类、胆甾酸、甾体激素类等。

二、重要的甾族化合物

（一）甾醇类

甾醇（sterols）又称为固醇，常以游离状态、高级脂肪酸酯或苷的形式存在于动植物体内。甾醇依照来源分为动物甾醇和植物甾醇。天然的甾醇是甾环 C_3 上连有醇羟基（该羟基绝大多数都是β构型）的固态物质。

1. 胆固醇　胆固醇（cholesterol）是一种动物甾醇，最初从胆结石中发现的一种固体醇，所以称为胆固醇。胆固醇的结构特点是 C_3 上有一个β构型的羟基，C_5 和 C_6 之间有一个双键，C_{17} 上有一个含8个碳原子的烃基侧链。胆固醇的结构式如下：

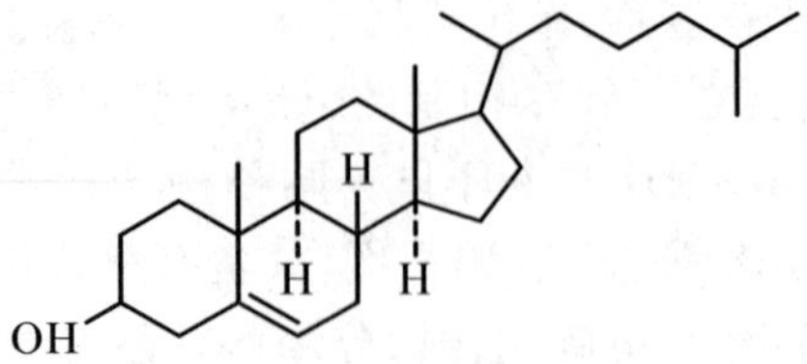

胆固醇

胆固醇为无色或略带黄色的结晶，熔点148.5 ℃，在高度真空下可升华，难溶于水，易溶于乙醚、氯仿和热乙醇等有机溶剂。胆固醇分子中有一个碳碳双键，可以与溴或溴化氢发生加成反应，也可以催化加氢生成二氢胆固醇。将少量的胆固醇溶于氯仿，再滴加少量浓硫酸和乙酸酐，即呈现浅红-蓝紫-褐-绿的颜色变化，颜色的深浅与胆固醇的浓度有关，此反应称为Lieberman-Burchard(李伯曼-布查德)反应，常用于胆固醇的定性及定量分析。

在动物体内胆固醇C_3上羟基常与脂肪酸结合以胆固醇酯的形式存在，在植物体内常与糖的半缩醛羟基结合以糖苷的形式存在。胆固醇在体内起着重要的作用，广泛分布于动物的所有细胞中，是生物膜脂质中的重要组分，生物膜的流动性和通透性都与它有着密切的关系，同时它还是生物体合成胆甾酸和甾体激素等的前体，具有调节脂蛋白代谢的功能等。人体中的胆固醇一部分从食物中摄取，一部分由体内组织细胞自己合成。当人体内胆固醇摄取过多或代谢发生障碍时，血液中胆固醇的含量就会增多，并从血清中析出，沉积在动脉血管壁上，引起血管变窄，降低血液流速，造成高血压、冠心病和动脉硬化等；在胆汁液中过饱和的胆固醇沉积则是形成胆固醇系结石的基础。然而许多学者认为，体内长期胆固醇偏低会诱发癌症。所以，既要给机体提供足够的胆固醇来维持机体的正常生理功能，又要防止胆固醇过量所造成的不良影响，这些是现代人类健康生活所应解决的热点问题。

2.7-脱氢胆固醇　7-脱氢胆固醇(7-dehydrocholesterol)也是一种动物甾醇，存在于人体皮肤中。与胆固醇在结构上的差异是C_7和C_8之间多了一个碳碳双键。当受到紫外线照射时，它的B环会打开而转变为维生素D_3。因此常做日光浴是获得维生素D_3最简便的方法。

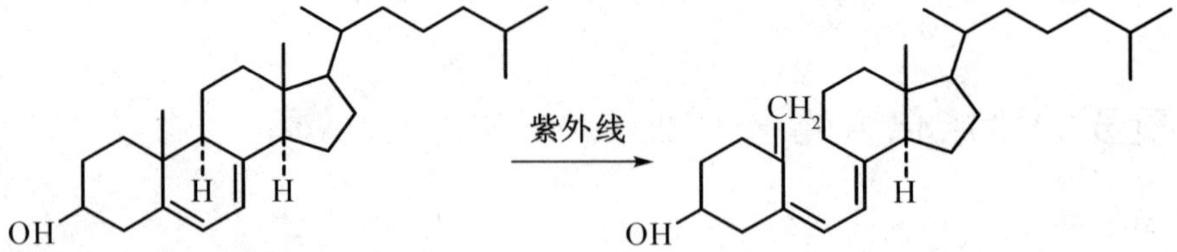

7-脱氢胆固醇　　维生素D_3

3.麦角固醇　麦角固醇(ergosterol)存在于酵母及某些植物中，属于植物甾醇，和7-脱氢胆固醇比较，它在C_{17}的侧链上多了一个甲基和一个双键。在紫外线照射下，它的B环打开生成维生素D_2。

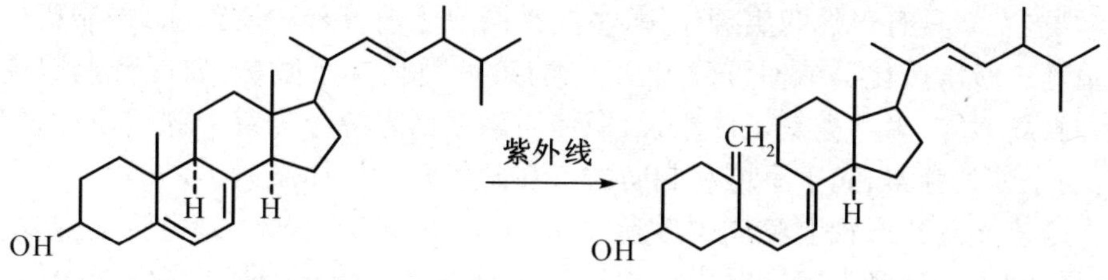

麦角固醇　　　　　　　　维生素 D_2

维生素 D 是一类抗佝偻病维生素的总称，目前已知至少有 10 种维生素 D，它们都是甾醇的衍生物，主要是 C_{17} 上的侧链不同，但生理活性有较大的差别，其中以维生素 D_2 和 D_3 的作用最强。维生素 D 广泛存在于动物体内，在鱼类肝脏、牛乳、蛋黄中含量最为丰富；维生素 D 能促进肠道对钙、磷的吸收，使血液中钙、磷浓度增加，促进骨骼正常发育。当维生素 D 缺乏时，儿童会患佝偻病，成人则患软骨症。

(二) 胆甾酸

在大部分脊椎动物的胆汁中，含有几种结构与胆固醇类似的酸（胆酸、脱氧胆酸、鹅脱氧胆酸和石胆酸等）称为胆甾酸。其中比较重要的有胆酸和脱氧胆酸。

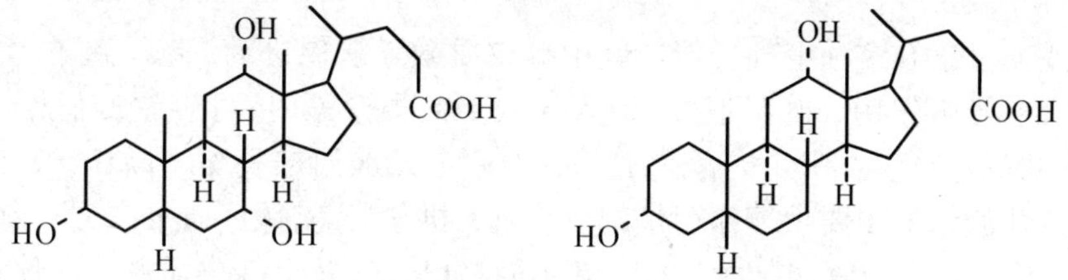

胆酸　　　　　　　　脱氧胆酸

胆甾酸在胆汁中分别与甘氨酸（H_2NCH_2COOH）和牛磺酸（$H_2NCH_2CH_2SO_3H$）以酰胺键相结合形成各种结合胆甾酸，这些结合胆甾酸总称为胆汁酸（bile acid）。例如胆酸与甘氨酸或牛磺酸分别生成甘氨胆酸和牛磺胆酸。

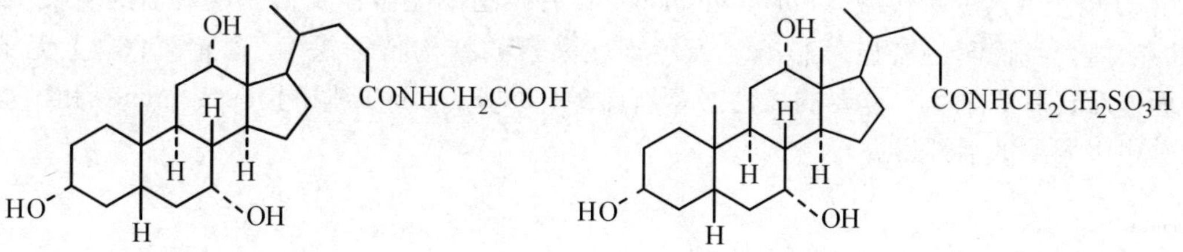

甘氨胆酸　　　　　　　　牛磺胆酸

在碱性胆汁中，胆汁酸以钠盐或钾盐形式存在，称为胆盐（bile salt）。胆盐分子中既有亲水性的羟基和羧基（或磺酸基），又含有疏水性的甾环，使脂肪乳化为微粒并稳定地分散于消化液中，增加了脂肪与脂肪酶的接触机会，从而加速脂肪的水解，有利于机体对脂肪的消化吸收，另外还可抑制胆汁中胆固醇的析出。

(三) 甾体激素

激素（hormone）是由动物体内各种内分泌腺分泌的一类化学活性物质。这类物质在动物体内含量虽少，却具有很强的生理作用，主要是调节体内各种物质代谢、控制机体的生长、发育和生殖等。激素按化学结构可分为三大类：第一类是含氮激素，如促肾上腺皮质激素、甲状腺素和胰岛素等；第二类是甾体激素，甾体激素根据来源分为肾上腺皮质激素和性激素两类；第三类是前列腺素，属于不饱和脂肪酸。在此仅介绍甾体激素。

1. 肾上腺皮质激素　肾上腺皮质激素（adrenal cortical hormone）是由肾上腺皮质分泌出来的一类甾体激素。从肾上腺皮质中已提取出多种甾体激素，依照其在生理功能上的差别可分为糖皮质激素（glucocorticoid）和盐皮质激素（mineralocorticoid）。这两类皮质激素的结构特征是：C_3 上有酮基；C_4 和 C_5 之间有一个双键；C_{17}上有一个 2-羟基乙酰基。主要皮质激素的结构如下：

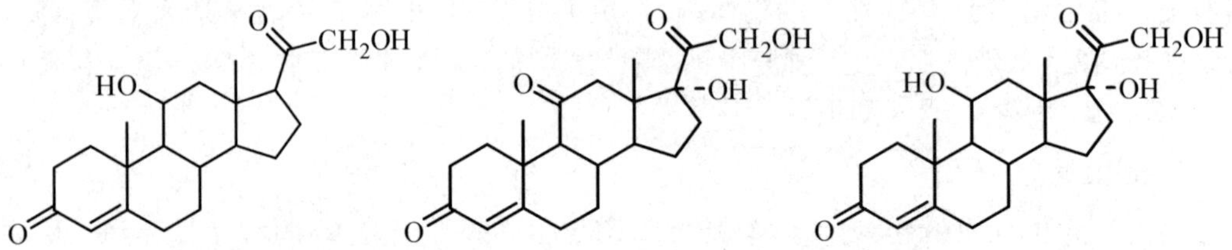

皮质酮　　可的松　　氢化可的松

肾上腺皮质激素有多种生理功能。其中糖皮质激素能促进糖、脂肪、蛋白质的代谢，提高血糖浓度和糖异生作用，同时利尿。当人体缺乏此类激素时，可导致低血糖、贫血、肌无力、失眠等症状（临床上称 Addison 病）；过多又可引起四肢肌肉萎缩、骨质疏松、向心性肥胖等症状。盐皮质激素的主要生理作用是调节水及无机盐代谢，保证血浆渗透平衡。

在临床上为了提高疗效，减少副作用，常用的是以天然肾上腺皮质激素为原料合成的药物，如用于治疗风湿性关节炎、风湿热、过敏性疾病、皮肤病的醋酸泼尼松、醋酸地塞米松、氟轻松等。

2. 性激素　性激素（sex hormone）可分为雄性激素和雌性激素两类，它们是性腺（睾丸、卵巢、黄体）分泌的甾体激素，具有促进动物生长、发育及维持性特征的生理功能。

（1）雄性激素　雄性激素（male hormone）具有控制雄性器官及第二性特征的生长、发育的功能，对全身代谢也有显著影响。天然雄性激素的结构特征是 C_3 含有氧；C_{17}上无碳侧链，而连有羟基或酮基。重要的雄性激素有雄酮（androsterone）、睾酮（testosterone）和雄烯二酮，其中以睾酮的活性最高。

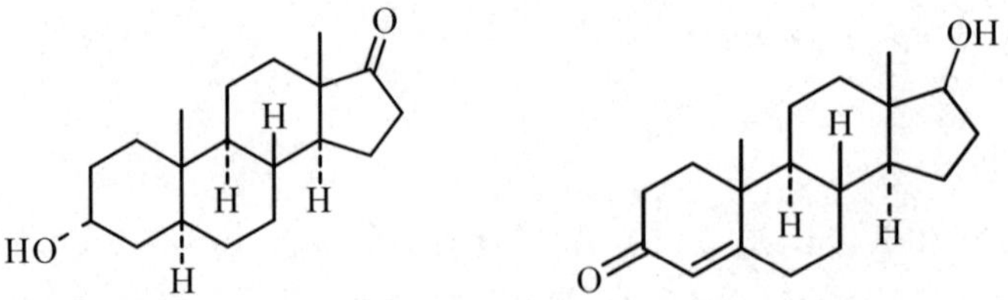

雄酮　　睾酮

实验发现：睾酮中 $C_{17}\beta$ 羟基是活性必需基团，若羟基为 α 构型无生理活性。由于天然雄性激素在消化道内易被破坏，口服无效，它虽能制成油溶液供肌内注射，但作用不持久，目前临床上多用其衍生物，如甲基睾酮等。

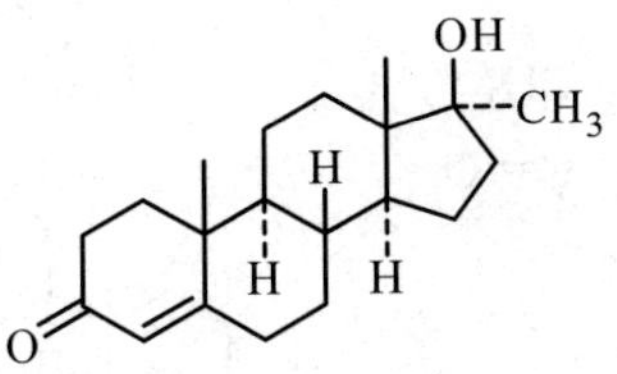

甲基睾酮

雄性激素还具有促进人体蛋白质的合成利用、抑制蛋白质异构化,促进骨基质合成、机体组织与肌肉增长的作用。因此这些激素又称为蛋白同化激素,临床上用于治疗因蛋白代谢发生障碍所引起的疾病、慢性消耗性疾病及术后体弱消瘦病人。

(2)雌性激素　雌性激素(female hormone)主要是由卵巢分泌的一类性激素,分为雌激素(estrogen)和孕激素(progestogen)两种。

雌激素由成熟的卵泡分泌,能促进生殖器官的发育和维持雌性第二性征。常见的雌激素有雌酮(estrone)、雌二醇(estradiol)、雌三醇(estriol)等,其中雌二醇的活性最高。

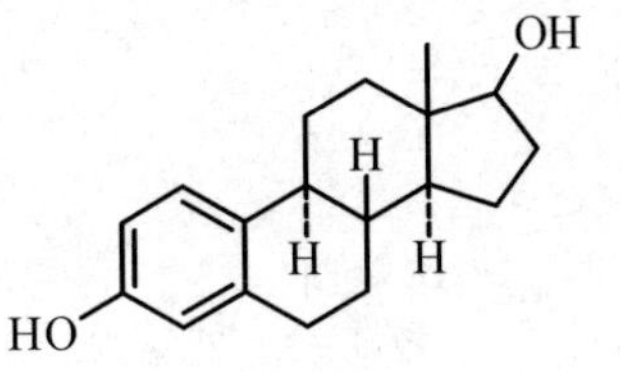

雌二醇

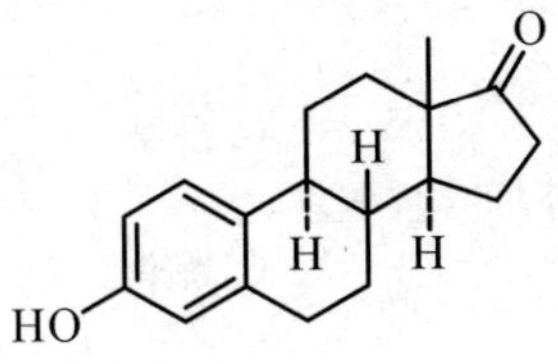

雌酮

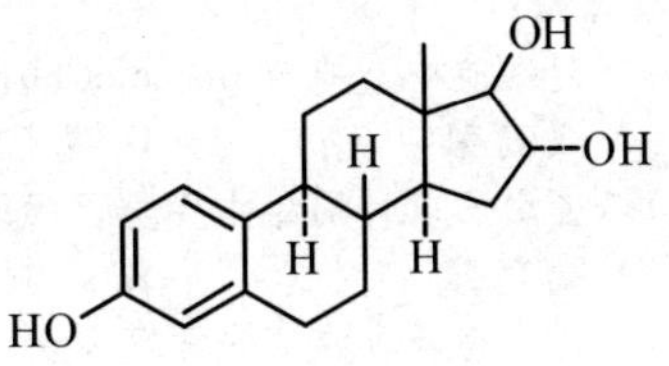

雌三醇

天然雌激素的结构特征是:A 环为苯环,C_{10}上没有甲基,C_3 上有一个酚羟基,C_{17}连有羟基或酮基。构效关系表明,酚环和 C_{17}氧的存在是生物活性所必需的。临床上常将雌二醇进行结构改造,如人工合成的炔雌醇、雌醇苯甲酸酯、炔孕酮(妊娠素)等,用于治疗卵巢机能不全引起的病症。炔雌醇对排卵有抑制作用,可用作口服避孕药。

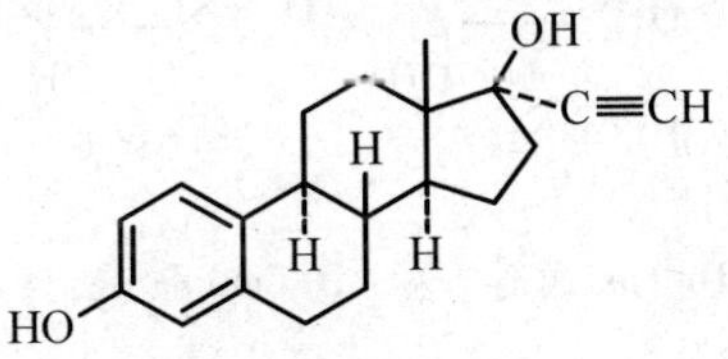

炔雌醇

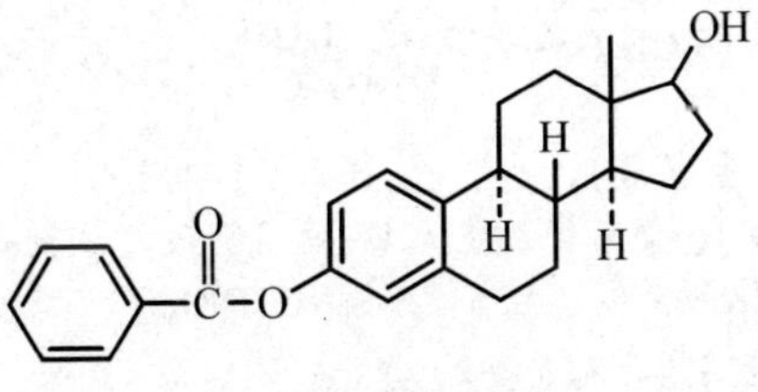

雌醇苯甲酸酯

孕激素主要从排卵后的卵泡组织形成的黄体中分泌,它们的主要生理作用是保证受精卵着床,维持妊娠。主要有黄体酮(progesterone)(又称孕酮),其结构特征是:C_3 为酮基,C_4 和 C_5 之间有一个碳碳双键,C_{17}上连有一个 β-乙酰基。黄体酮构效关系表明:$C_{17}\alpha$ 位引入羟基,孕激素活性下降,但羟基成酯后活性增强。在 C_6 位引入碳碳双键、甲基或氯原子都使活性增强。因此在制药工业上,以黄体酮为先导化合物,对其进行结构改造,先后合成了一系列具有孕激素活性的黄体酮衍生物,如炔诺酮、甲羟孕酮(甲孕酮)、己酸孕酮等。

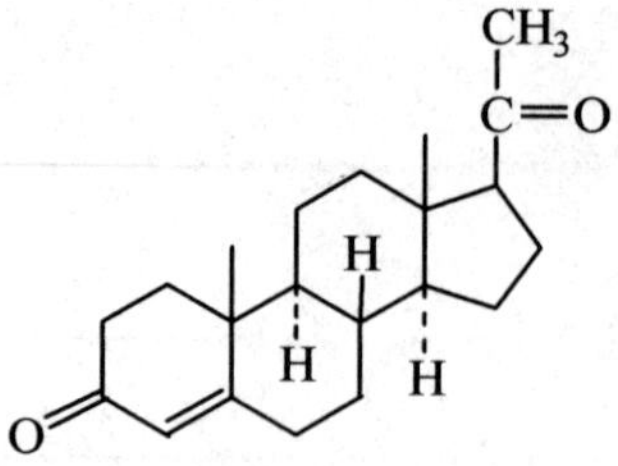

黄体酮

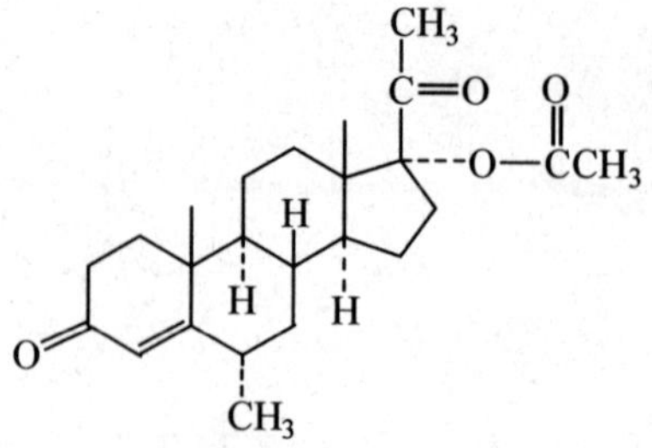

甲孕酮

血脂-脂蛋白和高脂血症

孕激素能使子宫内的受精卵和胎儿正常发育,临床上用于治疗习惯性流产、子宫功能性出血、痛经和闭经等。将炔诺酮或己酸孕酮与雌激素类药物配伍,由于协同作用可达到避孕效果。

习题

1. 选择题

(1)下列物质中不能与 Benedict 试剂反应的是(　　)

A. 葡萄糖　　B. 麦芽糖　　C. 蔗糖　　D. 乳糖

(2)蜂蜜之所以特别甜主要是因为蜂蜜中含有较多的(　　)

A. 葡萄糖　　B. 果糖　　C. 蔗糖　　D. 糖精

(3)下列化合物具有变光旋现象的是(　　)

(Ⅰ) 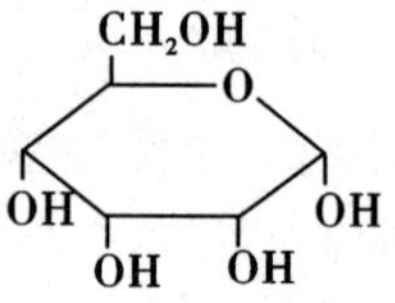

(Ⅱ) 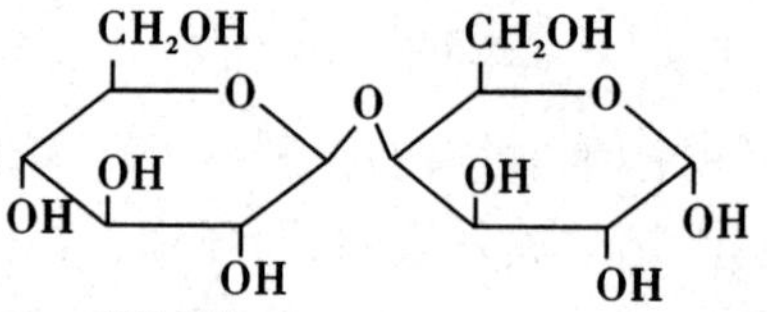

(Ⅲ) 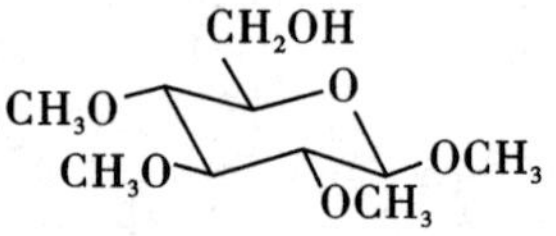

(Ⅳ) 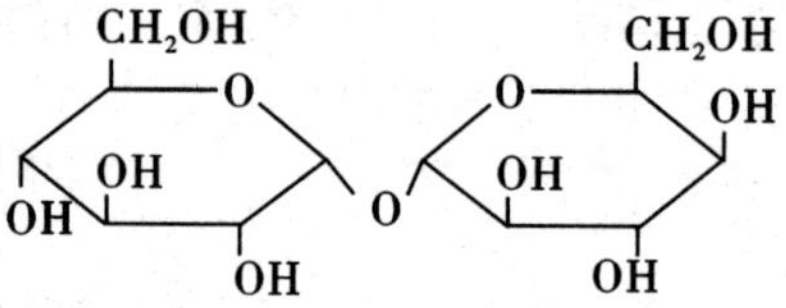

A. (Ⅰ)(Ⅱ)　　B. (Ⅰ)(Ⅲ)　　C. (Ⅱ)(Ⅲ)　　D. (Ⅲ)(Ⅳ)

(4)能将 D-葡萄糖氧化为 D-葡萄糖酸的试剂是(　　)

A. Br_2 水　　B. 稀 HNO_3　　C. Tollens 试剂　　D. Fehling 试剂

(5)二糖实质上都是(　　)

A. 还原性糖　　B. 非还原糖　　C. 糖苷　　D. 糖酸

(6)下列各甾体激素中不属于肾上腺皮质激素的是(　　)

A. 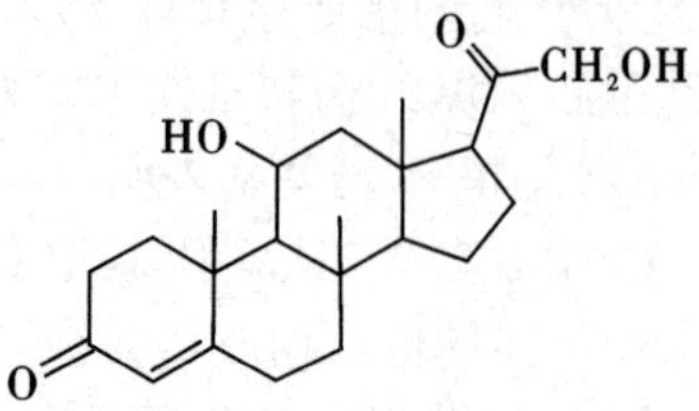

B. 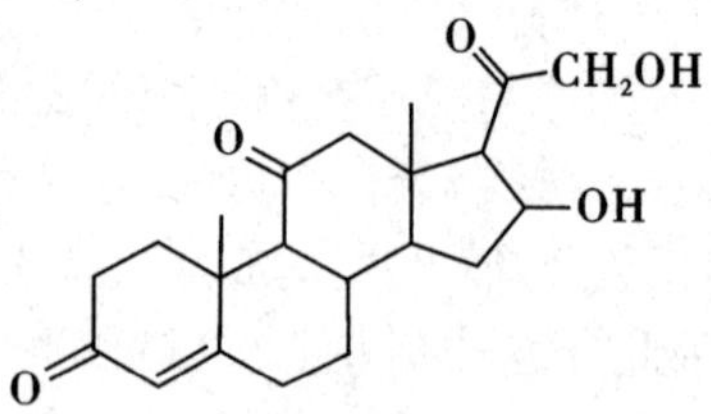

C. 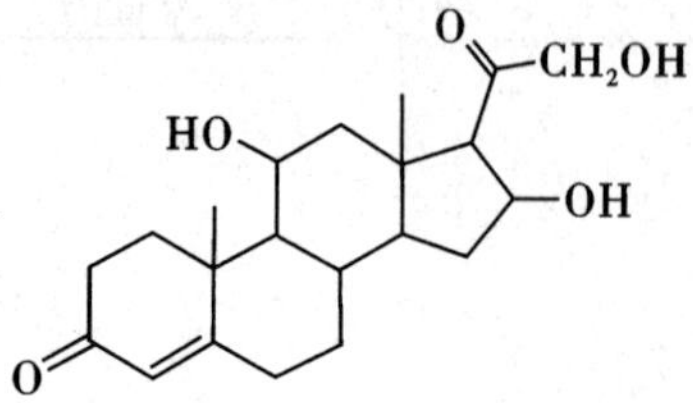

D. 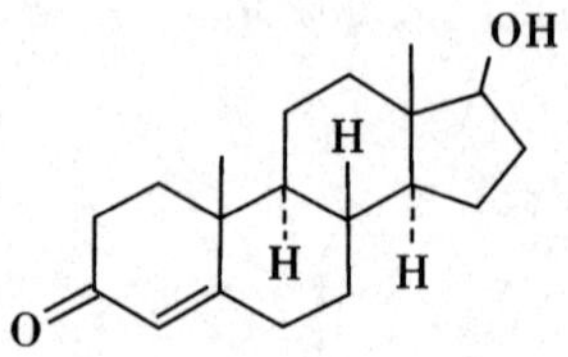

(7)溶菌酶的 pI=11.0,它在 pH=7.0 的溶液中将(　　)

A. 带正电,电泳时移向负极　　B. 带正电,电泳时移向正极

C. 带负电,电泳时移向负极　　D. 带负电,电泳时移向正极

(8)某双链 DNA 中,已知一条链中 A=30%、G=24%,其互补链的碱基组成正确的是(　　)

A. T+C=46%　　B. A+G=46%　　C. A+G=54%　　D. A+T=46%

(9)下列哪种碱基不可能是 RNA 的水解产物(　　)

A. C　　B. A　　C. U　　D. T

(10)根据在蛋白质合成中的作用不同,RNA 可分为三类,其中不包括(　　)

A. 核蛋白体 RNA　　B. 转运 RNA　　C. 复制 RNA　　D. 信使 RNA

2. 填空题

(1)葡萄糖的水溶液是由________、________和________三种结构组成的平衡混合物,其中含量最多的是________异构体,它的构象式是________,它有________个手性碳原子。

(2)已知 D-阿洛糖是 D-葡萄糖的 C_3 差向异构体,它的 Harworth 式(β 构型)为________。

(3)当血液中的血糖浓度低于________时称为低血糖,此时人会产生眩晕、眼冒金花、四肢无力及冒虚汗等症状。

(4)蛋白质溶液稳定的因素有______和______。

(5)在人胰岛素分子的一级结构中共有______条肽链,______条二硫键。

(6)核酸根据分子中所含戊糖的类型不同可分为__________和__________。

(7)核酸的基本结构单元是__________,它们以__________相连接。

(8)ATP 是生物有机体的主要供能物质,它的全称是__________,它完全水解后可以得到__________、__________和__________。

(9)胆酸分子中 A,B 环以顺式稠合,其构型为______。

3. 写出下列各化合物的结构式。

(1)α-D-吡喃葡萄糖-1-磷酸　　(2)β-D-吡喃甘露糖

(3)麦角固醇　　(4)β-D-吡喃葡萄糖乙苷

(5)β-D-呋喃-2-脱氧核糖　　(6)腺嘌呤

(7)5-氟尿嘧啶　　(8)1-甲基鸟嘌呤

4. 命名下列各化合物。

(1) 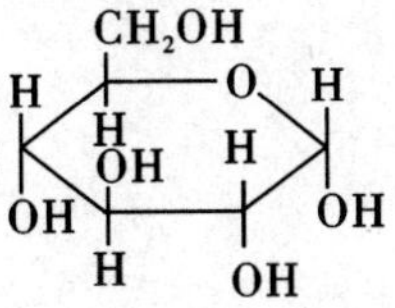

(2) 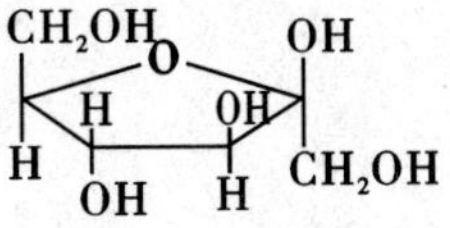

(3) 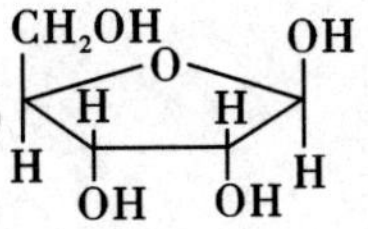

(4) 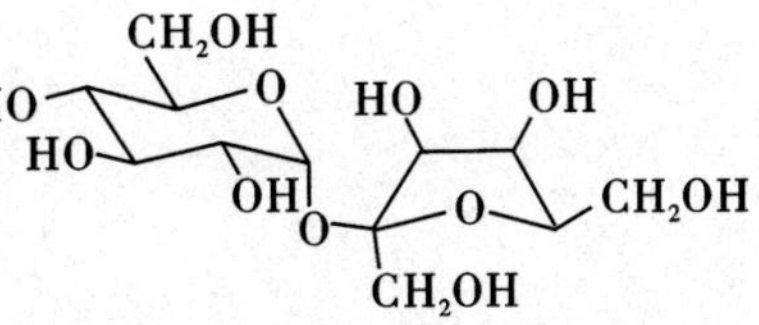

(5) 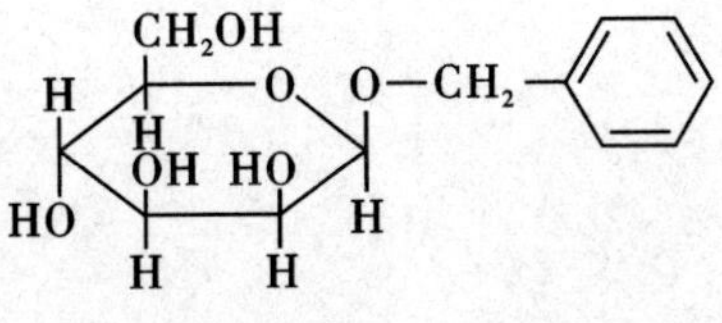

(6) 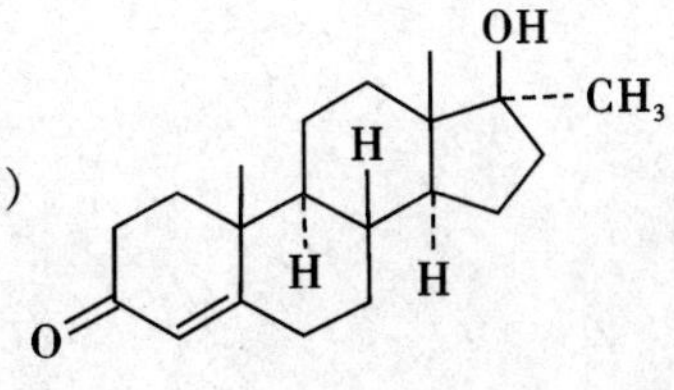

(7) 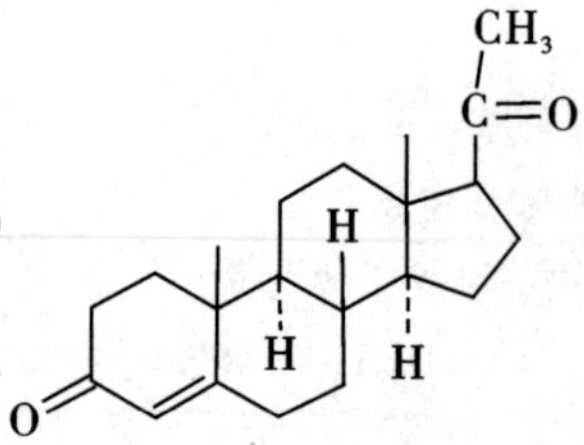 (8) 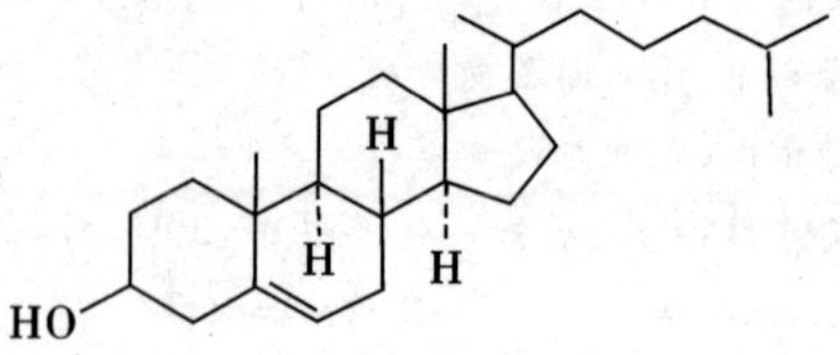

5. 写出 D-甘露糖与下列试剂反应的主要产物。

(1) Br_2/H_2O　　(2) CH_3OH/HCl(无水)　　(3) HNO_3

6. 用化学方法区别下列各组化合物。

(1)麦芽糖和蔗糖　　(2)D-葡萄糖和 D-果糖　　(3)胆醇和胆酸

(4)淀粉和纤维素　　(5)D-葡萄糖甲苷和 D-葡萄糖

7. 蔗糖在碱性溶液中是否会产生变旋光现象?

8. 什么是蛋白质的空间结构?维系其空间结构的副键被有哪些?副键破坏会引起什么变化?

9. 把胰岛素(pI=5.3)分别放入 pH 值为 3.0,7.0,5.3 三种缓冲溶液中,问胰岛素在上述三种溶液中各带何种电荷?在哪种溶液中溶解度最小?

10. 写出 DAN 和 RNA 完全水解后的最终产物的结构及名称。

(杨　洁　张　金)

附 录

附录一 平衡常数

附表 1-1 水的离子积常数

温度/℃	pK_W	温度/℃	pK_W	温度/℃	pK_W
0	14.938	35	13.685	75	12.711
5	14.727	40	13.542	80	12.613
10	14.528	45	13.405	85	12.520
15	14.340	50	13.275	90	12.431
18	14.233	55	13.152	95	12.345
20	14.167	60	13.034	100	12.264
25	13.995	65	12.921	125	11.911
30	13.836	70	12.814	150	11.637

附表 1-2 弱电解质在水中的解离常数

化合物	化学式	温度/℃	分步	K_a^*（或 K_b）	pK_a（或 pK_b）
砷酸	H_3AsO_4	25	1	5.5×10^{-3}	2.26
			2	1.7×10^{-7}	6.76
			3	5.1×10^{-12}	11.29
亚砷酸	H_2AsO_3	25	–	5.1×10^{-10}	9.29
硼酸	HBO_3	20	1	5.4×10^{-10}	9.27
			2		>14

续附表 1-2

化合物	化学式	温度/℃	分步	K_a^*（或 K_b）	pK_a（或 pK_b）
碳酸	H_2CO_3	25	1	4.5×10^{-7}	6.35
			2	4.7×10^{-11}	10.33
铬酸	H_2CrO_4	25	1	1.8×10^{-1}	0.74
			2	3.2×10^{-7}	6.49
氢氟酸	HF	25	–	6.3×10^{-4}	3.20
氢氰酸	HCN	25	–	6.2×10^{-10}	9.21
氢硫酸	H_2S	25	1	8.9×10^{-8}	7.05
			2	1.2×10^{-13}	12.90
过氧化氢	H_2O_2	25	–	2.4×10^{-12}	11.62
次溴酸	HBrO	25	–	2.0×10^{-9}	8.55
次氯酸	HClO	25	–	3.9×10^{-8}	7.40
次碘酸	HIO	25	–	3×10^{-11}	10.5
碘酸	HIO_3	25	–	1.6×10^{-1}	0.78
亚硝酸	HNO_2	25	–	5.6×10^{-4}	3.25
高碘酸	HIO_4	25	–	2.3×10^{-2}	1.64
磷酸	H_3PO_4	25	1	6.9×10^{-3}	2.16
		25	2	6.1×10^{-8}	7.21
		25	3	4.8×10^{-13}	12.32
正硅酸	H_4SiO_4	30	1	1.2×10^{-10}	9.9
			2	1.6×10^{-12}	11.8
			3	1×10^{-12}	12
			4	1×10^{-12}	12
硫酸	H_2SO_4	25	2	1.0×10^{-2}	1.99
亚硫酸	H_2SO_3	25	1	1.4×10^{-2}	1.85
			2	6×10^{-7}	7.2
氨水	NH_3	25	–	1.8×10^{-5}	4.75
氢氧化钙	Ca^{2+}	25	2	4×10^{-2}	1.4
氢氧化铝	Al^{3+}	25	–	1×10^{-9}	9.0
氢氧化银	Ag^{+}	25	–	1.0×10^{-2}	2.00

续附表 1-2

化合物	化学式	温度/℃	分步	K_a^*（或 K_b）	pK_a（或 pK_b）
氢氧化锌	Zn^{2+}	25	–	7.9×10^{-7}	6.10
甲酸	HCOOH	25	1	1.8×10^{-4}	3.75
乙(醋)酸	CH_3COOH	25	1	1.75×10^{-5}	4.756
丙酸	C_2H_5COOH	25	1	1.3×10^{-5}	4.87
一氯乙酸	$CH_2ClCOOH$	25	1	1.4×10^{-3}	2.85
草酸	$C_2H_2O_4$	25	1	5.6×10^{-2}	1.25
			2	1.5×10^{-4}	3.81
柠檬酸	$C_6H_8O_7$	25	1	7.4×10^{-4}	3.13
			2	1.7×10^{-5}	4.76
			3	4.0×10^{-7}	6.40
巴比土酸	$C_4H_4N_2O_3$	25	1	9.8×10^{-5}	4.01
甲胺盐酸盐	$CH_3NH_2\cdot HCl$	25	1	2.2×10^{-11}	10.66
二甲胺盐酸盐	$(CH_3)_2NH\cdot HCl$	25	1	1.9×10^{-11}	10.73
乳酸	$C_6H_3O_3$	25	1	1.4×10^{-4}	3.86
乙胺盐酸盐	$C_2H_5NH_2\cdot HCl$	20	1	2.2×10^{-11}	10.66
苯甲酸	C_6H_5COOH	25	1	6.25×10^{-5}	4.204
苯酚	C_6H_5OH	25	1	1.0×10^{-10}	9.99
邻苯二甲酸	$C_8H_6O_4$	25	1	1.14×10^{-3}	2.943
			2	3.70×10^{-6}	5.432
Tris-HCl		37	1	1.4×10^{-8}	7.85
氨基乙酸盐酸盐	$H_2NCH_2COOH\cdot 2HCl$	25	1	4.5×10^{-3}	2.35
			2	1.6×10^{-10}	9.78

本表数据主要录自 Robert C, Weast, CRC Handbook of Chemistry and Physics, 87th ed. 2006 ~ 2007.

注*：K_a（或 K_b）是从 pK_a（或 pK_b）换算过来的。

附表 1-3　难溶化合物的溶度积(298.15 K)

化合物	K_{sp}	化合物	K_{sp}	化合物	K_{sp}
AgAc	1.94×10^{-3}	$CdCO_3$	1.0×10^{-12}	$LiCO_3$	8.15×10^{-4}
AgBr	5.35×10^{-13}	CdF_2	6.44×10^{-3}	$MgCO_3$	6.82×10^{-6}
$AgBrO_3$	5.38×10^{-5}	$Cd(IO_3)_2$	2.5×10^{-8}	MgF_2	5.16×10^{-11}

续附表 1-3

化合物	K_{sp}	化合物	K_{sp}	化合物	K_{sp}
AgCN	5.97×10^{-17}	$Cd(OH)_2$	7.2×10^{-15}	$Mg(OH)_2$	5.61×10^{-12}
AgCl	1.77×10^{-10}	CdS	8.0×10^{-27}	$Mg_3(PO_4)_2$	1.04×10^{-24}
AgI	8.52×10^{-17}	$Cd_3(PO_4)_2$	2.53×10^{-33}	$MnCO_3$	2.24×10^{-11}
$AgIO_3$	3.17×10^{-8}	$Co_3(PO_4)_2$	2.05×10^{-35}	$Mn(IO_3)_2$	4.37×10^{-7}
AgSCN	1.03×10^{-12}	CuBr	6.27×10^{-9}	$Mn(OH)_2$	2.06×10^{-13}
Ag_2CO_3	8.46×10^{-12}	CuC_2O_4	4.43×10^{-10}	MnS	2.5×10^{-13}
$Ag_2C_2O_4$	5.40×10^{-12}	CuCl	1.72×10^{-7}	$NiCO_3$	1.42×10^{-7}
Ag_2CrO_4	1.12×10^{-12}	CuI	1.27×10^{-12}	$Ni(IO_3)_2$	4.71×10^{-5}
Ag_2S	6.3×10^{-50}	CuS	6.3×10^{-36}	$Ni(OH)_2$	5.48×10^{-16}
Ag_2SO_3	1.50×10^{-14}	CuSCN	1.77×10^{-13}	α-NiS	3.2×10^{-19}
Ag_2SO_4	1.20×10^{-5}	Cu_2S	2.5×10^{-48}	$Ni_3(PO_4)_2$	4.74×10^{-32}
Ag_3AsO_4	1.03×10^{-22}	$Cu_3(PO_4)_2$	1.40×10^{-37}	$PbCO_3$	7.40×10^{-14}
Ag_3PO_4	8.89×10^{-17}	$FeCO_3$	3.13×10^{-11}	$PbCl_2$	1.70×10^{-5}
$Al(OH)_3$	1.1×10^{-33}	FeF_2	2.36×10^{-6}	PbF_2	3.3×10^{-8}
$AlPO_4$	9.84×10^{-21}	$Fe(OH)_2$	4.87×10^{-17}	PbI_2	9.8×10^{-9}
$BaCO_3$	2.58×10^{-9}	$Fe(OH)_3$	2.79×10^{-39}	$PbSO_4$	2.53×10^{-8}
$BaCrO_4$	1.17×10^{-10}	FeS	6.3×10^{-18}	PbS	8×10^{-28}
BaF_2	1.84×10^{-7}	HgI_2	2.9×10^{-29}	$Pb(OH)_2$	1.43×10^{-20}
$Ba(IO_3)_2$	4.01×10^{-9}	HgS	4×10^{-53}	$Sn(OH)_2$	5.45×10^{-27}
$BaSO_4$	1.08×10^{-10}	Hg_2Br_2	6.40×10^{-23}	SnS	1.0×10^{-25}
$BiAsO_4$	4.43×10^{-10}	Hg_2CO_3	3.6×10^{-17}	$SrCO_3$	5.60×10^{-10}
CaC_2O_4	2.32×10^{-9}	$Hg_2C_2O_4$	1.75×10^{-13}	SrF_2	4.33×10^{-9}
$CaCO_3$	3.36×10^{-9}	Hg_2Cl_2	1.43×10^{-18}	$Sr(IO_3)_2$	1.14×10^{-7}
CaF_2	3.45×10^{-11}	Hg_2F_2	3.10×10^{-6}	$SrSO_4$	3.44×10^{-7}
$Ca(IO_3)_2$	6.47×10^{-6}	Hg_2I_2	5.2×10^{-29}	$ZnCO_3$	1.46×10^{-10}
$Ca(OH)_2$	5.02×10^{-6}	Hg_2SO_4	6.5×10^{-7}	ZnF_2	3.04×10^{-2}
$CaSO_4$	4.93×10^{-5}	$KClO_4$	1.05×10^{-2}	$Zn(OH)_2$	3×10^{-17}
$Ca_3(PO_4)_2$	2.07×10^{-33}	$K_2[PtCl_6]$	7.48×10^{-6}	α-ZnS	1.6×10^{-24}

附表 1-4 金属配合物的稳定常数

配体及金属离子	lg β_1	lg β_2	lg β_3	lg β_4	lg β_5	lg β_6
氨(NH_3)						
Co^{2+}	2.11	3.74	4.79	5.55	5.73	5.11
Co^{3+}	6.7	14.0	20.1	25.7	30.8	35.2
Cu^{2+}	4.31	7.98	11.02	13.32	12.86	
Hg^{2+}	8.8	17.5	18.5	19.28		
Ni^{2+}	2.80	5.04	6.77	7.96	8.71	8.74
Ag^{+}	3.24	7.05				
Zn^{2+}	2.37	4.81	7.31	9.46		
Cd^{2+}	2.65	4.75	6.19	7.12	6.80	5.14
氯离子(Cl^-)						
Sb^{3+}	2.26	3.49	4.18	4.72		
Bi^{3+}	2.44	4.7	5.0	5.6		
Cu^{+}		5.5	5.7			
Pt^{2+}		11.5	14.5	16.0		
Hg^{2+}	6.74	13.22	14.07	15.07		
Au^{3+}		9.8				
Ag^{+}	3.04	5.04				
氰离子(CN^-)						
Au^{+}		38.3				
Cd^{2+}	5.48	10.60	15.23	18.78		
Cu^{+}		24.0	28.59	30.30		
Fe^{2+}						35
Fe^{3+}						42
Hg^{2+}				41.4		
Ni^{2+}				31.3		
Ag^{+}		21.1	21.7	20.6		
Zn^{2+}				16.7		
氟离子(F^-)						
Al^{3+}	6.10	11.15	15.00	17.75	19.37	19.84
Fe^{3+}	5.28	9.30	12.06			

续附表 1-4

配体及金属离子	$\lg\beta_1$	$\lg\beta_2$	$\lg\beta_3$	$\lg\beta_4$	$\lg\beta_5$	$\lg\beta_6$
碘离子(I^-)						
Bi^{3+}	3.63			14.95	16.80	18.80
Hg^{2+}	12.87	23.82	27.60	29.83		
Ag^+	6.58	11.74	13.68			
硫氰酸根(SCN^-)						
Fe^{3+}	2.95	3.36				
Hg^{2+}		17.47		21.23		
Au^+		23		42		
Ag^+		7.57	9.08	10.08		
硫代硫酸根($S_2O_3^{2-}$)						
Ag^+	8.82	13.46				
Hg^{2+}		29.44	31.90	33.24		
Cu^+	10.27	12.22	13.84			
醋酸根(CH_3COO^-)						
Fe^{3+}	3.2					
Hg^{2+}		8.43				
Pb^{2+}	2.52	4.0	6.4	8.5		
枸橼酸根(按 L^{3-} 配体)						
Al^{3+}	20.0					
Co^{2+}	12.5					
Cd^{2+}	11.3					
Cu^{2+}	14.2					
Fe^{2+}	15.5					
Fe^{3+}	25.0					
Ni^{2+}	14.3					
Zn^{2+}	11.4					
乙二胺($H_2NCH_2CH_2NH_2$)						
Co^{2+}	5.91	10.64	13.94			
Cu^{2+}	10.67	20.00	21.0			

续附表 1-4

配体及金属离子	$\lg \beta_1$	$\lg \beta_2$	$\lg \beta_3$	$\lg \beta_4$	$\lg \beta_5$	$\lg \beta_6$
Zn^{2+}	5.77	10.83	14.11			
Ni^{2+}	7.52	13.84	18.33			
草酸根($C_2O_4^{2-}$)						
Cu^{2+}	6.16	8.5				
Fe^{2+}	2.9	4.52	5.22			
Fe^{3+}	9.4	16.2	20.2			
Hg^{2+}		6.98				
Zn^{2+}	4.89	7.60	8.15			
Ni^{2+}	5.3	7.64	~8.5			

附录二　标准电极电位(298.15 K)

附表 2-1　标准电极电位(298.15 K)

半反应	$\varphi^{\ominus}$/V	半反应	$\varphi^{\ominus}$/V
$Sr^{+}+e \rightleftharpoons Sr$	-4.10	$Sn^{4+}+2e \rightleftharpoons Sn^{2+}$	0.151
$Li^{+}+e \rightleftharpoons Li$	-3.040 1	$Cu^{2+}+e \rightleftharpoons Cu^{+}$	0.153
$Ca(OH)_2+2e \rightleftharpoons Ca+2OH^{-}$	-3.02	$Fe_2O_3+4H^{+}+2e \rightleftharpoons 2FeOH^{+}+H_2O$	0.16
$K^{+}+e \rightleftharpoons K$	-2.931	$SO_4^{2-}+4H^{+}+2e \rightleftharpoons H_2SO_3+H_2O$	0.172
$Ba^{2+}+2e \rightleftharpoons Ba$	-2.912	$AgCl+e \rightleftharpoons Ag+Cl^{-}$	0.222 33
$Ca^{2+}+2e \rightleftharpoons Ca$	-2.868	$As_2O_3+6H^{+}+6e \rightleftharpoons 2As+3H_2O$	0.234
$Na^{+}+e \rightleftharpoons Na$	-2.71	$HAsO_2+3H^{+}+3e \rightleftharpoons As+2H_2O$	0.248
$Mg^{2+}+2e \rightleftharpoons Mg$	-2.372	$Hg_2Cl_2+2e \rightleftharpoons 2Hg+2Cl^{-}$	0.268 08
$Mg(OH)_2+2e \rightleftharpoons Mg+2OH^{-}$	-2.690	$Cu^{2+}+2e \rightleftharpoons Cu$	0.341 9
$Al(OH)_3+3e \rightleftharpoons Al+3OH^{-}$	-2.31	$Ag_2O+H_2O+2e \rightleftharpoons 2Ag+2OH^{-}$	0.342
$Be^{2+}+2e \rightleftharpoons Be$	-1.847	$[Fe(CN)_6]^{3-}+e \rightleftharpoons [Fe(CN)_6]^{4-}$	0.358
$Al^{3+}+3e \rightleftharpoons Al$	-1.662	$[Ag(NH_3)_2]^{+}+e \rightleftharpoons Ag+2NH_3$	0.373
$Mn(OH)_2+2e \rightleftharpoons Mn+2OH^{-}$	-1.56	$O_2+2H_2O+4e \rightleftharpoons 4OH^{-}$	0.401
$ZnO+H_2O+2e \rightleftharpoons Zn+2OH^{-}$	-1.260	$H_2SO_3+4H^{+}+4e \rightleftharpoons S+3H_2O$	0.449
$H_2BO_3^{-}+5H_2O+8e \rightleftharpoons BH_4^{-}+8OH^{-}$	-1.24	$IO^{-}+H_2O+2e \rightleftharpoons I^{-}+2OH^{-}$	0.485
$Mn^{2+}+2e \rightleftharpoons Mn$	-1.185	$Cu^{+}+e \rightleftharpoons Cu$	0.521
$2SO_3^{2-}+2H_2O+2e \rightleftharpoons S_2O_4^{2-}+4OH^{-}$	-1.12	$I_2+2e \rightleftharpoons 2I^{-}$	0.535 5
$PO_4^{3-}+2H_2O+2e \rightleftharpoons HPO_3^{2-}+3OH^{-}$	-1.05	$I_3^{-}+2e \rightleftharpoons 3I^{-}$	0.536
$SO_4^{2-}+H_2O+2e \rightleftharpoons SO_3^{2-}+2OH^{-}$	-0.93	$AgBrO_3+e \rightleftharpoons Ag+BrO_3^{-}$	0.546
$2H_2O+2e \rightleftharpoons H_2+2OH^{-}$	-0.827 7	$MnO_4^{-}+e \rightleftharpoons MnO_4^{2-}$	0.558
$Zn^{2+}+2e \rightleftharpoons Zn$	-0.761 8	$AsO_4^{3-}+2H^{+}+2e \rightleftharpoons AsO_3^{2-}+H_2O$	0.559
$Cr^{3+}+3e \rightleftharpoons Cr$	-0.744	$H_3AsO_4+2H^{+}+2e \rightleftharpoons HAsO_2+2H_2O$	0.560
$AsO_4^{3-}+2H_2O+2e \rightleftharpoons AsO_2^{-}+4OH^{-}$	-0.71	$MnO_4^{-}+2H_2O+3e \rightleftharpoons MnO_2+4OH^{-}$	0.595
$AsO_2^{-}+2H_2O+3e \rightleftharpoons As+4OH^{-}$	-0.68	$Hg_2SO_4+2e \rightleftharpoons 2Hg+SO_4^{2-}$	0.6125
$SbO_2^{-}+2H_2O+3e \rightleftharpoons Sb+4OH^{-}$	-0.66	$O_2+2H^{+}+2e \rightleftharpoons H_2O_2$	0.695
$SbO_3^{-}+H_2O+2e \rightleftharpoons SbO_2^{-}+2OH^{-}$	-0.59	$[PtCl_4]^{2-}+2e \rightleftharpoons Pt+4Cl^{-}$	0.755

续附表 2-1

半反应	$\varphi^{\ominus}/V$	半反应	$\varphi^{\ominus}/V$
$Fe(OH)_3+e \rightleftharpoons Fe(OH)_2+OH^-$	-0.56	$BrO^-+H_2O+2e \rightleftharpoons Br^-+2OH^-$	0.761
$2CO_2+2H^++2e \rightleftharpoons H_2C_2O_4$	-0.49	$Fe^{3+}+e \rightleftharpoons Fe^{2+}$	0.771
$B(OH)_3+7H^++8e \rightleftharpoons BH_4^-+3H_2O$	-0.481	$Hg_2^{2+}+2e \rightleftharpoons 2Hg$	0.7973
$S+2e \rightleftharpoons S^{2-}$	-0.476 27	$Ag^++e \rightleftharpoons Ag$	0.799 6
$Fe^{2+}+2e \rightleftharpoons Fe$	-0.447	$ClO^-+H_2O+2e \rightleftharpoons Cl^-+2OH^-$	0.81
$Cr^{3+}+e \rightleftharpoons Cr^{2+}$	-0.407	$Hg^{2+}+2e \rightleftharpoons Hg$	0.851
$Cd^{2+}+2e \rightleftharpoons Cd$	-0.403 0	$2Hg^{2+}+2e \rightleftharpoons Hg_2^{2+}$	0.920
$PbSO_4+2e$ $Pb+SO_4^{2-}$	-0.3588	$NO_3^-+3H^++2e \rightleftharpoons HNO_2+H_2O$	0.934
$Tl^++e \rightleftharpoons Tl$	-0.336	$Pd^{2+}+2e \rightleftharpoons Pd$	0.951
$[Ag(CN)_2]^-+e \rightleftharpoons Ag+2CN^-$	-0.31	$Br_2(l)+2e \rightleftharpoons 2Br^-$	1.066
$Co^{2+}+2e \rightleftharpoons Co$	-0.28	$Br_2(aq)+2e \rightleftharpoons 2Br^-$	1.0873
$H_3PO_4+2H^++2e \rightleftharpoons H_3PO_3+H_2O$	-0.276	$2IO_3^-+12H^++10e \rightleftharpoons I_2+6H_2O$	1.195
$PbCl_2+2e \rightleftharpoons Pb+2Cl^-$	-0.2675	$ClO_3^-+3H^++2e \rightleftharpoons HClO_2+H_2O$	1.214
$Ni^{2+}+2e \rightleftharpoons Ni$	-0.257	$MnO_2+4H^++2e \rightleftharpoons Mn^{2+}+2H_2O$	1.224
$V^{3+}+e \rightleftharpoons V^{2+}$	-0.255	$O_2+4H^++4e \rightleftharpoons 2H_2O$	1.229
$CdSO_4+2e \rightleftharpoons Cd+SO_4^{2-}$	-0.246	$Cr_2O_7^{2-}+14H^++6e \rightleftharpoons 2Cr^{3+}+7H_2O$	1.232
$Cu(OH)_2+2e \rightleftharpoons Cu+2OH^-$	-0.222	$Tl^{3+}+2e \rightleftharpoons Tl^+$	1.252
$CO_2+2H^++2e \rightleftharpoons HCOOH$	-0.199	$2HNO_2+4H^++4e \rightleftharpoons N_2O+3H_2O$	1.297
$AgI+e \rightleftharpoons Ag+I^-$	-0.152 24	$HBrO+H^++2e \rightleftharpoons Br^-+H_2O$	1.331
$O_2+2H_2O+2e \rightleftharpoons H_2O_2+2OH^-$	-0.146	$HCrO_4^-+7H^++3e \rightleftharpoons Cr^{3+}+4H_2O$	1.350
$Sn^{2+}+2e \rightleftharpoons Sn$	-0.137 5	$Cl_2(g)+2e \rightleftharpoons 2Cl^-$	1.358 27
$CrO_4^{2-}+4H_2O+3e \rightleftharpoons Cr(OH)_3+5OH^-$	-0.13	$ClO_4^-+8H^++8e \rightleftharpoons Cl^-+4H_2O$	1.389
$Pb^{2+}+2e \rightleftharpoons Pb$	-0.126 2	$HClO+H^++2e \rightleftharpoons Cl^-+H_2O$	1.482
$O_2+H_2O+2e \rightleftharpoons HO_2^-+OH^-$	-0.076	$MnO_4^-+8H^++5e \rightleftharpoons Mn^{2+}+4H_2O$	1.507
$Fe^{3+}+3e \rightleftharpoons Fe$	-0.037	$MnO_4^-+4H^++3e \rightleftharpoons MnO_2+2H_2O$	1.679
$Ag_2S+2H^++2e \rightleftharpoons 2Ag+H_2S$	-0.036 6	$Au^++e \rightleftharpoons Au$	1.692
$2H^++2e \rightleftharpoons H_2$	0.000 00	$Ce^{4+}+e \rightleftharpoons Ce^{3+}$	1.72
$Pd(OH)_2+2e \rightleftharpoons Pd+2OH^-$	0.07	$H_2O_2+2H^++2e \rightleftharpoons 2H_2O$	1.776

续附表 2-1

半反应	$\varphi^{\ominus}$/V	半反应	$\varphi^{\ominus}$/V
$AgBr+e \rightleftharpoons Ag+Br^-$	0.071 33	$Co^{3+}+e \rightleftharpoons Co^{2+}$	1.92
$S_4O_6^{2-}+2e \rightleftharpoons 2S_2O_3^{2-}$	0.08	$S_2O_8^{2-}+2e \rightleftharpoons 2SO_4^{2-}$	2.010
$[Co(NH_3)_6]^{3+}+e \rightleftharpoons [Co(NH_3)_6]^{2+}$	0.108	$F_2+2e \rightleftharpoons 2F^-$	2.866
$S+2H^++2e \rightleftharpoons H_2S(aq)$	0.142		

（翟沙沙）

参考文献

[1] 李雪华,陈朝军. 基础化学[M]. 9 版. 北京:人民卫生出版社,2018.

[2] 席晓岚,任群翔. 基础化学[M]. 3 版. 北京:科学出版社,2018.

[3] 张天蓝,姜凤超. 无机化学[M]. 7 版. 北京:人民卫生出版社,2016.

[4] 柴逸峰,邸欣. 分析化学[M]. 8 版. 北京::人民卫生出版社,2016.

[5] 邢其毅,裴伟伟,等. 基础有机化学[M]. 3 版. 北京:高等教育出版社,2005.

[6] 陆涛. 有机化学[M]. 8 版. 北京:人民卫生出版社,2016.

[7] 陆阳,刘俊义. 有机化学[M]. 8 版. 北京:人民卫生出版社,2013.

[8] 唐玉梅,章小丽. 医用化学[M]. 北京:科学出版社,2012.

[9] 林支文,石秀梅. 有机化学[M]. 1 版. 北京:中国医药科技出版社,2016.

[10] 陈莲惠. 医用化学[M]. 3 版. 北京:人民卫生出版社,2018.